Compendium mondzorg

Compendium mondzorg

Praktische hoofdlijnen en begrippenapparaat

Onder redactie van prof. dr. C. de Baat

Prelum uitgevers

Houten, 2011

Uitgave: Prelum Uitgevers, Houten
Ontwerp omslag: BEELDVORM, Pijnacker
Vormgeving/opmaak binnenwerk: CO2 Premedia, Amersfoort
Tekeningen: Frans Hessels, Almere
Druk- en bindwerk: Drukkerij Wilco, Amersfoort

ISBN 978 90 8562 095 2
NUR 887

Prelum Uitgevers B.V.
Pelmolen 13
3994 XX Houten
www.prelum.nl

Woord vooraf

Een compendium wordt gedefinieerd als een samenvattend handboek waarin de hoofdlijnen en het begrippenapparaat van een wetenschap zijn weergegeven. Een handboek op zich is al een boekwerk dat een stelselmatige samenvatting behelst van enig vak van kennis, kunst of wetenschap. Daarmee is de bedoeling van het Compendium mondzorg meteen duidelijk. Als vervolgens de mondzorg kan worden gedefinieerd als de wetenschap die zich bezighoudt met de aard en de oorzaken van ziekten van het orofaciale systeem en met de middelen om ziekten van het orofaciale systeem te genezen, is dit boek volledig gepositioneerd. Daarmee is ook de doelgroep van dit boek duidelijk: iedereen in het Nederlandse taalgebied die werkzaam is of werkzaam wil worden in de mondzorg of die louter interesse heeft voor deze tak van de wetenschap.
Het schrijven van een wetenschappelijk verantwoord en actueel samenvattend handboek is niet mogelijk zonder de inbreng van deskundigen op de diverse deelgebieden van de mondzorg. Als redacteur van dit boek prijs ik mij daarom bijzonder gelukkig met het feit dat 18 deskundigen uit het Nederlandse taalgebied bereid waren zich in te spannen om dit boek samen te stellen. Even gelukkig ben ik met de steun van de directie en de medewerkers van Prelum Uitgevers te Houten, onder andere omdat zij bereid waren een groot aantal instructieve tekeningen te laten produceren.
De beschrijving van de praktische hoofdlijnen en het begrippenapparaat van de mondzorg die met het verschijnen van dit boek is afgerond, is gebaseerd op de keuzes die door de auteurs, de uitgever en de redacteur zijn gemaakt. Alle deelgebieden komen aan de orde, maar over de gelegde accenten kan men van mening verschillen. Tevens heeft de beschrijving een beperkte houdbaarheid. Immers, elke wetenschap ontwikkelt en verbetert zichzelf en dus ook de mondzorg. Het tempo van die ontwikkeling en de mate van verbetering zullen bepalen wanneer dit boek aan vervanging of revisie toe is. Eigenlijk zou men, ook maatschappelijk gezien, moeten wensen dat dit al spoedig aan de orde is. Dat zou dan namelijk getuigen van een snelle ontwikkeling en een grote mate van verbetering van de mondzorg.

Prof. dr. C. de Baat, juli 2011

Medewerkende auteurs

Prof. dr. J.K.M. Aps, Centrum Bijzondere Tandheelkunde & Dentale en Maxillofaciale Radiologie, Universiteit Gent en Universitair Ziekenhuis Gent, Gent. (Hoofdstuk 1)

Drs. M. de Baat-Ananta, afdeling Anesthesiologie, Universitair Medisch Centrum St. Radboud, Nijmegen. (Eenheden)

Dr. C.P. Bots, sectie Parodontologie en Orale Biochemie, Academisch Centrum Tandheelkunde Amsterdam, en Stichting Bijzondere Tandheelkunde, Amsterdam. (Hoofdstuk 15)

Dr. H.S. Brand, sectie Parodontologie en Orale Biochemie, en sectie Mondziekten, Kaak- en Aangezichtschirurgie,Academisch Centrum Tandheelkunde Amsterdam, Amsterdam. (Hoofdstuk 3, 16 en 19)

J.P.P.M. Bressers, tandarts-endodontoloog NVvE, Kerkdriel. (Hoofdstuk 8 en 13)

Prof. dr. R. Jacobs, Centrum Orale Beeldvorming, Katholieke Universiteit Leuven, Leuven. (Hoofdstuk 5)

Prof. dr. F. Lobbezoo, sectie Orale Functieleer en Materiaalwetenschappen, Academisch Centrum Tandheelkunde Amsterdam, Amsterdam. (Hoofdstuk 11)

Prof. dr. C. van Loveren, sectie Cariologie Endodontologie Pedodontologie en Orale Microbiologie, Academisch Centrum Tandheelkunde Amsterdam, Amsterdam. (Hoofdstuk 6)

Prof. dr. H.J.A. Meijer, sectie Orale Functieleer, Prothetische Tandheelkunde en Biomaterialen, Centrum voor Tandheelkunde en Mondzorgkunde, Rijksuniversiteit Groningen, Groningen. (Hoofdstuk 9)

Prof. dr. ir. M. Naeije, sectie Orale Functieleer en Materiaalwetenschappen, Academisch Centrum Tandheelkunde Amsterdam, Amsterdam. (Hoofdstuk 11)

Prof. dr. A.J.M. Plasschaert, vakgroep Preventieve en Curatieve Tandheelkunde, Universitair Medisch Centrum St Radboud, Nijmegen. (Hoofdstuk 6)

Prof. dr. G.M. Raghoebar, afdeling Mondziekten, Kaakchirurgie en Bijzondere Tandheelkunde, Universitair Medisch Centrum Groningen, Groningen. (Hoofdstuk 9)

Dr. M.K.A. van Selms, sectie Orale Functieleer en Materiaalwetenschappen, Academisch Centrum Tandheelkunde Amsterdam, Amsterdam (Hoofdstuk 11)

Dr. F.K.L. Spijkervet, afdeling Mondziekten, Kaakchirurgie en Bijzondere Tandheelkunde, Universitair Medisch Centrum Groningen, Groningen. (Hoofdstuk 17)

Dr. R.J. Swart, vakgroep Orthodontie en Craniofaciale Biologie, Universitair Medisch Centrum St Radboud, Nijmegen. (Hoofdstuk 14)

Dr. J.S.J. Veerkamp, sectie Cariologie Endodontologie Pedodontologie en Orale Microbiologie, Academisch Centrum Tandheelkunde Amsterdam, Amsterdam. (Hoofdstuk 4 en 12)

Prof. dr. A. Vissink, afdeling Mondziekten, Kaakchirurgie en Bijzondere Tandheelkunde, Universitair Medisch Centrum Groningen, Groningen. (Hoofdstuk 17)

Prof. dr. I. van der Waal, sectie Mondziekten en Kaakchirurgie, Academisch Centrum Tandheelkunde Amsterdam en VU medisch centrum, Amsterdam. (Hoofdstuk 18)

Prof. dr. L. van Zeghbroeck, afdeling Prothetische Tandheelkunde, Universiteit Gent, Gent. (Hoofdstuk 10)

Inhoud

Eenheden en normwaarden

Tabel 1 Prefixen voor decimale veelvouden en delen van eenheden.

prefix	afkorting	betekenis		prefix	afkorting	betekenis	
giga	G	miljardvoud	10^9	micro	μ	miljoenste	10^{-6}
mega	M	miljoenvoud	10^6	nano	n	miljardste	10^{-9}
kilo	k	duizendvoud	10^3	pico	p	biljoenste	10^{-12}
hecto	h	honderdvoud	10^2	femto	f	biljardste	10^{-15}
deca	da	Tienvoud	10^1	atto	a	triljoenste	10^{-18}

Tabel 2 Belangrijke eenheden.

eenheden		equivalenten	andere eenheden
lengte	m = meter		inch = 0,0254; voet = 0,3048
volume	m^3 = kubieke meter		= 1000 liter
massa	kg = kilogram		
tijd	s = seconde		min. (minuut) = 60 s h (uur) = 3600 s d (dag) = 86400 s
frequentie	Hz = hertz	$1\ s^{-1}$	
kracht	N = newton	$1\ kg \cdot m \cdot s^{-2}$	≅ 0,1 kp (kilopond)
druk = vermogen/ oppervlak	Pa = pascal	$1\ kg \cdot m^{-1} \cdot s^{-2}$ $= 1\ N \cdot m^{-2}$	1 kPa = 7,14 mmHg 100 kPa = 1 bar 1 Mpa = $1\ N \cdot mm^{-2}$
arbeid = kracht/ afstand	J = joule	$1\ kg \cdot m^2 \cdot s^{-2}$ $= 1\ N \cdot m$	cal (calorie) = 4,1868 J
vermogen = arbeid/tijd	W = watt	$1\ kg \cdot m^2 \cdot s^{-3}$	= 1 J/s
belichtingssterkte	lx = lux		
stroomsterkte	A = ampère		
spanning	V = volt	$1\ kg \cdot m^2 \cdot s^{-3} \cdot A^{-1}$	$= W \cdot A^{-1}$
weerstand	Ω = ohm	$1\ kg \cdot m^2 \cdot s^{-3} \cdot A^{-2}$	
magnetische stroom	Wb = weber	$1\ kg \cdot m^2 \cdot s^{-2} \cdot A^{-1}$	

eenheden		equivalenten	andere eenheden
magnetische inductie	T = tesla	1 kg · s^{-2} · A^{-1}	= 10^4 G
temperatuur	K = kelvin	273,15 K = 0° C	
temperatuur	°C = graden Celsius		°F (fahrenheit) = (°C · 1,8) +32
geabsorbeerde stralingsenergie	Gy = gray	1 J · kg^{-1}	= 100 rd (rad)
dosisequivalent	Sv = sievert	1 J · kg^{-1}	= 100 rem
stralingsdosis	R = röntgen	= 258 μC/kg	

Tabel 3 Belangrijke normwaarden bij bloedonderzoek.

parameter		normwaarde
bezinkingssnelheid (BSE)	neonaten	0-2 mm/uur
	kinderen < 10 jaar	3-13 mm/uur
	M < 50 jaar	< 15 mm/uur
	V < 50 jaar	< 20 mm/uur
	Z	< 30 mm/uur
	M > 50 jaar	< 20mm/uur
	V > 50 jaar	< 30 mm/uur
hemoglobine (Hb)	M	8,5-11,0 mmol/l
	V	7,5-10,0 mmol/l
	Z	6,8-8,7 mmol/l
erytrocyten (Ery)	M	4,3-6,0 × 10^{12}/l
	V	3,8-5,5 × 10^{12}/l
	neonaten	4,0-6,0 × 10^{12}/l
	kinderen < 12 jaar	3,8-5,4 × 10^{12}/l
hematocrietwaarde (Hkt) – aantal Ery/liter bloed	M	0,41-0,51 l/l
	V	0,36-0,47 l/l
	Z	> 0,32 l/l
ijzer mmol/liter plasma	M	14-35
	V	10-25
MCV gemiddelde volume Ery		82-98 μm3
trombocyten		150.000-400.000/μl
leukocyten (totaal)		4.000-10.000/μl
natrium		135-145 mmol/l
kalium		3,5-5,0 mmol/l
calcium		2,10-2,55 mmol/l
magnesium		0,7-1,0 mmol/l
ureum		2,5-7,5 mmol/l
creatinine	M	80-125 mmol/l
	V	70-100 mmol/l
urinezuur	M	0,20-0,42 mmol/l
	V	0,12-0,34 mmol/l

parameter		normwaarde
glucose, nuchter	volbloed	3,5-5,6 mmol/l
	veneus plasma	4,0-6,4 mmol/l
geïoniseerd calcium	capillair	1,20-1,30 mmol/l
	veneus	1,24-1,34 mmol/l
albumine	volwassenen	35-55 g/l
	liggend (na 30 minuten)	29-49 g/l
	Z, 2e, 3e trimester	verlaagd
	> 70 jaar	ca. 20% verlaging
alanineaminotransferase (ALAT)	referentiemethode 37 °C, M	< 50 U/l
	referentiemethode 37 °C, V	< 40 U/l
aspartaataminotransferase (ASAT)	IFCC-methode 37 °C	< 45 U/l
γ-glutamyltransferase (γ-GT)	M, IFCC-methode	< 45 U/l
	V, IFCC-methode	< 35 U/l
alkalische fosfatase	volwassenen	< 125 U/l
	< 12 jaar	< 350 U/l
	Z	< 200 U/l
fosfaat	tot 17 jaar	1,1-1,8 mmol/l
	≥ 17 jaar	0,9-1,5 mmol/l
ferritine	M	25-250 µg/l
	V, premenopauzaal	20-150 µg/l
	V, postmenopauzaal	20-250 µg/l
C-reactive protein (CRP)		< 10 mg/l

M = mannen, V = vrouwen, Z = Zwangeren.

1 Richtlijnen voor infectiecontrole

1.1 Doel

Het doel van infectiecontrole is preventie van overdracht van infectieziekten van zorgverlener naar patiënt, van patiënt naar zorgverlener en tussen patiënten onderling (kruisbesmetting) en controle houden over potentiële infectiebronnen.

Relevante infectieziekten in de mondzorg zijn:

- cytomegalovirus (cmv);
- hepatitis-B-virus (hbv);
- hepatitis-C-virus (hcv);
- hepatitis-D-virus (hdv);
- herpessimplexvirus type 1 en 2 (hsv);
- human immunodeficiency virus (hiv);
- Mycobacterium tuberculosis;
- stafylokokken;
- streptokokken;
- alle virussen en bacteriën die in de luchtwegen kunnen overleven.

1.2 Besmetting

1.2.1 Transmissiemogelijkheden

- Direct contact met bloed, mondvocht, neusvocht, oogvocht of andere lichaamsvochten;
- indirect contact met geïnfecteerd materiaal zoals instrumenten of werkoppervlakken;
- spatten van vocht bij praten, hoesten of niezen;
- inhaleren van micro-organismen die kunnen rondwaren in de lucht.

1.2.2 Voorwaarden voor besmetting

Een besmetting kan via een kettingreactie tot stand komen als aan enkele voorwaarden wordt voldaan.

- De pathogene micro-organismen moeten voldoende in aantal en virulentie zijn.
- Er moet een reservoir zijn waarin de pathogene flora kan overleven en zich vermenigvuldigen.
- Er moet een overdracht zijn vanuit de bron, via de juiste weg.

- Er moet een toegang zijn voor de pathogene flora.
- Het 'slachtoffer' moet ontvankelijk zijn voor de pathogene flora.

1.2.3 Preventie van besmetting

Adequaat ingrijpen in één van de schakels van de kettingreactie bewerkstelligt maakt dat besmetting wordt voorkomen. Standaard voorzorgsmaatregelen in het kader van infectiepreventie zijn:

- direct contact met bloed, speeksel en andere lichaamsvochten (behalve zweet) vermijden;
- direct contact met een beschadigde huid vermijden;
- direct contact met slijmvliezen vermijden.

Preventieve maatregelen tijdens een behandeling zijn:

- handschoenen dragen;
- mondmasker dragen;
- beschermbril dragen;
- beschadigde huidoppervlakken afschermen, bijvoorbeeld door de kleding aan te passen;
- voorkómen van prikaccidenten, bijvoorbeeld door veilige injectiesystemen te hanteren en door vingerbescherming te gebruiken tijdens hechten;
- voorkómen van snijaccidenten door niet met de vingers weke weefsels vast te houden tijdens een incisie.

Preventieve maatregelen na een behandeling zijn:

- scalpels op een veilige manier van het heft verwijderen, bijvoorbeeld met een naaldvoerder, en onmiddellijk in een naaldcontainer deponeren (figuur 1.1);
- wegwerpscalpels inclusief heft in een naaldcontainer deponeren;
- om een prikaccident te voorkomen nooit de beschermdop van een injectienaald manueel terugplaatsen. Het is beter de beschermdop met de naald op te vissen en tegen de opstaande rand van bijvoorbeeld een kast aan te drukken. De uitsparingen in een naaldcontainer gebruiken om de naald te verwijderen van de carpulespuit. Een andere mogelijkheid is een wegwerpinjectiespuit te gebruiken (figuur 1.2);
- scherpe instrumenten niet met blote vingers hanteren; steeds rubber handschoenen en een borstel gebruiken om ze te reinigen.

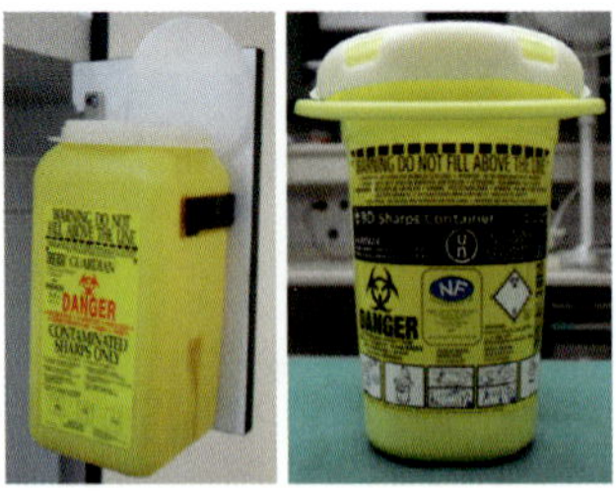

Figuur 1.1a Naaldcontainer; **b** Scalpelcontainer.

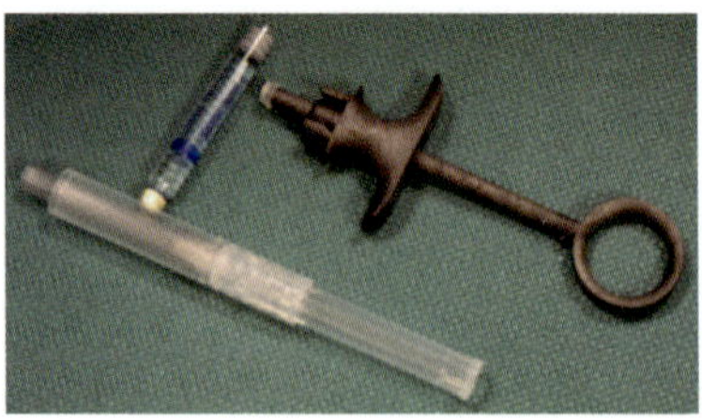

Figuur 1.2 Wegwerpinjectiespuit.

1.3 Begrippen

Begrippen die vaak worden gebruikt bij de preventie van infectieziekten worden hierna in alfabetische volgorde verklaard.

Alcohol
Producten voor handhygiëne zijn vaak een oplossing die alcohol bevat en die is gericht op reductie van het aantal levende bacteriën op de handen.

Antisepticum
Een antisepticum is een product dat in staat is micro-organismen op de huid of de slijmvliezen te vernietigen of te inhiberen. Voorbeelden zijn alcohol, chloorhexidine, chloride, hexachlorofeen, jodium, chloorxylenol, quaternaire ammoniumzouten en triclosan.

Decontaminatie
Decontaminatie is het door middel van fysieke of chemische activiteit verwijderen, inactiveren of vernietigen van de pathogene flora op een oppervlak of een object.

Desinfectans
Een desinfectans of desinfecterend middel is een chemische verbinding die een groot deel van de pathogene flora op vloeren, muren en dergelijke kan vernietigen (figuur 1.3).
Desinfectans met beperkte activiteit is alleen werkzaam tegen een kleine groep bacteriën, fungi en virussen. Desinfectans met middelmatige activiteit is een vloeibaar chemisch product dat in staat is vegetatieve bacteriën, fungi en mycobacteriën en een groot aantal virussen te vernietigen, maar geen bacteriële sporen.

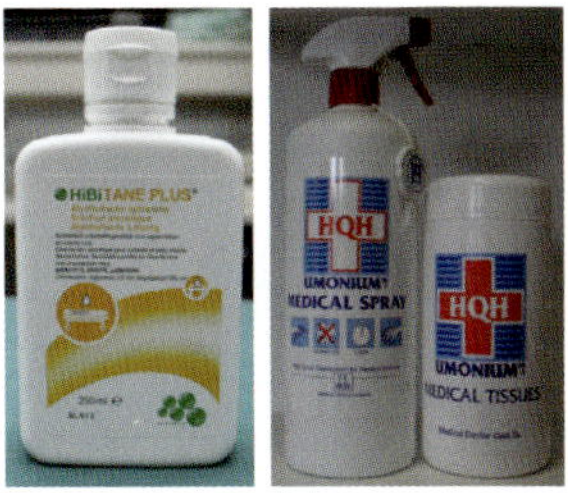

Figuur 1.3a-b Voorbeelden van oppervlaktedesinfecterende middelen.

Desinfectie
Desinfectie is het vernietigen van allerhande micro-organismen met fysieke of chemische middelen. Dit is niet hetzelfde als sterilisatie.

Germicide
Een germicide is een product dat bepaalde micro-organismen doodt. Meestal wordt het omschreven met een prefix dat verwijst naar de kiem waartegen het

werkt: virucide, fungicide, bactericide, tuberculocide, sporicide. Germiciden worden gebruikt als antisepticum voor levend weefsel en als desinfectans voor oppervlakken.

Ziekenhuisdesinfectans
Een ziekenhuisdesinfectans is een chemische verbinding die ook werkzaam is tegen *Salmonella choleraesuis, Staphylococcus aureus* en *Pseudomonas aeruginosa*.

Immuniseren
Immuniseren is een proces, meestal vaccineren, dat beschermt tegen een bepaalde infectiekiem.

Nosocomiaal
Een nosocomiaal is een infectie die zowel patiënten als verzorgenden kunnen oplopen in een ziekenhuis of vergelijkbare zorginstelling als gevolg van de medische zorgverlening.

Prion
Een prion is een eiwitpartikel zonder nucleïnezuur dat verantwoordelijk is voor de verspreiding van neurodegeneratieve aandoeningen, zoals de ziekte van Creutzfeldt-Jakob en 'bovine spongiform encephalopathy', ook wel gekkekoeienziekte genoemd.

Steriel
Steriel betekent vrij van alle levende micro-organismen. Meestal wordt steriel omschreven als een overlevingskans van één micro-organisme van 1 op 1.000.000.

Steriliseren
Steriliseren is het door middel van chemische of fysieke maatregelen vernietigen van alle micro-organismen, inclusief resistente bacteriële sporen.

Surfactans
Een surfactans is een middel dat de oppervlaktespanning beïnvloedt, waardoor reiniging van oppervlakken gemakkelijker wordt.

1.4 Prikaccident

Als zich ondanks alle preventieve maatregelen toch een prikaccident voordoet, gelden diverse regels:
- een huidwond onmiddellijk wassen met water en zeep;
- een mucosawond spoelen met water;
- een antisepticum kan worden aangebracht, maar dit is geen principe;
- nooit een antisepticum of desinfectans injecteren in een wond;
- altijd een bloedanalyse laten uitvoeren;
- indien op basis van alle beschikbare gegevens nodig bevonden vervolgonderzoek uitvoeren, bijvoorbeeld een bloedanalyse in geval van een besmetting met hiv, hbv of hcv.

Bij de uitvoering van een bloedanalyse dienen de volgende gegevens beschikbaar te zijn:

- datum en tijdstip van het prikaccident;
- details over het voorwerp waarmee het prikaccident is veroorzaakt;
- details over het prikaccident en de fase van het behandel- en reinigingstraject waarin het prikaccident plaatsvond;
- details over potentiële pathogenen van de patiënt tijdens wiens behandeling het prikaccident plaatsvond;
- gegevens over vaccinaties van degene die slachtoffer is van het prikaccident.

1.5 Handenhygiëne

Handenhygiëne is een essentiële stap in het streven naar preventie van transmissie van micro-organismen. De methode van handenhygiëne wordt bepaald door het type uit te voeren behandeling.

1.5.1 Niet-chirurgisch

Handen wassen met water en (antibacteriële) zeep of gebruikmaken van een op alcohol gebaseerde gel of vloeistof om de handen mee te schrobben (figuur 1.4). De handen moeten volledig droog zijn alvorens handschoenen aan te trekken!

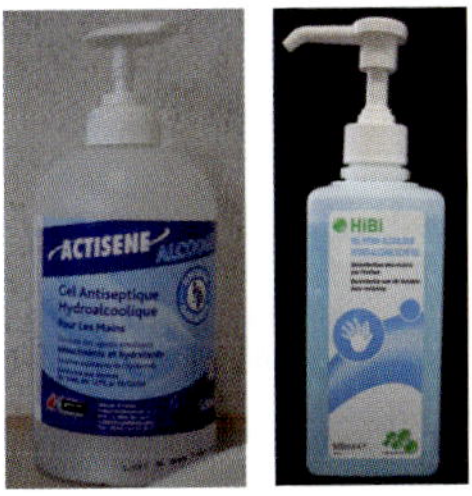

Figuur 1.4a-b Op alcohol gebaseerde middelen voor handenhygiëne.

1.5.2 Chirurgisch

Chirurgische ingrepen (mucosa van de patiënt wordt onderbroken): chirurgische hand-antisepsisprocedure met een antibacteriële zeep en water of een op alcohol gebaseerde oplossing met een langdurige werking. Een dergelijke oplossing bevat chloorhexidine, quaternaire ammoniumzouten, triclosan of octenidine.

1.5.3 Overige

Regelmatig de handen wassen met zeep en antiseptica kan irriterende contactdermatitis veroorzaken. De huid van de handen dient intact te blijven om zich goed te kunnen beschermen tegen infecties. Daarom wordt dagelijks gebruik van een handverzorgende crème aanbevolen. Petroleum en andere oliebevattende crèmes alleen aan het einde van de dag gebruiken omdat ze vaak de integriteit van latexhandschoenen beïnvloeden.
Ringen, horloges en armbandjes mogen niet worden gedragen omdat deze een mogelijke bron van infectie zijn en dus gemakkelijk een kruisbesmetting kunnen veroorzaken. Ditzelfde probleem doet zich voor bij lange vingernagels.

1.6 Beschermende maatregelen

Bij elke behandeling beschermende kleding dragen om te verhinderen dat de gewone kleding zowel binnen als buiten de praktijk een bron voor kruisbesmetting wordt.

1.6.1 Oog-, neus- en mondbescherming

De ogen, neus en mond verdienen bescherming tegen infecties bij alle orale behandelingen. Aanbevolen beschermende middelen zijn:

- mondmasker: zo snel mogelijk verwisselen als het is bespat of vochtig geworden door ademen of niezen;
- beschermbril: aan het eind van elke behandeling goed reinigen met water, zeep en een antisepticum;
- beschermschild, al dan niet op een mondmasker: aan het eind van elke behandeling goed reinigen met water, zeep en een antisepticum.

1.6.2 Handschoenen

Altijd eerst de handen wassen alvorens handschoenen aan te trekken en voor iedere volgende patiënt nieuwe handschoenen gebruiken. In geval van een beschadiging van een handschoen tijdens een behandeling onmiddellijk een nieuwe handschoen aandoen. Bij langdurige behandelingen, afhankelijk van het merk en het type handschoen, ongeveer ieder uur nieuwe handschoenen aandoen. Het te gebruiken type handschoen is afhankelijk van de behandeling en de producten waarmee wordt gewerkt. Steriele chirurgische handschoenen zijn vereist voor een chirurgische behandeling. Latexhandschoenen zijn ongeschikt als u een vinylpolysiloxaan afdrukmateriaal gaat mengen.
Handschoenen mogen tijdens een behandeling niet worden gewassen. Sommige handschoenen verliezen hun integriteit bij contact met chloorhexidine, een quaternair ammoniumzout of alcohol.
Altijd de handen wassen na het uitdoen van de handschoenen.

1.7 Contactdermatitis en latexallergie

Contactdermatitis kan irriterend of allergisch van aard zijn. Irriterende contactdermatitis presenteert zich als droge, jeukende, geïrriteerde huidoppervlakken rond de plaats van het contact met de irriterende substantie. Het allergische type veroorzaakt een type-IV-overgevoeligheidsreactie met rode en jeukende huiduitslag die na enkele uren opkomt op de plaats van het contact met de irriterende substantie.

Voorbeelden van irriterende substanties zijn:

- latex;
- acceleratoren in rubber;
- nitril;
- neopreen;
- methacrylaten;
- glutaaraldehyde.

Voorwerpen die deze stoffen kunnen bevatten, zijn polijstcups, rubberdam, orthodontische elastieken, speekselzuigers en diverse verpakkingsmaterialen.
Latexallergie is een type-I-overgevoeligheidsreactie op latexeiwitten die zich verspreiden door het poeder in de handschoenen. De reactie kan vrij snel optreden na contact en een zeer variabele expressie hebben, zoals:

- druipneus;
- niezen;
- jeukende ogen;
- schraperig gevoel in de keel;
- kroep;
- jeukende en branderige huid;
- astma-aanval;
- hoesten en verstikkingsverschijnselen;
- cardiovasculaire en gastro-intestinale verschijnselen;
- levensgevaarlijke anafylactische shock.

Het gebruik van poedervrije latexhandschoenen verkleint het risico aanzienlijk. Handschoenen van nitril en vinyl zijn de beste alternatieven.
Anamnestische gegevens die kunnen wijzen op potentiële latexallergie zijn:

- risicopatiënt voor allergische reacties;
- spina bifida;
- urogenitale problematiek;
- allergie voor avocado, kiwi, banaan en noten;

Het protocol voor de behandeling van patiënten met latexallergie is:

- patiënt als eerste in het dagprogramma behandelen zodat de kans klein is dat zich al een aerosol met latexpartikels in de praktijkruimte heeft gevormd;
- alle oppervlakken in de praktijkruimte reinigen met water;
- alleen latexvrije instrumenten en materialen gebruiken;
- altijd zuurstof en epinefrine ter beschikking hebben voor een noodgeval.

1.8 Steriliseren en desinfecteren

Alle instrumenten dienen als besmet te worden behandeld tot ze zijn gesteriliseerd. Het is verstandig om tijdens de hele procedure beschermende kleding, een beschermbril, een mondmasker en handschoenen te dragen. Tijdens het sterilisatieproces mogen de instrumenten niet tegen elkaar aan liggen.

1.8.1 Categorieën herbruikbaar instrumentarium

In principe is het herbruikbare instrumentarium wat infectiegevaar betreft in te delen in drie categorieën: kritisch, semi-kritisch en niet-kritisch.

Kritisch
Het instrumentarium dat valt in de categorie 'kritisch', wordt gebruikt om weke weefsels te penetreren en/of komt in contact met bot. Dit betekent dat er altijd bloedcontaminatie plaatsvindt en dat het instrumentarium contact heeft met

normaalgesproken steriele plaatsen in het lichaam. Voor deze instrumenten is hittesterilisatie nodig en ze moeten bovendien worden verpakt. De uitzondering bij uitstek vormen de hand- en hoekstukken, die wel degelijk moeten worden gesteriliseerd vanwege de bacteriën die zich ophopen in de waterleidingen.

Semi-kritisch
Instrumentarium dat alleen in de mond wordt gebruikt en daar alleen in contact komt met speeksel, slijmvlies en gebitselementen valt in de categorie 'semi-kritisch'. Ook hierbij is hittesterilisatie nodig en dienen de instrumenten liefst te worden verpakt of zo snel mogelijk na de sterilisatiecyclus te worden gebruikt. Voor instrumenten die niet hittebestendig zijn, is intensieve desinfectie nodig.

Niet-kritisch
Instrumenten en oppervlakken die alleen in contact komt met een intacte huid vallen in de categorie 'niet-kritisch'. Hiervoor volstaan reinigen en ontsmetten. Aanbevolen wordt folie of een vergelijkbaar materiaal te gebruiken om deze instrumenten en oppervlakken te beschermen zodat ze schoon blijven.

1.8.2 Sterilisatieruimte
Het is evident dat de ruimte waarin instrumentarium wordt gesteriliseerd, is afgescheiden van de behandelruimten. Deze ruimte moet, mede vanwege kwaliteitscontrole en veiligheidsvoorschriften, duidelijk afgescheiden functies hebben. Deze functies zijn:
- Ontvangst, reiniging en ontsmetting van het instrumentarium. Dit betekent schrobben met een surfactant, detergent en water of volautomatisch reinigen in een ultrasoonreiniger of wasmachine met chemische reinigingsmiddelen. Altijd eindigen met grondig afspoelen met schoon water.
- Drogen en verpakken.
- Sterilisatie. Instrumenten met een scharnier dienen te worden gesteriliseerd met het scharnier geopend. Elk pakket dient een interne chemische indicator te bevatten of een externe indicator als de verpakking ondoorzichtig is.
- Afkoelen en drogen in de sterilisator.
- Opslaan.

1.8.3 Hittesterilisatie
Hittesterilisatie kan worden onderscheiden in drie processen: stoom onder druk, droge warmte en niet-gesatureerde chemische dampen.

Stoom onder druk
Stoom onder druk is geschikt voor hittebestendige instrumenten en pakketten, zowel in verpakte als losse vorm (figuur 1.5). Het is belangrijk voldoende ruimte tussen de pakketen of instrumenten te houden zodat de hete damp overal kan komen. Voor deze methode zijn er twee typen apparaten, een apparaat dat stoom in de sterilisatiekamer van het apparaat pompt om daar de lucht te verdrijven en een apparaat dat eerst de sterilisatiekamer vacuüm zuigt alvorens de stoom erin te laten.

Droge warmte
Sterilisatie met droge warmte is ideaal voor kleine instrumenten zoals boren, die anders gemakkelijk zouden corroderen (figuur 1.5). Voordeel van een dergelijk apparaat is de relatief lage kostprijs. Nadelen zijn de langere sterilisatieprocedure en de zeer hoge temperatuur, wat de methode voor bepaalde instrumenten en materialen ongeschikt maakt. Er zijn twee typen apparaten. In het ene verhitten verwarmingselementen de aanwezige lucht en vindt geen luchtcirculatie plaats. In het andere wordt hete lucht rondgeblazen. Hierdoor is de sterilisatiecyclus in dit apparaat korter dan in het vorige apparaat.

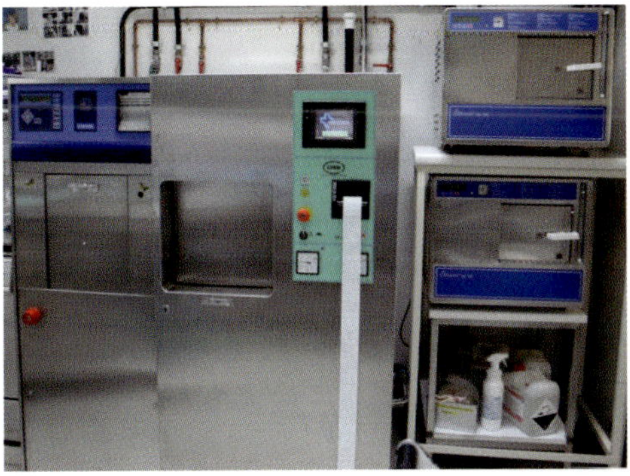

Figuur 1.5 Sterilisatieruimte met links een apparaat voor stoom onder druk en rechts een apparaat voor droge warmte. Het linker apparaat heeft registratieapparatuur waarmee ongeregeldheden in de sterilisatiecyclus gemakkelijk kunnen worden gecontroleerd.

Niet-gesatureerde chemische dampen
Een alcoholoplossing met 0,23% formaldehyde wordt in het apparaat opgewarmd zodat de sterilisatie kan plaatsvinden. Doordat minder waterdamp aanwezig is, zijn de instrumenten minder vatbaar voor corrosie dan bij de andere sterilisatieprocessen.

Alternatief voor hittesterilisatie
Een alternatief voor hittesterilisatie is het gebruik van een germicide-oplossing zoals glutaaraldehyde, waterstofperoxide of perazijnzuur. Hierin worden de instrumenten gedurende twaalf uur ondergedompeld. Daarna worden ze met steriel water gespoeld en gedroogd in een steriele handdoek. De persoon die deze procedure uitvoert, moet steriele handschoenen dragen. De instrumenten dienen onmiddellijk te worden gebruikt; bewaring leidt namelijk automatisch tot contaminatie. Het is duidelijk dat dit geen ideale manier is om te steriliseren vanwege de toxiciteit van de producten, de lange cyclus en de omslachtigheid van handelingen. Deze vloeistoffen kunnen echter wel worden gebruikt voor een hoge graad van desinfectie. De tijd van onderdompeling kan dan 12 tot 90 minuten bedragen, maar toepassing hiervan wordt afgeraden.
Ook sterilisatie met ethyleenoxidegas bij lage temperatuur en het gebruik van een kogelsterilisator zijn obsoleet.

1.8.4 Algemene adviezen bij sterilisatie

Controle

De werking van de sterilisator moet regelmatig gecontroleerd worden met biologische indicatoren op basis van een sporentest (figuur 1.6-1.8). Dit geeft echter geen zekerheid van sterilisatie, wel van het feit dat de temperatuur bereikt is die nodig is om de kleur van de strip te doen omslaan.

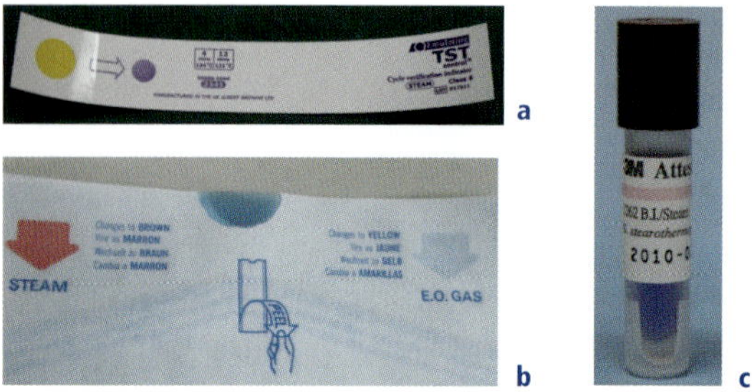

Figuur 1.6a-c Voorbeelden van controlestrips.

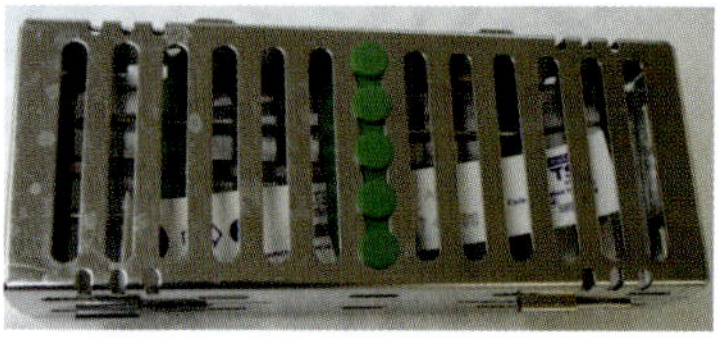

Figuur 1.7 Controlestrip in open cassette.

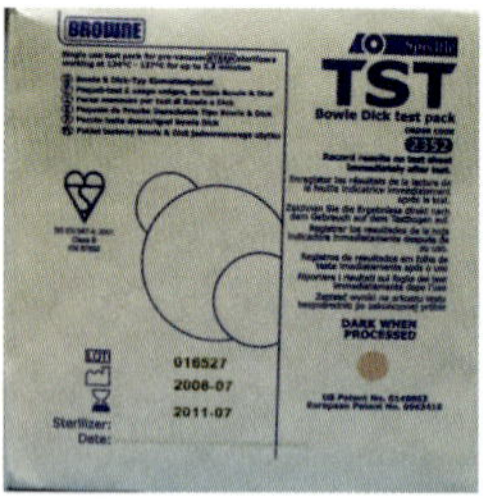

Figuur 1.8 Controlemogelijkheid op een sterilisatiezak.

Logboek

Een logboek dient te worden bijgehouden van de sterilisatiecycli, of men noteert op de verpakkingen wanneer ze zijn gesteriliseerd, zodat in geval van een sterilisatieprobleem de desbetreffende instrumenten gemakkelijk traceerbaar zijn.

Reiniging

Alleen reinigingsproducten gebruiken die door de fabrikant zijn aanbevolen.

Inruimen apparaat
Instrumenten niet op een hoop in het apparaat deponeren, maar overzichtelijk rangschikken, en het apparaat niet volproppen. Het is beter het apparaat meerdere keren te gebruiken om er zeker van te zijn dat de instrumenten zijn blootgesteld aan de gewenste hoge temperatuur.

1.8.5 Praktijkruimte

Decontaminatie
Oppervlakken in de praktijkruimte die kunnen worden gecontamineerd door aanraking zijn bijvoorbeeld:

- werkvlakken, hendels, handvatten;
- slangen en verbindingsstukken van speekselzuigers;
- lichtknoppen;
- toetsenbord computer;
- kraan;
- telefoon.

De praktijk dient zodanig te zijn ingericht, dat het reinigen van oppervlakken zo eenvoudig mogelijk is, namelijk door zo weinig mogelijk naden te hebben waarin vuilresten kunnen blijven vastzitten (figuur 1.9).

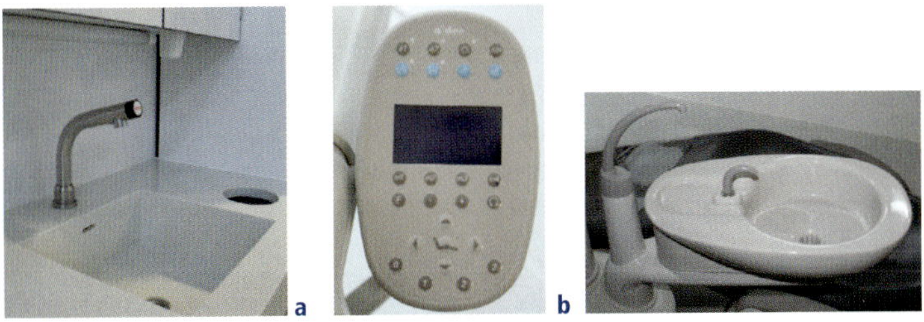

a b c

Figuur 1.9a-c Diverse naadloze oppervlakken.

Beperken kruisbesmetting
Het risico op kruisbesmetting kan worden beperkt door een aantal maatregelen. Een goede maatregel is om over handvatten hoezen te plaatsen, die na elke behandeling worden verwijderd en vervangen, bijvoorbeeld huishoudfolie of speciaal ontworpen hoezen. Ze dienen altijd te worden verwijderd met handschoenen aan. Het aanbrengen van nieuwe bescherming kan gebeuren met schone handen. Een andere maatregel is alle oppervlakken na elke behandeling te reinigen en te ontsmetten, zeker de oppervlakken die in direct contact met de patiënt zijn geweest. Deze procedure dient te geschieden met schone handschoenen. Vloeren en wastafels kunnen met een gewoon schoonmaakmiddel worden gereinigd. Dit hoeft niet na iedere patiënt te gebeuren, tenzij er duidelijk sporen van speeksel en/of bloed zijn.

Afval
In principe kan alle niet met bloed en speeksel doordrongen afval worden meegegeven met het huishoudelijk afval. Geïnfecteerde zaken (scalpels, naalden, hechtdraad, geëxtraheerde gebitselementen, mucosa en bot) dienen apart te worden opgehaald en te worden behandeld als medisch besmettelijk afval. Hiervoor zijn speciale containers nodig die zijn voorzien van het internationale teken voor 'biohazard' (figuur 1.10). Dit betreft naar schatting slechts 1-2% van de totale afvalberg van een tandartspraktijk.
Alle vloeistoffen die in de afzuigcanule terechtkomen, mogen via het rioleringssysteem worden afgevoerd.

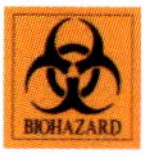

Figuur 1.10 Het internationale teken voor 'biohazard'.

Waterleidingen
Vooral de smalle waterleidingen in instrumenten en apparatuur verdienen aandacht. Bacteriën, protozoa en schimmels zijn de kiemen waarvoor men de nodige voorzorgsmaatregelen moet treffen. Via hun polysacharideslijmlaag vormen ze gemakkelijk een biofilm op de binnenzijden van de smalle leidingen, waardoor ze een bron vormen voor vrij circulerende kiemen in deze leidingen. Uiteindelijk kunnen ze via de water/luchtspuit en de micromotor/turbine in de mond van de patiënt terechtkomen. In principe is dit geen probleem voor een gezonde immunocompetente patiënt, maar wel voor een immunodeficiënte patiënt.
Tegelijk komen tijdens een behandeling ook van de patiënt afkomstige kiemen in de waterleidingen terecht. Daarom is het essentieel dat na elke behandeling de leidingen van een gebruikte lucht/waterspuit, een gebruikt ultrasoon apparaat en een gebruikte micromotor/turbine gedurende 20 tot 30 seconden worden gespoeld.
Indien bij een chirurgische behandeling koeling noodzakelijk is, is het raadzaam een gesloten watercircuit met steriel water te gebruiken dat niet is aangesloten op de algemene waterleiding. Sterilisatie van apparaten met een boorkop en een waterreservoir is zeer moeilijk. Het is dus beter om steriel water te gebruiken, toegediend met een aparte en gemakkelijk steriliseerbare spuit.

1.9 Intraorale radiografie

Het is aan te raden om tijdens het maken van intraorale radiografische opnamen handschoenen, een mondmasker en een beschermbril te dragen. Filmhouders moeten ook na elk gebruik worden gesteriliseerd.
Voor besmettingscontrole na het maken van de radiografische opnamen bestaat een aantal richtlijnen.

Conventionele radiografie (analoge film)
- Gebruik de films in een extra verpakking zodat de extra verpakking na het maken van de radiografie kan worden opengescheurd waarbij het filmpakket schoon is gebleven en op een schone ondergrond kan vallen.

- Indien geen extra verpakking wordt gebruikt het filmpakket na het maken van de radiografie ontsmetten.
- De films zonder handschoenen ontwikkelen of nieuwe handschoenen aandoen.
- Als de film met blote handen wordt ontwikkeld, daarna de handen grondig wassen.

Digitale radiografie met detector
- Altijd een verse rubberen hoes over de detector plaatsen.
- Na het nemen van de radiografieën de hoes onmiddellijk verwijderen.
- Niet de computer bedienen met handschoenen nog aan.

Digitale radiografie met fosforplaat
- Beschermhoes voor de fosforplaat gebruiken.
- Na het maken van de radiografie in een verduisterde ruimte de beschermhoes openscheuren zodat de fosforplaat op een schone ondergrond kan vallen.
- Handschoenen uitdoen en pas dan de fosforplaat, de laser en de computer bedienen.

1.10 Tandtechnisch laboratorium

Gebits- en mondafdrukken dienen bloed- en speekselvrij en gedesinfecteerd naar het tandtechnisch laboratorium te worden verzonden. Dit moet deskundig gebeuren zodat geen vervormingen kunnen optreden. Het belang van desinfectie mag niet worden onderschat: aangetoond is dat bacteriën nog tot zeven dagen na incubatie te detecteren zijn in gipsmodellen.
Tandtechnische werkstukken die in de mond zijn gepast en retour gaan naar het tandtechnisch laboratorium dienen dezelfde behandeling te krijgen.
Tandtechnische werkstukken die vanuit het tandtechnisch laboratorium in de tandartspraktijk binnenkomen, moeten altijd direct worden gedesinfecteerd en vervolgens schoon opgeslagen.

1.11 Mond ontsmetten

Er is geen wetenschappelijk bewijs dat het aantal micro-organismen in de mond van de patiënt daalt, en er dus minder besmettingsgevaar is voor de zorgverleners, al de mond eerst wordt gespoeld met bijvoorbeeld een chloorhexidinederivaat.

1.12 Aspiratie schadelijke lucht

Damp of rook die vrijkomt uit de mond van de patiënt bij het werken met de laser of een elektrotoom kan schadelijke bestanddelen bevatten die zorgverleners kunnen aspireren. Dit dient zo veel mogelijk te worden beperkt door de afzuigcanule optimaal te gebruiken, zodat naast vocht ook rook en damp kunnen worden verwijderd uit de mond. Daarnaast is het aan te raden een goed isolerend

mondmasker en een beschermbril te dragen en eventueel de behandelruimte te voorzien van een extra afzuigsysteem.
In orale dampen is de aanwezigheid van het humaan papillomavirus, hiv, coagulasenegatieve stafylokokken, *Corynebacterium* species en *Neisseria* species aangetoond, maar het wordt niet bewezen geacht dat deze betrekkelijk kleine concentraties voor gezondheidsproblemen kunnen zorgen. Elk risico dient echter te worden vermeden.

1.13 Besmettingsrisico met het hepatitis-B-virus

1.13.1 Algemeen

Iedere mondzorgverlener staat bloot aan een verhoogd besmettingsrisico, bijvoorbeeld door een verwonding met een gebruikte injectienaald. Daarbij is besmetting met het hepatitis-B-virus (hbv) de grootste bedreiging. Een besmette zorgverlener is op zijn beurt weer een bedreiging voor zijn volgende patiënten, de zogenoemde iatrogene besmetting. Preventie van besmetting is mogelijk door vaccinatie. In Nederland is hbv-vaccinatie wettelijk verplicht voor alle werkers in de gezondheidszorg die een risico lopen op bloed-bloedcontact; dit geldt ook voor leerlingen en stagiaires. Ook verplicht is controle van de status na vaccinatie door bepaling van de antistoftiter. Voor een hbv-drager moet door deskundigen worden beoordeeld of de werkzaamheden kunnen worden gecontinueerd, of aanpassingen van de werkzaamheden nodig zijn, of dat de werkzaamheden moeten worden gestaakt. In Nederland geeft de Commissie Preventie Iatrogene Hepatitis B hierover advies. In België is vaccinatie van zorgverleners niet verplicht, maar men is wel begonnen alle zuigelingen te vaccineren. Dit betekent dat na verloop van tijd alle inwoners van België gevaccineerd zullen zijn.

1.13.2 Vaccinatie

Vaccinatie geschiedt met een niet-infectieus virusvaccin en het meest toegepaste vaccinatieschema omvat drie doses vaccin van 20 μg. Een maand na de eerste dosis volgt dosis twee en zes maanden na de eerste dosis volgt dosis drie. Indien snelle immunisatie is gewenst, kan dit met vier doses volgens een maandschema van 0, 1, 2 en 12. De inentingsplaats is bij voorkeur de musculus deltoideus in de bovenarm. Vier weken na de laatste dosis dient het resultaat te worden gecontroleerd door een titerbepaling.

1.13.3 Prikaccident

De beste bescherming tegen besmetting is vaccinatie. Daarnaast is het verstandig accidenten te voorkomen door stevige handschoenen te dragen bij verwerking van gebruikte instrumenten, gebruikte naalden direct op te bergen in een naaldcontainer en gebruikte instrumenten machinaal te reinigen. Bij een prikaccident of andere verwonding met een (besmet) instrument is het altijd verstandig de wond goed te laten bloeden, uit te knijpen, te spoelen met water en te reinigen met een desinfectans. Voor een gevaccineerde persoon zijn geen verdere maatregelen nodig. Een onverhoopt toch niet gevaccineerde persoon dient zich te vervoegen op een afdeling spoedeisende hulp van een ziekenhuis voor toediening van een hyperimmunoglobuline.

Relevante websites

http://www.ada.org
http://www.apic.org/resc/guidlist.cfm
http://www.cdc.gov/OralHealth/infectioncontrol/index.htm
http://www.epa.gov/oppad001/chemregindex.htm
http://www.fda.gov
http://www.osha.gov/SLTC/dentistry/index.html
http://www.osha.gov/SLTC/bloodbornepathogens/index.html
http://www.osap.org

2 Gebitsterminologie en anatomie

2.1 Anatomie van gebitselementen en parodontium

De macroscopische anatomische onderdelen van een gebitselement zijn schematisch weergegeven in figuur 2.1, met een paramediane doorsnede van een incisief in de onderkaak.

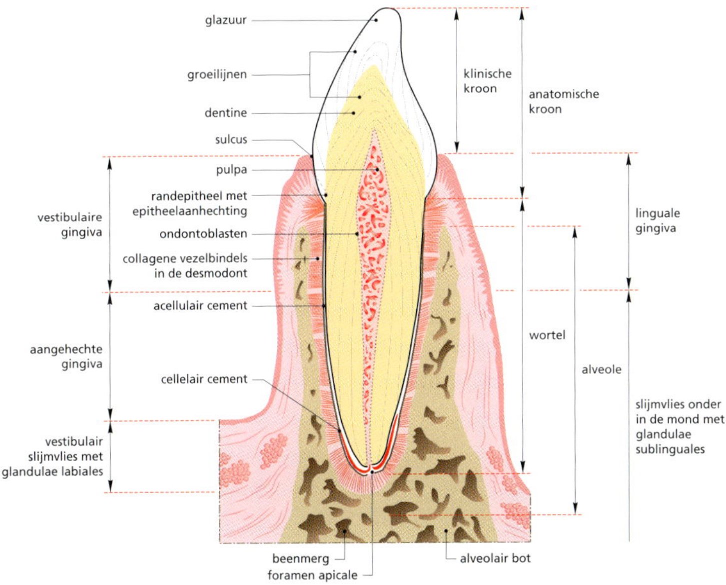

Figuur 2.1 Paramediane doorsnede van een incisief in de onderkaak.

In tabel 2.1 wordt een overzicht gegeven van een aantal anatomische gegevens van bot en harde gebitsweefsels. Tabel 2.2 geeft een overzicht van de ontwikkelingsstadia van het melkgebit en het blijvende gebit.

Tabel 2.1 Anatomisch overzicht van bot en harde gebitsweefsels.

	bot	cellulair cement	acellulair cement	dentine	glazuur
embryologische oorsprong	mesoderm	mesoderm		mesoderm	ectoderm
weefselcellen	osteocyten	cementocyten in lacunes	cementocyten niet in lacunes	uitsteeksels van odontoblasten	geen
opbouwende cellen	osteoblasten	cementoblasten aan de oppervlakte, cementocyten geïncorporeerd	cementoblasten aan de oppervlakte	odontoblasten in de pulpa met uitsteeksels in dentine	ameloblasten (alleen tijdens ontwikkeling)
afbrekende cellen	osteoclasten	odontoclasten	odontoclasten	odontoclasten	odontoclasten
organische matrix	collageenvezels, basisstof	collageenvezels, basisstof, bevat bundels van naar binnen gerichte collagene fibrillen	afibrillair cement, fibrillaire basisstof of cement van vezels	collageenvezels, basisstof	glazuurproteïne, sporen van koolhydraten en lipiden
gewichtspercentage mineralen	45	61		70	95
volumepercentage mineralen	23	33		45	86
gewichtspercentage organische matrix	30	27		20	1
volumepercentage organische matrix	37	31		30	2
gewichtspercentage water	25	12		10	4
volumepercentage water	40	36		25	12
reconstructie- en reparatiemogelijkheid	groot	geen reconstructie; reparatie door cementappositie		geen reconstructie, reparatie door vorming secundair en tertiair dentine	geen
gevoelig	ja	nee		ja (pijn)	nee
vascularisatie	ja	nee		neen (vloeistofstroom in tubuli)	geen
verzorging vanuit cellen	door diffusie	nee		odontoblasten in de pulpa	nee

Tabel 2.2 Gebitsontwikkeling.

ontwikkelingsstadium embryo (weken)	ontwikkeling van het		
	melkgebit	blijvend gebit	histologisch beeld
4	mandibula en hyoïd		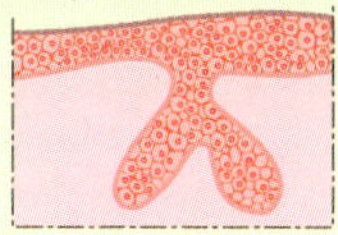
6	stomadeum daalt in, dieptegroei van epitheel		
6,5	uitbreidingsstadium (tandknobbel)		beginnende weefseldifferentiatie
7	begin weefseldifferentiatie		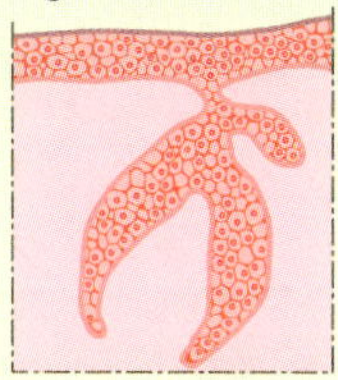
8	(tandkroon) morfodifferentiatie i_1, i_2	vorming van de laterale tandrand: uitbreidingsstadium	
			overgang van histo- naar morfodifferentiatie
12	(tandklok) aangroeistadium		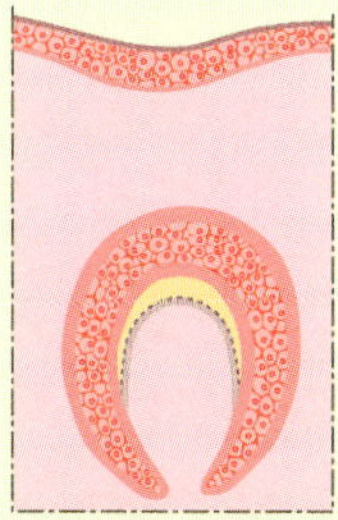
13	begin mineralisatie i_1	groei van de laterale tandrand naar linguaal van het melkgebit	
14			
15	begin mineralisatie i_2		
16	begin mineralisatie m_1, c	begin histodifferentiatie	
21	begin mineralisatie m_2		
			beginnende mineralisatie
25			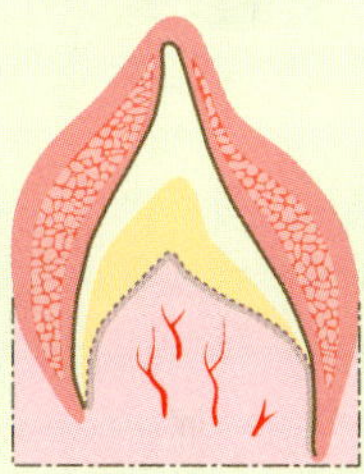
28			
33			
36	kroon i_{1i} bijna geheel gemineraliseerd		
	kroon i_{2i} voor twee derde gemineraliseerd		
37	kroon c_i voor een derde gemineraliseerd		
38	kroon m_{1i} gemineraliseerd		mineralisatie
39		begin mineralisatie M_{1i}	
geboorte	knobbelpunten m_{1i} en m_{2i} gemineraliseerd		

Vertakking nervus trigeminus

De vijfde hersenzenuw, de N. trigeminus, voert sensibele vezels naar de huid en de slijmvliezen van het aangezicht en naar de gebitselementen, alsmede motorische vezels naar de kauwspieren (zie tabel 2.3). De hoofdbundel ligt in het gebied van de pons cerebri, in de schedel ligt de mesocefale nucleus (de proprioceptieve impuls van de kauwspieren), voorts de nucleus pontinus en verder caudaal tot in het hoge cervicale merg de nucleus spinalis (somato- en visceroafferent). Naast de nucleus ponticus ligt de nucleus motorius.

Tabel 2.3 Vertakking van de nervus trigeminus.

hoofdtak	verdere takken	vertakkingen	verzorgingsgebied
n. ophthalmicus (V1) sensibel	n. lacrimalis		deel van het ooglid, conjunctivum, traanklier
	n. frontalis		voorhoofdshuid, mediale ooghoek
	n. nasociliaris		oogbol, neusholte
n. maxillaris (V2) sensibel	n. zygomaticus		huid van het zygomagebied
	n. pterygopalatinus	n. palatinus major	slijmvlies achterste deel palatum
		n. palatinus minor	tonsillen
		n. alveolaris superior	molaren bovenkaak
	n. nasopalatinus		slijmvlies voorste deel palatum en incisieven bovenkaak
	n. nasalis		neusslijmvlies
	n. infraorbitalis	n. alveolaris superior	premolaren, cuspidaat en incisieven bovenkaak
		n. labialis superior	huid bovenlip
		n. palpebralis inferior	huid van het onderste ooglid
		n. nasalis externus	huid van de neusvleugels
n. mandibularis (V3) sensibel pars major sensorica	n. auriculotemporalis	n. temporalis superficialis	huid van de slaap
		n. parotideus	glandula parotidea
		n. meatus acusticus externus	buitengehoorgang
		n. articularis	kaakgewricht
	n. alveolaris inferior	n. mentalis	incisieven, huid en slijmvlies onderkaak
		n. mylohyoideus (→ motorisch)	m. mylohyoideus, voorste buik van musculus digastricus
	n. lingualis		voorste twee derde van de tong
		n. sublingualis	slijmvlies mondbodem

hoofdtak	verdere takken	vertakkingen	verzorgingsgebied
motorisch pars minor motorica	n. massetericus (→ motorisch)		m. masseter
	n. temporalis profundus (→ motorisch)		m. temporalis
	n. pterygoideus medialis (→ motorisch)		m. pterygoideus medialis m. tensor veli palatini m. tensor tympani
	n. pterygoideus lateralis (→ motorisch)		m. pterygoideus lateralis
	n. buccalis		huid en slijmvlies wang, buccale gingiva molaren

Sensibele innervatie van het hoofd-halsgebied

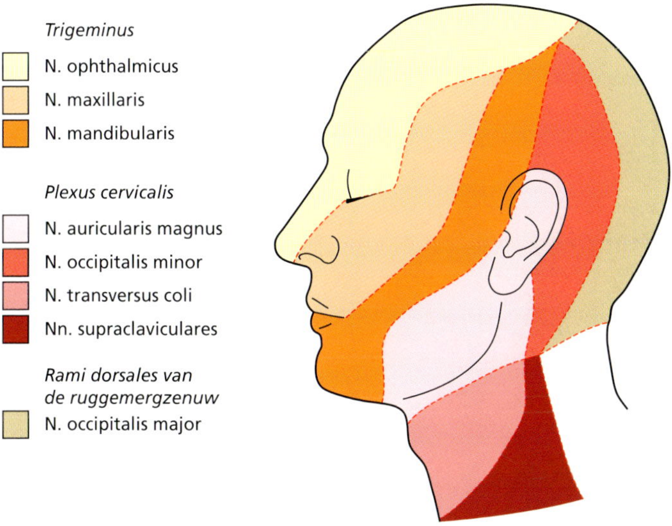

Figuur 2.2 Sensibele innervatie hoofd-halsgebied.

Intraorale sensibele innervatie

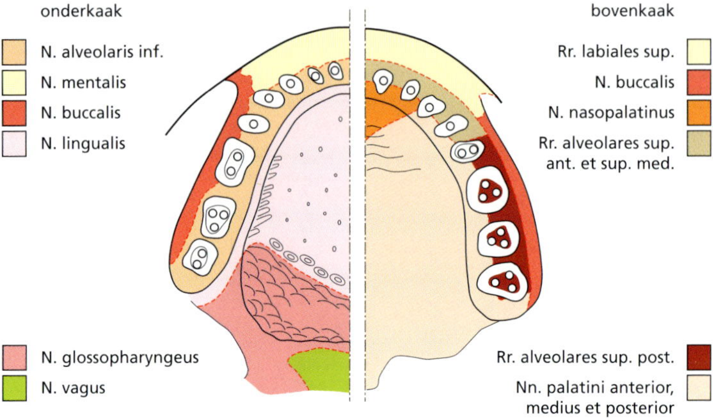

Figuur 2.3a Intraorale sensibele innervatie (onderkaak).

Figuur 2.3b Intraorale sensibele innervatie (bovenkaak).

Innervatie van belangrijke spieren in het hoofd-halsgebied

Tabel 2.4 Innervatie belangrijke spieren in hoofd-halsgebied.

trigeminus (v)	**facialis** (vii)	**glossopharyngeus** (ix)	**hypoglossus** (xii)
m. temporalis	mimische musculatuur		inwendige musculatuur van de tong
m. masseter	platysma (ten dele)		uitwendige musculatuur van de tong
m. pterygoideus lateralis			
m. pterygoideus medialis			
m. mylohyoideus	m. stylohyoideus		m. geniohyoideus (vezels van C2)
m. digastricus venter anterior	m. digastricus venter posterior		
m. tensor tympani	m. stapedius		
m. tensor veli palatini	m. levator veli palatini (met ix en x)	m. stylopharyngeus	
	m. uvulae (ix en x)	m. palatopharyngeus	
		m. constrictor pharyngis	

2.2 Anatomie en innervatie van de kauwmusculatuur

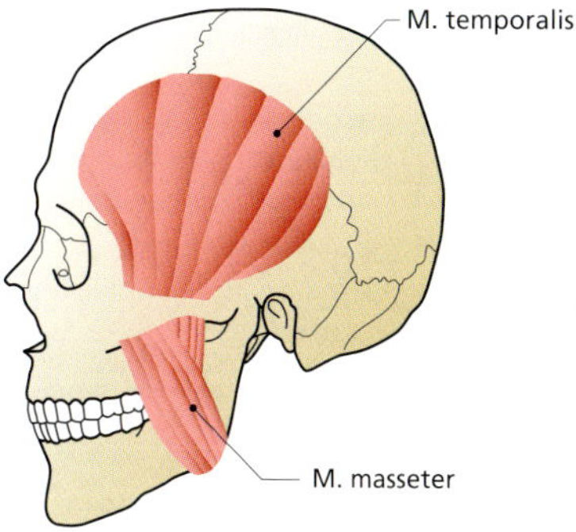

Figuur 2.4a M. temporalis en M. masseter.

M. temporalis

Oorsprong: linea temporalis van de squama ossis temporalis en het os parietale.

Aanhechting: processus coronoideus mandibulae.

Functie: sluiting van de mond, het dorsale deel trekt de vooruitgeschoven onderkaak terug.

Innervatie: N. temporalis profundi uit V_3.

M. masseter

Pars superficialis, schuin (b), pars profunda, loodrecht naar beneden (a).

Oorsprong: arcus zygomaticus.

Aanhechting: tuberositas masseterica aan de kaakhoek.

Functie: sluiting van de mond, gering naar voren schuiven van de onderkaak.

Innervatie: N. massetericus uit V_3.

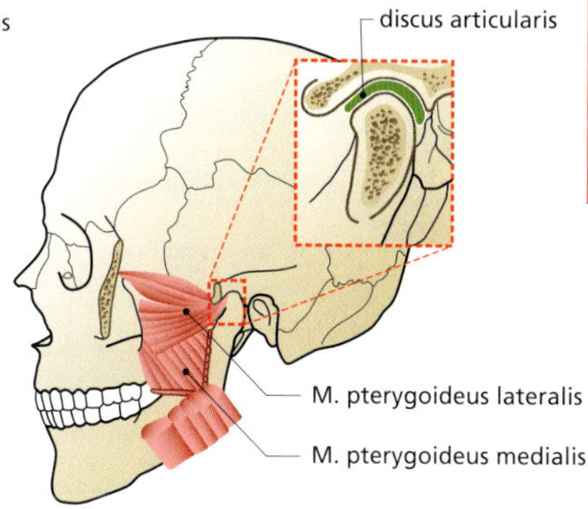

Figuur 2.4b M. pterygoideus lateralis en M. pterygoideus medialis.

M. pterygoideus lateralis

a Caput mandibulae mediale

Oorsprong: crista infratemporalis ossis sphenoidalis.

Aanhechting: discus articularis.

Functie: trekt discus articularis naar voren, leidt daardoor het openen van de mond in.

b Caput laterale

Oorsprong: lamina lateralis van de processus pterygoideus ossis sphenoidalis.

Aanhechting: fovea pterygoidea van de processus condylaris mandibulae.

Functie: eenzijdig: zijwaarts verschuiven van de onderkaak.

Dubbelzijdig: voorwaarts verschuiven van de onderkaak.

Innervatie: N. pterygoideus lateralis uit V_3.

M. pterygoideus medialis

Oorsprong: fossa pterygoidea van de processus pterygoideus ossis sphenoidalis.

Aanhechting: tuberositas pterygoidea van de kaakhoek.

Functie: sluiten van de mond.

Innervatie: N. pterygoideus medialis uit V_3.

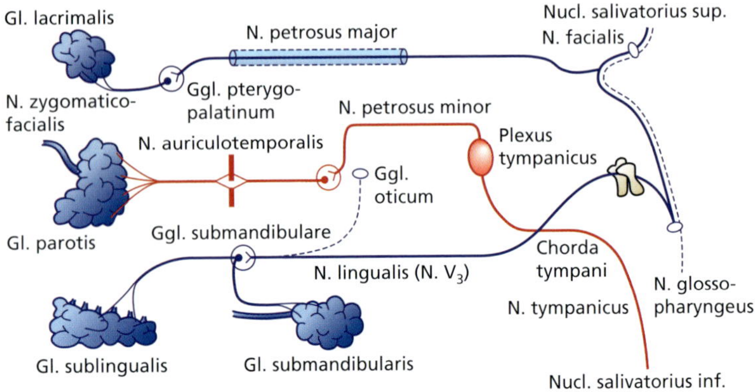

Figuur 2.5 Secretoire innervatie van klieren in het hoofd-halsgebied.

Niet gestimuleerd speeksel: overwegend glandula sublingualis en kleine klieren.

Gestimuleerd speeksel: glandula parotidea en glandula submandibularis.

2.3 Aanduiding van de gebitselementen

De weergave van de gebitselementen in een schema geschiedt vanaf een positie recht tegenover de patiënt, dat wil zeggen dat de gebitselementen aan de rechterzijde van de patiënt in het schema links staan. Het gebit wordt verdeeld in vier kwadranten volgens de wijzers van de klok; men begint rechtsboven (eerste kwadrant) en eindigt rechtsonder (vierde kwadrant). Wereldwijd zijn vier verschillende schema's in gebruik (figuur 2.7).
Het meest gebruikte schema bestaat uit twee cijfers. Zie de aanduiding in figuur 2.7 op de gebitselementen. Het eerste cijfer duidt het kwadrant aan en het tweede de volgorde van de gebitselementen vanaf de middenlijn in het front. Voor het schema van het tijdelijke gebit (melkgebit) worden in dezelfde volgorde de kwadrantaanduidingen 5 tot en met 8 gebruikt.
Een ander schema werkt voor de aanduiding van de kwadranten met haken. Rechtsboven is ⌋, linksboven is ⌊, linksonder is ⌈ en rechtsonder is ⌉. Binnen de haak staat het cijfer voor de volgorde van de gebitselementen vanaf de mediaanlijn. Het melkgebit wordt analoog aangeduid, maar met Latijnse cijfers tussen de haken. In figuur 2.7 zijn dit de aanduidingen direct buccaal van de gebitselementen.
Het derde schema werkt met de eerste letters van de soorten gebitselementen: I = incisief, C = cuspidaat, P = premolaar en M = molaar. De gebitselementen van het melkgebit worden analoog met kleine letters weergegeven: i, c en m. In figuur 2.7 zijn dit de buitenste rijen buccaal van de gebitselementen.

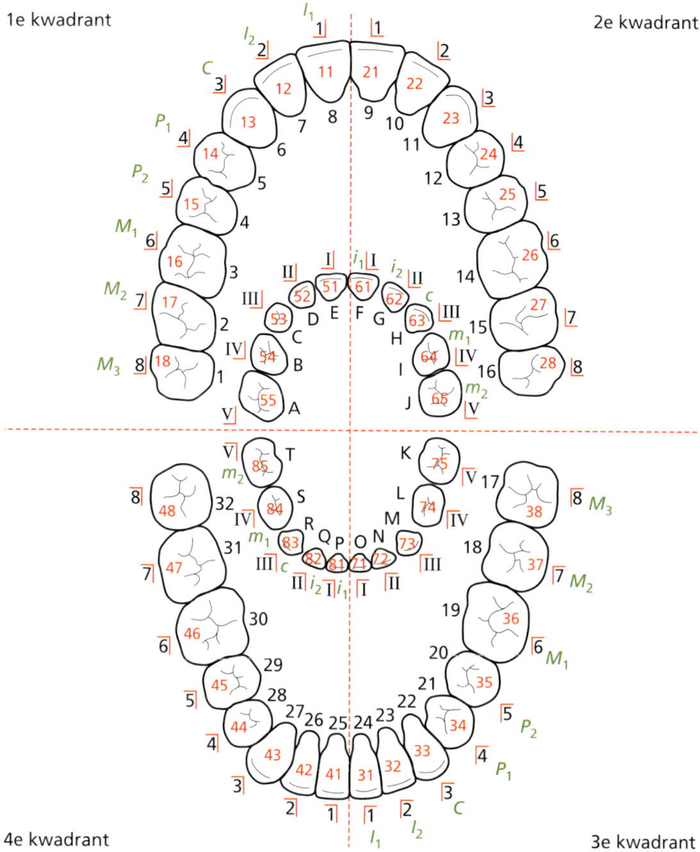

Figuur 2.7 Schema's voor de benoeming van gebitselementen.

3 Medische anamnese

Ogenschijnlijk gezonde patiënten kunnen aan ernstige systemische ziekten lijden en/of geneesmiddelen gebruiken. Dit kan de mondgezondheid beïnvloeden en het risico op complicaties van de mondgezondheid en eventueel uit te voeren behandelingen vergroten. Een medische anamnese is daarom noodzakelijk.

3.1 Vragenlijsten

Vragenlijsten die voorafgaande aan het anamnesegesprek door de patiënt kunnen worden ingevuld, zijn nuttig als hulp bij het gesprek, maar kunnen dit gesprek niet vervangen. Een goed voorbeeld is de medische vragenlijst voor volwassenen die is gebaseerd op de 'Medical history' van de American Dental Association.

Datum afname:____________________ (sticker met persoonsgegevens)

Data actualisering:

____

____

____

____

____

____

Indien u deze vragenlijst voor iemand anders invult, in welke relatie staat u tot deze persoon?______________________________________.

Omcirkel bij elk van de volgende vragen het antwoord dat het meest van toepassing is (JA of NEE). Uw antwoorden zijn bestemd voor uw eigen behandeldossier en zullen vertrouwelijk behandeld worden.

1. Bent u gezond? JA/NEE
2. Is er het afgelopen jaar iets in uw gezondheid veranderd? JA/NEE
3. Uw laatste medische onderzoek was op: ____________________
4. Bent u onder behandeling van een arts, medisch specialist, psycholoog, psychiater? JA/NEE
5. Naam, adres, telefoon van uw huisarts: ____________________

____

6. Bent u in de afgelopen 5 jaar opgenomen geweest in een ziekenhuis? JA/NEE

Zo ja, waarvoor? ________________________________

7. Hebt u ooit een ernstige ziekte of operatie doorgemaakt? JA/NEE

Zo ja, welke ziekte/operatie? ________________________

8. Bent u geopereerd of bestraald, of heeft u een chemokuur gehad voor een tumor of gezwel aan uw hoofd of hals/nek? JA/NEE

9. Hebt u ooit (of hebt u nog steeds) een van de volgende ziekten/problemen (gehad)?

- a hartklepgebrek of kunsthartkleppen JA/NEE
- b aangeboren hartafwijking JA/NEE
- c hart-vaatproblemen, zoals hart/vaatoperatie, hoge bloeddruk, hartkloppingen, hartaanval JA/NEE
  - 1 Hebt u pijn/knellend gevoel op de borst bij inspanning? JA/NEE
  - 2 Bent u snel kortademig? JA/NEE
  - 3 Hebt u last van gezwollen enkels/voeten? JA/NEE
  - 4 Wordt u kortademig als u gaat liggen, of gebruikt u meer dan één kussen als u gaat slapen? JA/NEE
  - 5 Moet u 's nachts vaak (meer dan 2×) uit bed om te plassen? JA/NEE
  - 6 Hebt u een pacemaker of geïmplanteerde defibrillator? JA/NEE
- d allergie, zo ja voor: ________________________
- e neusbijholteontsteking (*sinusitis*) JA/NEE
- f astma JA/NEE
- g eczeem, huiduitslag JA/NEE
- h duizelingen en flauwvallen JA/NEE
- i epilepsie JA/NEE
- j beroerte of attaque (*verlammingen, spraakstoornissen*) JA/NEE
- k suikerziekte (*diabetes*) JA/NEE
  - 1 Gebruikt u hiervoor insuline of tabletten? JA/NEE
  - 2 Zo ja, bent u goed in te stellen/ingesteld? JA/NEE
  - 3 Hebt u voortdurend dorst/een droge mond? JA/NEE
- l gewrichtsontstekingen, reuma JA/NEE
- m maagzweer JA/NEE
- n leverziekte (*geelzucht*) JA/NEE
- o nierziekte JA/NEE
- p tuberculose JA/NEE
- q lage bloeddruk JA/NEE
- r schildklierproblemen JA/NEE
- s een besmettelijke ziekte (zo ja welke?________________) JA/NEE

10. Hebt u ooit abnormale (langdurige) bloedingen gehad na een gebitsextractie, chirurgische behandeling of verwonding? JA/NEE

11. Hebt u bloedarmoede? JA/NEE

12. Gebruikt u momenteel medicijnen? JA/NEE

– een antibioticum JA/NEE

- een bloedverdunner JA/NEE
- tegen hoge bloeddruk JA/NEE
- voor hartproblemen JA/NEE
- corticosteroïden, prednison JA/NEE
- kalmerende middelen, slaaptabletten, antidepressiva JA/NEE
- tegen allergieën, antihistaminica JA/NEE
- pijnstillers JA/NEE
- voor suikerziekte (*bijv. insuline of tabletten*) JA/NEE
- medicijnen tegen kanker of bloedziekten JA/NEE
- andere medicijnen: ________________________ JA/NEE

13. Hebt u ooit een allergische of vreemde reactie op medicijnen gehad? JA/NEE
14. Gebruikt u alcohol, verdovende middelen, drugs? JA/NEE
15. Hebt u een ziekte of medisch probleem waarnaar hierboven niet is gevraagd en waarvan u denkt dat het belangrijk voor ons is? JA/NEE
    (zo ja, welke ziekte/welk probleem? ________________)

VROUWEN: JA/NEE

16. Bent u zwanger? Zo ja, wanneer bent u uitgerekend? ________________

Handtekening patiënt ________________ Handtekening tandarts ________________

In het anamnesegesprek is het vervolgens noodzakelijk om een duidelijk inzicht te krijgen in de vragen die met 'ja' zijn beantwoord. Ook navragen naar medicatiegebruik is noodzakelijk omdat mensen zich niet altijd realiseren dat het belangrijk is om alles te rapporteren. De vermelde en genoemde medicijnen kunnen aanwijzingen geven voor ziekten die niet zijn gerapporteerd omdat de patiënt denkt dat het niet nodig is ze te vermelden. Onbekende geneesmiddelen kunnen worden opgezocht in het *Farmacotherapeutisch Kompas* (http://www.fk.cvz.nl). Bij onduidelijke of tegenstrijdige informatie kan men de huisarts of medisch specialist raadplegen. Hiervoor is nadrukkelijk toestemming van de patiënt vereist, bij voorkeur in de vorm van een ondertekende verklaring.

3.2 Lichamelijk onderzoek

Een lichamelijk onderzoek bestaat voornamelijk uit visuele inspectie. De aandachtsgebieden hierbij worden uiteengezet in tabel 3.1. Daarnaast kunnen de hartfrequentie en de bloeddruk worden gemeten.

Tabel 3.1 Aandachtsgebieden bij lichamelijk onderzoek.

algemene conditie	• lichaamshouding • lichaamsgewicht • gelaatsuitdrukking • sociaal en psychisch functioneren
huid	• verkleuring (bleekheid, cyanose) • zwellingen • littekens • bloeduitstortingen
ogen	• vorm • kleur • zwellingen • ontstekingsverschijnselen
keel	• kleur • aanwezigheid ontstekingsexsudaat • halitose
hals	• zwellingen
ademhaling	• frequentie • gebruik hulpademhalingsspieren • geluiden

3.3 Belangrijke medische condities

In deze paragraaf wordt een overzicht gegeven van belangrijke medische condities, hun oorzaken, medische problemen en orale verschijnselen. Daarnaast worden adviezen en tips gegeven die van belang zijn bij het opstellen van een behandelplan.

3.3.1 Anemie

Bij anemie is het aantal erytrocyten en/of de hemoglobineconcentratie in het perifere bloed onder normaal.

Normaalwaarden

erytrocyten	Vrouw	$3{,}9\text{-}5{,}1 \times 10^{12}$/L
	Man	$4{,}5\text{-}5{,}6 \times 10^{12}$/L
hemoglobine	Vrouw	7,5-9,8 mmol/L
	Man	8,0-10,0 mmol/L

Oorzaken

Mogelijke oorzaken zijn een gestoorde aanmaak en een verhoogde afbraak van erytrocyten (tabel 3.2 en 3.3).

Tabel 3.2 Gestoorde aanmaak van erytrocyten.

Beenmergafwijkingen	• stamceldefect (fanconi-anemie) • infiltratie door maligne cellen
gebrek aan productiefactoren	• ijzertekort • foliumzuurdeficiëntie • vitamine B_{12}-deficiëntie • erytropoëtinetekort

Tabel 3.3 Verhoogde afbraak van erytrocyten.

factoren in of op de erytrocyten	• membraanafwijkingen (sfero- en elliptocytose) • enzymdeficiënties (G6PD, pyruvaatkinase) • hemoglobineafwijkingen (sikkelcelanemie, thalassemie)
factoren buiten de erytrocyten	• autoantilichamen • mechanische destructie in de bloedcirculatie • infectie (malaria)

Medische problemen

- Verhoogd risico op hartfalen, angina pectoris;
- bij patiënten met sikkelcelanemie: sikkelcelcrisis;
- bij patiënten met G6PD-deficiëntie: periode met ernstige hemolyse.

Orale verschijnselen

Bij:

- aplastische anemie: gingivabloeding;
- anemie door tekort aan ijzer, foliumzuur of vitamine B_{12}: atrofie tongpapillen, gevoelige tong, smaakverandering;
- fanconi-anemie: verhoogd risico op orale carcinomen;
- hemolytische anemie: gele slijmvliezen;
- thalassemie (heterozygoot): verlies van tongpapillen, pijnlijke tong;
- thalassemie (homozygoot): maxilla en mandibula overontwikkeld, open beet, diastemen, malocclusie; vergroot risico op gingivitis en cariës;
- sikkelcelanemie: gele slijmvliezen, osteoporose van maxilla en mandibula.

Adviezen en tips

- Bij anemie door tekort aan ijzer, foliumzuur of vitamine B_{12} de behandeling uitstellen tot de anemie medisch is behandeld.
- Patiënten met aplastische anemie worden vaak behandeld met immunosuppressiva en hebben daardoor een vergroot risico op orale infecties en ciclosporine-geïnduceerde gingivahyperplasie.
- Bij patiënten met G6PD-deficiëntie kan een hemolytische periode worden uitgelokt door orale infecties en geneesmiddelen zoals paracetamol, sommige antibiotica en prilocaïne.

- Bij patiënten met thalassaemia major vóór bloedige behandelingen hemoglobinegehalte, trombocytenaantal en stollingswaarden laten bepalen; zo nodig vlak voor de behandeling een bloedtransfusie laten uitvoeren.
- Bij sikkelcelanemie zorgen voor optimale mondhygiëne, bloedige behandelingen in een ziekenhuis laten verrichten. Geen acetylsalicylzuur toepassen.

3.3.2 Bloedstollingstoornissen

Oorzaken

De bloedstolling kan door verschillende erfelijke of verworven oorzaken zijn verminderd. Aangeboren en verworven afwijkingen die gepaard gaan met een verminderde bloedstolling zijn te verdelen in drie groepen, namelijk afwijkingen met verminderde primaire hemostase (tabel 3.4), afwijkingen met verminderde vorming van fibrinestolsel (tabel 3.5) en vasculaire afwijkingen (tabel 3.6).

Tabel 3.4 Verminderde primaire hemostase.

aangeboren	• ziekte van Von Willebrand • ziekte van Glanzmann • ziekte van Bernard-Soulier
verworven	• trombocytopenie: ◦ aanmaakstoornis (leukemie, chemotherapie) ◦ verhoogde afbraak (auto-immuunziekte) • massaal bloedverlies • nierinsufficiëntie • levercirrose • acetylsalicylzuur en andere NSAID's

Tabel 3.5 Verminderde vorming van fibrinestolsel.

aangeboren	• hemofilie A • hemofilie B
verworven	• massaal bloedverlies • leverinsufficiëntie • vitamine K-deficiëntie • cumarinederivaten en heparine

Tabel 3.6 Vasculaire afwijkingen.

aangeboren	ziekte van Rendu-Osler-Weber ziekte van Ehlers-Danlos ziekte van Henoch-Schönlein
verworven	vitamine C-deficiëntie

Medische problemen

Ernstige bloeding na trauma en bloedige behandelingen.

Orale verschijnselen

- Petechiën bij trombocytopenie;
- spontane gingivabloeding bij trombocytopenie en de ziekte van Von Willebrand;
- teleangiëctasieën op tong en lippen bij de ziekte van Rendu-Osler-Weber.

Adviezen en tips

- Met de behandelend arts overleggen over bloedige behandelingen en laat, afhankelijk van de aandoening, trombocytenaantal, stollingsfactor, of de mate van bloedstolling (INR) bepalen.
- De bloedstelping kan lokaal worden bevorderd door overhechten van de wond en spoelen met tranexaminezuur.
- Voor pijnbestrijding geen acetylsalicylzuur of andere NSAID's toepassen.
- In gedachten houden dat sommige hemofiliepatiënten in het verleden zijn behandeld met hiv-gecontamineerde bloedproducten.
- Een patiënt die na een extractie van een gebitselement een onbegrepen verlengde bloedingstijd vertoont naar de huisarts en/of een hematoloog verwijzen.
- Orale antistollingsmedicatie alleen na overleg met de behandelend arts toepassen.
- Onderbreking van antistollingstherapie is niet bij elke bloedige behandeling noodzakelijk, mits de behandeling zich beperkt tot: extractie van één tot drie gebitselementen, chirurgische verwijdering van een derde molaar, een parodontale behandeling, een chirurgische apicale parodontale behandeling, een abcesincisie, of het plaatsen van één tot drie implantaten (zie kader).

Richtlijn voor het niet onderbreken van antistollingsmedicatie

Bij patiënten die cumarinederivaten gebruiken, is het niet nodig de medicatie routinematig te onderbreken op voorwaarde dat:

- de 24-72 uur voor de behandeling bepaalde INR niet groter is dan 3,5;
- de behandeling zo atraumatisch mogelijk wordt verricht;
- de aangebrachte wond goed wordt overhecht;
- de patiënt de praktijk pas verlaat als de bloeding volledig is gestopt;
- de patiënt gedurende vijf dagen vier keer per dag een mondspoeling van 10 ml 5% tranexaminezuur gebruikt;
- de patiënt mondelinge en schriftelijke instructies krijgt over het postoperatieve beloop en de te nemen maatregelen bij een nabloeding;
- de patiënt zich meldt indien een nabloeding toch optreedt en niet te stoppen is;
- de tandarts of zijn vervanger bereikbaar is buiten praktijkuren.

3.3.3 Hypertensie

Bij een bloeddruk die hoger is dan 140 mmHg systolisch en/of 90 mmHg diastolisch spreekt men van hypertensie.

Oorzaken
Mogelijke oorzaken zijn:
- nierziekten;
- bijnieraandoeningen;
- geneesmiddelgebruik.

In de meeste gevallen wordt echter geen oorzaak gevonden (essentiële hypertensie).

Medische problemen
- Orthostatische hypotensie bij gebruik van antihypertensiva;
- toegenomen risico op angina pectoris, myocardinfarct, hartfalen en cerebrovasculair accident.

Orale verschijnselen van antihypertensivagebruik
- Xerostomie;
- brandend gevoel;
- veranderde smaak;
- gingivahyperplasie.

Adviezen en tips
- De ernst van de hypertensie vaststellen en bij twijfel de bloeddruk meten.
- Geen behandeling uitvoeren bij een systolische bloeddruk > 180 mmHg en/of een diastolische bloeddruk > 110 mmHg; de patiënt dan naar de huisarts verwijzen.
- Bij een systolische bloeddruk tussen 160 en 180 mmHg of een diastolische bloeddruk tussen 100 en 110 mmHg kunnen de meeste behandelingen worden uitgevoerd, mits de volgende preventieve maatregelen worden getroffen:
  - korte behandelsessie;
  - stress zo veel mogelijk reduceren;
  - adrenaline alleen als vasoconstrictor toepassen in 1:100 000 of 1:200000 en de totale hoeveelheid per sessie beperken tot 0,04 mg;
  - geen met adrenaline geïmpregneerde retractiedraden gebruiken.
- Aan het eind van de behandeling de patiënt langzaam uit de behandelstoel laten opstaan.
- Bij voorkeur geen NSAID's voorschrijven omdat deze de werking van veel antihypertensiva verminderen.

3.3.4 Angina pectoris
Angina pectoris uit zich als pijn op de borst. De pijn wordt veroorzaakt door onvoldoende zuurstofvoorziening van de hartspier voor de op dat moment bestaande zuurstofvraag door een belemmering in één of meer van de arteriae coronariae.
Angina pectoris kan worden onderscheiden in vier klassen:

klasse I	afwijkingen aan de arteriae coronariae zonder klachten of alleen bij zeer zware inspanning
klasse II	angina pectoris bij forse inspanning
klasse III	angina pectoris bij geringe inspanning
klasse IV	angina pectoris in rust

Oorzaak
Atherosclerose van de arteriae coronariae.

Medische problemen
- Aanval van angina pectoris;
- myocardinfarct.

Orale verschijnselen
- Pijn in kaken;
- pijn in gebitselementen.

Adviezen en tips
- Angst voor behandeling kan een aanval van angina pectoris uitlokken.
- Patiënten met een instabiele angina pectoris niet behandelen, maar direct verwijzen naar een cardioloog.
- Patiënten met een stabiele angina pectoris kunnen kleine behandelingen onder lokale anesthesie ondergaan, mits adrenaline als vasoconstrictor wordt toegepast in 1:100 000 of 1:200000 en de totale hoeveelheid per sessie beperkt blijft tot 0,04 mg; uitgebreidere behandelingen overleggen met cardioloog.
- Gebruik van antistollingsmedicatie kan de bloedingsneiging na bloedige behandelingen aanzienlijk verhogen.

3.3.5 Myocardinfarct

Een acuut myocardinfarct wordt veroorzaakt door een acute afsluiting van één of meer van de arteriae coronariae.

Oorzaak
Een trombus in een van de tevoren reeds vernauwde arteria coronaria.

Medische problemen
- Hartritmestoornissen;
- hartfalen;
- stilstand van de bloedcirculatie.

Adviezen en tips
- Bij een doorgemaakt myocardinfarct minder dan zes weken geleden geen electieve behandeling uitvoeren.

- Bij een doorgemaakt myocardinfarct langer dan zes weken geleden en nog aanwezige symptomen van angina pectoris of hartfalen de behandeling uitstellen.
- Bij een doorgemaakt myocardinfarct langer dan zes weken geleden zonder restsymptomen bestaat er geen contra-indicatie voor behandeling.
- Pijn, angst en toediening van adrenaline kunnen een myocardinfarct uitlokken; adrenaline alleen als vasoconstrictor toepassen in 1:100 000 of 1:200000 en de totale hoeveelheid per behandelsessie beperken tot 0,04 mg; met adrenaline geïmpregneerde retractiedraden zijn gecontra-indiceerd.
- Gebruik van antistollingsmiddelen kan de bloedingneiging na een bloedige behandeling aanzienlijk vergroten.

3.3.6 Hartfalen

Van hartfalen is sprake als het hart bij een normale vullingsdruk onvoldoende in staat is bloed door het lichaam en de longen te pompen.

Oorzaken

- Doorgemaakt myocardinfarct;
- langdurige hypertensie;
- vernauwde of lekkende hartkleppen;
- hyperthyreoïdie;
- cardiomyopathie.

Medische problemen

- Kortademigheid;
- leverstuwing;
- hartinfarct/cerebrovasculair accident.

Adviezen en tips

- Zo mogelijk de oorzaak van het hartfalen en het mogelijke effect van een behandeling daarop vaststellen.
- Bij ernstig hartfalen niet behandelen; pleeg eerst overleg met cardioloog.
- Bij licht tot matig hartfalen dat goed reageert op de ingezette therapie kan in principe een routinematige behandeling worden uitgevoerd mits de volgende punten in ogenschouw worden genomen:
    - Een horizontale positie verslechtert de pompfunctie van het hart.
    - Adrenaline als vasoconstrictor alleen toepassen in 1:100 000 of 1:200000 en de totale hoeveelheid per sessie beperken tot 0,04 mg; adrenaline geïmpregneerde retractiedraden zijn gecontra-indiceerd.
    - Antistollingsmedicatie kan de bloedingsneiging na een bloedige behandeling verlengen.

3.3.7 Hartritmestoornissen

Hartritmestoornissen zijn niet-fysiologische afwijkingen in de frequentie of de regelmaat van de hartcontracties.

Referentiewaarden van de frequentie zijn:

50-100/min	normaal
< 50/min	bradycardie
> 100/min	tachycardie

Soorten

- Sinusarrest
- sinusbradycardie
- sinustachycardie
- atriumfibrilleren
- extrasystolie
- ventrikeltachycardie
- ventrikelfibrilleren.

Medische problemen

- Risico op collaps;
- risico op stilstand bloedcirculatie.

Pacemaker en defibrillator

Een pacemaker wordt geïmplanteerd bij patiënten met een te traag hartritme. Een implanteerbare cardiale defibrillator (ICD) wordt geïmplanteerd bij patiënten met ernstige ventrikelritmestoornissen.

Adviezen en tips

- Tijdens behandeling stress zo veel mogelijk beperken omdat angst ritmestoornissen kan uitlokken.
- Elektromagnetische interferentie van behandelapparatuur kan in principe de correcte werking van een pacemaker of ICD beïnvloeden; hoewel er weinig aanwijzingen zijn dat dergelijke interferentie inderdaad optreedt, wordt in de internationale literatuur over het algemeen een minimum afstand van 15 cm tussen elektrische apparatuur en pacemaker of ICD aanbevolen.
- Adrenaline als vasoconstrictor alleen toepassen in 1:100 000 of 1:200000 en de totale hoeveelheid per sessie beperken tot 0,04 mg; adrenaline-geïmpregneerde retractiedraden zijn gecontra-indiceerd.
- Bij atriumfibrilleren worden vaak antistollingsmiddelen gebruikt waardoor na een bloedige behandeling het risico op een nabloeding is vergroot.

3.3.8 Infectieuze endocarditis

Infectieuze endocarditis is een ontsteking van de endotheellaag aan de binnenzijde van het hart en de hartkleppen. Infectieuze endocarditis ontstaat meestal bij patiënten die een hartafwijking hebben waarbij de stroomsnelheid van het bloed langs het endotheel is verhoogd. Op de plaats van de versterkte bloedstroom ontstaat een netwerk van fibrine en trombocyten. Wanneer bacteriën in de bloedbaan terechtkomen, kunnen deze aan dit netwerk hechten en aanleiding geven tot endocarditis. Patiënten die een risico hebben op het ontwikkelen van endocarditis moeten daarom voorafgaand aan een bloedige behandeling antibioticumprofylaxe krijgen.

Profylaxe
De Nederlandse Hartstichting heeft in 2008 richtlijnen uitgegeven voor de preventie van endocarditis. De belangrijkste passages daarin volgen hieronder.

Endocarditisprofylaxe is alleen geïndiceerd bij patiënten met:
- doorgemaakte endocarditis;
- hartklepprothese (inclusief bioprothese, allograft en conduit);
- bepaalde aangeboren hartafwijkingen:
  - onbehandelde cyanotische hartafwijkingen;
  - met shunts of conduits gepallieerde cyanotische hartafwijkingen;
  - volledig gecorrigeerde hartafwijkingen met gebruikmaking van prothesemateriaal; alleen gedurende de eerste zes maanden na behandeling;
  - behandelde aangeboren hartafwijking met restafwijking ter plekke van de *patch* of *device* waardoor endothelialisatie wordt belemmerd.

Endocarditisprofylaxe is niet geïndiceerd bij patiënten met andere hartafwijkingen zoals:
- onschuldig (functioneel) geruis;
- secundum type atriumseptumdefect;
- ventrikelseptumdefect zonder cyanose;
- mitralisklepprolaps;
- mitralisklepinsufficiëntie of stenose;
- aortaklepinsufficiëntie of stenose;
- aortabuisprothese zonder aortaklep;
- bicuspide aortaklep;
- ischemische hartziekte;
- status na coronairinterventie incl. stent(s), of coronairchirurgie;
- pacemaker of geïmplanteerde cardiodefibrillator;
- hypertrofische cardiomyopathie.

Behandelingen in de mond waarvoor endocarditisprofylaxe is geïndiceerd bij patiënten met risicovolle hartafwijkingen zijn:
- alle behandelingen waarbij de gingiva wordt gemanipuleerd;
- alle wortelkanaalbehandelingen waarbij met het instrumentarium door het foramen apicale wordt gegaan;
- alle extracties van gebitselementen en wortelresten;
- alle chirurgische behandelingen in de mond;
  - abcesincisie;
  - parodontale chirurgie;
  - chirurgische implantatiebehandelingen, inclusief botankers ten behoeve van orthodontische behandelingen.

Behandelingen in de mond waarvoor endocarditisprofylaxe niet is geïndiceerd bij patiënten met risicovolle hartafwijkingen zijn:
- het geven van lokale anesthesie;
- het nemen van intraorale röntgenfoto's;
- het aanbrengen, aanpassen of verwijderen van orthodontische apparatuur;

- natuurlijke uitval van (melk)gebitselementen;
- optreden van bloeding van lippen of orale mucosa door een trauma.

Tabel 3.7 Profylaxeschema's.

	medicatie	tijdstip
volwassenen	amoxicilline 3 gram per os, bij voorkeur in dispersvorm	30-60 min voor de behandeling
kinderen	amoxicilline suspensie 50 mg/kg per os, max. 3 gram	30-60 min voor de behandeling
Bij overgevoeligheid voor penicilline of behandeling met penicilline in de zeven dagen voor de behandeling:		
volwassenen	clindamycine 600 mg per os	30-60 min voor de behandeling
kinderen	clindamycine per os: < 10 kg: 150 mg 10-30 kg: 300 mg 30-70 kg: 450 mg > 70 kg: 600 mg	30-60 min voor de behandeling

3.3.9 Diabetes mellitus

Belangrijk is het onderscheid in diabetes mellitus type 1 en type 2.
Type 1 wordt gekenmerkt door absolute insulinedeficiëntie. Deze treedt op na destructie van bètacellen in de pancreas door een auto-immuunontsteking of na chirurgische verwijdering van de pancreas.
Type 2 kent een verminderde afgifte van insuline door bètacellen en/of verminderde gevoeligheid van doelorganen voor insuline (insulineresistentie). Risicofactoren voor het ontstaan zijn overgewicht en veroudering.
Door het absolute of relatieve insulinetekort stijgt de bloedglucosespiegel. De diagnose diabetes mellitus wordt gesteld door het bepalen van de bloedglucosewaarde:

niet nuchter: > 11 mmol/l (normaalwaarde < 7,8 mmol/l);
nuchter: > 6,0 mmol/l (normaalwaarde < 5,6 mmol/l).

Kenmerken

Tabel 3.8 Kenmerken van type-1- en type-2-diabetes.

	type 1	type 2
beginleeftijd	piek bij puberteit	na 50e jaar
familiair voorkomen	beperkt	frequent
aanvang	snel	langzaam
symptomen	ernstig	licht
plasma-insulinespiegel	laag of afwezig	verlaagd, normaal of verhoogd
eilandcelantilichamen	aanwezig bij aanvang ziekte	afwezig orale bloedglucose-verlagende middelen
behandeling	insuline	dieet (gewichtsreductie), eventueel insuline

Medische problemen

- Bij insulinemedicatie bestaat er een risico op een hypoglykemie.
- Bij onvoldoende gecontroleerde diabeten bestaan een vergroot infectierisico en een vertraagde wondgenezing.
- Vergrote kans op medische complicaties:
  - cardiovasculair: atherosclerose, hypertensie, angina pectoris, myocardinfarct;
  - oogcomplicaties: retinopathie, cataract;
  - nierinsufficiëntie;
  - neurologisch: verlies sensorische zenuwfunctie, cerebrovasculair accident.

Orale verschijnselen

- Xerostomie;
- vergroot risico op cariës, tandsteen, parodontitis, candida-infecties (vooral bij niet goed ingestelde diabetes).

Adviezen en tips

- Altijd de regulatie van de diabetes verifiëren; veel diabetespatiënten kunnen zelf hun bloedsuikerspiegel bepalen en daarnaar handelen.
- Bij insulinegebruik behandelingen bij voorkeur in de ochtend plannen en normaal laten eten.
- Bij niet-gecontroleerde diabetes kan een infectie de effectiviteit van insuline verminderen en dit leidt tot verergering van de diabetes; orale infecties prompt in overleg met de behandelend arts behandelen.
- De patiënt tot zo goed mogelijke mondverzorging motiveren; frequenter periodiek mondonderzoek en professionele begeleiding of behandeling moeten het risico op parodontitis minimaliseren.
- Bij het voorschrijven van medicatie letten op mogelijke interactie met de bloedglucosespiegel, bijvoorbeeld corticosteroïden, acetylsalicylzuur en fenylbutazon.
- Alleen bij afhankelijkheid van insuline met een slecht gereguleerde bloedsuikerspiegel gebruik van adrenaline als vasoconstrictor minimaliseren.

3.3.10 Hyperthyreoïdie

Hyperthyreoïdie is een ziektebeeld dat wordt gekenmerkt door een te grote productie van thyroxine (schildklierhormoon).

Oorzaken

- Auto-immuunziekte: ziekte van Graves, ook ziekte van Basedow genoemd;
- één of meer hyperfunctionerende knobbels in de schildklier;
- virale schildklierontsteking.

Medische problemen

- Thyreotoxische crisis door infectie of trauma;
- hevige reactie op catecholaminen (adrenaline).

Orale verschijnselen

- Vroegtijdig verlies van melkdentitie en doorbraak van blijvende dentitie;
- snellere ontwikkeling van cariës en parodontitis;
- verhoogde neiging tot osteoporose van alveolair bot.

Adviezen en tips

- Altijd de regulatie van de hyperthyreoïdie verifiëren; symptomen die duiden op niet-genormaliseerde hyperthyreoïdie zijn overmatig transpireren, snelle hartslag, trillende vingers, uitpuilende ogen en bewegingsonrust.
- Bij genormaliseerde schildklierfunctie zijn er geen contra-indicaties voor behandeling.
- Bij (nog) niet goed ingestelde patiënten kunnen adrenaline, infectie en chirurgie een thyreotoxische crisis veroorzaken; in dat geval electieve behandelingen uitstellen, adrenaline bevattende anesthetica en retractiedraden vermijden. Bij acute orale infecties overleg plegen met de behandelend arts.

3.3.11 Hypothyreoïdie

Hypothyreoïdie is een ziektebeeld dat wordt gekenmerkt door een onvoldoende productie van thyroxine (schildklierhormoon).

Oorzaken

- Auto-immuunziekte: ziekte van Hashimoto;
- jodiumdeficiëntie;
- chirurgische verwijdering schildklier of behandeling met radioactief jodium^{131};
- aangeboren hypothyreoïdie.

Medische problemen

- Bij ernstige onbehandelde hypothyreoïdie kan een myxoedeemcoma optreden.
- Een vertraagd metabolisme verhoogt het risico op overdosering van geneesmiddelen.

Orale verschijnselen

Op kinderleeftijd:

- mandibula onderontwikkeld en maxilla overontwikkeld (retrognathie);
- vertraagd doorbreken melk- en blijvende dentitie;
- malocclusie;
- glazuurhypoplasie.

Op kinder- en op volwassen leeftijd:

- macroglossie;
- mondademhaling met risico op gingivitis en een cariësexplosie.

Adviezen en tips

- Altijd de regulatie van de hypothyreoïdie verifiëren; verschijnselen die duiden op niet-genormaliseerde hypothyreoïdie zijn koude-intolerantie, bleke huid en traagheid in denken en doen.
- Bij een genormaliseerde schildklierfunctie bestaan er geen contra-indicaties.
- Bij lichte verschijnselen van onbehandelde hypothyreoïdie kunnen routinematige behandelingen worden uitgevoerd; door het verlaagde metabolisme is de afbraak van anesthetica vertraagd waardoor het risico op overdosering toeneemt.
- Bij ernstige en onbehandelde hypothyreoïdie kunnen infecties en behandelingen myxoedeem uitlokken; in dat geval is het beter niet te behandelen. Bij acute orale infectie direct verwijzen naar huisarts of medisch specialist.

3.3.12 Syndroom van Cushing

Het syndroom van Cushing is een ziektebeeld dat ontstaat als gevolg van een chronische overmaat aan corticosteroïden.

Oorzaken

Primair:

- bijnierschorsadenoom of -carcinoom.

Secundair:

- overmatige productie van adrenocorticotroop hormoon (ACTH) in de hypofyse;
- ectopische ACTH-productie in een tumor elders in het lichaam (kleincellig longcarcinoom);
- langdurige behandeling met glucocorticoïden (prednison, dexamethason).

Medische problemen

- Verminderde wondgenezing;
- frequent hypertensie en diabetes.

Orale verschijnselen

- Groter risico op parodontitis en candidiasis.

Adviezen en tips

Tijdens orale infecties en ingrijpende behandelingen kan de behoefte aan corticosteroïden zijn verhoogd. De behandelend arts raadplegen over de noodzaak van een aanvullende dosis.

3.3.13 Bijnierschorsinsufficiëntie

Bijnierschorsinsufficiëntie (de ziekte van Addison) is een ziektebeeld dat ontstaat door adrenocorticotroop hormoon (ACTH; bijnierschorshormoon).

Oorzaken

Primair:

- auto-immuunziekte;
- infectie (tuberculose, hiv, schimmels);

- bijnierbloedingen;
- erfelijke syndromen.

Secundair:
- onvoldoende ACTH-productie in de hypofyse.

Medische problemen
- (Orthostatische) hypotensie;
- bij trauma of infectieziekte: addison-crisis.

Orale verschijnselen
- Hyperpigmentatie van de orale mucosa;
- groter risico op orale infectie en candidiasis.

Adviezen en tips
Bij infecties en stressvolle behandelingen de dagdosis corticosteroïden in overleg met de behandelend arts verhogen.

3.3.14 Astma

Astma is een ziektebeeld veroorzaakt door een verhoogde luchtwegreactiviteit voor ingeademde prikkels. Binnen enkele minuten kan een bronchusobstructie optreden en de luchtweerstand sterk toenemen. De belangrijkste symptomen zijn aanvalsgewijze perioden van kortademigheid, piepende ademhaling en hoesten.

Medische problemen
Status astmaticus.

Orale verschijnselen
Candidiasis bij chronisch gebruik van een corticosteroïd-inhaler.

Adviezen en tips
- Altijd uitlokkende factoren navragen en blootstelling daaraan proberen te voorkomen.
- Om de uitlokkende factoren angst en stress te beperken, worden korte sessies in de ochtend aanbevolen.
- Patiënten vragen hun medicatie mee te nemen zodat die bij een eventuele aanval kan worden gebruikt.
- Acetylsalicylzuur en andere NSAID's en sulfiet in lokale anesthetica kunnen een aanval uitlokken en moeten bij voorkeur niet worden toegepast.

3.3.15 Chronische obstructieve longziekten

Een chronische obstructieve longziekte (*chronic obstructive pulmonary disease*; COPD) wordt gekenmerkt door afname van de longfunctie en omvat chronische bronchitis en longemfyseem. Bij chronische bronchitis is sprake van voortdurende of steeds terugkerende verhoogde slijmproductie in de luchtwegen. Longemfyseem berust op destructie van het longparenchym. Aangezien patiënten met chronische bronchitis en longemfyseem vrijwel niet van elkaar kunnen worden onderscheiden, zijn de ziektebeelden samengevoegd tot COPD.

Oorzaken
Roken.

Medische problemen
Respiratoire insufficiëntie.

Orale verschijnselen
- Xerostomie;
- groter risico op leukoplakie, erytroplakie en orale carcinomen.

Adviezen en tips
- Korte behandelsessies in de ochtend houden.
- De patiënt rechtop of zittend in een hoek van 45 graden behandelen.
- Rubberdam kan de ademhaling belemmeren.
- Bilaterale mandibulaire geleidingsanesthesie vermijden, omdat hierdoor een gevoel van verstikking of slikproblemen kunnen optreden.
- Bij patiënten met theofyllinemedicatie alleen antibiotica voorschrijven na raadpleging van de behandelend arts.
- Patiënten met onverklaarbare laesies van het orale slijmvlies die langer dan 14 dagen aanwezig blijven naar een kaakchirurg verwijzen.

3.3.16 Nierinsufficiëntie
Niersufficiëntie treedt op als de nierfunctie en in het bijzonder de glomerulusfiltratie door een acute of chronische oorzaak sterk is gedaald.

Oorzaken
- Glomerulonefritis
- interstitiële nefritis
- glomerulosclerose door diabetes mellitus
- hypertensie
- cystenieren
- amyloïdose
- nefrotoxische geneesmiddelen.

Medische problemen
- Hypertensie;
- kortademigheid;
- hartritmestoornissen;
- verlengde bloedingstijd;
- anemie;
- vertraagde excretie geneesmiddelen.

Orale verschijnselen
- Bleke orale mucosa;

- smaakafwijkingen;
- stomatitis;
- toegenomen tandsteenvorming.

Adviezen en tips

- Toegepaste of toe te passen therapie navragen: conservatief (dieet met geneesmiddelen), hemodialyse, peritoneaaldialyse of transplantatie.
- Conservatief behandelde patiënten bij wie het ziekteproces onder controle is:
  - voor bloedige behandeling bloedingstijd navragen;
  - bij gebruik anestheticum van het amide-type maximale dosis halveren;
  - pijnstillers en antibiotica alleen voorschrijven in overleg met behandelend arts.
- Patiënten die behandeld worden met hemodialyse:
  - behandelen op dag na hemodialyse vanwege de heparinisatie tijdens het dialyseren;
  - bij gebruik anestheticum van het amide-type maximale dosis halveren;
  - pijnstillers en antibiotica alleen voorschrijven in overleg met behandelend arts.
- Patiënten die op een wachtlijst voor transplantatie staan:
  - alle orale infectiehaarden verwijderen omdat door de behandeling met immunosuppressiva na de transplantatie levensbedreigende infecties kunnen ontstaan.
- Patiënten die een niertransplantaat hebben:
  - frequente periodieke mondonderzoeken;
  - door immunosuppressie bestaat een groot risico op orale infecties die, indien aanwezig, in overleg met de behandelend arts rigoureus moeten worden behandeld;
  - een goede mondverzorging kan ciclosporinegeïnduceerde gingivahyperplasie voorkomen of verminderen.

3.3.17 Hepatitis

Hepatitis is een ontsteking van de lever.

Oorzaken

- Virusinfectie (zie tabel 3.9);
- auto-immuunziekte;
- toxische stoffen (alcohol).

Tabel 3.9 Kenmerken van de diverse hepatotrope virussen.

soort hepatitis	overdracht	incubatietijd	chroniciteit
A	fecaal-oraal	2-6 weken	nee
B	parenteraal	1-6 maanden	ja
C	parenteraal	6-12 weken	ja
Delta	parenteraal	1-6 maanden	ja
E	fecaal-oraal	5-10 weken	nee

Medische problemen

- Acuut leverfalen;
- risico op leverkanker.

Orale verschijnselen

- Gele verkleuring orale mucosa;
- bloedingen.

Adviezen en tips

- Voor behandeling altijd de activiteit van de hepatitis vaststellen.
- Bij volledig herstelde patiënten bestaan geen contra-indicaties voor behandeling.
- Bij actieve hepatitis geen behandelingen uitvoeren.
- Bij chronische hepatitis de dosering minimaliseren van geneesmiddelen die in de lever worden gemetaboliseerd (amideanesthetica, paracetamol, sommige antibiotica).
- Virale vormen houden een besmettingsgevaar in; alle zorgverleners dienen gevaccineerd te zijn tegen hepatitis B.

3.3.18 Levercirrose

Bij levercirrose is door degeneratie en verbindweefseling het normale functioneren van de lever verstoord.

Oorzaken

- Chronische hepatitis;
- auto-immuunziekte (primaire biliaire cirrose);
- overmatig alcoholgebruik.

Medische problemen

- Verminderde bloedstolling;
- slokdarmspataderen;
- nierfalen;
- verminderde hersenfunctie (levercoma).

Orale verschijnselen

- Gingivabloedingen;
- lakmoestong;
- zwelling glandula parotidea (bij alcoholische cirrose);
- syndroom van Sjögren (bij primaire biliaire cirrose).

Adviezen en tips

- Vóór invasieve behandeling overleg plegen met de behandelend arts en eventueel het aantal trombocyten en stollingsfactoren laten bepalen.
- Patiënten ervaren een achteroverliggende positie gewoonlijk als zeer onaangenaam.
- Attent zijn op overdosering van een anestheticum.
- NSAID's alleen voorschrijven in overleg met de behandelend arts.

3.3.19 Overgevoeligheidsreactie

Men spreekt van een immunologische overgevoeligheidsreactie (allergie) als het immuunsysteem een afweerreactie richt tegen in principe onschadelijke stoffen (allergenen) met nadelige gevolgen voor de patiënt.

Tabel 3.10 Classificatie van overgevoeligheidsreacties.

type I	overgevoeligheid van het onmiddellijke type; anafylactische reactie; binding van allergeen aan IgE-antilichamen op mestcellen veroorzaakt afgifte van histamine, bijvoorbeeld hooikoorts
type II	cytotoxische overgevoeligheid; antilichamen (meestal IgG) binden aan celmembranen waarna complementsysteem en fagocyten doelwitcellen afbreken, bijvoorbeeld bloedtransfusiereacties
type III	immuuncomplexgemedieerde overgevoeligheid; antilichamen (meestal IgG) vormen met allergeen immuuncomplexen die neerslaan in organen en plaatselijk weefselschade veroorzaken, bijvoorbeeld serumziekte
type IV	vertraagde overgevoeligheidsreactie; herkenning van allergeen door T-lymfocyten activeert macrofagen, bijvoorbeeld contacteczeem

Materialen met mogelijke allergenen

- Prothesekunststoffen
- afdrukmaterialen
- cement op ZnO-eugenolbasis
- metalen/legeringen
- vulmateriaal op kunststofbasis
- fissuurlak
- wortelkanaalvulmateriaal
- rubberdam
- handschoenen
- antiseptica
- analgetica
- anesthetica
- antibiotica.

Medische problemen

Anafylactische shock bij type-I-overgevoeligheid.

Adviezen en tips

- Een patiënt niet blootstellen aan allergenen waarvoor hij is gesensibiliseerd. Hierbij is een probleem dat veel patiënten eerdere lichaamsreacties bij stressvolle situaties ten onrechte toeschrijven aan een allergie voor een bepaalde stof.
- Huidcontact met risicomaterialen kan leiden tot het ontwikkelen van ernstige contactdermatitis bij een zorgverlener.

3.3.20 Aids

Acquired immunodeficiency syndrome (aids) is een ziektebeeld waarbij het immuunsysteem tekortschiet door een infectie met het *human immunodeficiency virus* (hiv).

Medische problemen

- Verhoogd infectierisico;
- pneumonie;
- meningitis;
- kaposi-sarcoom.

Orale verschijnselen

- Candidiasis;
- harige leukoplakie;
- parodontale aandoeningen;
- herpesinfecties;
- recidiverende ulcera;
- kaposi-sarcoom.

Adviezen en tips

- Extra aandacht aan infectiepreventie besteden.
- Bij bloedige behandelingen bestaat het risico van een verhoogde bloedingsneiging en is er een groter risico op postoperatieve infecties.

3.3.21 Epilepsie

Een epileptische aanval is een plotseling optredende functiestoornis van de hersenen veroorzaakt door een elektrische ontlading van hersencellen.

Vormen

- Partiële aanval;
- absence;
- tonisch-klonische aanval.

Oorzaken

- Herseninfarct/*transient ischaemic attack* (TIA);
- meningitis;
- hypoglykemie;
- genetische syndromen;
- hersentumor;
- druggebruik;
- bij veel patiënten kan geen oorzaak worden aangetoond (idiopathische epilepsie).

Medische problemen

Langdurige epileptische aanval (status epilepticus).

Orale verschijnselen

- Littekens op de tong door bijttrauma's;
- gingivahyperplasie bij medicatie met fenytoïne.

Adviezen en tips

- De patiënt in een rustige en ontspannen sfeer benaderen en behandelen, omdat stress een aanval kan uitlokken; geef zonodig, in overleg met de behandelend arts, een anxiolyticum.
- Apparatuur zo veel mogelijk buiten het bereik van de patiënt plaatsen; bij behandeling eventueel aan de contralaterale zijde een bijtblok plaatsen.
- Bij fenytoïnegebruikers kunnen tandsteen en andere irriterende factoren de gingivahyperplasie verergeren.
- Om aspiratie of ingestie tijdens een epileptische aanval te voorkomen, genieten vaste prothetische constructies de voorkeur boven uitneembare.

3.3.22 Cerebrovasculair accident

Het cerebrovasculair accident (CVA) wordt gekenmerkt door plotselinge verlammingsverschijnselen en/of stoornissen in spraak, taal en gezichtsvermogen. Indien de verschijnselen binnen 24 uur zijn verdwenen, spreekt men niet van een CVA, maar van een *transient ischaemic attack* (TIA).

Oorzaken

- Herseninfarct;
- hersenbloeding.

Medische complicaties

- Blijvende verlammingen;
- risico op dysfagie en pneumonie.

Orale verschijnselen

- Slikproblemen;
- kwijlen.

Adviezen en tips

- Bij verlamming van hand of arm is frequente professionele gebitsreiniging geboden.
- Een CVA-patiënt die regelmatig TIA's heeft niet behandelen.
- Indien het CVA minder dan één jaar geleden plaatsvond, dient overleg met de behandelend arts plaats te vinden.
- Als vasoconstrictor kan adrenaline in 1:100 000 of 1:200000 worden toegepast, mits de totale hoeveelheid per sessie wordt beperkt tot 0,04 mg.
- Bij patiënten die antistollingsmiddelen gebruiken is bij bloedige behandelingen de kans op nabloedingen groot, daarom is overleg vooraf met de behandelend arts noodzakelijk.

3.3.23 Zwangerschap

Bij alle vrouwen in de reproductieve leeftijd moet voorzichtig en weloverwogen worden gevraagd naar een mogelijke zwangerschap. Zie tabel 3.11 voor de verschijnselen die zich in de verschillende trimesters van de zwangerschap kunnen voordoen en de groeifasen van het ongeboren kind.

Tabel 3.11 Kenmerken zwangerschapsfasen.

trimester	moeder	kind
eerste trimester	hormonale veranderingen	aanleg van organen
	vermoeidheid, misselijkheid/ braken	risico van teratogene stoffen het grootst
	vergroot risico op syncope	
tweede trimester	relatief weinig klachten	groei van organen
		risico teratogene stoffen neemt af
derde trimester	vermoeidheid	risico vroeggeboorte
	bij rugligging risico op venacava-inferiorsyndroom	

Orale verschijnselen

- Zwangerschapsgingivitis;
- verergeren van bestaande parodontitis;
- toegenomen mobiliteit van gebitselementen;
- kans op zwangerschapsepulis die vaak secundair geïnfecteerd raakt;
- bij hevig en frequent braken erosie van palatinale gebitsvlakken, vooral in het front.

Adviezen en tips

- Consideratie, begrip, korte wachttijd, korte behandelingsessie.
- Veel aandacht voor mondverzorging.
- Ingrijpende behandelingen die niet direct nodig zijn uitstellen tot na de zwangerschap.
- Noodzakelijke behandelingen bij voorkeur tijdens het tweede trimester uitvoeren.
- Onbehandelde parodontitis wordt gerelateerd aan een vergrote kans op vroeggeboorte en/of een kind met een laag geboortegewicht.
- Noodzakelijke parodontale behandeling niet uitstellen.
- Tijdens de laatste fase van de zwangerschap kan in rugligging een sterke daling van de bloeddruk optreden doordat de toegenomen omvang van de uterus compressie van de vena cava veroorzaakt waardoor het hartminuutvolume afneemt en de bloeddruk daalt, met als gevolg bleekheid, duizeligheid en een trage hartslag; laat de patiënt bij voorkeur op de (linker)zij liggen.
- Terughoudendheid met het gebruik van medicamenten en anesthetica tijdens zwangerschap en borstvoeding is geboden.

Tabel 3.12 Adviezen met betrekking tot medicatie tijdens zwangerschap en borstvoeding.

geneesmiddel	tijdens zwangerschap	tijdens borstvoeding
anesthetica		
lidocaïne	ja	ja
prilocaïne + felypressine	voorzichtig	ja
articaïne + epinefrine	ja	ja
analgetica		
paracetamol	ja	ja
acetylsalicylzuur	voorzichtig, niet in 3e trimester	nee
ibuprofen	voorzichtig, niet in 3e trimester	ja
sedativa		
diazepam	nee	nee
midazolam	nee	nee
lachgassedatie	niet in 1e trimester	ja
antimicrobiële middelen		
penicillinen	ja	ja
erytromycine	ja	ja
clindamycine	nee	ja
tetracycline	nee	nee
metronidazol	nee	nee
aciclovir	voorzichtig	ja
nystatine	ja	ja
overige middelen		
chloorhexidinedigluconaat	voorzichtig tijdens 1e trimester	ja
fluoriden	ja	ja

4 Anamnese, onderzoek, diagnose en opstellen behandelplan

4.1 Anamnese

Het doel van de anamnese is zo veel mogelijk relevante informatie in te winnen. Voor de anamnese dient voldoende tijd te worden ingeruimd in een sfeer van warmte, vertrouwen en empathie. Het anamnesegesprek is geen 'verhoor' maar een vorm van communicatie, waarin voor de tandarts luisteren voorop dient te staan. Vertrouwenwekkend zijn aanmoedigende hoofdknikjes of gebaren en het signaleren van en adequaat reageren op zaken die voor de patiënt belangrijk zijn. Ook het doorvragen op voor de patiënt belangrijke zaken is belangrijk voor een individuele benadering die openheid en wederzijds respect bewerkstelligt. Voor kinderen en zorgafhankelijke mensen geldt dat pas voorzichtig vragen over de patiënt aan begeleiders kunnen worden gesteld als absoluut duidelijk is dat de patiënt niet zelf in staat is antwoord te geven (heteroanamnese). De anamnese bestaat uit een biografisch en sociaal, een medisch en een orofaciaal deel. De medische anamnese wordt apart behandeld in het vorige hoofdstuk.

4.1.1 Biografische en sociale anamnese

Om een goed beeld van de patiënt en zijn leefwereld te krijgen, is kennis nodig van familieomstandigheden, vroegere en huidige werkzaamheden en bezigheden, sociale contacten en leef- en woonomstandigheden. Een kort, belangstellend interview met relevante vragen kan veel informatie opleveren.

4.1.2 Orofaciale anamnese

Uit de orofaciale anamnese moet een beeld ontstaan van de huidige en vroegere klachten, van de motieven om zorg of behandeling te vragen, van de precieze verwachtingen van de patiënt en de al eerder verleende zorg, de zelfzorg voor de mond, de uitgevoerde behandelingen en de eventueel door anderen opgestelde zorg- en behandelplannen.

Voorzichtigheid is geboden bij patiënten die zich over vroegere 'slechte' tandartsen beklagen, die aangeven dat zij vaak van tandarts zijn veranderd, die vroegere tandartsen verantwoordelijk houden voor hun slechte orale conditie, die diverse gebitsprothesen als 'bewijsmateriaal' hebben meegebracht, of bijzondere (esthetische) verwachtingen hebben.

4.1.3 Pijnanamnese

Pijn is een veelvoorkomend, maar niet altijd kenmerkend ziektesymptoom (zie tabel 4.1). In te winnen informatie over de pijn bestaat uit:

- lokalisering
- begin en ontwikkeling
- intensiteit
- kwaliteit
- teweegbrengende factoren
- verzachtende factoren.

Tabel 4.1 Relevante differentiële diagnostiek van pijn in het craniale en orofaciale systeem na lokalisering van de pijn.

lokalisering	mogelijke oorzaak	belangrijke symptomen	dynamiek/duur
hoofdpijn aan één kant	migraine	fotofobie, gevoeligheid voor lawaai, misselijkheid, braken *veroorzakers:* bepaalde spijzen (kaas) of dranken (rode wijn), weersverandering, stressincontinentie	met regelmatige tussenpozen, duur uren tot dagen
ogen/slapen/voorhoofd	clusterhoofdpijn (bing-horton-syndroom)	strikt aan één kant kloppende-scheurende pijnaanvallen met tranenstroom, rood wordende ogen, zwelling van het neusslijmvlies; kan door histamine worden geprovoceerd	meestal op bepaalde tijden (vooral 's nachts), duur 30-120 minuten
	arteriitis temporalis	doffe, drukkende pijn, in het bijzonder in de slaapstreek, vaak aan beide kanten; kauwen verergert de pijn ('claudicatio masticatoria'); meestal bij patiënten boven de 50 jaar	dag en nacht, voortdurende pijn, weken of maanden lang
oor/kaken	myoartropathie	palpatie van kauwspieren en kaakgewricht is pijnlijk, functionele stoornissen	maximale klachten vaak in de ochtend
	auriculotemporalis-neuralgie	brandende pijn, plaatselijk rood worden en hyperhidrose, opgewekt door smaakprikkel en kauwbewegingen	schiet er plotseling in, slechts van korte duur
	glossopharyngeus-neuralgie (sicard-syndroom)	stekende pijn in een helft van het palatum molle, uitstralend naar de tong, kaakhoek, hals en oor, na tactiele prikkel van de huig, tonsillen, tongwortel of epiglottis (slikken, spreken, kauwen, gapen)	schiet er plotseling in, slechts van korte duur, gevolgd door refractaire fase
aangezicht/wangen	sinusitis maxillaris; sinusitis frontalis	hevige spontane pijn bij opstuwing van secretie, drukkende en kloppende pijn, vaak last van druk in infraorbitale of supraorbitale foramina, pijn bij het buigen van het hoofd	progrediënt
	trigeminusneuralgie, idiopathisch	bijna onverdraaglijke pijnscheuten die er plotseling inschieten, vaak in combinatie met spiertrekkingen *(tic douloureux)*, teweeggebracht door aanraking (wassen, scheren, kauwen, spreken); vooral bij vrouwen boven de 50 jaar	een enkele of een serie, kan enkele seconden duren
	trigeminusneuralgie, symptomatisch	uitvalsverschijnselen zenuw, treedt op aan beide zijden, op jongere leeftijd; *oorzaken:* sinusitis, kiespijn, brughoektumor, lokale infectie met herpes zoster	lichte, aanhoudende pijn

Soort en/of ernst van de pijn

Het valt de patiënt vaak moeilijk om de pijn te beschrijven. Voor het omschrijven van de pijn kunnen de begrippen worden aangeboden zoals weergegeven in tabel 4.2.

Tabel 4.2 Begrippen voor het omschrijven van pijn.

pijn	betekenis	voorbeelden van mogelijke oorzaken
stekend	goed te lokaliseren	geëxposeerd dentine, reversibele pulpitis
dof	slecht te lokaliseren	parodontitis apicalis
uitstralend	lokalisatie verandert, straalt uit	irreversibele pulpitis
kloppend, bonzend	intensiteit wisselt (meestal synchroon met polsslag)	purulente ontstekingen (irreversibele pulpitis, parodontitis apicalis, sinusitis)

Pijn veroorzakende en pijn verzachtende factoren zijn schematisch weergegeven in tabel 4.3.

Tabel 4.3 Veroorzakende en verzachtende factoren.

stimulus	symptomen/reactie	voorbeelden van mogelijke oorzaken
koude	• seconden durend • minuten durend • verzachtend	• geëxposeerd dentine, niet goed afsluitende restauratie, reversibele pulpitis • irreversibele pulpitis • (purulente) irreversibele pulpitis
warmte	verhevigend	(purulente) irreversibele pulpitis
osmotische prikkels (suiker, snoep)	stekend	geëxposeerd dentine, niet goed afsluitende restauratie
bijten, percussie, aanraken	verhevigend, 'te hoog' gebitselement, loszittend gebitselement	acute parodontitis apicalis, apicaal abces, parodontaal abces, contusie, subluxatie
occlusale belasting	pijn	'cracked-tooth-syndroom'
na aanbrengen restauratie	• direct na aanbrengen • bij temperatuurverandering dagen of weken later	• prematuur contact • acute pulpitis

De terminologie gehanteerd bij het beschrijven van pijngewaarwording staat in tabel 4.4.

Tabel 4.4 Pijngewaarwording.

allodynie	pijn die veroorzaakt wordt door niet-noxische prikkels van huid of slijmvlies (lichte nociceptieve pijn)
anesthesie	afwezigheid van alle zintuigfuncties in huid en slijmvlies
analgesie	afwezigheid van pijn bij noxische prikkels
dysesthesie	onaangename, abnormale gewaarwording
hypesthesie	verminderde gevoeligheid voor prikkels

hypoalgesie	verminderde gevoeligheid voor noxische prikkels
hyperesthesie	overgevoeligheid voor niet-noxische prikkels
hyperalgesie	verhoogde gevoeligheid voor noxische prikkels (verlaagde pijndrempel)
paresthesie	abnormale, niet onaangename gewaarwording

Pijnanamnese bij kinderen

Pijnbeleving bij een kind is meestal erg subjectief bepaald. Kinderen kunnen zeer uiteenlopend reageren op pijn. Factoren als leeftijd, angstniveau, de sociale context en eerdere ervaringen spelen een belangrijke rol. Cariës kan al op jonge leeftijd leiden tot pijn en gedragsveranderingen, zoals problemen met eten en slapen en een slecht humeur. Bovendien hebben jonge kinderen nog geen volledig begrip van pijn en kunnen daardoor nog niet goed aangeven of ze pijn hebben en waar. Bij jonge kinderen is het daarom belangrijk naar hun gedrag te kijken om pijn te herkennen. Goed navragen bij ouder/verzorger (en kind) is noodzakelijk. Röntgenfoto's kunnen daarbij extra informatie verschaffen. Het schema in figuur 4.1, het zogeheten Kiespijnstoplicht, kan als advies aan ouders/verzorgers worden gegeven.

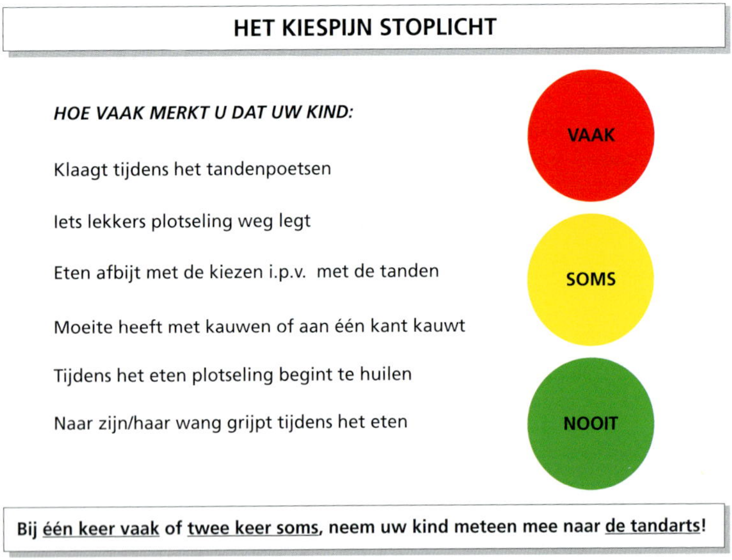
HET KIESPIJN STOPLICHT
HOE VAAK MERKT U DAT UW KIND:
Klaagt tijdens het tandenpoetsen
Iets lekkers plotseling weg legt
Eten afbijt met de kiezen i.p.v. met de tanden
Moeite heeft met kauwen of aan één kant kauwt
Tijdens het eten plotseling begint te huilen
Naar zijn/haar wang grijpt tijdens het eten
VAAK
SOMS
NOOIT
Bij één keer vaak of twee keer soms, neem uw kind meteen mee naar de tandarts!

Figuur 4.1 Het kiespijnstoplicht.

4.2 Onderzoek

Het gangbare onderzoek kent een extraoraal, een intraoraal en een röntgenologisch deel. Het röntgenonderzoek wordt uitgebreid besproken in hoofdstuk 5.

4.2.1 Extraoraal onderzoek

Tabel 4.5 Onderdelen van het extraorale onderzoek.

	aangezicht	hals	kaakgewricht
controle	• kleur • zwellingen • symmetrie • mimiek • spiertonus • lippen • huidtonus	• zwellingen • symmetrie	• beweeglijkheid • openingsbeweging mandibula • grootte van de mondopening
palpatie	• drukpunten van n. trigeminus • kauwspieren • botten • contouren	• lymfeklieren • speekselklieren • schildklier	• pijn • coördinatie van de mandibulabeweging • schuren, crepiteren
auscultatie			schuren, crepiteren (initieel, intermitterend, terminaal, continu)

Specifiek onderzoek van het kaakgewricht wordt behandeld in het hoofdstuk over orale kinesiologie (hoofdstuk 11).

Extraorale regio's

De te onderzoeken regio's van het craniale en orofaciale systeem zijn schematisch weergegeven in figuur 4.2.

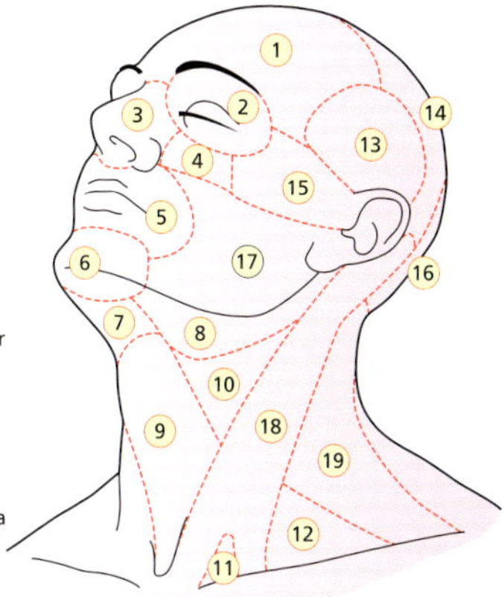

Figuur 4.2 Schematische weergave van de te onderzoeken regio's.

Lymfeklieren

De te palperen lymfeklieren in het gebied van het craniale en orofaciale systeem zijn schematisch weergegeven in figuur 4.3.

Oppervlakkige lymfeklieren (blauw)	Toevoergebied
1 nodi buccales	gezicht
2 nodi parotidei	voorhoofd, oogleden, wangen, gl. parotidea
3 nodi retroauriculares	hoofdhuid
4 nodi occipitales	hoofdhuid
5 nodi submentales	onderlip, kin, tongpunt aangezicht, bovenlip
6 nodi submandibulares	wangen, mondbodem, tong (centrum), gl. parotidea
7 nodi cervicales	bovenzijde van de hals
Diepliggende lymfeklieren (rood)	
8 nodi cervicales profundi	bovenste onderkaakketen
9 nodi lymphatici juguloomohyoidei	tong
10 nodi lymphatici jugulodigastrici	(bovenste) onderkaakketen

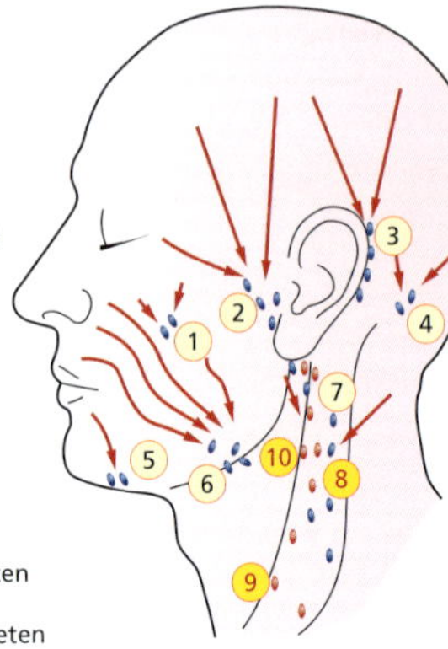

Figuur 4.3 Schematische weergave van de te palperen lymfeklieren.

4.2.2 Intraoraal onderzoek

Het intraorale onderzoek bestaat voornamelijk uit inspectie en palpatie. Een vaste volgorde voorkomt dat belangrijke zaken over het hoofd worden gezien. Aandacht moet worden gegeven aan de lippen, de wangen, de tong, de mondbodem, de uitvoergangen van de speekselklieren, het palatum durum en molle, de uvula, de farynxbogen, de tonsillen, de processus alveolares en de gebitselementen. Specifieke beoordelingsmethoden en meetinstrumenten worden besproken in de hoofdstukken over preventieve tandheelkunde, harde gebitsweefsels, parodontologie, endodontologie, implantologie, speeksel- en speekselklieren, slijmvliesafwijkingen, cysten en tumoren, traumatologie, dento-alveolaire chirurgie en kindertandheelkunde.

4.3 Diagnose

De resultaten van de anamnese en de onderzoeken moeten een diagnose mogelijk maken. Pas het totaal van deze bevindingen maakt een adequate planning van een eventuele behandeling mogelijk.

4.4 Opstellen behandelplan

Benodigdheden voor het opstellen van een behandelplan zijn:

- anamnese;
- onderzoek;
- eventueel lichtfoto's;
- gebitsmodellen, zonodig gemonteerd in een articulator:
  - beoordeling occlusie en articulatie;
  - beoordeling beethoogte (klinisch);
  - eventueel opwasmodel;
  - eventueel proefopstelling van prothese-elementen.

Enkele restauratieve uitgangspunten zijn:

- Behoud gaat voor vervanging.
- Voor elk gebitselement kan een prognose worden opgesteld die het gebitselement classificeert als hebbende een goede, een twijfelachtige of een slechte prognose.
- In het kader van een zogenoemde voorbehandeling worden alle niet meer te behouden gebitselementen geëxtraheerd en vinden noodzakelijke curatieve behandelingen plaats. Na enige tijd kan het resultaat hiervan worden geëvalueerd.
- Niet elk ontbrekend gebitselement behoeft prothetische vervanging (verkorte tandboog).
- Restauraties en gebitsprothesen mogen geen belemmering vormen voor een adequate mondverzorging.
- Technische hoogstandjes zijn geen garantie voor doelmatigheid.
- Vaste prothetische constructies, eventueel op implantaten, verdienen de voorkeur boven uitneembare gebitsprothesen.
- Bij partiële gebitsprothesen verdient een star concept de voorkeur boven een krachtbrekend concept.
- Er zijn (bijna) altijd meerdere oplossingen voor een (prothetisch) probleem.
- Overbehandeling moet worden vermeden, net als onderbehandeling.
- De financiële aspecten moeten duidelijk zijn en zorgvuldig worden besproken.
- De tandarts geeft informatie en adviseert, de patiënt beslist.

5 Radiologie

5.1 Inleiding

Radiologie is een van de belangrijkste diagnosemiddelen in de mondzorg. Minstens een kwart van alle gemaakte röntgenopnamen wordt gemaakt door tandartsen. Vaak dient het klinisch onderzoek te worden aangevuld met een röntgenopname om een diagnose te kunnen stellen. De röntgenopname levert niet zelden belangrijke toevalsbevindingen op waarvoor het klinische onderzoek geen aanwijzingen heeft gegeven. De röntgenopname moet steeds in de context van de anamnese en de klinische diagnose staan en worden geïnterpreteerd. De röntgendiagnostiek moet systematisch geschieden en de terminologie moet zo veel mogelijk uniform en algemeen begrijpelijk zijn.

5.2 Indicatiestelling

Een röntgenopname dient alleen te worden gemaakt als geen enkel ander onderzoek tot de diagnose kan leiden. Dit heet de rechtvaardiging voor het maken van een röntgenopname en is een van de drie basisprincipes van de International Commission on Radiation Protection (ICRP). Die basisprincipes zijn nog belangrijker bij kleine kinderen en bij zwangere vrouwen omdat foetale cellen en cellen in een kinderlichaam veel groeipotentie hebben en daardoor 10 tot 20 maal gevoeliger zijn. Als een röntgenopname dan toch nodig is, is het belangrijk de balans op te maken tussen enerzijds het stralingsrisico en de kosten en anderzijds de vereiste diagnostische informatie (zie tabel 5.1). Voor detectie van approximale cariës volstaat een bitewingopname. Implantaatchirurgie in het posterieure deel van de onderkaak vereist echter driedimensionale beeldvorming om de relatie met de canalis mandibulae te bepalen. Tot de typische radiografie in de mondzorg behoren de intraorale en de panoramische röntgenopnamen. De film of sensor is in de mond gepositioneerd en de röntgenbron bevindt zich aan de buitenzijde. Intraorale röntgenopnamen leveren detailinformatie van een specifieke regio. Bij een panoramische opname draaien film en röntgenbron rond het hoofd van de patiënt en zo wordt de hoefijzervormige kaak op een plat vlak afgebeeld. Beide methoden leveren tweedimensionale beelden op. Bij behoefte aan een derde dimensie is er de tomografische opname (tomo = dwarsdoorsnede), de cone-beam computertomografische (CBCT) opname en de spiraal-CT.

Tabel 5.1 Keuze van de opnametechniek op basis van de balans tussen stralingsdosis en informatie in functie van de indicatiestelling.

opnametechniek	intraorale straling	achtergrondstraling	indicaties
intraorale röntgenopname	1	2,5 uur	lokale informatie
panoramische röntgenopname	10	1 dag	overzichtsbeeld
tomografische röntgenopname	20	2 dagen	driedimensionale informatie harde weefsels
CBCT	20-200	2-20 dagen	driedimensionale informatie harde weefsels
spiraal-CT	300	30 dagen	driedimensionale informatie harde en zachte weefsels

5.3 Intraorale röntgenopnamen

Er zijn twee verschillende technieken voor intraorale röntgenopnamen, de bissectrice- en de paralleltechniek. Specifieke intraorale röntgenopnamen zijn de bitewing en de occlusale opname.
Een gebitselement wordt isometrisch afgebeeld als de centrale röntgenstraal door de apex loodrecht op de bissectrice tussen de as van het gebitselement en het filmvlak terechtkomt. Door de nadelen van vergroting, vervorming, onnauwkeurige afbeelding van het parodontium, een onbetrouwbaar beeld bij restauraties en het risico op het niet-bestralen van een deel van de film ('cone cut'), wordt deze techniek niet aangeraden. Daarom blijft de bissectricetechniek in dit hoofdstuk buiten beschouwing.
De paralleltechniek biedt een oplossing voor alle problemen die zich bij de bissectricetechniek voordoen. Het filmvlak wordt met behulp van een houder parallel aan de as van het gebitselement gehouden (figuur 5.1). De rechthoekige stralingsbundel valt loodrecht op de film en dus ook de as van het gebitselement. Het gebitselement wordt in alle delen gelijkmatig vergroot weergegeven en de rand van de alveole is niet vertekend. Men gebruikt hiervoor rechthoekige collimatie.

5.3.2 Ruimtelijke informatie

Een object is te lokaliseren als het wordt opgenomen vanuit minstens twee verschillende projectierichtingen, die loodrecht of bijna loodrecht op elkaar staan. Het creëert een zekere ruimtelijke informatie. Tegenwoordig laten geavanceerde panoramische toestellen toe om doorsneden of zelfs driedimensionale scanbeelden te maken, de zogenoemde cone-beam-CT-opnamen. Bij deze opnamen is de stralingsdosis vaak laag, terwijl de beelden een rijke bron van driedimensionale informatie zijn, zodat dit langzamerhand de overhand krijgt op het maken van opnamen in diverse dimensies.

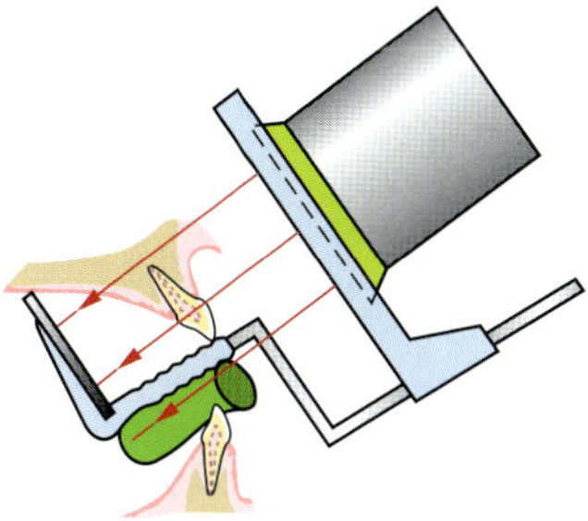

Figuur 5.1 Principe van de paralleltechniek.

5.3.3 Parallax en dieptelokalisatie

Het kijken naar en differentiëren tussen twee structuren kan worden belemmerd door een superpositie op een tweedimensionaal beeld. Informatie over de lokalisatie en onderlinge relatie van beide structuren, bijvoorbeeld twee pulpakanalen, een derde molaar, de canalis mandibulae en een geïmpacteerd gebitselement, kan worden verkregen door een verandering in projectierichting van de stralenbundel. Dit is beter bekend als de 'SLOB-regel ('same lingual opposite buccal'), waarmee wordt bedoeld dat objecten die zich verder van de stralenbundel bevinden en dus dichter bij de film, meebewegen in dezelfde ('same') richting als de röntgenbuis (figuur 5.2). Objecten die zich buccaal bevinden, bewegen typisch in tegenovergestelde richting ('opposite').

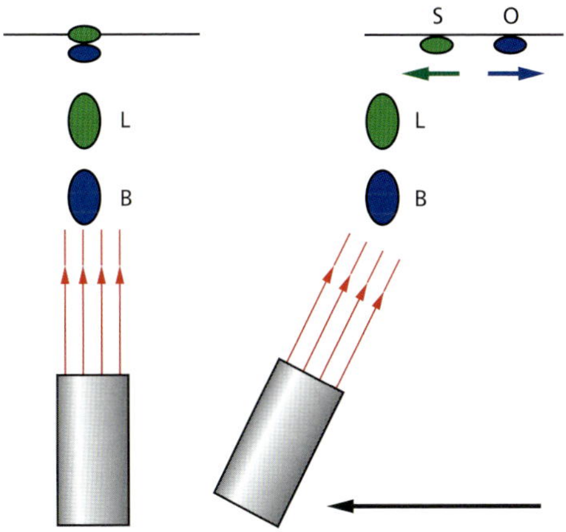

Figuur 5.2 Parallax: het creëren van een zekere diepte-informatie via de SLOB-regel.

5.3.4 Kwaliteitscriteria

Te hanteren kwaliteitscriteria voor röntgenopnamen zijn: correcte instelling van de opnameparameters, optimale projectgeometrie en optimale ontwikkeling.

Opnameparameters
Optimaal contrast
- Bij conventionele radiografie:
  - contrastregeling via kilovoltage (kV), indien instelbaar;
  - lager kV voor hoog contrast bij cariësdiagnostiek;
  - hoger kV voor laag contrast bij parodontale diagnostiek.
- Bij digitale radiografie:
  - kV beperkingen bij charge-coupled-device-sensoren (CCD);
  - meer kV speelruimte bij fosforplaatsystemen;
  - contrastregeling via software.

Optimale densiteit
- Bij conventionele radiografie:
  - zwarting en densiteitsregeling door het aantal milliampères te variëren
  - intensiteit is meestal niet instelbaar;
  - regelbaar via knop voor tijdsinstelling, keuze gebitselement of aanduiding filmgevoeligheid;
  - hogere milliampères geeft meer zwarting.
- Bij digitale radiografie:
  - milliampères moeten ongeveer 50% lager kunnen;
  - onder- en overbelichting kunnen in zekere mate worden gecorrigeerd;
  - bij fosforplaat is er meer speelruimte dan bij CCD;
  - intensiteitsregeling via software.

Projectiegeometrie
Correcte uitvoering van de opnametechniek; dit geldt voor conventionele en digitale radiografie.

Ontwikkeling
De ontwikkelprocedure is de belangrijkste oorzaak van foutieve beelden, 80% van de fouten wordt hierbij gemaakt; bij digitalisatie worden ontwikkelfouten vermeden.

5.3.5 Specificaties toestel
Het röntgenapparaat moet voldoen aan de volgende specificaties:
goedgekeurd type;
- veiligheidsnormen (EC-label);
- hoge buisspanning (65-70 kV);
- buisspanning met constante potentiaal: DC (gelijkstroom) in plaats van AC (wisselstroom);
- rechthoekige collimatie of ronde bundel van max. 60 mm doorsnede;
- aluminiumfiltratie (1,5 mm < 70 kV, 2,5 mm > 70 kV);
- minimale afstand tussen focus en object is 20 cm;
- accurate en consistente timer;
- bedieningspaneel op minstens 3 meter of achter betonnen of bakstenen muur;
- adequaat veiligheidssignaal (geluid en licht);

- röntgenbuis heeft robuuste arm en gewrichten;
- wendbaarheid buis aangepast aan de ruimte van het lokaal (armen zijn in verschillende afmetingen verkrijgbaar).

5.3.6 Keuze tussen film en sensor

Bij de keuze tussen film en sensor spelen de volgende afwegingen een rol:

- opteer voor digitale sensor (CCD of fosforplaat);
- als digitale sensor niet beschikbaar is, conventionele film van speedklasse E of F gebruiken;
- benodigd formaat: kinderfilm 2 × 3 cm; frontfilm 2 × 4 cm; standaardfilm 3 × 4 cm; bitewingopname 2 × 5 of 3 × 4 cm; occlusale film 5 × 7 cm.
- voor CCD zijn meerdere formaten beschikbaar, maar het actief gebruikte oppervlak is steeds kleiner dan dat van de standaardfilm; occlusale opnamen zijn dan ook niet mogelijk, bitewingopnamen moeilijk.

Filmhouders en richtapparaten

De filmhouders moeten worden aangepast aan:

- opnametechniek
- paralleltechniek
- bitewing
- endondontie
- implantaat
- formaat film/sensor
- conventionele film
- digitaal CCD-sensorsysteem
- fosforplaatsysteem.

Tabel 5.2 Overzicht van gangbare filmhouders en richtapparaten.

merknaam	aantal instrumenten	toepassing
X-Act®	3	paralleltechniek
Masel's Precision Instruments®	5	paralleltechniek en bitewing
Rinn XCP Instruments®	3 of meer	paralleltechniek en bitewing
Unibite®	1	paralleltechniek en bitewing
Stabe disposable filmholder®	1	filmhouder
EEZEE grip filmholder®	1	filmhouder
Snap-a-ray filmholder®	1	filmhouder
Kerr Hawe Superbite®	2	paralleltechniek en bitewing

Voorbereiden patiënt voor opname

De volgende stappen moeten worden doorlopen bij het voorbereiden van de patiënt:

- Het benodigde materiaal op een schone tissue klaarleggen (film liefst in wegwerpfilmhoes, filmhouder, richtapparaat).
- De film in de filmhouder met de filmoriëntatiemarker plaatsen (alleen voor conventionele films) ter hoogte van het occlusievlak.

- De opnameparameters correct instellen.
- De patiënt rechtop laten zitten met rug en hoofd goed gesteund.
- De patiënt een eventuele uitneembare gebitsprothese of bril laten verwijderen.
- De stoel van de patiënt voor opnamen in de onderkaak hoger plaatsen.
- De stoel van de patiënt voor opnamen in de bovenkaak lager plaatsen.
- Het occlusale vlak van de te onderzoeken tandboog bij voorkeur parallel met de vloer brengen, met instelapparatuur kan de opname ook liggend gebeuren.
- De buis in de juiste positie plaatsen.
- De richtapparatuur in de mond brengen, met de filmhouder horizontaal.
- Dee filmpositie regelen.
- Daarna de filmhouder kantelen naar een positie parallel aan de onderzoeksregio.
- De projectiegeometrie controleren.
- De wang geen druk laten uitoefenen op de extensiebaar, maar de wang erover plaatsen.
- Bij een volledige röntgenstatus systematisch werken, bijvoorbeeld eerst zes opnamen in de frontregio, daarna vier rechts en dan vier links.

Moeilijkheden met instelapparatuur

Bij onvoldoende diepte palatum of mondbodem:
- Filmbuiging vermijden.
- Het bijtblokje iets verder plaatsen, waar wel voldoende plaats is.
- In de onderkaak de middenlijn (spina mentalis) vermijden.
- Het instelapparaat een beetje kantelen (meer dan 20 graden).
- De film bij een cuspidaat in de bovenkaak plaatsen, eventueel schuiner door de mediocraniale hoek enigszins te kantelen. De cuspidaat is dan wel schuin op de foto gelegen.
- Een kleiner filmformaat (2 × 3 cm) gebruiken.

Bij een smalle tandboog:
- Filmbuiging vermijden.
- De bijthouder dieper plaatsen.
- Het instelapparaat kantelen.
- Eventueel wattenrol tussen de linguale zijde van de gebitselementen en de film plaatsen.
- Kinderfilm gebruiken.
- De film enigszins kantelen, bijvoorbeeld in de cuspidaatregio van de bovenkaak.

Bij gebrek aan antagonistische gebitselementen voor afsteuning:
- Een wattenrol tussen tandenloze kaak en bijthouder plaatsen.
- Laat de patiënt het instelapparaat met hand vasthouden.

Bij gebitsprothesedragers:

- Door enerzijds de antagonistische gebitsprothese en anderzijds een wattenrol tussen de bijthouder en de tandenloze processus alveolaris plaatsen; laat de patiënt eventueel de extensiebaar fixeren.

Bij kokhalsreflex of angst:

- De manipulatietijd in de mond tot een strikt minimum beperken.
- Geen vingerplaatsing bij richtapparatuur gebruiken en zeker niet bij film
- Indien nodig een klein filmformaat gebruiken.
- Eventueel een occlusale opname in verband met minder kokhalsneiging maken.
- Eventueel lokale oppervlakteanesthesie van het palatum toedienen.

Bij kleine kinderen en mensen met een verstandelijke beperking:

- Een occlusale opname (desnoods met 3 × 4 cm film) maken.
- Maak een extraorale opname.

Tijdens endodontische behandeling:

- Een speciaal bijtblokje met uitsparing voor kanaalinstrumenten gebruiken.

Bij opnamen van implantaten:

- De paralleltechniek toepassen, waarbij de film strikt parallel aan het implantaat wordt geplaatst met loodrechte straleninval.
- Bij onvoldoende diepte van de mondbodem of het palatum de film parallel aan het coronaire plaatsen, een derde deel van het implantaat, met loodrechte straleninval op dit gedeelte.

5.3.8 Hygiëne

De volgende hygiënische maatregelen moeten worden getroffen:

- Kruisbesmetting door gebruik van wegwerphoesjes voor sensor of film vermijden; na gebruik het plastic hoesje losmaken zodat de film/sensor een schoon werkoppervlak raakt en verder kan worden gemanipuleerd.
- Films die zonder filmhoes in de mond werden geplaatst altijd ontsmetten.
- Bijthouders na gebruik autoclaveren.
- Eventueel wegwerpbare bijthouders gebruiken.
- Na gebruik instelapparatuur ontsmetten.
- Tijdens filmplaatsing handschoenen gebruiken.
- Bedieningspanelen en werkoppervlakken na gebruik reinigen
- Eventueel plastic folie of hulzen voor bedieningspanelen en werkoppervlakken gebruiken.

5.3.9 Paralleltechniek

Indicaties

De indicaties voor gebruik van de paralleltechniek zijn:

- evaluatie parodontium;
- evaluatie endodontium;

- evaluatie botpathologie;
- detectie cariës;
- evaluatie progressie cariëslaesie;
- beoordeling bestaande restauratie.

Voordelen ten opzichte van bissectricetechniek
- Betrouwbaarheid: weergave structuren op ware grootte en zonder vertekening;
- standaardisatie van uitvoering;
- reproduceerbaarheid (opvolging letsels);
- fixatie van de film in de houder: geen buiging;
- geen vingers in de mond (betrouwbaarheid, hygiëne);
- mogelijkheid tot rechthoekige stralenbundeling (= collimatie);
- extra stralenhygiëne;
- eenvoud van uitvoering;
- ideaal voor elke type diagnostiek.

Voorwaarden
- Minimale afstand tussen focus en object: 30-40 cm;
- minimale buislengte 20 cm;
- geen kegelvormige maar cilindervormige of rechthoekige buis (figuur 5.3);
- kilovoltage 60-70 kV;
- buisstroom 7-15 mA;
- gebruik instelapparatuur is noodzaak;
- film/sensor bevindt zich parallel aan de onderzoeksregio (gebitselement/kaakbot);
- stralenbundel is evenwijdig en valt loodrecht op film/sensor en onderzoeksregio (figuur 5.4).

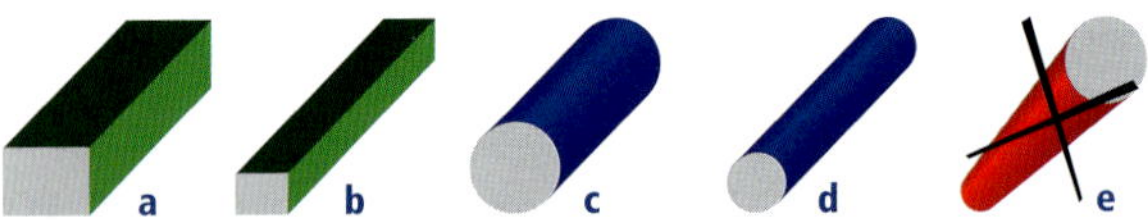

Figuur 5.3a-e Paralleltechniek. Rechthoekige buis met een oppervlakte van 3 × 4 cm en een buislengte van 20 cm (a) tot 40 cm (b). Gebruikt men naast de gangbare filmtypen van 3 × 4 cm of kleiner ook occlusale of extraorale filmformaten, dan verdient een cilindervormige buis aanbeveling. Daarop kan een rechthoekige collimator worden bevestigd in geval van standaard intraorale opnamen. Dimensies van de cilinder zijn maximaal 6 cm diameter met een buislengte tussen 20 cm (c) en 40 cm (d). Een conus (kegelvormige buis) kan niet worden gebruikt (e) omdat de stralen niet worden gebundeld, waardoor de beeldkwaliteit inferieur en de strooistraling enorm groot is.

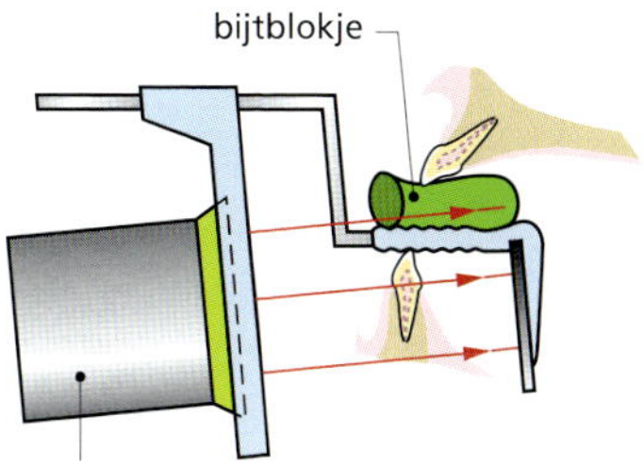

Figuur 5.4 Bij de paralleltechniek wordt de film/sensor met richtapparatuur in een parallelle positie met het gebitselement gebracht. Via een bijtblokje wordt het richtapparaat gestabiliseerd. Een rechthoekige of cilindervormige buis met rechthoekige collimatie produceert een parallelle stralenbundel die loodrecht op de onderzoeksregio (gebitselement/kaakbot) en de film invalt.

5.3.10 Bitewing

Indicaties

De indicaties voor het gebruik van een bitewing zijn:

- Detectie cariëslaesie;
- evalueren progressie cariëslaesie;
- beoordeling bestaande restauratie;
- evaluatie parodontium in coronaire een derde deel.

Opnametechniek

De volgende stappen moeten worden doorlopen:

- Op een schone tissue het benodigde materiaal klaarleggen.
- Bij voorkeur richtapparatuur gebruiken die extraorale informatie geeft over de projectiegeometrie van de paralleltechniek (anders bijtvleugel).
- De opnameparameters correct instellen.
- De patiënt vragen rechtop te zitten met rug en hoofd goed gesteund.
- Een eventuele uitneembare gebitsprothese of bril verwijderen.
- Het occlusale vlak van de bovenkaak moet evenwijdig zijn met de vloer.
- De buis 5-8 graden neerwaarts positioneren, gecentreerd op de af te beelden regio.
- Bij de filmplaatsing met een bijtvleugel moet men (figuur 5.5):
  - het opnamegebied volledig omvatten;
  - de boven- en ondertandboog evenveel omvatten;
  - het occlusievlak horizontaal afbeelden;
  - niet gebogen zijn;
  - geheel belicht worden (geen 'cone-cuts');
  - zeer kritisch horizontaal worden gepositioneerd om approximale overlap te vermijden;
  - de stralenbundel loodrecht op de raaklijn van de approximale vlakken van de af te beelden gebitselementen oriënteren;
  - de antagonistische gebitselementen elkaar zo ver mogelijk laten raken, maar niet overlappen; dit risico bestaat bij te stevig bijten op de bijtvleugel.

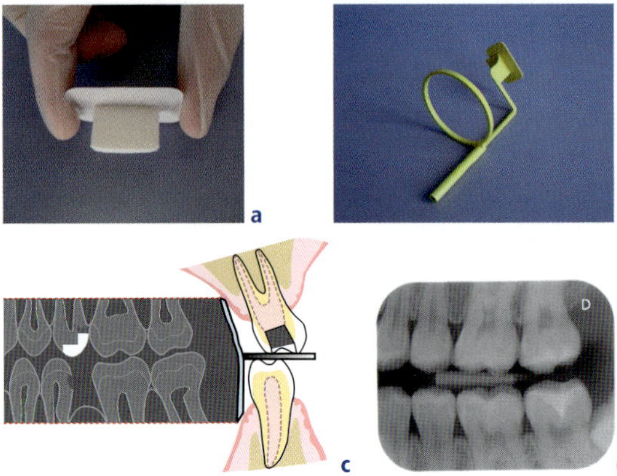

Figuur 5.5 Bijtvleugel (a) of de meer accurate bitewingpositioneringsapparatuur (b). Met een bijtblokje wordt de film stabiel gehouden, evenwijdig met de assen van de gebitselementen. (c) Een rechthoekige buis produceert een parallelle stralenbundel die loodrecht op de onderzoeksregio en de film invalt. (d) Klinisch resultaat van een bitewingopname.

5.3.11 Occlusale opname

Indicaties

- Lokaliseren geïmpacteerde radices en supernumeraire, niet-geërupteerde en geïmpacteerde gebitselementen;
- lokaliseren vreemd lichaam, speekselsteen;
- fractuur onder- en/of bovenkaak;
- extra informatie uitgebreidheid botpathologie;
- progressie van een laesie.

Indicaties recht-occlusale of axiale opname van de onderkaak

- Geïmpacteerde gebitselementen;
- fracturen;
- fractuur symfyse onderkaak;
- dwarse alveolaire botfractuur;
- radixfractuur in andere dimensie;
- vreemde voorwerpen, onder andere in de sinus maxillaris;
- radices in kaakbot en in de sinus maxillaris;
- beoordelen uitgebreidheid cyste;
- opsporen speekselstenen in de ductus Whartoni.

Indicaties schuin-occlusale opname van de boven- en de onderkaak

- Grote periapicale afwijkingen zoals cysten;
- uitgebreidheid bottumoren, osteomyelitis en andere botpathologie;
- beoordelen schisis;
- beoordelen geïmpacteerde gebitselementen;
- speekselsteen glandula submandibularis;

- pathologie angulus mandibulae;
- alternatief voor intraorale opname bij moeilijkheden:
  - na trauma;
  - bij trismus;
  - tijdens algehele anesthesie;
  - bij kleine kinderen;
  - bij mensen met een verstandelijke of lichamelijke beperking;
  - bij edentaten;
  - indien geen panoramische opname aanwezig is of kan worden gemaakt.

Opnametechniek
De volgende stappen moeten worden doorlopen:
- Op een schone tissue het benodigde materiaal klaarleggen.
- De opnameparameters correct instellen: hogere milliampères en/of kV dan bij intraorale opnamen.
- De patiënt vragen rechtop te zitten met rug en hoofd goed gesteund.
- Een eventuele uitneembare gebitsprothese of bril verwijderen.
- De buis alvast in de juiste positie brengen.
- Bij een echte occlusale opname de stralenbundel loodrecht op de film richten, met het centrum van de bundel op het midden van de film (figuur 5.6a) (een echte occlusale opname van de bovenkaak wordt afgeraden vanwege de te hoge stralenbelasting).
- Bij een schuin-occlusale opname van de bovenkaak de film in een hoek van 65° ten opzichte van het filmoppervlak positioneren, met het centrum van de bundel op het midden van de film (figuur 5.6a en 5.6c).
- Bij een schuin-occlusale opname van de onderkaak de film in een hoek van 45° ten opzichte van het filmoppervlak positioneren, met het centrum van de bundel op het midden van de film (figuur 5.6b).
- Om specifieke regio's af te beelden kan men de film schuin op de tandboog plaatsen en de vermelde hoeken voor schuin-occlusale opnamen van de bovenkaak en de onderkaak hanteren.
- De film (7 × 5 cm) horizontaal in de mond plaatsen; een fosforplaatje tegen sterk dichtbijten met een stevig stuk plastic of karton beschermen.
- Laat de antagonistische occlusievlakken contact maken met de film.
- De stralenbundel loodrecht op de film richten.
- De centrale as loodrecht op het midden van de film richten.

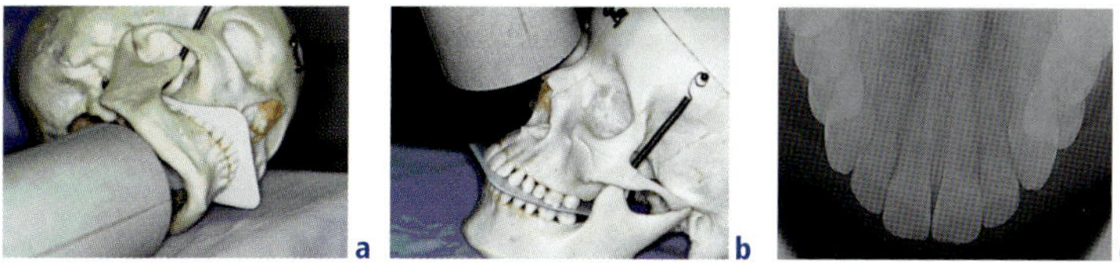

Figuur 5.6 a Opstelling voor een recht-occlusale opname van de onderkaak waarbij de stralenbundel loodrecht of de film valt. **b** Opstelling voor een schuin-occlusale opname van de bovenkaak waarbij de stralenbundel typisch onder een hoek van 55-65 graden ten opzichte van de film invalt. **c** Voorbeeld van schuin-laterale opname van de bovenkaak.

5.4 Specifieke aandachtspunten en belemmeringen

Orofaciale infecties
Bij oedeem en/of trismus van de kauwspieren een panoramische, occlusale of extraorale opname maken.

Trauma
Om na te gaan of bij gebitstrauma´s ook andere structuren beschadigd zijn, een occlusale of extraorale opname maken. Vaak verdient een cone-beam-CT-opname de voorkeur. Plaats om vreemde lichamen in weke delen op te sporen een standaard intraorale of occlusale film ter hoogte van de verdachte regio. Centreer de bundel op dit gebied en bestraal met sterk gereduceerde opnameparameters. Verlaag indien mogelijk zowel s als kV.

Uitgebreide laesies en tumoren
Om na te gaan of andere structuren zijn geïnvadeerd, een cone-beam-CT-opname, een CT- maar vooral een MRI-opname laten maken, want die laatste is superieur voor visualisering van de weke weefsels.

Baby's en peuters
Afhankelijk van de situatie, een extraorale opname of een occlusale opname met een 3 × 4 cm film laten maken.

Mensen met een verstandelijke beperking
Zo mogelijk met de paralleltechniek via instelapparatuur werken en kies anders een panoramische of desnoods een occlusale opname. Bij problemen kan het best worden gewerkt met een extraorale cassette die wordt vastgehouden door een begeleider. Deze techniek kan ook worden toegepast tijdens behandelingen onder sedatie of algehele anesthesie.

Mensen met een fysieke beperking
Zo mogelijk met de paralleltechniek via instelapparatuur werken en anders een panoramische of desnoods een occlusale opname met een 3 × 4 cm film kiezen.

Zwangeren
Radiografie zo mogelijk en indien verantwoord uitstellen. Alleen in geval van ernstige pathologie, waarbij radiografie noodzakelijk is voor diagnose en therapie, toch een röntgenopname maken, mits optimale stralingsbescherming is gewaarborgd. Te nemen maatregelen zijn:
- loodschort en schildklierkraag;
- bij voorkeur röntgenbuis van 70 kV;
- minimale instelling milliampères;
- gebruik van gevoelige film of sensor;
- rechthoekige stralenbundeling;
- correcte projectiegeometrie;
- stralenbundel niet gericht op abdomen.

5.5 Diagnostiek

5.5.1 Inleiding

Diagnostiek met röntgenbeelden bestaat soms uit een onmiddellijke patroonherkenning, bijvoorbeeld bij een *dens in dente* of bij cariës. Soms kan de diagnose worden gesteld door het combineren van radiografische en klinische informatie. Het wordt echter aangeraden een systematische röntgendiagnostiek uit te voeren. Dergelijke diagnosevorming kan het best worden vergeleken met de plantensystematiek. Men kan achtereenvolgens diverse vragen stellen ter beschrijving van een röntgenologisch zichtbare laesie, zoals vragen over soort, grootte, omvang, lokalisatie, binnenstructuur, begrenzing en de reactie van de cortex of het periost (figuur 5.7). Op die manier kunnen systematisch diverse diagnosen afvallen zodat uiteindelijk één of enkele overblijven (zie tabel 5.3 en 5.4). Het stellen van een diagnose en het herkennen van pathologische afwijkingen veronderstelt kennis van de radiografische anatomie van het desbetreffende gebied en van de anatomische normaalvarianten.

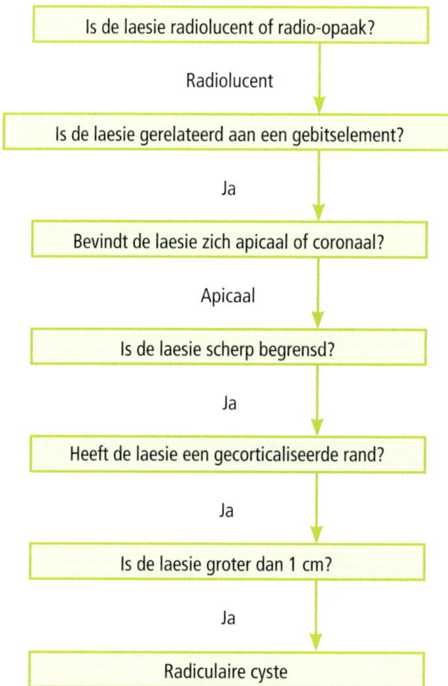

Figuur 5.7 Principe van systematische röntgendiagnostiek.

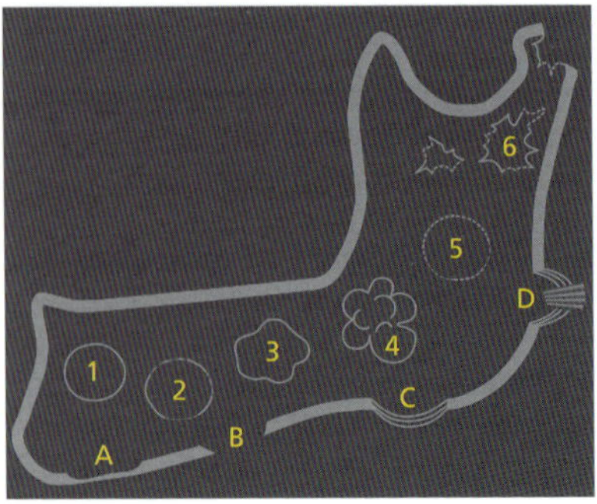

begrenzing laesie

1 scherp begrensd, ononderbroken
2 partieel onscherp begrensd, onderbroken
3 lobulair
4 multicentrisch
5 onscherp, onderbroken
6 onregelmatig, onderbroken (gelijkend op motgaten)

reactie cortex

A erosie (uitdunning)
B doorbraak
C periostreactie, lamellair
D periostreactie, radiair (zonnestraleneffect)

Figuur 5.8 Model voor röntgendiagnostiek van botlaesies. Botlaesies in functie van begrenzing en reactie op botcortex.

Tabel 5.3 Differentiële diagnostiek van periapicale radiolucenties.

differentiële diagnose	klinische diagnose/diagnostische kenmerken
chronische apicale parodontitis	avitaal gebitselement (insufficiënte wortelkanaalvulling)
radiculaire cyste	stiftopbouw; grote cariëslaesie; relatief wijde pulpaholte; grote, insufficiënte restauratie; lamina dura onderbroken; apicaal parodontaal ligament verbreed
solitaire botcyste	gebitselementen vitaal
periapicale cementdysplasie (stadium 1)	vooral frontelementen onderkaak, gebitselementen vitaal, geen corticale begrenzing
anatomische varianten foramen mentale recessus sinus maxillaris onvolledige wortelgroei	 alleen eerste en tweede premolaren in de onderkaak vooral tweede premolaren in de bovenkaak leeftijd, conditie van de dentitie
osteolytische tumor	plasmocytoom, eosinofiel granuloom, bothemangioom, reuzenceltumor
metastase	slechte begrenzing, rondom de canalis mandibulae
focaal osteoporotisch beenmergdefect	ontbrekende bottrabekels; lacune in spongiosa die bloedvormend beenmerg of ook vetmerg bevat en waarvoor geen behandeling nodig is
botdefect na operatie	anamnese: chirurgische apicale parodontale behandeling, cysteoperatie, verwijdering osteosyntheseschroef

Tabel 5.4 Differentiële diagnostiek van periapicale radio-opaciteiten

differentiële diagnose	klinische diagnose/diagnostische kenmerken
wortelkanaalvulling	endodontisch behandeld gebitselement
scleroserende apicale parodontitis	avitaal gebitselement, lamina dura onderbroken, apicale parodontale ligament verbreed met botdensificatie
chronisch focaal scleroserende osteomyelitis	vooral eerste molaar in de onderkaak, geen symptomen, avitaal gebitselement
idiopathische osteosclerose	parodontaalspleet afwezig, geen symptomen

differentiële diagnose	klinische diagnose/diagnostische kenmerken
periapicale cementdysplasie (stadium 3)	vooral frontelementen in de onderkaak, vitaal, geen wortelresorptie, gelijktijdig optreden bij meerdere gebitselementen
hypercementose	parodontaalspleet afwezig, symptoom bij ziekte van Paget
cementoblastoom	vooral aan premolaren en molaren in de onderkaak, wortels vaak beginnende resorptie, gebitselementen vitaal
odontoom	vaak relatie tot een verplaatst gebitselement
mesiodens	typische lokalisatie in het bovenfront
andere tumoren	onder andere osteoom, osteochondroom, osteoblastoom

5.5.2 Radiografische anatomie van de bovenkaak

Tabel 5.5 Radiografische anatomie van de bovenkaak.

	molaarregio	premolaarregio	cuspidaatregio	frontregio
anatomische doorsnede	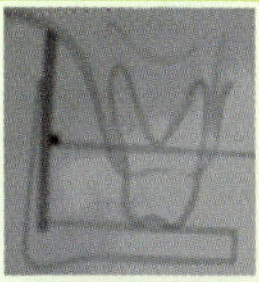	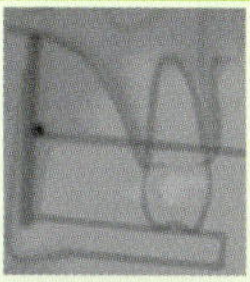	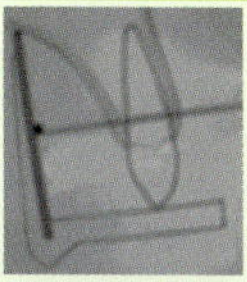	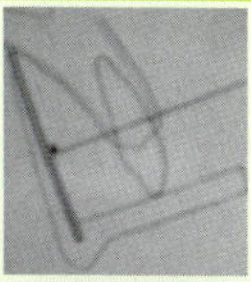
lijntekening intraorale opname	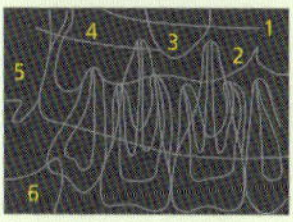	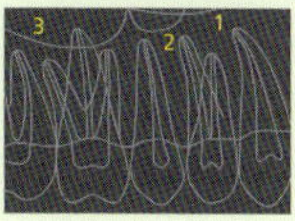	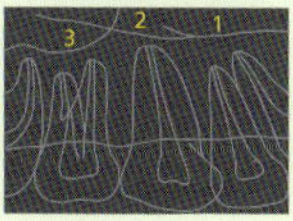	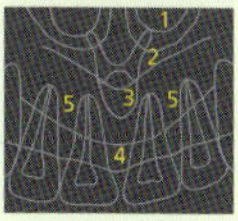
	1. laterobasale begrenzing neusholte 2. laterobasale begrenzing sinus maxillaris 3. processus zygomaticus maxillae 4. processus temporalis zygomatici 5. processus pterygoideus 6. processus coronoideus	1. laterobasale begrenzing neusholte 2. laterobasale begrenzing sinusholte 3. processus zygomaticus maxillae 4. processus temporalis zygomatici 5. processus pterygoideus 6. processus coronoideus	1. apertura piriformis 2. laterobasale begrenzing neusholte 3. laterobasale begrenzing sinus maxillaris	1. concha nasalis inferior 2. canalis incisivus 3. spina nasalis anterior met foramen incisivum 4. sutura mediana 5. schaduw weke delen van de neus
filmformaat	3 × 4 cm horizontaal	3 × 4 cm horizontaal	3 × 4 cm verticaal	3 × 4 cm verticaal
praktische tip	anticiperen op mogelijke kokhalsreflex		bij smal palatum formaat 2 × 3 cm gebruiken	

5.5.3 Radiografische anatomie van de onderkaak

Tabel 5.6 Radiografische anatomie van de onderkaak.

	molaarregio	premolaarregio	cuspidaatregio	frontregio
anatomische doorsnede	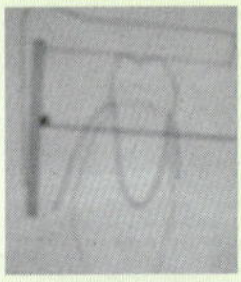	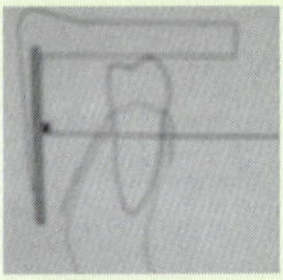	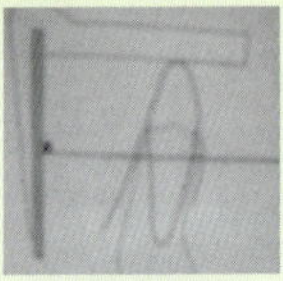	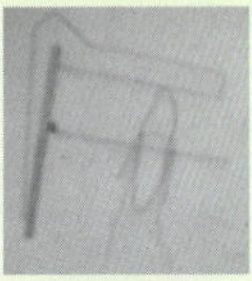
lijntekening intraorale opname	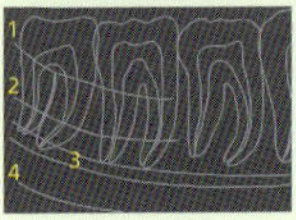	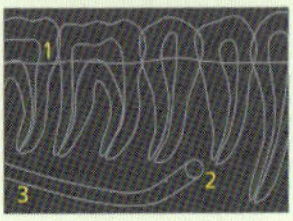	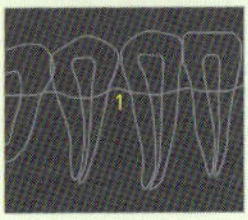	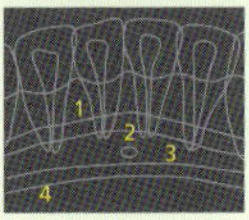
	1. linea obliqua externa 2. linea mylohyoidea 3. canalis mandibulae 4. cortex mandibulae	1. crista alveolaris 2. foramen mentale 3. canalis mandibulae	1. crista alveolaris	1. substantia compacta mentalis 2. vasa nutricia 3. spina mentalis 4. substantia compacta mandibulae
filmformaat	3 × 4 cm horizontaal	3 × 4 cm horizontaal	3 × 4 cm verticaal	3 × 4 cm verticaal
praktische tip	mondbodem masseren ter relaxatie en positionering		eventueel formaat 3 × 2 verticaal gebruiken	

5.5.4 Radiografische anatomie occlusale opname

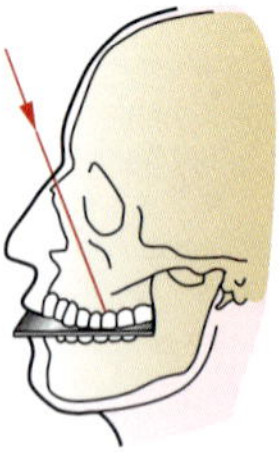

a

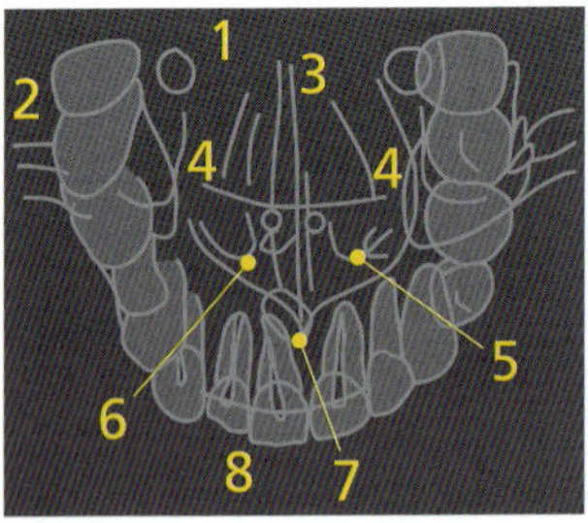

b

1 ductus nasolacrimalis
2 sinus maxillaris
3 neusseptum
4 os nasale
5 concha nasalis
6 canalis incisivus (ingang nasaal)
7 foramen incisivum
8 sutura mediana

Figuur 5.9 Schuin-occlusale opname van de bovenkaak. a Projectiegeometrie in functie van de anatomie. b Radiografische anatomie in functie van de straleninval.

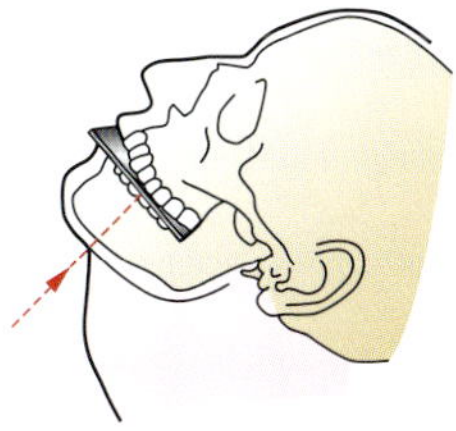

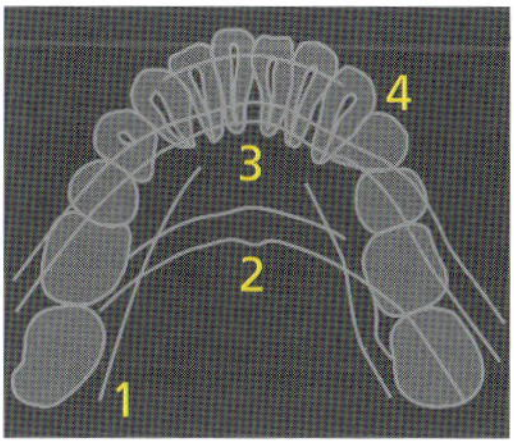

1 linguale substantia compacta
2 spina mentalis
3 substantia compacta van de kin
4 alveolaire rand

a b

Figuur 5.10 Axiaal-occlusale opname van de onderkaak. a Projectiegeometrie in functie van de anatomie. b Röntgenanatomie in functie van de straleninval.

5.6 Panoramische opname

Een panoramische opname is een tweedimensionaal overzichtsbeeld van het orofaciale gebied (figuur 5.11).

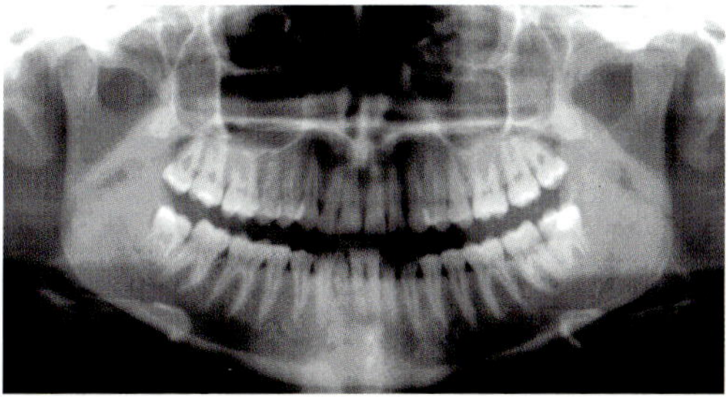

Figuur 5.11 Voorbeeld van een panoramische opname.

5.6.1 Voordelen

- Overzichtsbeeld orofaciale regio (panorama);
- relatief gemak en snelheid van uitvoering;
- relatief lage stralingsdosis;
- geschikt bij beperkte mondopening.

5.6.2 Nadelen

- Overlap van anatomische structuren op tweedimensionaal beeld;
- verticale vergroting, meestal constant en afhankelijk van het röntgentoestel, meestal 1,2-1,3;
- horizontale vergroting, gemakkelijk beïnvloed door verkeerde positionering patiënt;
- tomografisch principe benadeelt de beeldkwaliteit;
- de resolutie is lager dan bij intraorale opnamen, zowel conventioneel als digitaal.

5.6.3 Opnametechnieken

De volgende stappen moeten worden doorlopen:

- metalen voorwerpen als oorring, piercing, halsketting, haarpin, bril, ritssluiting van een trui met halskraag verwijderen;
- een eventuele gebitsprothese of uitneembaar orthodontisch apparaat verwijderen;
- de patiënt op zijn gemak stellen door te laten zien hoe de röntgenbuis ronddraait; demonstreer bijvoorbeeld zonder röntgenstraling;
- instrueer de patiënt naar voren te kijken in plaats van de röntgenbuis met de ogen te volgen;
- volg de instructies van de fabrikant van het röntgentoestel op en gebruik bijgevoegde hulpstukken en lichtlijnen voor de positionering van de patiënt;
- positionering van de patiënt in voor-achterwaartse richting is het meest kritisch (figuur 5.12) de onderkaak niet te ver anterieur plaatsen, want dan worden de incisieven en anterieure botstructuren verkleind weergegeven; de onderkaak niet te ver dorsaal plaatsen, want dan worden de incisieven en anterieure botstructuren vergroot weergegeven;
- het hoofd symmetrisch plaatsen met de midsagittale lijn kin-voorhoofd in de verticale lichtlijn (figuur 5.13);
- de patiënt met de incisieven in de groef van het bijtblokje laten bijten;
- hals en wervelkolom moeten gestrekt zijn met de schouders een beetje achteruit om superpositie van de wervelkolom te voorkomen;
- het Frankfurter vlak horizontaal plaatsen (sommige toestellen gebruiken een andere oriëntatielijn) en controleer via horizontale lichtlijn;
- de laterale lichtlijn ter hoogte van de cuspidaat plaatsen voor een optimale voor-achterwaartse instelling;
- de patiënt de lippen gesloten rond het bijtblokje laten houden;
- de patiënt de tong gedurende de opname tegen het palatum gedrukt laten houden om een zwarte band op de röntgenopname te vermijden ().

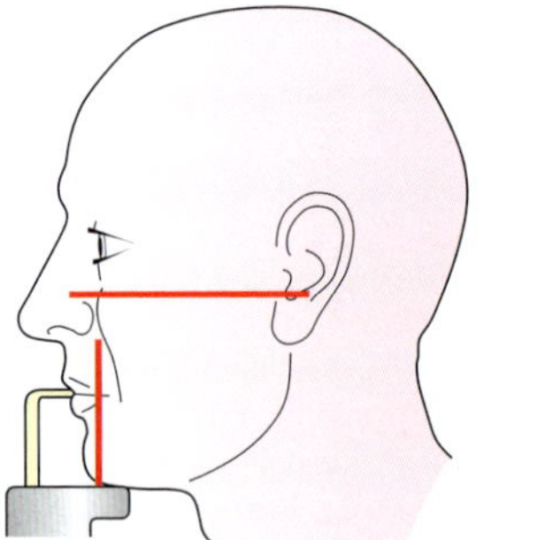

Figuur 5.12 Correcte positionering volgens de lichtlijnen. In dit voorbeeld: Frankfurter horizontale, symmetrisch verticale en lateraal verticale lichtlijn (op de cuspidaat).

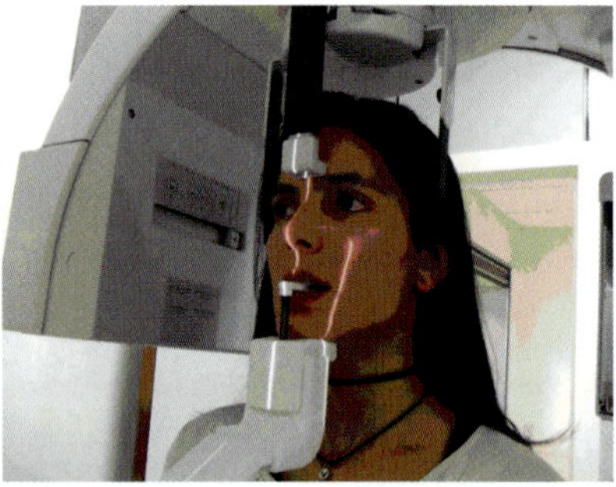

Figuur 5.13 Positionering met correcte instelling van het hoofd volgens de lichtlijnen (Cranex-Tome®).

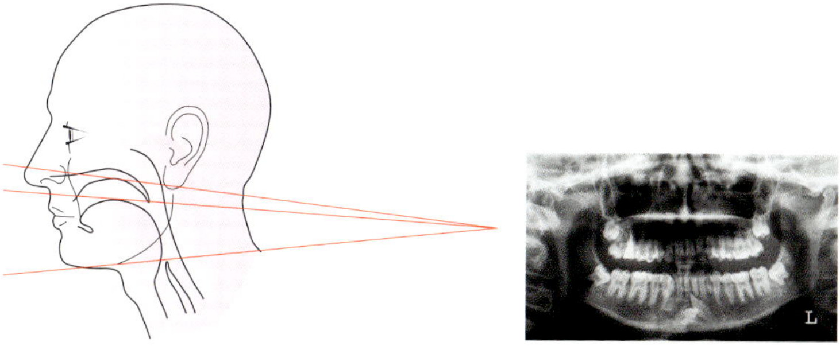

Figuur 5.14 Als de tong tijdens de opname niet tegen het palatum wordt gedrukt, ontstaat een radiolucente zone, vaak gesuperponeerd op de apices van de incisieven in de bovenkaak. Dit komt door de lucht die zich dan tussen tong en palatum bevindt.

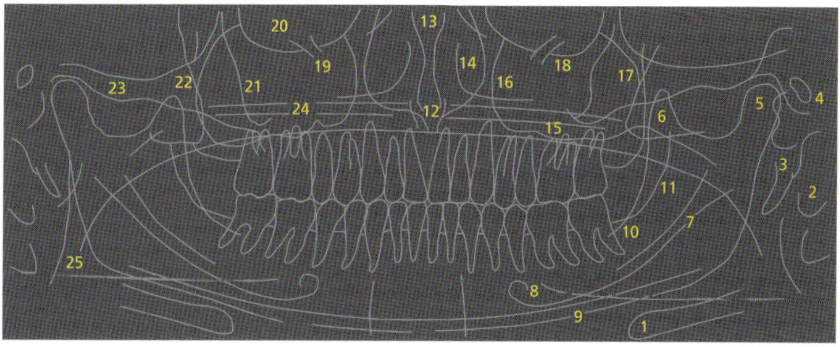

Periferie
1 tongbeen
2 nekwervelkolom
3 processus stiloideus
4 purus acusticus externus

Mandibula
5 processus condylaris
6 processus coronoideus
7 canalis mandibulae
7 foramen mentale
8 basale substantia compacta
10 linea obliqua
11 crista buccinatoria

Maxillia
12 spina nasalis anterior
13 septum nasi
14 concha nasalis inferior
15 bodem van de kaakholte
16 nasale wand van de kaakholte
17 achterwand van de kaakholte
18 infraorbitale rand van de orbita
19 canalis infraorbitalis
20 orbita
21 linea innominata (dorsaal vlak van de processus zygomaticus maxillae)
22 jukbeen
23 jukbook

Overlapping
24 palatum durum (palatumdak, neusbodem)
25 keelholte

Figuur 5.15 Röntgenanatomie in panoramische opname.

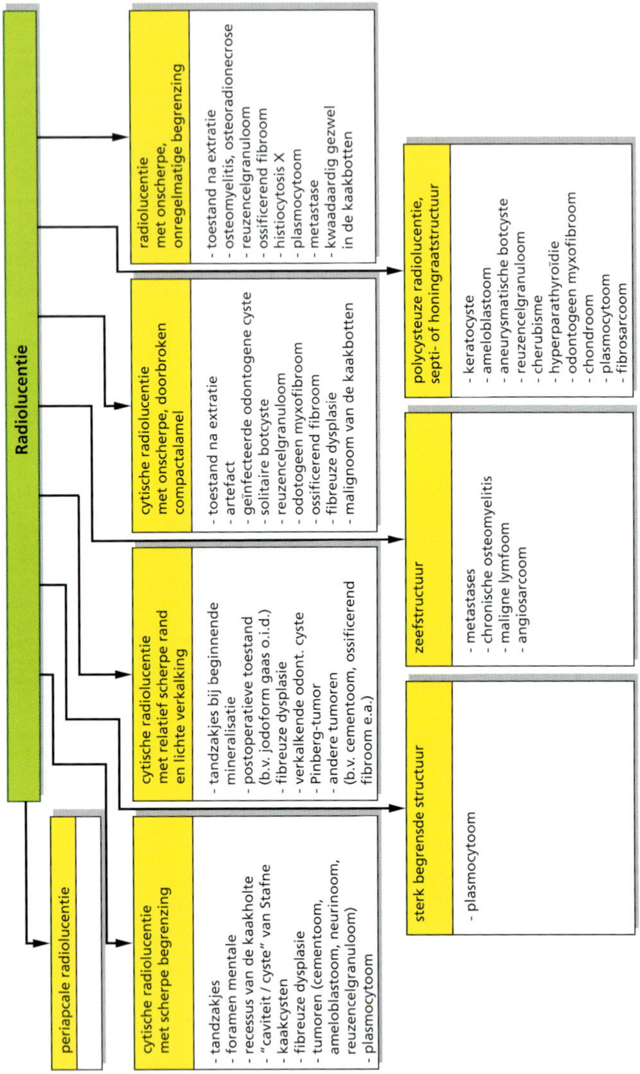

Figuur 5.16 Differentiële diagnosen radiolucenties.

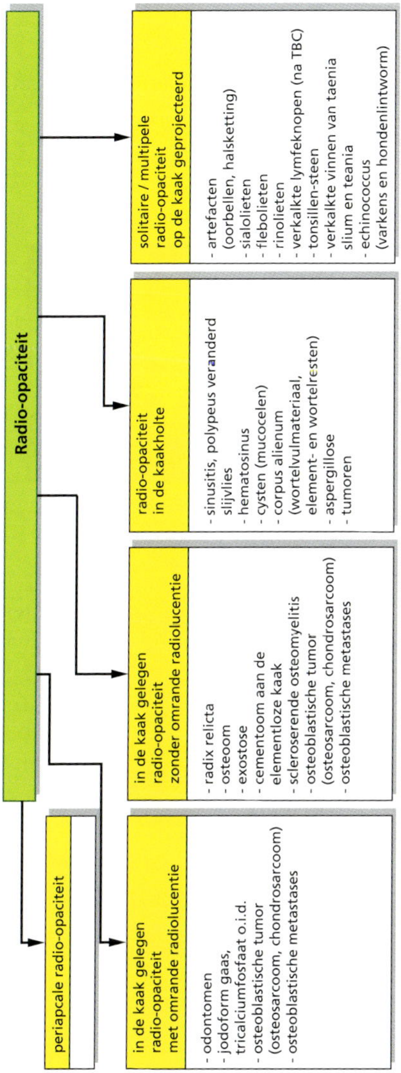

Figuur 5.17 Differentiële diagnosen radio-opaciteiten.

5.7 Schedelopnamen

5.7.1 Posterieure-anterieure schedelopname

Cassette: 18 x 24 cm of in extreem geval 24 x 30; verticaal formaat.
Richting van de centrale straal is occipitonasaal, in het Frankfurter vlak loodrecht op het mediaanvlak en loodrecht op het frontale vlak (figuur 5.18).
Indicatie: trauma's.
Houding in cefalostaat: gezicht naar de film.

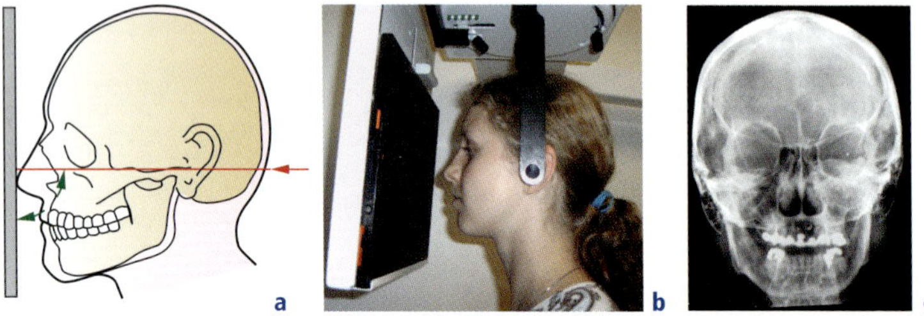

Figuur 5.18 Posterieure-anterieure schedelopname; schema (a); patiënt gepositioneerd met laterale hulpmiddelen voor standaardisatie (b); röntgenbeeld (c).

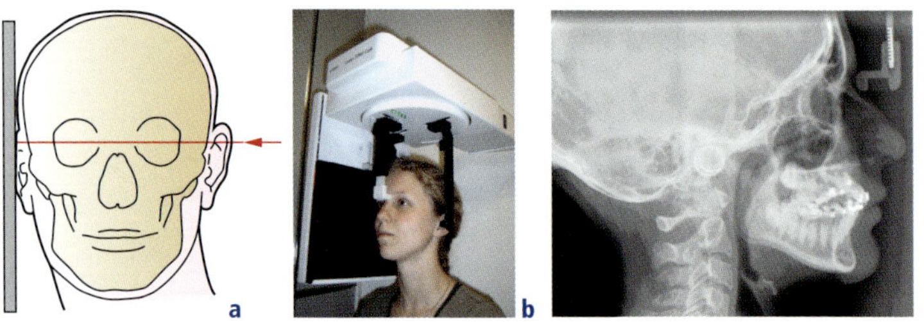

Figuur 5.19 Laterale schedelprofielopname; schema (a); patiënt gepositioneerd met laterale en frontale hulpmiddelen voor standaardisatie (b); röntgenbeeld (c)

5.7.2 Laterale schedelprofielopname

Cassette: 24 x 30 cm; horizontaal formaat.
Richting van de centrale straal: laterolateraal, loodrecht op het sagittale vlak en het filmvlak door de regio sella, ongeveer 3 cm boven de uitwendige gehoorgang (figuur 5.19).
Indicatie: orthodontisch onderzoek, orthognatisch onderzoek, orofaciaal trauma.
Houding in cefalostaat: gezicht zijwaarts naar de film.

5.8 Röntgenanatomie

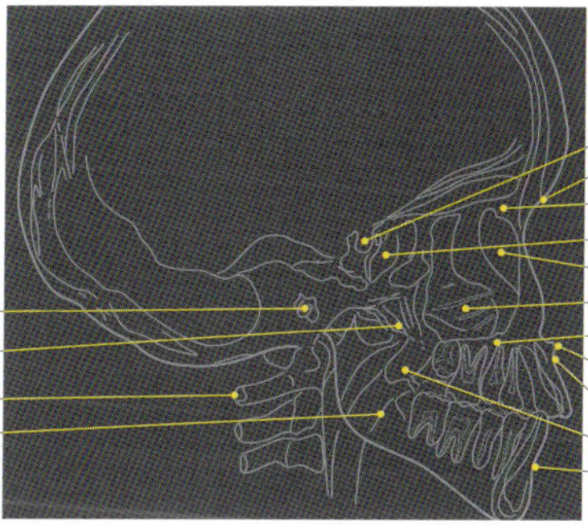

Figuur 5.20 Röntgenanatomie en cefalometrische meetpunten van de laterale schedelprofiel-opname.

5.8.1 Submentoverticale-opname of Hirtz-opname

Cassette: 24 x 30 cm; verticaal formaat.
Richting van de centrale straal: mentofrontaal, loodrecht op het Frankfurter vlak en het filmvlak door het midden van de mondbodem (figuur 5.21).
Indicatie: trauma (zygomafractuur), asymmetrie in de schedel, kaakgewricht-tomografie (vastleggen van de gewrichtsas).
Houding: zittend of in rugligging in hyperextensie.

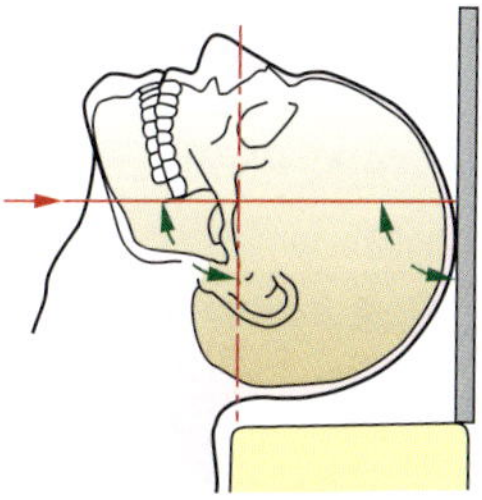

Figuur 5.21 Schematisch overzicht van de submentoverticale projectie, waarbij vooral de zygoma's en de positionering en oriëntatie van de kaakgewrichten kunnen worden beoordeeld.

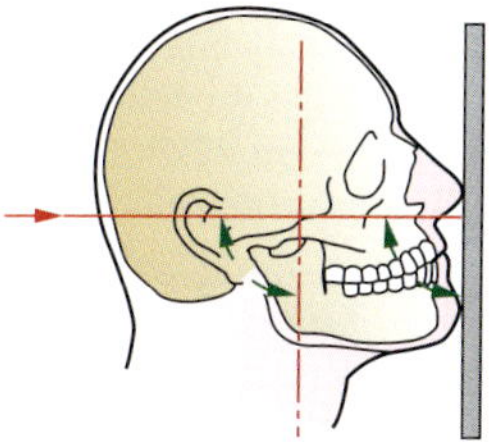

Figuur 5.22 Schematisch overzicht van de occipitomentale opname.

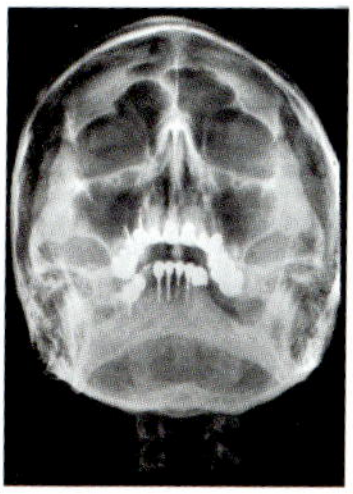

Figuur 5.23 Occipitomentale opname.

5.8.2 Occipitomentale opname of Waters-opname

Cassette: 24 x 30 cm; verticaal formaat.
Richting van de centrale straal: loodrecht op film (figuur 5.22)
Indicatie: sinus maxillaris, orbita, neusasymmetrie, trauma's (figuur 5.23)
Houding: neus en kin raken de film.

5.8.3 Cone-beam computertomografie

Momenteel zijn diverse apparaten op de markt die gebruikmaken van 'cone-beam computertomografie' (CBCT) voor driedimensionele visualisatie van het orofaciale gebied. Deze apparaten werken volgens hetzelfde principe als een apparaat voor panoramische opnamen, namelijk een kleine conische röntgenstraal die wordt uitgestuurd naar een zeer gevoelige detector die 360 graden rond het doelgebied draait. Het verkregen datavolume wordt dan naar een computer gestuurd die hiervan een driedimensionaal beeld maakt.

De algemene voordelen van CBCT zijn:

- beelden met hoge resoluties in 3 dimensies, vergelijkbaar of soms beter dan die van CT
- kleine dosis röntgenstralen, 10-50 maal kleiner dan CT en enigszins hoger dan conventionele panoramische opnamen;
- korte opnametijd van minder dan 30 seconden;
- comfortabele zithouding;
- een waaier aan diagnostische mogelijkheden binnen elke discipline van de mondzorg.

De hoeveelheid informatie die men kan putten uit 1 enkele scan is ontzettend groot. De CBCT–apparaten kunnen worden gebruikt voor routineonderzoek van kaakgewrichts-, luchtweg-, alveolair- en corticaal bot, maar ook voor parodontale en andere orale chirurgische diagnostiek, planning voor de plaatsing van implantaten, evaluatie van geïmpacteerde gebitselementen, eruptie van derde molaren, vervolg van trauma's, visualisatie van de sinus maxillares, evaluatie van de neusholte, beeldvorming van het os temporale en het oor, enzovoorts. Om chirurgische behandelingen zoals de plaatsing van implantaten voor te bereiden, kunnen specifieke softwareapplicaties worden gebruikt die de behandeltijd kunnen inkorten. De diagnostische mogelijkheden van deze nieuwe techniek binnen het brede domein van de mondzorg zijn enorm en worden slechts begrensd door het rechtvaardigingsprincipe.

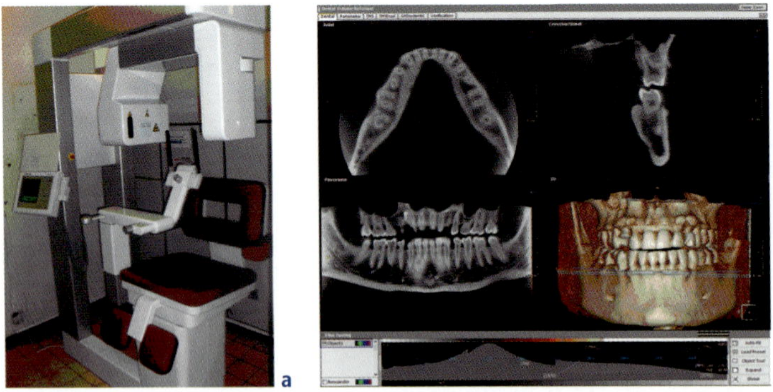

a b

Figuur 5.24 CBCT- toestel (Scanora 3D®) (a). Resulterende driedimensionele voorstelling met beelden gebaseerd op horizontale, cross-sectionele, panoramische en volumetrische reconstructies (b).

5.9 Differentiële diagnostiek

5.9.1 Differentiële diagnostiek van radio-opaciteiten

Tabel 5.6 Differentiële diagnostie van radio-opaciteiten

radiologische symptomen	lokalisatie/leeftijd/geslacht	diagnose	differentiële diagnosen
elementdichte radio-opaciteit met radiolucente zoom vaak relatie met gemigreerd gebitselement	meer in de boven- dan in de onderkaak complex odontoom vaak bij kiezen compound odontoom vaak bij frontelementen compound odontoom komt vaker voor dan complex odontoom komt voor bij kinderen en jongeren meer bij mannen dan bij vrouwen	odontoom - complex odontoom; wolkachtig - compound odontoom; tandachtig	• gemigreerd gebitselement • periapicale cementdysplasie • benigne cementoblastoom • ossificerend fibroom • osteoom • osteoblastoom/osteoïde osteoom • idiopathische osteosclerose • speekselsteen • focaal scleroserende osteomyelitis
gelijkmatige of gespikkelde radio-opaciteit in het periradiculaire gebied van een vitaal gebitselement, omgeven door een translucente zone, geresorbeerde wortels, verlies van ruimte voor parodontale ligament	meer in de onder- dan in de bovenkaak meestal solitair bij een kies patiënten jonger dan 25 jaar meer bij mannen dan bij vrouwen	benigne cementoblastoom 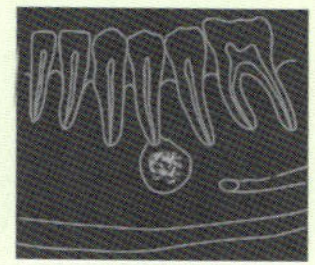	• periapicale cementdysplasie • hypercementose • focaal scleroserende osteomyelitis • odontoom • osteoom • osteoblastoom/osteoïde osteoom • ossificerend fibroom • osteosarcoom
gelijkmatig dichte radio-opaciteit waarvan de structuur overeenkomt met het compacte bot	meer in de onder- dan in de bovenkaak alle leeftijdscategorieën evenveel bij mannen als bij vrouwen	osteoom	• osteochondroom • osteoblastoom/osteoïde osteoom • odontoom • benigne cementoblastoom • periapicale cementdysplasie • cementvormend fibroom • ossificerend fibroom • focaal scleroserende osteomyelitis • speekselsteen

radiologische symptomen	lokalisatie/leeftijd/geslacht	diagnose	differentiële diagnosen
multipele osteomen. Klinisch: atheromen, cutane fibromen	in de boven- en in de onderkaak en ook in andere schedelbotten vanaf het 10e levensjaar differentiatie naar grootte	syndroom van Gardner belangrijk: polyposis coli met groot risico op maligne ontaarding	• ostitis deformans Paget • fibreuze dysplasie • reuzencementoom • osteopetrose • osteomyelitis
verschillend gemineraliseerde nidus door stralingdoorlatende zoom omgeven die vaak perifeer weer een gescleroseerde begrenzing vertoont (kokarde)	vaker osteoblastoom dan osteoïde osteoom die histologisch niet van elkaar zijn te onderscheiden osteoblastoom meer in de boven- dan in de onderkaak en alle leeftijdscategorieën osteoïde osteoom even vaak in de boven- als in de onderkaak, tot het 20e levensjaar en meer bij mannen dan bij vrouwen	osteoblastoom eerder dan osteoïde osteoom 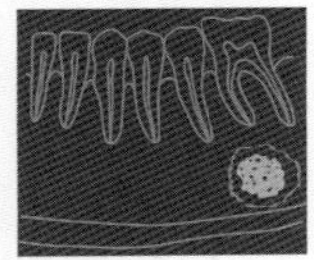	• osteoom • benigne cementoblastoom • odontoom • ossificerend fibroom • scleroserende osteomyelitis • idiopathische osteosclerose • osteosarcoom • gemigreerd dysplastisch gebitselement
polymorfe, onscherp begrensde botdestructie, scleroseringen, vlokachtige radio-opaciteit, zelden zonnestrale-neffect. Klinisch: zwelling, botpijn, sensibiliteitsstoornissen, mobiele gebitselementen	vooral in onderkaak alle leeftijdscategorieën, meestal rond 40 jaar meer bij mannen dan bij vrouwen zeldzaam	osteosarcoom	• ossificerend fibroom • fibreuze dysplasie • cementvormend fibroom • benigne cementoblastoom • scleroserende osteomyelitis • andere sarcomen • histiocytosis X • Pindberg-tumor • ostitis deformans Paget

radiologische symptomen	lokalisatie/leeftijd/geslacht	diagnose	differentiële diagnosen
zwelling van de kaak met afwisseling van radiolucentie en radio-opaciteit: vlokstructuur, gelijkmatig dichte, maar poreuze structuren, afbladderen en oplossen van het compacte bot in de processus alveolaris, oplossing van de lamina dura, hypercementose. Klinisch: hoed wordt te klein of gebitsprothese past niet meer, asymmetrie/zwelling van de beenderen van het gezicht (facies leontina)	schedeldak meer in de onder- dan in de bovenkaak ouder dan 40 jaar meer bij mannen dan bij vrouwen	ostitis deformans Paget of ziekte van Paget	• fibreuze dysplasie • hyperparathyreoïdie • scleroserende osteomyelitis • reuzencementoom • osteopetrose • syndroom van Gardner • fluorose • osteosarcoom • acromegalie • osteoplastische metastasen
herstructurering van de spongiosa met toename, maar ook afname van de botdichtheid, glazuurhypoplasie, verkorte wortels, grote pulpakamers, verkalking zachte weefsels	in boven- en onderkaak elke leeftijdscategorie evenveel bij mannen als bij vrouwen	hyperparathyreoïdie	• fibreuze dysplasie • hyperparathyreoïdie • ostitis deformans Paget • osteoporose • osteogenesis imperfecta
gegeneraliseerde sclerosering spongiosa vervangen door dichte botmassa, geen afgrenzing van spongieus en compact bot, stoornis in de wortelontwikkeling, vernauwde pulpaholte	alle botten aangetast	osteopetrose of ziekte van Albers-Schönberg	• ostitis deformans Paget • fibreuze dysplasie • scleroserende osteomyelitis • syndroom van Gardner • acromegalie • fluorose • reuzencementoom • osteoplastische metastasen
overmatige ontwikkeling onderkaak met duidelijke verdikking kinregio, verlenging opstijgende takken mandibula, afvlakking angulus mandibulae, beiderzijds brede laag compact bot grove spongiosastructuur, hypercementose	sella meer in de onder- dan in de bovenkaak kinderen en volwassenen evenveel bij mannen als bij vrouwen	acromegalie of hypofyse-hyperfunctie	• ostitis deformans Paget • progenie • fibreuze dysplasie • osteopetrose • syndroom van Gardner • reuzencementoom

5.9.2 Differentiële diagnostiek van radiolucenties

Tabel 5.7 Differentiële diagnostiek van radiolucenties

radiologische symptomen	lokalisatie/leeftijd/geslacht	diagnose	differentiële diagnosen
scherp begrensde, polycysteuze radiolucentie, vaak zeepbelachtige tekening, soms relatie met een gemigreerd gebitselement en wortelresorptie aan de aangrenzende gebitselementen, zelden monoloculaire radiolucentie	80% in de angulus mandibulae, alle leeftijden, zelden jonger dan 20 en vaak voor het 40e levensjaar, meer bij mannen dan bij vrouwen	ameloblastoom (histologisch differentieerbaar)	polycysteuze vorm: • odontogeen myxofibroom • aneurysmatische botcyste • plasmocytoom monocysteuze vorm: • cyste (folliculaire, primordiale, residuale) • ameloblastisch fibroom • solitaire botcyste • centrale speekselkliertumor
omschreven, uniloculaire radiolucentie die door een lamellaire zoom kan zijn omgeven, vaak relatie met een gemigreerd gebitselement	vooral in de onderkaak, 90% bij kiezen, bij kinderen en jongeren en zelden bij mensen ouder dan 20 jaar, evenveel bij mannen als bij vrouwen, zelden een tumor	ameloblastisch fibroom	• cyste (folliculaire, primordiale, residuale) • solitaire botcyste/aneurysmatische botcyste • ameloblastoom • reuzencelgranuloom • hemangioom
duidelijke, maar niet scherp begrensde radiolucentie, honingraat- of zeepbelachtige structuur	vooral in de onderkaak, 20-30 jaar, evenveel bij mannen als bij vrouwen, zelden een tumor	odontogeen myxofibroom	• ameloblastoom • aneurysmatische botcyste • reuzencelgranuloom • eosinofiel granuloom • plasmocytoom • sarcoom
duidelijk afgegrensde radiolucentie met binnenin verschillend gevlekte radio-opaciteit	solitair in de onderkaak, bij een kies, vooral 30-50 jaar, veel meer bij vrouwen dan bij mannen	cementvormend fibroom	• ossificerend fibroom • benigne cementoblastoom • verkalkende epitheliale tumor • periapicale cementdysplasie • verkalkende odontogene cyste • osteoom • osteoblastoom/osteoïde osteoom • osteosarcoom • fibreuze dysplasie

radiologische symptomen	lokalisatie/leeftijd/geslacht	diagnose	differentiële diagnosen
in het beginstadium: periapicale radiolucentie aan een vitaal gebitselement, gedeeltelijk met cementafzettingen later: dichte periapicale radio-opaciteit	veel meer in de onder- dan in de bovenkaak, vooral in de onderkaak bij meerdere frontelementen tegelijk, middelbare leeftijd, veel meer bij vrouwen dan bij mannen	periapicale cementdysplasie 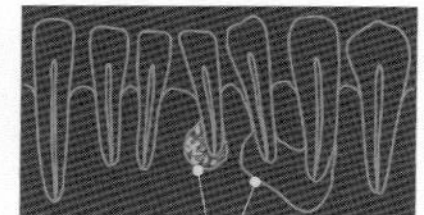 stadium 3 stadium 1	• chronisch apicale parodontitis • focaal scleroserende osteomyelitis • benigne cementoblastoom • hypercementose • idiopathische osteosclerose • cementvormend fibroom
over grote delen van de kaak uitgestrekte botdestructie met radiolucente gebieden en diffuse radio-opaciteit, relatie met wortels gebitselementen	multipel en eventueel symmetrisch, familiair voorkomen, middelbare leeftijd, veel meer bij vrouwen dan bij mannen, zeer zeldzaam	reuzencementoom	• ostitis deformans Paget • fibreuze dysplasie • syndroom van Gardner • osteomyelitis
mono- of polycystische radiolucentie met gespikkelde opaciteit (intraepitheliale verkalkingen) ook overgaand in dichte massa's, vaak relatie met een gemigreerd gebitselement	meer in de boven- dan in de onderkaak, meestal bij kiezen, zelden bij mensen jonger dan 20 jaar, meestal rond 40 jaar, evenveel bij vrouwen als bij mannen, zelden tumor	verkalkende epitheliale odontogene tumor of Pindberg-tumor	vroeg stadium zonder verkalkingen: • ameloblastoom • ameloblastisch fibroom • cyste (folliculaire/primordiale cyste) met verkalkingen: • ossificerend fibroom • cementvormend fibroom • fibreuze dysplasie • verkalkende odontogene cyste
scherp begrensde, meestal monocystische radiolucentie, sporadisch diffuse opaciteit, vaak in verbinding met een geretineerd gebitselement	dentoalveolaire gebied, geen leeftijdsgegevens, evenveel bij vrouwen als bij mannen	verkalkende odontogene cyste of Gorlin-cyste	• verkalkende epitheliale odontogene tumor • cementvormend fibroom bij geringe/ontbrekende verkalking: • ameloblastoom • cyste (folliculaire/primordiale)

radiologische symptomen	lokalisatie/leeftijd/geslacht	diagnose	differentiële diagnosen
motgatenachtige osteolyse a) interdentaal, periapicaal, interradiculair b) aan scherpe rand van een cystische radiolucentie c) in het pericoronale gebied van een gemigreerd gebitselement d) bij ameloblastoomachtig beeld	dentoalveolaire gebied, zeer zeldzaam	odontogene carcinoom: a) primair (intra-ossair) kaakcarcinoom b) cystecarcinoom c) carcinoom uit pericoronaal epitheel d) maligne ameloblastoom	• osteomyelitis • apicale parodontitis • metastase • mondslijmvliescarcinoom/kaakholte-carcinoom met infiltratie van het bot • sarcomen • focaal osteoporotisch beenmergdefect
motgatenachtige osteolyse	meer in de onder- dan in de bovenkaak, vooral kiezen, extreem zeldzaam	odontogeen sarcoom of ameloblastisch fibrosarcoom	• osteomyelitis • ander sarcoom • odontogeen carcinoom • metastase • mondholtecarcinoom • carcinoom sinus maxillaris
cartilagineuze exostose, schimmelachtig, op de kaak, ook tumor caput mandibulae	zowel boven- als onderkaak aangetast, in de onderkaak, vaak in het gebied van de processus coronoideus of aan het gewrichtsdeel, vooral middelbare leeftijd, zeer zeldzaam	osteochondroom	• osteoom (perifeer type) • hyperplasie van het gewrichtsdeel van de processus coronoideus
omschreven radiolucentie, eerst lichte verkalking later melkglasachtige verdichting, zwelling van de kaak mogelijk	meer in de onder- dan in de bovenkaak, vaak 30-50 jaar, meer bij vrouwen dan bij mannen, ook bij mensen jonger dan 15 jaar, agressieve en snelle groei	ossificerend fibroom juveniel ossificerend fibroom	• fibreuze dysplasie • cementvormend fibroom • scleroserende osteomyelitis • benigne cementoblastoom • Pindberg-tumor • osteoom • steoblastoom/osteoïde osteoom • osteosarcoom • odontoom • idiopathische osteosclerose

radiologische symptomen	lokalisatie/leeftijd/geslacht	diagnose	differentiële diagnosen
wisselend radiolucentie en radio-opaciteit, groot gevlekt of melkglasachtig, geen duidelijke afgrenzing met gezond bot, sterke eenzijdige zwelling van de kaak. Klinisch: asymmetrie aangezicht	meer in de boven- dan in de onderkaak, vooral in dorsale delen, begin tussen 5 en 15 jaar, meer bij vrouwen dan bij mannen	fibreuze dysplasie of syndroom van Jaffé-Lichtenstein	• ossificerend fibroom • cementvormend fibroom • ostitis deformans Paget • hyperparathyreoïdie • osteomyelitis • osteosarcoom • Pindberg-tumor
eenkamerige, minder vaak zeepbelachtige radiolucentie, scherpe begrenzing, vaak zwelling van het bot, verdringing van buurelementen, kleine of geheel afwezige parodontaalspleet, wortelresorptie mobiele gebitselementen	evenveel in de boven- als in de onderkaak, tussen 10 en 30 jaar, vaker bij vrouwen dan bij mannen	reparatief reuzencelgranuloom	• odontogene cysten • odontogene tumoren • ossificerend fibroom • eosinofiel granuloom • aneurysmatische botcyste • hyperparathyreoïdie • zeer zeldzaam reuzenceltumor • cherubisme
onregelmatig begrensde radiolucentie, eventueel zeepbel- of honingraatachtig, zelden zonnestraalvormig verlopende trabekels, wortelresorptie mogelijk. Klinisch: bloeding, mobiliteit van gebitselementen, pulserende gingiva	meer in de onder- dan in de bovenkaak, alle leeftijdscategorieën, vaker bij vrouwen dan bij mannen	hemangioom van het kaakbot geen extracties in dit gebied uitvoeren omdat een gevaarlijke bloeding kan ontstaan	• reparatief reuzencelgranuloom • eosinofiel granuloom • aneurysmatische botcyste • ossificerend fibroom • myxofibroom
motgatenachtige destructie spongieus bot, later ook compact bot. Klinisch: pijn, sensibiliteitsstoornis, mobiele gebitselementen, zwelling	vooral in de onderkaak, alle leeftijden, maar vooral volwassenen, evenveel bij vrouwen als bij mannen	hemangio-endothelioom of angiosarcoom	• andere maligne tumor (sarcoom, primair kaakcarcinoom) • metastase • rareficerende osteomyelitis • syndroom van Gorham-Stout

radiologische symptomen	lokalisatie/leeftijd/geslacht	diagnose	differentiële diagnosen
omschreven, overwegend scherp begrensde radiolucentie, ook uitgeponste defecten, wortelresorptie, verlies van de lamina dura, 'zwevende' wortels. Klinisch: symptoomloze, snel voortgaande loslating van gebitselementen, zwelling, pathologische fractuur	meer in de onder- dan in de bovenkaak, vooral angulus en basis mandibulae, tot 30 jaar, veel vaker bij mannen dan bij vrouwen	eosinofiel granuloom of gelokaliseerde histiocytosis X	• reparatief reuzencelgranuloom • solitaire botcyste • aneurysmatische botcyste • rareficerende osteomyelitis • metastasen • maligne lymfomen
maligne osteolyse met volledige verwoesting van alle structuren zonder reactieve sclerose (landkaartschedel), zwelling door periostale reactie. Klinisch: exoftalmie, diabetes mellitus, insipidus, hepatosplenomegalie, huidverandering	vanaf het 5e levensjaar meer bij mannen dan bij vrouwen mortaliteit tot 60%	syndroom van Hand-Schüller-Christian of chronisch gedissemineerde histiocytosis X	• Ewing-sarcoom • rareficerende osteomyelitis • osteosarcoom
multipele, uitgeponste defecten die tot grote osteolyse versmelten. Klinisch: pijn, sensibiliteitsstoornis, mobiele gebitselementen, anemie	meer in de onder- dan in de bovenkaak, vooral angulus mandibulae, meer bij mensen van 40 jaar en ouder met een grens van 60-70 jaar, meer bij mannen dan bij vrouwen	plasmocytoom of ziekte van Kahler 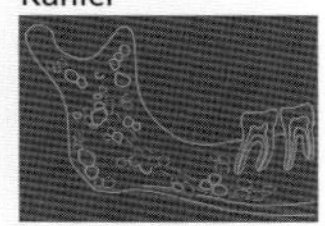	• metastasen • hyperparathyreoïdie • reticulosarcoom • pneumatisatie in het tuberculum articulare van het kaakgewricht • ameloblastoom • myxofibroom
polymorfe, onscherp begrensde botdestructie, sclerosering, vlokachtige radio-opaciteit, zelden zonnestraleneffect. Klinisch: zwelling, pijn, sensibiliteitsstoornis, mobiele gebitselementen	vooral onderkaak, alle leeftijden, meestal rond 40 jaar, meer bij mannen dan bij vrouwen, zeldzaam	Osteosarcoom	• ossificerend fibroom • fibreuze dysplasie • cementvormend fibroom • benigne cementoblastoom • scleroserende osteomyelitis • ander sarcoom • histiocytosis X • Pindberg-tumor • ostitis deformans Paget

radiologische symptomen	lokalisatie/leeftijd/geslacht	diagnose	differentiële diagnosen
onscherp begrensde, polymorfe radiolucentie met ook kleinere mineralisaties	meer in de boven- dan in de onderkaak, alle leeftijden, vooral 40-60 jaar, meer bij mannen dan bij vrouwen, zeldzaam	chondrosarcoom	• osteosarcoom • ander sarcoom • osteomyelitis • metastase • reparatief reuzencelgranuloom • eosinofiel granuloom
ondermijnende, deels gedissemineerd optredende osteolyse met motgatenachtige radiolucentie	meer in de onder- dan in de bovenkaak, vooral in de leeftijd 40-60 jaar, meer bij mannen dan bij vrouwen	fibrosarcoom	• ander sarcoom • primair kaakcarcinoom • hemangio-endothelioom • metastase • reparatief reuzencelgranuloom • eosinofiel granuloom
onscherp begrensde radiolucentie motgatenachtig	meer in de onder- dan in de bovenkaak, vooral in de leeftijd 40-60 jaar, meer bij mannen dan bij vrouwen	maligne non-hodgkinlymfoom of reticulosarcoom	• ander sarcoom • carcinoom met botinfiltraat • metastase • reparatief reuzencelgranuloom • eosinofiel granuloom
onscherp begrensde, motgatenachtige radiolucentie met vorming van nieuw periost. Klinisch: kortbestaande pijn en zwelling, sensibiliteitsstoornis	meer in de onder- dan in de bovenkaak, slechts 3% in de kaak gelokaliseerd, leeftijd 10-25 jaar, meer bij mannen dan bij vrouwen	Ewing-sarcoom	• osteosarcoom • reticulosarcoom • rareficerende osteomyelitis • histiocytosis X • metastase
volledige resorptie van alle botstructuren, oppervlakkige resorptie van wortels, grote ronde/ovaloïde radiolucentie met onscherpe begrenzingen of multipele kleine radiolucenties met gedissemineerde verdeling (motgaten)	meer in de onder- dan in de bovenkaak, meestal mensen ouder dan 40 jaar, primaire tumor bij volwassenen: - mammacarcinoom - bronchuscarcinoom - hypernefroom - schildkliercarcinoom - prostaatcarcinoom	osteolytische vorm van metastase	• plasmocytoom • sarcoom • eosinofiel granuloom • hemangio-endothelioom • reparatief reuzencelgranuloom • focaal osteoporotisch beenmergdefect • solitaire botcyste • rareficerende osteomyelitis • primair kaakcarcinoom • hyperparathyreoïdie

radiologische symptomen	lokalisatie/leeftijd/geslacht	diagnose	differentiële diagnosen
maligne botdestructie met reactieve botvorming in de pulpaholten of periostaal, diffuse structuurverdichting, vervaagde grens spongieus/compact bot, zwelling bot	op jeugdige leeftijd: - neuroblastoom - retinoblastoom - rabdomyosarcoom	osteoplastische vorm van metastase van vooral prostaatcarcinoom	• osteosarcoom • scleroserende osteomyelitis • ostitis deformans Paget • ossificerend fibroom • fibreuze dysplasie • osteopetrose
bij de processus alveolaris beginnende, in de diepte verdergaande osteolyse met oplossing van de alveolen zonder grotere wortelresorptie, in bovenkaak mogelijk doorbraak naar sinus maxillaris, in onderkaak spontane fractuur.	meer in de onder- dan in de bovenkaak, meestal bij mensen ouder dan 50 jaar, meer bij mannen dan bij vrouwen	mondholtecarcinoom met botinfiltratie	• carcinoom accessoire speekselklier • centraal speekselklierencarcinoom • carcinoom de sinus maxillaris • primair kaakcarcinoom • sarcoom
osteolyse processus alveolaris en sinus maxillaris, radio-opaciteit sinus maxillaris	palatum, meestal bij mensen ouder dan 40 jaar, meer bij mannen dan bij vrouwen	carcinoom accessoire speekselklier of adenoïdcystisch carcinoom	• carcinoom sinus maxillaris • mondholtecarcinoom • fibro-/reticulosarcoom
cystische tot onscherp begrensde radiolucentie primair centraal in de kaak later met oplossing van de processus alveolaris en de contouren van de canalis mandibulae	regio angulus mandibulae	centrale speekselkliertumor	• ameloblastoom • metastase • primair mondholtecarcinoom • fibro-/reticulosarcoom
zwelling van de kaak met afwisseling van radiolucentie en radio-opaciteit (vlokstructuur), gelijkmatig dichte, maar poreuze structuren, (puimsteenachtig), afbladderen en oplossen van compact bot in de processus alveolaris, oplossing van de lamina dura, hypercementose. Klinisch: hoed wordt te klein, gebitsprothese past niet meer, asymmetrie/ zwelling van de beenderen van het aangezicht (facies leontina)	schedeldak, meer in de boven- dan in de onderkaak, bij mensen ouder dan 40 jaar, meer mannen dan bij vrouwen	ostitis deformans Paget of ziekte van Paget	• fibreuze dysplasie • hyperparathyreoïdie • scleroserende osteomyelitis • reuzencementoom • osteopetrose • syndroom van Gardner • fluorose • osteosarcoom • acromegalie • osteoplastische metastase

radiologische symptomen	lokalisatie/leeftijd/geslacht	diagnose	differentiële diagnosen
multiloculaire, cystische radiolucentie (bruine tumor), ook botzwellingen	schedel, schedelbasis, kaak, meestal tussen 30 en 60 jaar, veel meer bij vrouwen dan bij mannen	primaire hyperparathyreoïdie of adenoom, hyperplasie of carcinoom van de glandula parathyroidea	• reparatief reuzencelgranuloom • fibreuze dysplasie • ostitis deformans Paget • rareficerende osteomyelitis
toename van de stralingperfusie, diffuse herstructurering van spongieus en corticaal bot (melkglasachtige structuur), oplossing van de lamina dura als voorteken.		secundaire hyperparathyreoïdie of chronische nierbeschadiging of renale osteodystrofie	• botmetastase • plasmocytoom • reuzencementoom
herstructurering van de spongiosa met toename (maar ook afname) van de botdichtheid, glazuurhypoplasie,verkorte wortels, grote pulpakamers, verkalking in zachte weefsels	in de boven- en in de onderkaak, alle leeftijden, evenveel bij mannen als bij vrouwen	hyperparathyreoïdie	• fibreuze dysplasie • hyperparathyreoïdie • ostitis deformans Paget • osteoporose • osteogenesis imperfecta
verminderde botdichtheid, vergroting pulpaholten, dunne laag corticaal bot.	in de boven- en in de onderkaak, mensen ouder dan 50 jaar, veel meer bij vrouwen dan bij mannen	osteoporose: - postmenopauzaal (type I), - seniel (type II), - secundair (hypercorticisme, immobilisatie)	• hyperparathyreoïdie • hypoparathyreoïdie • osteogenesis imperfecta

5.10 Stralingsbescherming

Röntgenstraling is schadelijk voor de gezondheid. De stralingsdosis van één röntgenopname is laag, maar voor een gebitsstatus zijn meerdere opnamen nodig en de straling accumuleert. Het risico op kanker tengevolge van röntgenstraling is denkbaar en daarom is verantwoorde omgang met röntgenstraling noodzakelijk. Voor iedere betrokkene zijn beschermingsmaatregelen nodig. Om de dosis röntgenstraling zo beperkt mogelijk te houden, moeten drie grote principes worden toegepast in de aangegeven volgorde:

- justificerings- of rechtvaardigingsprincipe;
- optimaliserings- of ALARA-principe ('as low as reasonably achievable');
- dosisbeperkingen bij blootstelling aan ioniserende straling (96/29/Euratom): publiek 1 mSv/jaar, werknemers 20 mSv/jaar.

In het kader van deze principes verdient een aantal punten uitgebreide aandacht.

5.10.1 Wetgeving

In verband met de risico's van ioniserende straling bestaat een strenge wetgeving die voorschrijft dat een röntgentoestel moet zijn goedgekeurd, dat de instelling waar het toestel wordt gebruikt, daarvoor een vergunning heeft, dat de individuele gebruiker een vergunning heeft en dat regelmatig door een erkende organisatie of een erkend bedrijf controle plaatsvindt van de ruimte waarin röntgenopnamen worden gemaakt. Volgens de Belgische wetgeving mag alleen een tandarts zelf in zijn praktijk de röntgenfoto's maken.

Vereisten röntgentoestel

- Goedgekeurd buistype;
- voldoet aan veiligheidsnormen (EC label);
- buisspanning van 65-70 kV;
- buisspanning met constante potentiaal; DC in plaats van AC;
- aluminiumfiltratie; 1,5 mm < 70 kV, 2,5 mm > 70 kV;
- accurate en consistente timer;
- adequaat veiligheidsignaal.

Vereisten opnamen

- Gevoelige film: E-speed voor intraorale opnamen, of beter nog digitale sensor;
- specifiek voor intraorale röntgenopnamen: rechthoekige collimatie of ronde bundel van maximaal 60 mm doorsnede en minimale afstand focus-object 20 cm;
- specifiek voor extraorale opnamen: groengevoelige films en versterkingsschermen of beter nog digitaal;
- op basis van balans tussen vereiste informatie, stralingsdosis en kostprijs de geschikte opname kiezen;
- juiste projectiegeometrie gebruiken; voor intraorale röntgenopnamen paralleltechniek en instelapparatuur gebruiken; voor panoramische opnamen zorgen voor correcte positionering van patiënt: hoofd recht en symmetrisch, onderkaak in protrusie, Frankforter vlak horizontaal, incisieven in frontale beeldlaag, nek recht, tong tegen palatum;

- röntgenfoto's zo zorgvuldig mogelijk ontwikkelen of digitaal werken.

Loodafscherming

- De ruimte waar röntgenopnamen worden gemaakt, moet wanden hebben die bestaan uit beton en/of lood van een zekere dikte (zie tabel);
- de ruimte waar röntgenopnamen worden gemaakt, moet een loodscherm hebben waarachter alle betrokkenen, met uitzondering van de patiënt, kunnen plaatsnemen;
- patiënt schildklierbeschermer omdoen, want met een schildklierkraag of -plateau kan een dosisreductie op de schildklier worden bereikt van 50%.;
- een loodschort heeft weinig effect en kan alleen dienst doen ter geruststelling van de patiënt;
- een loodschort is wel nodig voor een begeleider die noodgedwongen bij de patiënt blijft en voor een (potentieel) zwangere of een kind;
- bij zwangeren geen röntgenopnamen maken, tenzij er een uiterste noodzaak is, en dan absoluut een loodschort gebruiken;
- bij panoramische opnamen wordt de schildklier bestraald, maar afscherming met lood is niet mogelijk.

Tabel 5.8 Dikte van lood en beton om röntgenintensiteit te herleiden tot de helft of 10% van de initiële intensiteit

energie röntgenbuis (kV)	reductie tot 50%		reductie tot 10%	
	lood (mm)	beton (cm)	lood (mm)	beton (cm)
50	0,05	0,4	0,18	1,3
100	0,25	1,6	0,84	5,5
150	0,29	2,2	0,96	7,0

Bescherming patiënten

- Alleen röntgenopnamen maken die noodzakelijk zijn voor diagnose en/of behandeling;
- geen röntgenopnamen maken bij zwangeren, tenzij in uiterste noodzaak, omdat embryonale cellen bijzonder gevoelig zijn voor straling;
- zoveel mogelijk het maken van röntgenopnamen bij kinderen in groeifase vermijden omdat de gevoeligheid van kinderen voor straling twee tot vijf keer zo groot is als die van volwassenen.

Bescherming assisterenden en andere aanwezigen

- Intensiteit straling daalt evenredig met het kwadraat van de afstand;
- men dient achter een loodwand te gaan staan of ten minste op 3 meter van de patiënt omdat de stralingsintensiteit dan is gereduceerd tot 1/9;
- de minst stralingsbelastende positie is onder een hoek van 90° ten opzichte van de primaire röntgenstraling.

Röntgenapparaat

- Het röntgenapparaat moet zodanig zijn gelokaliseerd dat de röntgenbuis niet naar locaties is gericht waar zich mensen kunnen bevinden;
- de laagste parameterinstellingen (stroomsterkte en tijd) gebruiken die een goede beeldkwaliteit leveren;
- met collimatie de stralenbundel zo klein mogelijk maken zodat alleen het noodzakelijke gebied wordt bestraald.

Dosimetrie en medische controle

- Assisterenden moeten een personendosimeter (TLD) dragen zodat de opgelopen straling in het verloop van de tijd kan worden gemeten, hoewel dit niet wettelijk is verplicht;
- assisterenden moeten een jaarlijks medisch onderzoek ondergaan bij een gespecialiseerde arts.

Tabel 5.9 Rekentabel voor reductie van patiëntendosis

bij gebruik van	dosisfactor
digitaal systeem	0,5
rechthoekige collimatie	0,5
DC-potentiaal van röntgenapparaat	0,8
E-speed ten opzichte van D-speed film	0,5
F-speed ten opzichte van E-speed film	0,8
70 kV	0,5
medium cone: 20 cm afstand tussen focus en object	0,7

Omstandigheden radiodiagnostiek

De beoordeling van een röntgenfoto kan het best in een verduisterde ruimte plaatsvinden op een negatoscoop met volledige afscherming rondom de röntgenfoto of digitaal op een diagnostisch beeldscherm of een beeldscherm met aanpassing voor optimale beoordeling van de grijswaarde.

5.10.2 Kwaliteitsbewaking

Een goede kwaliteitsbewaking houdt in:

- aandacht voor fotografische kwaliteit (zie tabel 5.10);
- beperking stralenbelasting (snelle film, collimatie, juiste indicatiestelling);
- opname goed en volledig beoordelen.

Tabel 5.10 Schema voor kwaliteitscontrole

frequentie	toestellen	ontwikkeling	standaard film	verwerp analyse
dagelijks	• geluid en lichtstralen	• ontwikkeltank (t°, niveau) • film reinigen	• met standaard film vergelijken	• goed 70% • aanvaardbaar 20% • slecht 10%
wekelijks	• aansluitingen kVp meter	• sensitometrie, densitometrie, roller systeem reinigen	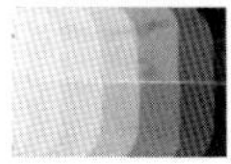	
maandelijks	• film stock • schermen reinigen	• ontwikkeltank reinigen • vloeistofoplossing veranderen		
6-maandelijks	• collimatie • casette	• donkere kamer inspecteren • eurotest • roodlichttest	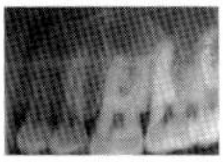	
jaarlijks	• onderhoud en veiligheidscheck			

Tabel 5.11 Oorzaken fouten en artefacten in röntgenopnamen

fout	mogelijke oorzaak (* = fout die niet aan de orde is bij een digitaal systeem)
te licht	*ontwikkelaar uitgeput, niet geregenereerd, verkeerde temperatuur *te lang fixeren *ontwikkeltijd te kort opname onderbelicht met als mogelijke oorzaak: tijdschakelaar defect, schakelcontact defect, belichtingswaarden verkeerd filmtype of sensor te weinig gevoelig
te donker	*ontwikkelaar te geconcentreerd, te veel geregenereerd, verkeerde temperatuur *ontwikkeltijd te lang opname overbelicht met als mogelijke oorzaak: tijdschakelaar defect, schakelcontact defect, belichtingswaarden verkeerd filmtype of sensor te gevoelig
sluiervorming	*overlapping *verkeerde opslag (warmte, röntgenstralen) *binnendringend daglicht in donkere kamer *defecte verlichting in donkere kamer *scheuren in de filter, verkeerde of verbleekte filter *te lang bezig zijn met de belichte film in de donkere kamer *chemicaliënsluier met als mogelijke oorzaak: ontwikkeltijd te lang, ontwikkeltemperatuur te hoog, uitgeputte ontwikkelaar, verkeerd gemengde baden, vervuiling van de oplossingen/slecht schoongemaakte tanks
halve maan	indruk van een vingernagel op de filmlaag of fosforplaatlaag
compleet fotogedeelte afgesneden	*te lage vloeistofspiegel in de ontwikkelaar of de fixeertank, chemicaliënoplossingen niet voldoende aangevuld
witte vlekken	*fixeerbadspetters op nog niet ontwikkelde film

heldere kringvormige vlekken	*luchtbellen/waterdruppels op film tijdens ontwikkeling
dubbele belichting	*film niet meteen verwerkt, per ongeluk nogmaals gebruikt
vingerafdrukken	*chemicaliën aan vingers, ondeskundige verwerking
onscherp	beweging van patiënt, röntgenbuis of film

Tabel 5.12 Oorzaken fouten intraorale röntgenopnamen

fout	mogelijke oorzaak
gebitselementen te kort	instelling te steil
gebitselementen te lang	instelling te vlak
wortels vertekend, te lang	verbogen film
gebitselementen overlapt	geen loodrechte horizontale projectie; onopzettelijk excentrische instelling
witte, gebogen rand	diafragmaring: centrale straal slecht gecentreerd
opaciteit vanaf de rand	lichtinval door defecte verpakking of per ongeluk openen
visgraatpatroon	film aan de achterkant belicht
zwarte streep	film geknikt of gebogen

Tabel 5.13 Oorzaken fouten panoramische opnamen

fout	illustratie	oorzaak
v-vorm occlusievlak	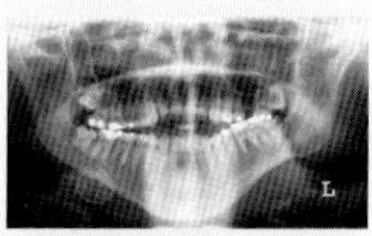	hoofd naar voren gebogen
occlusievlak met omgekeerde v-vorm	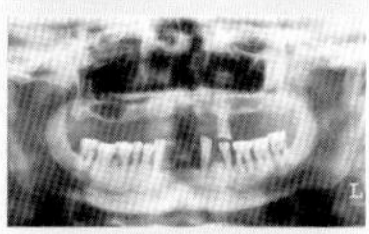	hoofd naar achteren gebogen
frontelementen onscherp/ vergroot	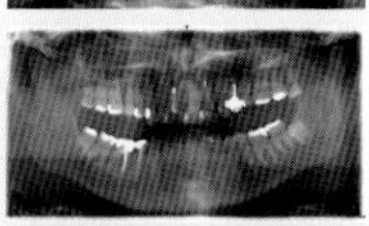	front te ver naar achteren
witte band over front	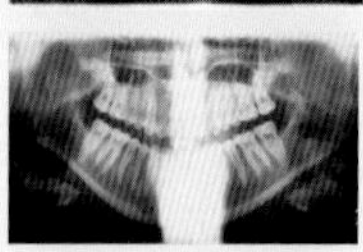	Nek niet gestrekt en in dit geval ook kin te ver naar voren gebogen
spookbeelden	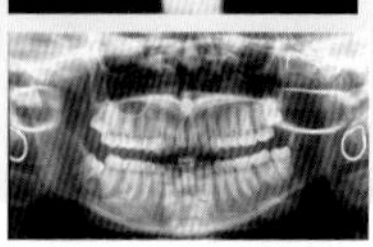	corpora aliena, zoals oorring, oorknopje, halsketting, bril, gebitsprothese, die ook hoger en vervormd zichtbaar zijn aan de contralaterale zijde

fout	illustratie	oorzaak
zwarte band die overlapt met apices gebitselementen in de bovenkaak	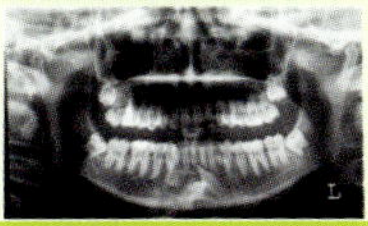	tong niet tegen palatum tijdens opname (zie figuur 5.14)

5.11 Terminologie

Een aantal van de belangrijkste termen in de radiologie staat in tabel 5.14.

Tabel 5.14 Veelgebruikte termen in de radiologie

term	verklaring
radiolucentie	relatief stralingdoorlatend of transparant; op röntgenfoto donker gebied
cystische lucentie	scherp begrensde, ronde tot ovale, gelijkmatige radiolucentie; in periferie vaak een compacta-lamel
polycystische lucentie	meerdere, in elkaar overgaande cystische radiolucenties van verschillende grootte
uniloculaire lucentie	eenkamerige radiolucentie
multiloculaire lucentie	veelkamerige radiolucentie
honingraatstructuur	overwegend osteolytisch proces met min of meer honingraatachtig bot
zeepbelstructuur	overwegend osteolytisch proces met talrijke, deels confluerende zeepbelachtige radiolucenties van verschillende grootte
uitgeponst defect	scherp begrensd, rond osteolysedefect van spongieus en compact bot zonder perifere botreactie
rareficatie	door resorptie veroorzaakte weefselafname met afname van de botdichtheid
zeefstructuur	onregelmatig gevlekte botafbraak
erosie	aan de oppervlakte beginnende botaantasting
radio-opaciteit	relatief weinig stralingdoorlatend; op röntgenfoto licht gebied
structuurverdichting	toename trabekelstructuur spongiosa
sclerose	structuurverdichting die focaal of gegeneraliseerd scherp begrensd of diffuus optreedt en de dichtheid van het compacte bot kan bereiken
melkglasachtig	gelijkmatige radio-opaciteit die uit veel, min of meer regelmatig verdeelde, kleine structuurverdichtingen is samengesteld
puimsteenachtig	gelijkmatig dichte, maar poreus lijkende structuur
randsclerose	structuurverdichting aan rand osteolysedefect (sclerotische rand)
marmering	onregelmatige wisseling van dichte en losse structuren met overwegend verdichtingen in gebied spongiosa
eburnisatie	ivoorachtige botverandering met toename van compact bot ten koste van spongieus bot
zonnestraleneffect	vorming tumoreigen of reactief bot in de vorm van spicula

6 Harde gebitsweefsels: plaque, cariës, preventie en slijtage

6.1 Pellikel

De pellikel is een speeksellaag op de harde gebitsweefsels die bestaat uit zure, prolinerijke en fosfaathoudende proteïnen alsmede sulfaathoudende glycoproteïnen. Deze laag wordt binnen enkele seconden gevormd door de binding van negatief geladen proteïnegroepen aan het negatief geladen glazuur via Ca^{2+}-bruggen of van basische glycoproteïnen die zich direct met fosfaatgroepen van het glazuuroppervlak verbinden. De pellikel heeft een beschermende functie tegen demineralisatie en erosie van de harde gebitsweefsels en tegen gevoeligheid van het cervicale deel van de gebitselementen. Kolonisatie van bacteriën in de pellikel leidt tot plaque.

6.2 Plaque

Plaque is een zich vastzettende, gestructureerde gelige aanslag die bestaat uit micro-organismen die in een matrix van proteïnen en polysachariden zijn ingebed. Plaque kan zichtbaar worden gemaakt met kleurmiddelen, zogenoemde plaqueverklikkers.
Met nieuwe moleculairbiologische technieken worden steeds meer plaquebacteriën ontdekt. Recente publicaties suggereren dat er enkele duizenden verschillende speeksel- en plaquebacteriën zijn. Van maar weinig bacteriesoorten zijn de functie en rol bij gezondheid en ziekte bekend.

6.2.1 De vorming van plaque

De vorming van plaque is schematisch geïllustreerd in figuur 6.1. De fasen in de ontwikkeling van plaque staan genoemd in tabel 6.1.

Tabel 6.1 Fasen in de ontwikkeling van plaque.

fase	belangrijkste groep bacteriën	belangrijke genera
1	facultatieve kokken	*Streptococcus*
2	facultatieve anaerobe en obligaat anaerobe staven	*Actinomyces*
3	gramnegatieve facultatieve staven	*Capnocytophaga species*
	gramnegatieve anaerobe staven	*Prevotella, Fusobacterium*
	beweeglijke staven	*Campylobacter*
	spirocheten	*Treponema*

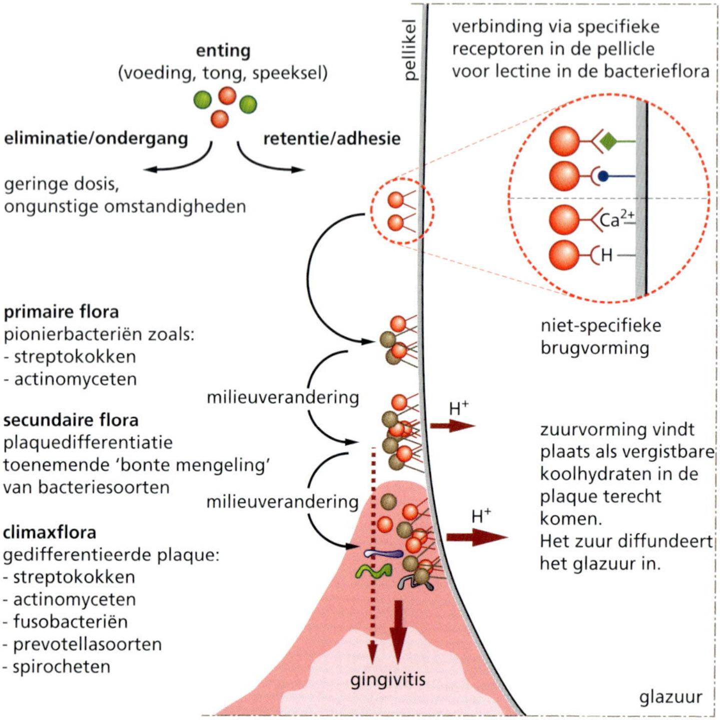

Figuur 6.1 Schematische weergave van de vorming van plaque.

6.2.2 Gevolgen van plaque

De verschillende gevolgen van de aanwezigheid van plaque zijn geïllustreerd in figuur 6.2.

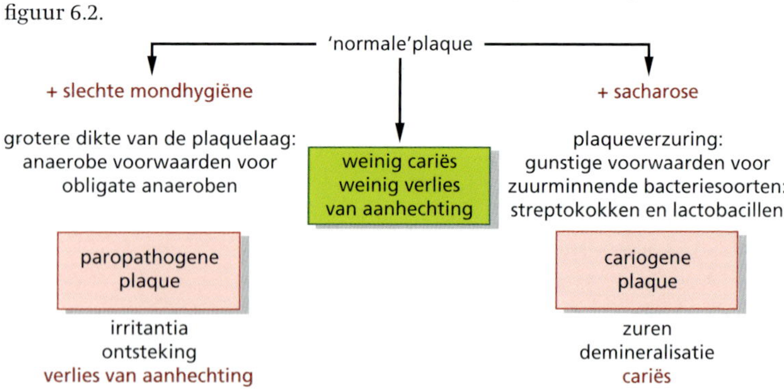

Figuur 6.2 De verschillende gevolgen van de aanwezigheid van plaque.

6.2.3 Micro-ecologie

De micro-ecologie van plaque is schematisch geïllustreerd in figuur 6.3.

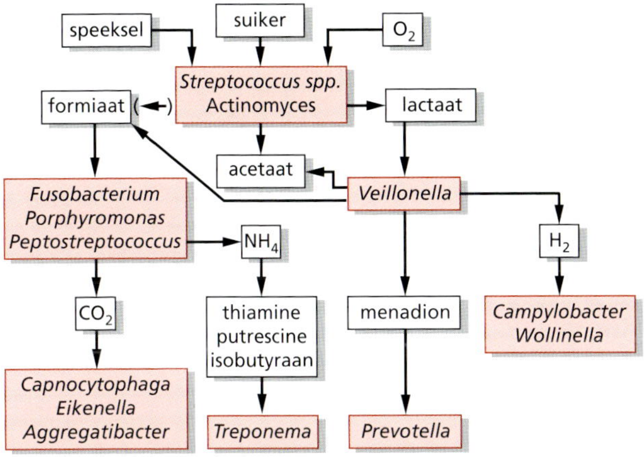

Figuur 6.3 Micro-ecologie van plaque.

6.2.4 Plaque en cariës

Plaque bevat veel zuurvormende bacteriesoorten. Hiervan worden de species van *Streptococcus mutans* en lactobacillen in het bijzonder in relatie gebracht met het cariësproces. Deze bacteriën kunnen suikers afbreken, waarbij zuur ontstaat. De suikerafbraak (glycolyse) vindt plaats via de zogenoemde Embden-Meyerhof-weg, waarbij uit één molecuul glucose twee moleculen melkzuur (homofermentatieve vergisting) of een mengsel van organische zuren (heterofermentatieve vergisting) worden gevormd. Bij een groot suikeraanbod vormen streptokokken en lactobacillen voornamelijk melkzuur, maar bij een gering suikeraanbod is de vergisting ook heterofermentatief. De meeste bacteriën die goed zuur kunnen vormen, kunnen ook goed in een zure omgeving overleven. Hierdoor kan bij frequent suikergebruik selectie optreden waardoor het percentage zuurvormende bacteriën in de plaque toeneemt.

6.2.5 Plaque en parodontitis

Clusters van bacteriën zijn geassocieerd met verschillende stadia van ontsteking en afbraak. De cluster met streptokokken en de cluster met *Veillonella* species en *A. odontolyticus* zijn geassocieerd met een gezond parodontium; de cluster met *P. gingivalis, B. forsythus* en *T. denticola* is het meest duidelijk geassocieerd met parodontitis; de cluster met onder andere P. intermedia is wel geassocieerd met ontsteking, maar minder duidelijk dan de cluster met *P. gingivalis. A. actinomycetemcomitans* serotype b en *A. naeslundii* zijn niet in een bepaalde cluster onder te brengen. In figuur 6.4 zijn aan de linkerkant de bacteriën weergegeven die bij een gezond parodontium altijd aanwezig zijn, in het midden de bacteriën die in aantal toenemen bij gingivitis en parodontitis, terwijl aan de rechterkant specifiek met parodontitis geassocieerde bacteriën staan.

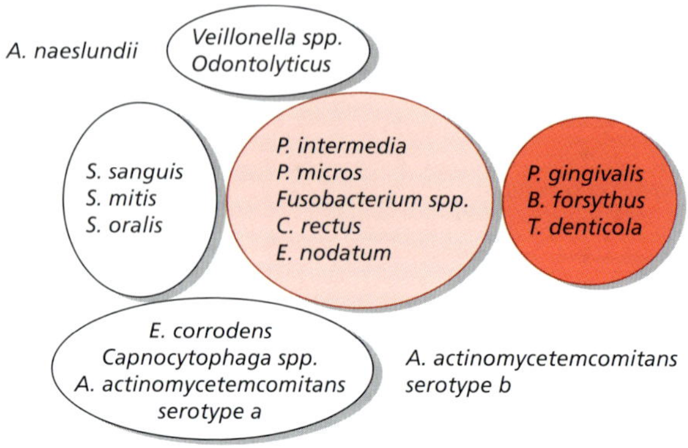

Figuur 6.4 Microbiële clusters in subgingivale plaque.

6.2.6 Plaque en tandsteen

Tandsteen is gemineraliseerde plaque. De onderscheidende kenmerken van supra- en subgingivaal tandsteen zijn op een rij gezet in tabel 6.2.

Tabel 6.2 Differentiatie tussen supra- en subgingivaal tandsteen.

	supragingivaal tandsteen	**subgingivaal tandsteen**
lokalisatie	predilectieplaatsen zijn de linguale vlakken in het onderfront en de buccale vlakken van de molaren in de bovenkaak	overal in parodontale pockets
kleur	wit/geel/bruin	donkerbruin/zwart
mineralen	uit het speeksel: • octacalciumfosfaat • brushiet (jong tandsteen) • hydroxyapatiet	uit het pocketexsudaat: • whitlockiet • hydroxyapatiet
mineraalgehalte	circa 40%	circa 60%
ontstaanstempo	snel	langzaam
hechting aan gebitsoppervlak en onderlinge samenhang	beperkt	sterk

6.2.7 Plaque-indices

Plaque-index volgens Silness en Loë

De plaque-index volgens Silness en Loë (PI) stelt de hoeveelheid plaque vast die voorkomt op de gebitselementen ter hoogte van de gingivaranden. Daarbij dient men deze gebieden te inspecteren en af te tasten met een sonde.

graad 0	geen plaque	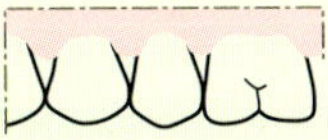
graad 1	dunne laag plaque langs de gingivarand, alleen te herkennen door sonderen	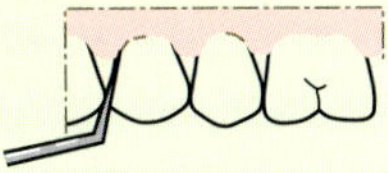
graad 2	matige laag plaque langs de gingivarand, zichtbaar bij inspectie; geen plaque interdentaal	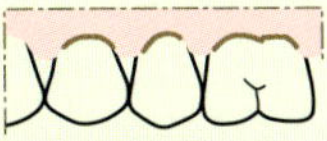
graad 3	veel plaque langs de gingivarand; de interdentale ruimten zijn opgevuld met plaque	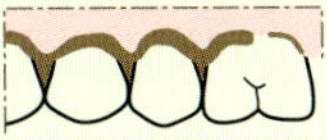

Berekening van de plaque-index:

$$\text{PI} = \frac{\text{som indexwaarden}}{\text{aantal beoordeelde vlakken}}$$

Plaque-index volgens Quigley en Hein

De plaque-index volgens Quigley en Hein (QHI) stelt de hoeveelheid plaque vast die voorkomt op de gebitselementen ter hoogte van de gingivaranden. Deze gebieden dient men te kleuren met een stof die hecht aan plaque en vervolgens dient men de gekleurde gebieden (met behulp van een spiegel) te inspecteren.

graad 0	geen plaque	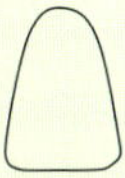
graad 1	kleine afzonderlijke plaquegebieden	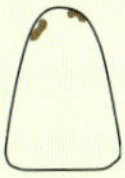
graad 2	laagje plaque langs de gingivarand	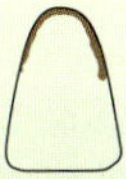
graad 3	laag plaque langs de gingivarand die een derde van het gebitsvlak bedekt	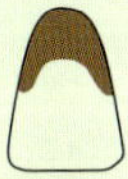
graad 4	laag plaque langs de gingivarand die twee derde van het gebitsvlak bedekt	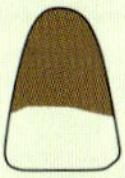
graad 5	laag plaque langs de gingivarand die nagenoeg het gehele gebitsvlak bedekt	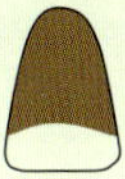

Berekening van de QHI-plaque-index:

$$QHI = \frac{\text{som indexwaarden}}{\text{aantal beoordeelde vlakken}}$$

Oral Hygiene Index Simplified

Met de Oral Hygiene Index Simplified (OHI-S) volgens Greene en Vermillion stelt men met behulp van een spiegel en een sonde de hoeveelheid plaque en tandsteen vast op:

- het buccale vlak van gebitselementen 16 en 26;
- het labiale vlak van gebitselement 11;
- het linguale vlak van gebitselementen 36 en 46;
- het linguale vlak van gebitselement 31.

graad 0	geen plaque en tandsteen
graad 1	plaque en tandsteen bedekken niet meer dan een derde van het vlak
graad 2	plaque en tandsteen bedekken niet meer dan twee derde van het vlak
graad 3	plaque en tandsteen bedekken meer dan twee derde van het vlak

6.3 Cariës

6.3.1 Definitie en terminologie

Cariës is een dynamisch proces van afwisselende de- en remineralisatie van de harde gebitsweefsels, dat op predilectieplaatsen juist onder het oppervlak begint en in de diepte doorwerkt en bij overwegende demineralisatie ten slotte leidt tot een onomkeerbaar verlies van glazuur en/of dentine (caviteiten). Demineralisatie treedt op door organische zuren die worden gevormd door bacteriën van een specifieke (cariogene) plaque uit koolhydraten in de voeding. Daarom wordt cariës wel een suikerafhankelijke infectieziekte genoemd. Remineralisatie treedt op bij een zuurgraad van pH > 5,5 omdat plaque en speeksel oververzadigd zijn van calcium en fosfaat.

Tabel 6.7 Terminologie rond cariës.

beginnende cariës (glazuurcariës)	wittige, krijtachtige verkleuring en ruw glazuuroppervlak; geen caviteit
primaire cariës	oppervlaktedefect dat geen verband heeft met een restauratie
secundaire cariës	met stelligheid te diagnosticeren cariëslaesie naast de rand van een restauratie
restcariës	cariës veroorzaakt door onvoldoende reiniging van geïnfecteerd dentine vóór het aanbrengen van een restauratie; röntgenologisch eerder vast te stellen dan klinisch
aantasting door cariës (cariëservaring)	totale omvang van gebitsschade veroorzaakt door cariës, met inbegrip van de vanwege cariës gerestaureerde en verloren gegane gebitselementen bij één persoon

verspreiding van cariës	gemiddelde aantasting door cariës bij een bepaalde populatie op een bepaald moment (parameters: leeftijd, geslacht, sociale aspecten, etnologische aspecten enzovoort)
cariëstoename (cariësincidentie)	toename van (nieuwe) cariës in een bepaalde periode; verschil tussen twee onderzoeken in een bepaalde populatie
cariësprogressie	mate van ruimtelijke ontwikkeling van onbehandelde cariës in een bepaalde periode
tot stilstand gekomen cariës	spontaan optredende of door invloeden van buitenaf veroorzaakte onderbreking van de cariësprogressie (uitgezonderd restauratie van cariëslaesies)
cariësherstel	een op een gebitselement of gebitsvlak gediagnosticeerde cariëslaesie wordt bij een tweede onderzoek niet meer vastgesteld (remineralisatie van beginnende cariës of een foute diagnose)
cariësvermindering (cariësreductie; vermindering van cariëstoename)	a aanwijsbare vermindering van de toename van (nieuwe) cariëslaesies in een vastgestelde periode vergeleken met een controlegroep b vermindering van de cariësprogressie
cariësgevoeligheid	individuele vatbaarheid voor cariës van een individu, een gebitselement of een gebitsvlak; micro-ecologisch: totaal van alle afweerfactoren; tegenovergestelde: weerstand tegen cariës
cariësprevalentie	aantal personen, gebitselementen of gebitsvlakken in een populatie dat cariës vertoont
cariësactiviteit	de op een bepaald moment aanwezige wisselwerking tussen micro-organismen, substraat en organisme; gebruikt in verband met microbiologische proeven; micro-ecologisch: totaal van alle agressiefactoren
predilectieplaatsen van cariës	oppervlakken van gebitselementen die moeilijk zijn te reinigen en waar plaque zich gemakkelijk ophoopt; de morfologie van de kronen en de onderlinge stand van de gebitselementen zijn bepalende factoren: • fissuren; • putjes (foramina caeca); • laesies in gladde vlakken (meestal cervicaal langs de gingiva); • approximale laesies (meestal vlak onder het approximale contact; • vrijliggende wortelvlakken (cement- of wortelcariës); • restauratieranden (secundaire cariës).

6.3.2 Cariësindexen

Cariësindexen worden gebruikt voor epidemiologische doeleinden en voor de evaluatie van preventieve maatregelen en preparaten.

DMF-T

De DMF-T-index geeft per individu het totale aantal carieuze (D = *decayed*), ontbrekende (M = *missing*) en gerestaureerde (F = *filled*) gebitselementen (T = *tooth*). De maximale score is 28.

Een voorbeeld van bepaling van een DMF-T-score in een kwadrant staat weergegeven in figuur 6.5.

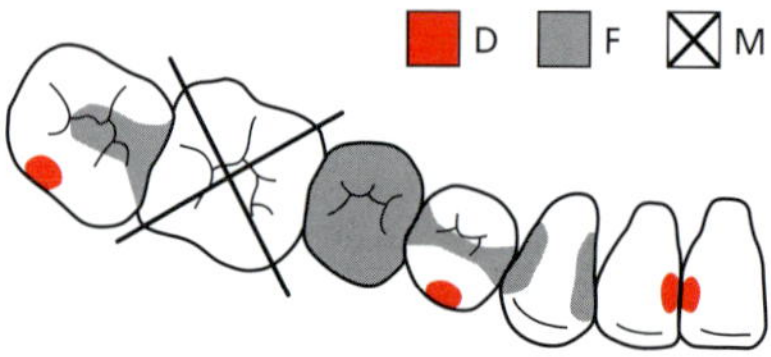

Figuur 6.5 Voorbeeld van een DMF-T-berekening.

DMF-S

De DMF-S-index geeft per individu het totale aantal carieuze (D = *decayed*), ontbrekende (M = *missing*) en gerestaureerde (F = *filled*) gebitsvlakken (S = *surface*). De maximale score is 128.

Er bestaan verschillende opvattingen over de waardering van met kronen voorziene of geëxtraheerde gebitselementen. Dit varieert van drie tot vijf F- of M-vlakken.

Een voorbeeld van een DMF-S–berekening is weergegeven in figuur 6.6.

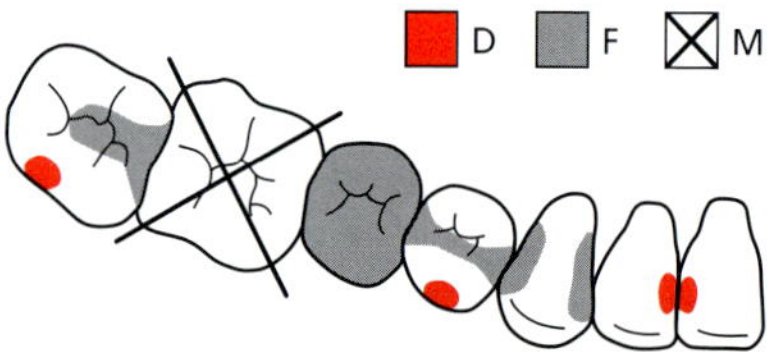

Figuur 6.6 Voorbeeld van een DMF-S-berekening.

Een gemiddelde DMF-score van een populatie is niet veelzeggend, tenzij de volgende informatie wordt gegeven: leeftijd, totale aantal aanwezige gebitselementen/-vlakken, definitie van M bij extracties, definitie van F bij kronen, definitie van D, onderzoeksomstandigheden, combinatie met röntgenonderzoek. Bij gebruik van de cariësindex in het melkgebit worden kleine letters gebruikt (dmf-t en dmf-s).

6.3.3 Cariësetiologie

De multifactoriële cariësetiologie is schematisch weergegeven in figuur 6.7 en 6.8. De cariësetiologie als stoornis in het ecologische evenwicht is schematisch weergegeven in figuur 6.9. De anticariogene effecten van speeksel zijn samengevat in tabel 6.9.

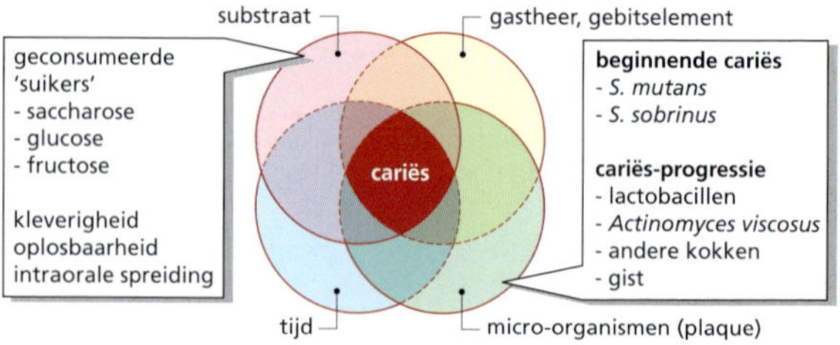

Figuur 6.7 Eerste schema van de multifactoriële cariësetiologie.

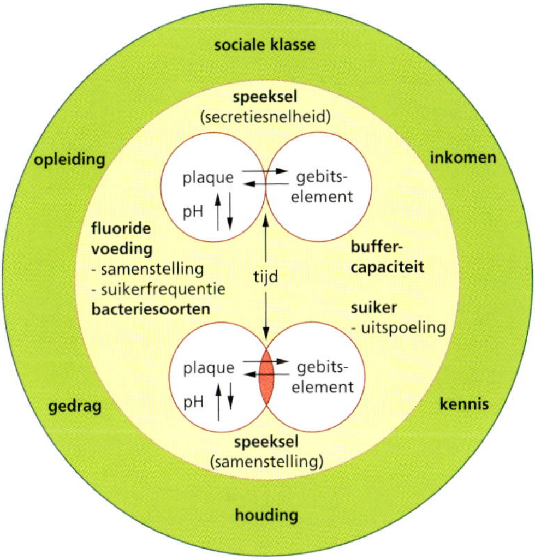

Figuur 6.8 Tweede schema van de multifactoriële cariësetiologie.

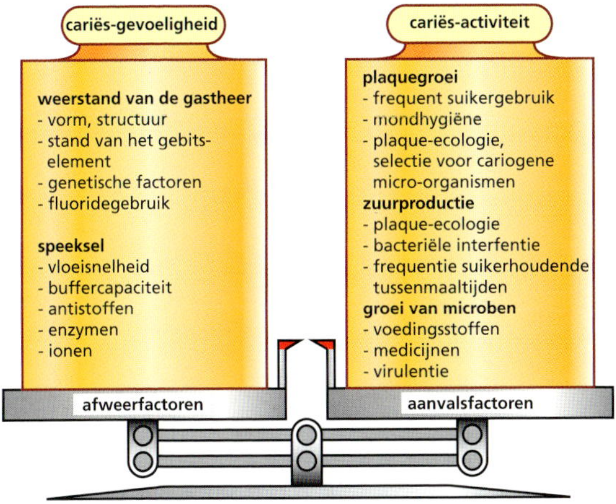

Figuur 6.9 De cariësetiologie als stoornis in het ecologische evenwicht schematisch weergegeven.

Tabel 6.9 Anticariogene effecten van speeksel.

vermindering van adhesievermogen van bacteriën	secretiesnelheid van speeksel IgA-antistoffen tegen *S. mutans* macromoleculaire glycoproteïnen
directe antibacteriële activiteit	lysozym lactoferrine lactoperoxidase
neutralisering van de zuurproductie	buffersystemen ammoniak, urease (glyco)proteïnen
bevordering van remineralisatie	calcium, magnesium fosfaten, fluoride

Demineralisatie/remineralisatie

De demineralisatie en remineralisatie van harde gebitsweefsels is schematisch weergegeven in de figuur 6.10 en 6.11. In tabel 6.10 staan de verschillende soorten mineralisatie genoemd.

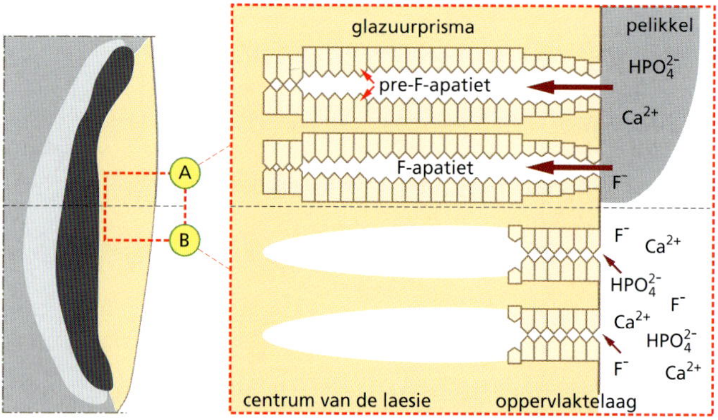

Figuur 6.10 Eerste schematische weergave demineralisatie en remineralisatie.

Tabel 6.10 Soorten mineralisatie.

A: diepteremineralisatie, bevorderd door:	**B: oppervlakteremineralisatie (afsluiting van de poriën), bevorderd door:**
1 geringe oververzadiging van mineralen	1 grote mate van oververzadiging van mineralen
2 volledig ontwikkelde pellikel, die ionenbeweging en kristalgroei in de oppervlakteporiën afremt	2 ontbreken van pellikel
3 lage fluorideconcentratie, wegens (dunne) plaque of zwakke fluorideoplossing	3 hoge fluorideconcentratie

In de praktijk is diepteremineralisatie moeilijk te verwezenlijken. Bij cariësactiviteit dient men altijd te kiezen voor oppervlakteremineralisatie omdat daarmee de effectiviteit te controleren is.

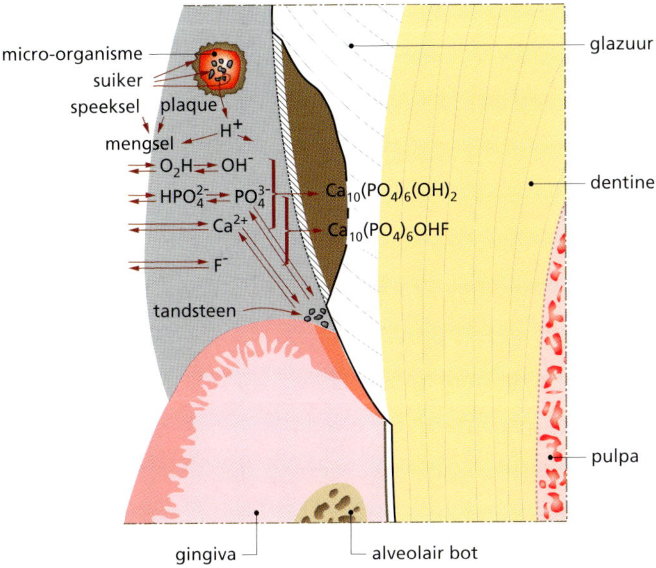

Figuur 6.11 Tweede schematische weergave demineralisatie en remineralisatie.

Demineralisatie van harde tandweefsels gebeurt onder invloed van zuren die worden geproduceerd bij het vergisten van suikers door micro-organismen (mutans streptokokken en lactobacillen) op de gebitsoppervlakken. Een zeer frequente suikerconsumptie leidt tot een groot aantal mutans streptokokken en een frequente zuurproductie. Als de zuurgraad weer stijgt tot boven pH = 5,5, kunnen opgelost calcium en fosfaat weer neerslaan op aanwezige kristallen (remineralisatie). Fluoride beschermt effectief tegen cariës als het in de mond aanwezig is tijdens de- en remineralisatieprocessen. Speeksel heeft een belangrijke beschermende werking tegen cariës doordat het gevormd zuur buffert en de mond schoonspoelt.

De plaats van het remineralisatieproces in een gecaviteerde cariëslaesie is schematisch weergegeven in figuur 6.12. Mineralisatie vindt plaats in het sclerotische gebied (3).

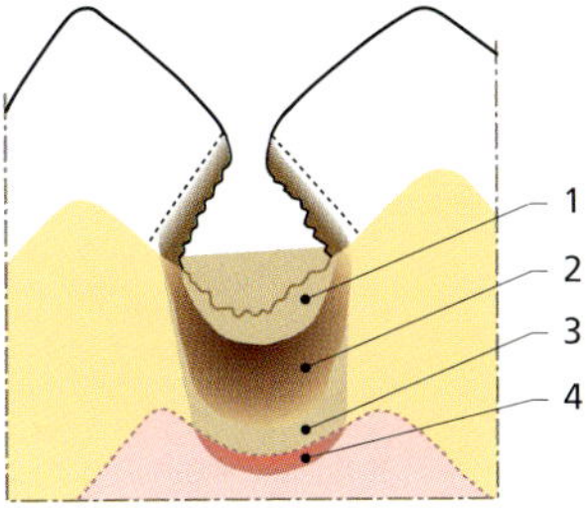

Figuur 6.12 De te onderscheiden zones in een (diepe) cariëslaesie. 1 Bacteriële invasie en destructie. 2 Gedemineraliseerde zone. 3 Sclerotische of transparante/translucente zone. 4 Reactieve zone.

6.3.4 Wortelcariës

Definitie

Actieve cariëslaesie: zachte, leerachtige laesie gelokaliseerd langs de glazuurcementgrens of naast de marginale gingiva in het dentine, lichtbruin of bijna zwart van kleur.

Niet-actieve cariëslaesie: hard, glimmende, soms donkerbruine laesie, dikwijls gelokaliseerd in het worteldentine iets vanaf de marginale gingiva.

In beide gevallen kan er sprake zijn van cavitatie.

Etiologie

Cariogene plaque is de etiologische factor. Opmerkelijk is dat, doordat de kritieke pH-waarde hier hoger ligt dan 5,5, ook de vergisting van meervoudige koolhydraten, anders dan suiker, kan leiden tot demineralisatie.

Risicofactoren

Risicofactoren zijn hoge leeftijd, marginale parodontale aandoeningen, systemische ziekten (diabetes mellitus), gereduceerde speekselsecretie, gereduceerde buffercapaciteit van het speeksel, verkeerde voeding, onvoldoende mondverzorging, een tekort aan fluoride en een ongunstige morfologie van de glazuurcementgrens.

Klinische classificatie en therapie

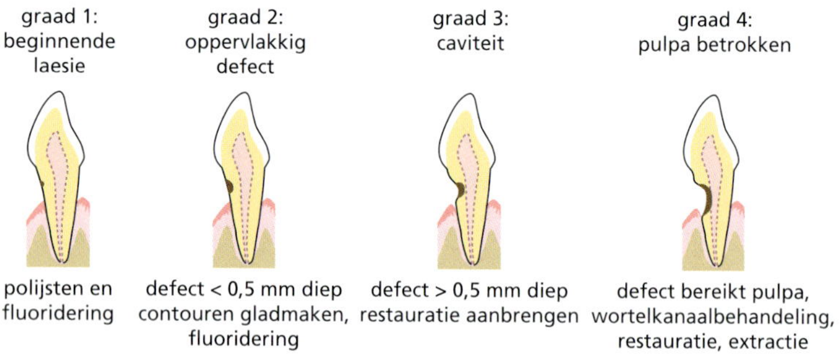

Figuur 6.13 Wortelcariës: klinische classificatie en therapie.

6.4 Preventie

6.4.1 Inleiding

Een aantal moderne strategieën voor primaire en secundaire preventie van ziekten van de gebitsweefsels wordt genoemd in tabel 6.11.

Tabel 6.11 Moderne strategieën van preventie van ziekten van de gebitsweefsels.

primaire primaire preventie (preventie voordat er mogelijkheid van ziekte is)	
a bepaling van mate van infectie bij een zwangere (risico van overdragen op de foetus) b curatieve verzorging van de mond bij zwangeren c voorlichting over mogelijkheden van overdracht (speen, lepel)	→ moeder, vader, derde voorkómen van overdracht via speeksel • indirect: speen, lepel • direct: zoenen
primaire preventie (voorkómen dat ziekte optreedt)	
a bepaling van het niveau van de mutansinfectie van het kind (bepaling cariësrisico) b adequaat fluoridegebruik c bestrijding van de infectie (chloorhexidinepreparaten)	→ mutans streptokokken • kolonievorming • remming demineralisatie • bevorderen remineralisatie
secundaire preventie (voorkómen van uitbreiding van ziekte)	
a fluoride b mondverzorging c voedingsregime d beschermende laag op fissuren e chloorhexidinepreparaten	weerstand verhogen met fluoride

Tabel 6.12 Mondverzorging algemeen.

	tweemaal per dag plaque verwijderen
Hoofddoelen	preventie van cariës; preventie van gingivitis en parodontitis
Materiaal	tandenborstel, fluoridetandpasta, floss, tandenstokers, ragers
te investeren tijd	2 minuten per keer
resultaat	volledige verwijdering van plaque, ook uit de interdentale ruimten; verhoogd fluorideniveau in de mondvloeistof
verzorgingsmethode al naar gelang leeftijd	2- tot 5-jarigen: reiniging met tandenborstel is voldoende tot einde schoolleeftijd; fluoridetandpasta 0,5-0,75% vanaf 5 jaar: opbouw van systematisch tandenpoetsen; fluoridetandpasta 0,1-0,15% 12- tot 17-jarigen: ook approximale verwijdering van plaque aanleren volwassenen: eisen hangen af van de toestand van het parodontium

6.4.2 Fluoride-basisadvies

Het fluoride-basisadvies dat eind 1998 op initiatief van het Ivoren Kruis is vastgesteld, luidt:

- 0 en 1 jaar: vanaf het doorbreken van de eerste melktanden eenmaal per dag tandenpoetsen met fluoride-peutertandpasta;
- 2, 3 en 4 jaar: tweemaal per dag tandenpoetsen met fluoride-peutertandpasta;
- 5 jaar en ouder: tweemaal per dag tandenpoetsen met fluoridetandpasta;
- alle leeftijden: alle andere vormen van fluoridegebruik in overleg met tandarts of mondhygiënist.

6.4.3 Tandenpoetsen

Tandenborstel

Aanbevolen wordt een tandenborstel met korte kop, met een middelharde tot zachte beharing van enkeldradige kunststof (nylon of polyester) die elastisch blijft, met korte afstand tussen de groepen borstelharen en afgeronde haareinden (figuur 6.14).

Er zijn veel typen tandenborstels verkrijgbaar en er is onvoldoende bewijs om een voorkeur voor een specifiek ontwerp uit te spreken. Recent zijn veel typen op de markt gebracht waarmee een betere approximale reiniging mogelijk zou zijn. Deze typen zijn gebaseerd op een methode van horizontaal tandenpoetsen.

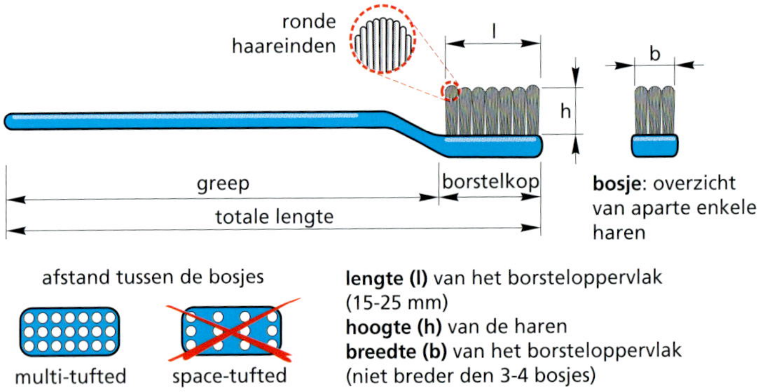

Figuur 6.14 Schematische weergave tandenborstel.

Methoden

In tabel 6.13 zijn de verschillende methoden van tandenpoetsen geïllustreerd.

Tabel 6.13 Methoden van tandenpoetsen.

	basishouding (G)/ beweging (B)	voordelen (V)/nadelen (N)/ indicatie (I)
horizontale methode: 'schrobtechniek' 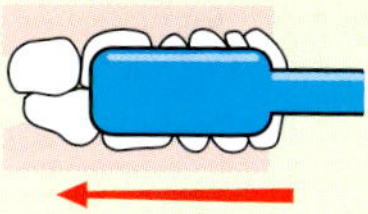	G: borsteloppervlak loodrecht op de zijvlakken B: horizontale bewegingen	V: volgt individuele bewegingspatronen, gemakkelijk uitvoerbaar, aan kinderen aangepaste introductie gebitsverzorging N: kans op beschadiging harde en zachte gebitsweefsels I: kinderen tot circa 4 jaar
rotatiemethode 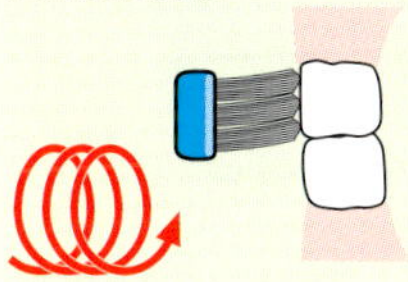	G: gebitselementen in occlusie; borsteloppervlak loodrecht op de gingivarand B: draaiende beweging; gebitselementen in boven- en onderkaak tegelijkertijd	V: eenvoudig aan te leren N: onvoldoende verwijdering subgingivale plaque, overslaan interdentale ruimten I: jonge kinderen die systematiek van tandenpoetsen moeten aanleren
'Rood-naar-wit-methode' 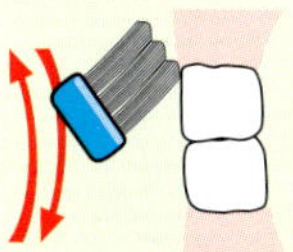	G: gebitselementen in occlusie; borsteloppervlak loodrecht op gingivarand B: borsteloppervlak met een verticale afrollende beweging van gingiva naar occlusale vlak	V: eenvoudig aan te leren N: onvoldoende verwijdering subgingivale plaque I: kinderen die systematiek van tandenpoetsen moeten leren en adolescenten
Stillman-methode 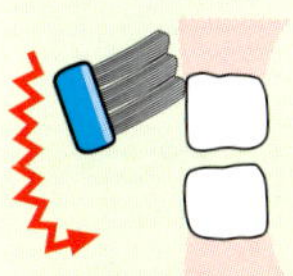	G: borsteloppervlak wijst naar wortel onder hoek van ongeveer 45°. De borstelharen circa 2 mm boven de rand van de gingiva stevig tegen de gingiva plaatsen B: kleine horizontale vibratie; borstel(haren) blijft/blijven op hun plaats; (de gemodificeerde Stillman-methode eindigt met rollende beweging naar occlusaal)	V: ook reiniging interdentale ruimten N: onvoldoende verwijdering subgingivale plaque I: gezond parodontium, maar met gingivarecessies
Charters-methode 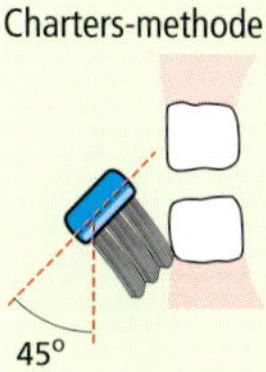	G: borstel onder een hoek van ongeveer 45° vanaf apicaal met de punten van de haren in de interdentale ruimten drukken B: 'stationair' borstelen door roteren in de richting van voren naar achteren	V: goede reiniging interdentale ruimten N: moeilijk aan te leren; mondbodem en tong beperken de toepassing linguaal I: bij parodontale aandoeningen en gingivahyperplasie of na gingivectomie
Bass-methode 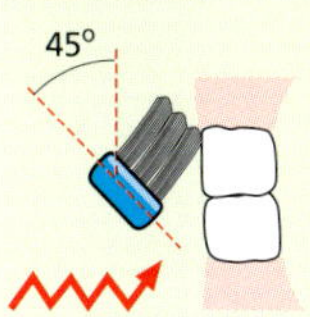	G: borstel op de rand van de gingiva onder een hoek van 45° vanaf apicaal plaatsen B: kleine, horizontale heen en weer gaande beweging (de gemodificeerde Bass-methode eindigt met rollende beweging naar occlusaal)	V: doeltreffende plaqueverwijdering N: tijdrovend, bij geforceerde inspanning kan gingivabeschadiging ontstaan I: gezond parodontium, gingivitis, parodontitis

Verschillende methoden en tandenborstels kunnen tot een optimale gebitsverzorging leiden. Belangrijker is echter de duur van de reiniging; hoe langer er wordt gereinigd, hoe meer plaque wordt verwijderd. Aangezien de gemiddelde reinigingstijd bij kinderen ongeveer één minuut bedraagt, wordt circa 40% van de voor de tandenborstel toegankelijke plaatsen niet gereinigd. Daarom is het van wezenlijk belang dat een bepaalde systematiek in het tandenpoetsen wordt aangeleerd (figuur 6.15).

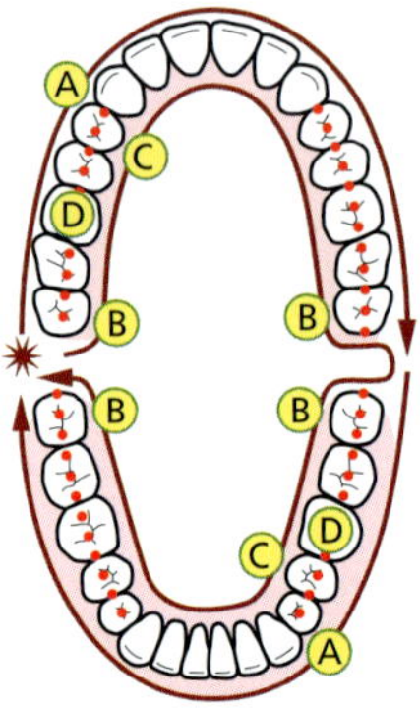

Figuur 6.15 Voorbeeld van systematisch tandenpoetsen.
Volgorde: rechts achteraan beginnen:

a naar de buccale vlakken van gebitselementen in de boven- en onderkaak;

b daarna de distale vlakken van de achterste kiezen in de boven- en onderkaak;

c dan alle linguale/palatinale vlakken van de gebitselementen in de boven- en onderkaak;

d dan de occlusale vlakken van de gebitselementen in de boven- en onderkaak.

Kleinere segmenten moeten overlappend worden gereinigd.

Tandpasta

Tabel 6.14 Bestanddelen, actieve stoffen en doeleinden van tandpasta.

bestanddelen (%)	actieve stoffen (voorbeelden)	doeleinden
water (20-40%)		
slijpmiddelen (20-40%)	• krijt, calciumcarbonaat • dicalciumfosfaat (dcp) • dicalciumfosfaathydraat (dcpd) • natriummetafosfaat • silica • aluminiumoxihydraten	• verwijdering van aanslag • slijpmiddelen bepalen schuurwaarde
hydrofobe middelen (20-40%)	• glycerine • sorbitol	bescherming tegen uitdrogen
bindmiddelen (2%)	• carboxymethylcellulose • xanthine • carrageen	consistentie
smaakstoffen (2%)	• pepermuntolie • anijsolie • eucalyptusolie • menthol • kruizemuntolie (groene munt)	smaak
zoetstoffen (2%)	sacharine, aspartaam, xylitol	smaak

bestanddelen (%)	actieve stoffen (voorbeelden)	doeleinden
oppervlakteactiva, bevochtigers, schuimmiddelen (minder dan 2%)		
• anionische	• natriumlaurylsulfaat • medicinale zeep	• dispergeren aanslag • oplosmiddel voor stoffen die niet in water oplossen zoals etherische oliën
• niet-ionische	vetalcoholethoxylaat	
• amfotensiden	betaïne	
• kationische	aminen en quaternaire ammoniumverbindingen	
conserveringsmiddelen (minder dan 1%)	• PHB-esters (parabenen) • natriumbenzoaat • benzeenzuren	• kiemvrijheid • houdbaarheid
kleurstoffen (minder dan 1%)	• titaandioxide ('wit pigment') • patentblauw • karmijnrood • indigotine e.a.	kleur (strepen)
therapeutische middelen (1%)		
a) fluoride	• natriumfluoride • natriummonofluorfosfaat • tinfluoride • aminofluoride	• vertragen cariësproces • bevorderen remineralisatie
b) tandsteenremmers	• pyrofosfaten • polyfosfaten • fosfonaten • zinkcitraat	remmen afzetting calciumzouten
c) vitaminen	• vitamine A	bevorderen celproliferatie?
d) plantenextracten	• *Azolla, Echinacea,* salie paardenkastanje, kamillesoorten	antiflogistische werking?
e) adstringentia	• aluminiumchloride • aluminiumlactaat	
f) plaqueremmers	• chloorhexidine • sanguïnarine • triclosan • etherische oliën	remming plaquebacteriën
g) bestrijders gevoeligheid tandhalzen	• formaldehyde • kaliumnitraat • kaliumchloride • strontiumchloride • strontiumacetaat • weinig slijpende silica + fluoride	afsluiten dentinetubuli

Tabel 6.15 Reiniging interdentale ruimten.

materiaal	indicatie	techniek
floss 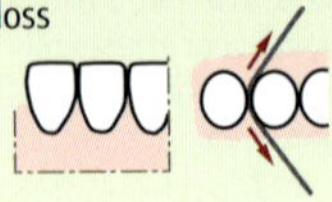	gedrongen stand gebitselementen, interdentale ruimten gevuld met gingivapapillen	40 cm floss om beide middelvingers winden, daartussen 2 cm gespannen floss floss door de contactpunten brengen, eventueel met lichte zaagbeweging floss tussen gebitselement en gingivapapil brengen floss spannen om approximaal vlak floss naar coronaal schuiven, daarna weer tussen gebitselement en gingivapapil brengen en procedure tweemaal herhalen
driekantige tandenstoker 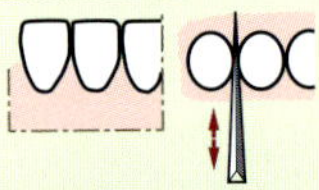	open interdentale ruimten	tandenstoker tussen duim en wijsvinger houden en in interdentale ruimten brengen met de basis aan de gingivazijde middel- of ringvinger op overige gebitselementen of kin laten steunen
interdentale of spiraalborstel 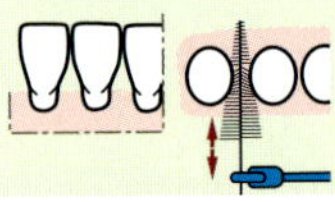	vrije approximale en/of wortelvlakken met grote interdentale ruimten, 'flessenborstel' 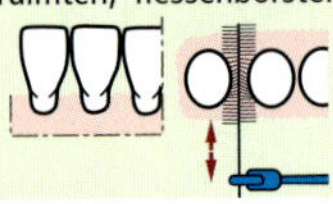	juiste diameter kiezen interdentaal brengen vijfmaal interdentaal heen en weer bewegen borstel steeds geheel door de interdentale ruimte bewegen

Tabel 6.16 Reiniging interdentale ruimten onder speciale anatomische omstandigheden.

	indicatie	methode
superfloss	brugdummy, verblokte kronen, interdentale staaf, precisieverankering frameprothese	aanbrengen in supramucosale of supragingivale ruimte door de ruimte trekken met schuimstofdeel onderzijde prothetisch onderdeel in mesiodistale richting reinigen
borstel met één haarbos	solitaire en eindstandige gebitselementen, wortelkappen	kleine draaibewegingen onder hoek van 45° tegen de gingivarand

6.4.4 Plaqueverklikkers

Plaqueverklikkers zijn een belangrijk hulpmiddel bij de mondverzorging. De kleurstoffen in kauwtabletten of oplosmiddelen kleuren de plaque. Tweefasenverklikkers kleuren 'jonge' plaque roze en 'oude' plaque blauw.

6.4.5 Antimicrobiële spoelmiddelen

Indicaties

- Ter ondersteuning van mechanische plaqueverwijdering;

- voor en na chirurgische (parodontale) behandelingen om infectie te voorkomen;
- bij hardnekkige gingivitis als de mogelijkheid tot mechanische plaqueverwijdering beperkt is, bijvoorbeeld door orthodontische apparatuur, mandibulomaxillaire fixatie, verstandelijke beperkingen, gingivahyperplasie;
- niet voor kinderen.

Tabel 6.17 Werking, werkzame stof en bijwerkingen van antimicrobiële spoelmiddelen.

	werkzame stof	proces	bijwerkingen
chloorhexidine			
Chloorhexamed® (0,1%) Corsodyl® (0,2%) Peridex® (0,25%) (vs) Oral B® Perio-Aid®	chloorhexidine	bestrijding pellikelvorming en bacteriële adhesie, lysis bacteriemembraan	bruine verkleuringen (tong, gebitselementen); smaakirritaties; branderige mucosa; supragingivaal tandsteen
fluoride			
Meridol® Oral B®	aminofluoride en tinfluoride tinfluoride	bestrijding bacterieaggregatie en bacteriemetabolisme	
fenolverbindingen			
Listerine® Colgate-Plax®	menthol thymol eucalyptusolie methylsalicylaat	lysis bacteriemembraan	bittere smaak; branderige mucosa en tong
quartaire ammoniumverbindingen			
Odol med® (0,05%) Reach antiplaque®	cetylpyridiumchloride	bestrijding bacteriemetabolisme en bacteriële adhesie; lysis bacteriemembraan	verkleuring gebitselementen; branderige mucosa
sanguïnaria			
Perio Gard® (0,03%) Viadent® (0,03%) (vs)	bentofenatradine (sanguïnaria-extract)	bestrijding bacterieaggregatie; bacteriemetabolisme	branderige mucosa
spoelmiddel vóór tandenpoetsen			
Plax®	natriumlaurylsulfaat natriumbenzoaat	geen aanwijsbare plaqueverwijdering	reduceert werking chloorhexidine
peroxide			
Oral-B-Bocasan®	peroxide	plaqueverwijdering	
enzymen			
Zendium®	amyloglucosidase glucoseoxidase	stimulering lactoperoxidasesysteem; bestrijding bacteriemetabolisme	
Biotene®	lactoperoxidase Ka+-thiocyanaat glucoseoxidase		

6.4.6 Fluoride

Fluoride is een belangrijk chemisch element dat overal voorkomt. Fluoride komt in de mond met vaste en vloeibare voeding. De dagelijkse opname van fluoride hangt af van de individuele voedingsgewoonten en de levenscultuur.

Tabel 6.18 Gemiddeld fluoridegehalte voedingsmiddelen.

voeding	mg/kg	dranken	mg/l
fruit, groenten	0,1-0,5	gecondenseerde melk	0,4-0,5
haver, rogge	2,0-2,5	consumptiemelk	0,2
vlees	0,5-2,0	sappen, limonades	0,1-0,2
vis	0,7-5,8	bier, wijn	tot 0,2
keukenzout	0,9-1,1	mineraalwater	0,5-6,5
zeezout	0,9-7,0	thee (1 g/100 ml water)	0,5-2,7
gefluorideerd zout	250	theezakje	0,8-1,4

Fluoridestofwisseling kinderen

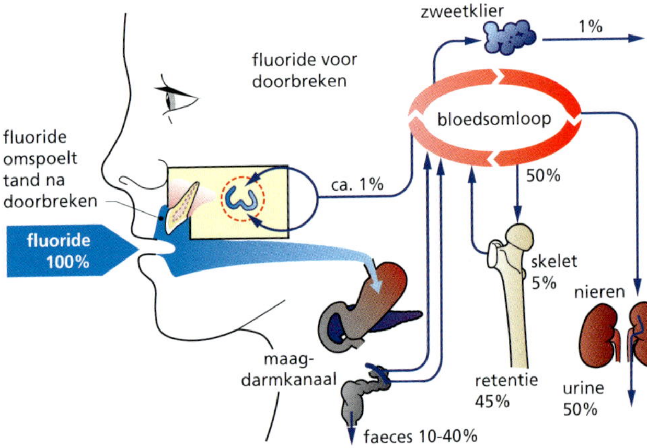

Figuur 6.16 De fluoridestofwisseling bij kinderen.

Werking van fluoride

Werking vóór doorbreken gebitselementen:

- optimalisering van de mineralisatie van glazuur en dentine, en daardoor verminderde oplosbaarheid van glazuur en dentine;
- uit dierexperiment blijkt: vlakker reliëf van de knobbels, geringere diepte van fissuren en betere kroonvorm van de gebitselementen.

Werking na doorbreken gebitselementen:

- remming demineralisatie en bevordering remineralisatie;
- beïnvloeding plaquestofwisseling:

- remming van de opname en intracellulaire afbraak van glucose door de plaquebacteriën, daardoor afname van de zuurproductie; daling pH-waarde bevordert bovendien de opname van fluoride door bacteriën;
- in een hogere concentratie remming van de synthese van extracellulaire polysachariden.

Voor de beïnvloeding van bacteriën zijn hogere concentraties nodig dan voor beïnvloeding van het de- en remineralisatie-evenwicht. In de praktijk spelen de bacteriële effecten geen rol. Vooral doorbrekende gebitselementen hebben veel baat bij opname van fluoride (versterking van de werking).

Gebruik

Fluoridetandpasta's bevatten in Nederland volgens Europese richtlijnen maximaal 1500 ppm (0,15%) fluoride. Momenteel zijn ongeveer 65 van deze tandpasta's op de markt. Fluoridetoevoegingen dienen op de verpakking te worden vermeld. Het meeste komen natriummonofluorfosfaat, natriumfluoride, tinfluoride en aminofluoride voor. Peutertandpasta's voor kinderen tot 5 jaar bevatten slechts 500 tot 750 ppm fluoride omdat ze tot die leeftijd nog tandpasta, en dus fluoride, inslikken.
Toediening van fluoridetabletten geschiedt afhankelijk van de leeftijd en met inachtneming van het fluoridegehalte in het plaatselijke drinkwater. In Nederland is het drinkwater niet gefluorideerd. In de eerste twee levensjaren kan het middel worden gecombineerd met vitaminedruppels. Fluoridetabletten werken in het bijzonder cariësremmend als ze elke dag, zonder grote onderbrekingen, worden ingenomen en lang in de mond worden gehouden om een sterk lokaal effect te bewerkstelligen. De nauwkeurige doseerbaarheid is een groot voordeel. In Nederland worden geen fluoridetabletten meer geadviseerd vanwege de beperkte therapietrouw.
Gefluorideerd tafelzout, dat echter niet in Nederland verkrijgbaar is, kan als alternatief worden gebruikt en de beschermende werking voor het melkgebit is te vergelijken met die van fluoridering van het drinkwater. Een nadeel is dat kinderen van 1 en 2 jaar nauwelijks tafelzout gebruiken. Bovendien wordt in sommige huishoudens bij het bereiden van maaltijden weinig zout gebruikt.
Fluoridelakken zijn verbindingen in hoge concentratie met een totaal van 20.000 tot meer dan 50.000 ppm fluoride en een ongeveer neutrale pH-waarde. De halfjaarlijkse toepassing is het domein van tandarts en/of mondhygiënist.

Tabel 6.19 Voorbeelden van fluoridelakken.

Bifluoride 12®	natriumfluoride, calciumfluoride	55.900 ppm
Duraphat®	natriumfluoride	22.600 ppm
Fluor-protector®	fluorsilaanverbinding	1.000 ppm

Fluoridegels en -vloeistoffen zijn preparaten met een hoge concentratie fluoride, die alleen op voorschrift van een tandarts in de praktijk mogen worden toegepast. Zij bevatten een totaal van 12.500 ppm fluoride dat in aangezuurde vorm beschikbaar is.

Tabel 6.20 Voorbeelden van fluoridegels en -vloeistoffen.

Elmex Gelee®	olaflur, dectaflur, natriumfluoride	12.500 ppm
Fluor-gel®	natriumfluoride	12.500 ppm
Elmex Fluid®	olaflur, dectaflur	10.500 ppm

Fluoridehoudende mondspoelmiddelen worden als preventief middel thuis gebruikt en leiden samen met een goede mechanische mondverzorging tot een opvallende reductie van cariës. Bij cariësrisicopatiënten kan dagelijks gebruik worden aanbevolen. De mondspoelmiddelen bevatten ongeveer 250 ppm fluoride.

Toxiciteit

De vermoedelijke toxische dosis ('probable toxic dose', ptd) is de in één keer opgenomen minimale dosis waarbij toxische symptomen kunnen optreden. Deze bedraagt 5 mg/kg lichaamsgewicht.

Voorbeeld: Bij een 6-jarige jongen met een gewicht van 18 kg is de ptd bereikt wanneer hij in één keer 90 mg fluoride inslikt. Dit komt overeen met ongeveer 4 g van een fluoridelak met een gehalte van 2,26% fluoride, met ongeveer 9 ml van een oplossing met ongeveer 1% fluoride, met 90 g van een tandpasta met een fluoridegehalte van 1.000 ppm of met 360 tabletten met een fluoridegehalte van 0,25 mg. Berekend naar de eenmalige inname van 5-10 g natriumfluoride door een volwassene met een lichaamsgewicht van 70 kg bedraagt de dodelijke dosis 32-64 mg/kg lichaamsgewicht.

Het Nederlandse Nationale Vergiftigingen Informatiecentrum gaat uit van de volgende grenswaarden voor intoxicaties:

- tot 3,75 mg fluoride per kg lichaamsgewicht is er sprake van overdosering;
- 3,75 tot 5,0 mg per kg lichaamsgewicht wordt een lichte intoxicatie genoemd;
- 5,0 tot 15 mg per kg lichaamsgewicht is een matige intoxicatie;
- meer dan 15 mg per kg lichaamsgewicht betekent een sterke intoxicatie met bedreiging van vitale functies.

Bij intoxicaties vanaf 5 mg/kg lichaamsgewicht dienen maatregelen te worden genomen ter voorkoming van de opname van fluoride uit de maag, zoals laten braken en/of de maag laten spoelen. Snelheid van handelen is vereist omdat fluoride snel uit de maag wordt opgenomen en de hoogste concentratie in de bloedbaan binnen een half uur wordt bereikt.

Om elke soort glazuurvlekken te vermijden, mag de dagelijkse systemische opname van fluoride tijdens de vorming van de gebitselementen 0,1 mg/kg lichaamsgewicht niet overschrijden. Onderzoek in gebieden waar het drinkwater van nature fluoride (< 4 ppm) bevat, heeft nooit een hogere prevalentie van ziekten aangetoond in vergelijking met fluoridevrije gebieden, met uitzondering van het voorkomen van 'mottled enamel'. Wanneer het drinkwater tussen 4 en 8 ppm fluoride bevat, treedt verdichting van bot op tot een lichte vorm van osteosclerose. Bij langdurig gebruik van drinkwater met meer dan 8 ppm fluoride kan deze verdichting, vooral in de wervelkolom, zo ernstig worden dat men beperkt wordt in zijn bewegingsvrijheid ('crippling fluorosis'). Dit laatste is ook vastgesteld bij arbeiders in aluminium-, superfosfaat-, glas- en emailleerindustrieën die gedurende meer dan tien jaar meer dan 20 mg fluoride per dag binnenkregen. Bij deze personen zijn ook neurologische afwijkingen geconstateerd.

Fluoride voor cariëspreventie
Het Ivoren Kruis heeft een tijdschema opgesteld voor het gebruik van fluoride (tabel 6.21).

Tabel 6.21 Tijdschema Ivoren Kruis voor fluoridegebruik.

	leeftijd in jaren												
toedieningsvorm	**0**	**1**	**2**	**3**	**4**	**5**	**6**	**7**	**8**	**9**	**10**	**12**	**21**
tandpasta			0,5-0,75%			0,1-0,15% fluoride							
spoelmiddel						0,1% wekelijks op school							
gel						1,25% 2 maal per jaar, door tandarts/mondhygiënist							
lak						0,1-2,26% 2 maal per jaar, door tandarts/mondhygiënist							

6.5 Suikers

6.5.1 Inleiding

Wat in het algemene spraakgebruik suikers worden genoemd, zijn koolhydraten uit de groep van de mono- en oligosachariden. Belangrijke monosachariden zijn glucose (dextrose, druivensuiker), fructose (vruchtensuiker), galactose en mannose. Belangrijke disachariden zijn lactose (melksuiker uit glucose en galactose), maltose (moutsuiker uit glucose en glucose) en sacharose (riet- en bietsuiker uit glucose en fructose). Alle mono- en disachariden kunnen door plaquebacteriën worden opgenomen en door glycolyse worden afgebroken. Ze zijn derhalve potentieel cariogeen. Tussen verschillende laagmoleculaire suikers bestaan slechts graduele verschillen in cariogeniteit. Sacharose speelt een bijzondere rol. Deze disacharide bepaalt de grote cariogeniteit van vooral mutans streptokokken in vier opzichten:

1. Sacharose kan bij de vorming van organische zuren (vooral lactaat) worden omgezet en leidt hierdoor tot demineralisatie van het gebitsoppervlak.
2. Uit de glucose van de sacharose kunnen extracellulaire polysachariden worden samengesteld die adhesie van plaque aan het gebitsoppervlak en de onderlinge aggregatie bevorderen.
3. Uit de fructose van de sacharose kan een extracellulaire fructosepolysacharide worden gevormd die als reservekoolhydraat dient tussen de maaltijden.
4. Na opname in de cel kunnen glucosemoleculen aan elkaar worden gekoppeld tot intracellulaire polysacharide, die als 'reservevoedsel' verantwoordelijk is voor een verlenging van de zuurstoot.

6.5.2 Samenhang tussen suikerconsumptie en cariës

Epidemiologie
Wereldwijde vergelijking tussen suikerconsumptie en het voorkomen van cariës in het pre-fluoridetijdperk laat een associatie zien tussen de DMF-score en het suikergebruik per hoofd van de bevolking.

Bij mensen met een suikerarme voeding komt weinig cariës voor, bijvoorbeeld mensen met erfelijke intolerantie voor fructose.
Er werd een toename van de prevalentie van cariës gezien gelijktijdig met de toename van de suikerconsumptie toen geïsoleerde populaties in contact kwamen met westerse voedingsgewoonten; dit betreft oudere waarnemingen van vóór het fluoridetijdperk.

Klinische onderzoeken
Het Vipeholm-onderzoek is een 'klassiek' onderzoek naar de samenhang tussen suikerconsumptie en cariës. De cariogeniteit van gemakkelijk vergistbare koolhydraten, waaronder de suikers, wordt niet bepaald door hun absolute hoeveelheid, maar door de frequentie van gebruik; de ernst van de aantasting wordt ook bepaald door het adhesievermogen van de voeding (kleverigheid) aan het gebitsoppervlak. Hoe kleveriger zoetigheden zijn, des te langer ze in de mond achterblijven en des te groter hun cariogeniteit.
Het Hopewood-House-onderzoek toonde een zeer geringe hoeveelheid cariës aan bij kinderen tussen de leeftijden van 3 en 14 jaar die een ontoereikende mondverzorging hadden en hoofdzakelijk vegetarisch voedsel kregen zonder enige geraffineerde suiker.
De Turku-suikeronderzoeken toonden onder andere aan dat vervanging van suiker door de stof xylitol het ontstaan van cariëslaesies remt.

Onderzoeken naar de zuurgraad van plaque
Figuur 6.17 toont in diagram (Stephan-curve) een verlaging van de pH-waarde na de consumptie van een glucoseoplossing (tijdstip 0). De stippellijn geeft de kritieke pH-waarde van 5,5 aan. Hieronder overheerst het optreden van demineralisatie. Het verloop van de curve wordt door diverse factoren beïnvloed, zoals de leeftijd van de plaque, de buffercapaciteit van het speeksel en de plakkerigheid van voedingsmiddelen. Een horizontaal verlopende pH-curve, bijvoorbeeld bij xylitol, wijst erop dat geen zuur wordt gevormd en dat geen demineralisatie kan optreden.

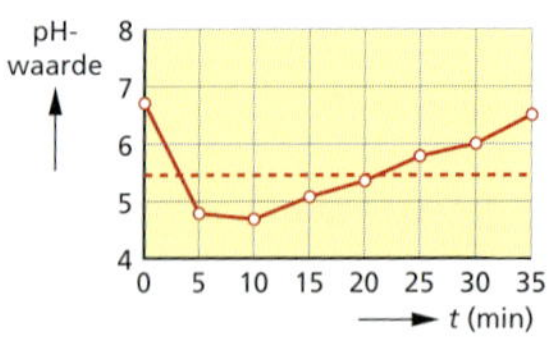

Figuur 6.17 Verloop van de pH-waarde na consumptie van een glucoseoplossing.

Tabel 6.22 Suikergehalte voedingsmiddelen.

		(gehalte in grammen per 100 g verteerbaar deel)			
	voedingsmiddel	**glucose**	**fructose**	**sacharose**	**totaal**
dranken	appelsap	0,8	3,1	3,8	7,7
	cola	5,3	5,3	0,4	11,0

	voedingsmiddel	glucose	fructose	sacharose	totaal
		(gehalte in grammen per 100 g verteerbaar deel)			
zoetwaren/ desserts	roomijs	-	-	17,0	17,1
	vruchtengomballen	9,0	9,0	24,8	42,8
	koekjes, cake	0,4	0,4	15,9	16,7
	chocolade (volle melk)	0,03	-	39,8	39,8
	kwark-slagroomtaart	0,2	-	22,4	22,6
yoghurt	vruchtenyoghurt	0,2	0,2	10,9	11,2
fruit, groenten en producten daarvan	appels	1,4	5,3	2,4	9,1
	bananen	4,8	3,8	7,6	16,1
	fruit (conserven)	2,2	2,5	15,8	20,4
	tomatenketchup	10,3	12,2	1,0	23,4
graan-producten	volkorenbrood	-	-	0,3	0,4
	cornflakes	3,0	2,6	7,3	78,3
	volkoren muesli met gedroogde vruchten en noten	3,9	4,4	56,0	64,4
	muesliereep	8,2	7,9	7,3	29,0
broodbeleg	jam	3,9	4,4	56,0	73,5
	honing	33,75	37,5	2,3	6,5

Tabel 6.23 Indeling zoetmiddelen.

suikers (cariogeen)	met energiewaarde suikervervangende middelen (gebitsvriendelijk, weinig of niet cariogeen)	zonder energiewaarde zoetstoffen
sacharose [1]	xylitol [1]	sacharine [300-500]
glucose [0,7]	sorbitol [0,6]	cyclamaat [30-40]
fructose [1,2]	mannitol [0,6]	aspartaam [150-250]
maltose [0,4]	lycasine [0,7]	acesulfaam-K [130-200]
lactose [0,3]	palatiniet [0,5]	dulcine [250]

[ ] = zoetkracht, referentie sacharose = 1.

Tabel 6.24 Suikervervangers.

suikervervanger	komt voor in/wordt gewonnen uit
xylitol	vruchten, groenten/xylaan (berk)
sorbitol	vruchten/glucose
mannitol	vruchten/fructose
lycasine	bevat sorbitol + maltiet/zetmeel
palatiniet	bevat sorbitol + manniet/sacharose

Tabel 6.25 Synthetische zoetstoffen.

synthetische zoetstof	komt overeen met
sacharine	orthobenzolzuursulfimide
cyclamaat	Na- en K-zouten van de N-cyclohexylsulfaminezuren
aspartaam	methylester van asparagine en fenylanaline

Als gebitsvriendelijke zoetstoffen gelden producten die tijdens en 30 minuten na de consumptie geen verlaging van de pH-waarde onder 5,7 veroorzaken.

6.6 Sealen

Fissuren van gebitselementen zijn bij een ongunstige morfologie niet toegankelijk voor een tandenborstel. De afstand van de bodem van de fissuur tot het dentine is klein, cariës in de fissuur leidt relatief snel tot cariës in het dentine met een ondermijnende uitbreiding. De eerste cariës in een fissuurstelsel treedt op binnen twee jaar na het doorbreken van een gebitselement. Het sealen van een fissuur is een individuele en cariëspreventieve maatregel.

6.6.1 Indicatie

Indicaties voor sealen zijn:

- cariësvrije fissuren of groeven en foramina caeca in de blijvende (pre)molaren;
- dens invaginatus;
- ongunstige morfologie van fissuren;
- langer dan twee jaar geleden doorgebroken gebitselement en ongeveer zes maanden na eruptie is ideaal tijdstip;
- afdoende drooglegging mogelijk;
- voldoende mondhygiëne;
- passend in totaalconcept voor cariëspreventie.

6.6.2 Contra-indicatie

Contra-indicaties voor sealen zijn:

- voortgeschreden cariës;
- geen mogelijkheid tot afdoende drooglegging.

Tabel 6.26 Techniek van het sealen.

procedure		verdere aanwijzingen
1	gebitselement reinigen	fluoridevrije pasta voor alle occlusale vlakken, scherpe sonde voor fissuren (zonder te prikken)
2	sprayen en droogblazen	
3	drooggleggen	rubberdam wordt sterk aanbevolen
4	conditioneren volgens voorschrift (etsen)	etsen met vloeistof of gel
5	sprayen en droogblazen	
6	controle van het etsen; niet meer contamineren	'matwit' geëtste oppervlakken, eventueel nogmaals etsen

procedure		verdere aanwijzingen
7	sealant aanbrengen	luchtbellen vermijden; materiaal er met een kwastje of een fijne applicator aan één kant van het fissuurstelsel langzaam in laten vloeien
8	sealant (laten) harden	lichthardende materialen kunnen goed worden aangebracht en harden sneller dan autopolymeriserende
9	retentiecontrole	proberen de sealant met sonde te verwijderen
10	occlusiecontrole	eventueel met fineerdiamantboor corrigeren
11	met fluoride toucheren	

Tabel 6.27 Mogelijke problemen bij het sealen.

probleem	bijzonderheden	oplossing
verlies van sealant	komt het vaakst voor in de eerste zes maanden na het aanbrengen, op de tweede plaats in de daarop volgende zes maanden; de oorzaak is meestal een fout in de techniek: contaminatie met speeksel of vocht, onvoldoende conditionering, premature contacten	opnieuw sealant aanbrengen
onvolkomenheden bij sealen	blaasjes, spleten, defecten	opnieuw sealant aanbrengen
onderzoek van de bodem van de fissuur	in geval van twijfel of de fissuur vrij is van cariës kan deze worden opengemaakt met de fijnste fineerboor	zo nodig, alsnog sealen van de fissuur of restauratie
approximale cariës	er vinden onderzoeken plaats naar het aanbrengen van sealants op approximale vlakken	

6.7 Individuele preventie voor 6- tot 19-jarigen

Tabel 6.28 Individuele preventie voor 6- tot 19-jarigen.

profylaxe	korte omschrijving/commentaar
1. mondverzorging	beoordeling mondhygiëne en conditie gingiva met behulp van plaque- en gingiva-index
2. uitleg van de oorzaken van problemen en het vermijden ervan en intensieve motivering	• uitleg over doorslaggevende rol van plaque bij de pathogenese van cariës, gingivitis en parodontitis, gebruik van plaqueverklikkers, geschikt beeldmateriaal • tips voor mondverzorging: keuze van tandenborstel en tandpasta, demonstratie en oefening van (interdentale) reinigingsmethoden • voorlichting over voeding: aanpassen dieet, geschikt beeldmateriaal • aanbeveling fluoridepreparaten: geschikte wijze van toediening en juiste hoeveelheid
3. succes van de oefeningen controleren, hernieuwde motivering	• onderzoek met behulp van plaque- en gingiva-index en op grond daarvan tekortkomingen in de reiniging uitleggen • tips over mondverzorging in relatie tot de tekortkomingen

profylaxe	korte omschrijving/commentaar
4. lokale fluorideapplicatie	verwijdering van aanslag, droog maken, fluoride appliceren op indicatie tandarts/mondhygiënist
5. sealen (pre)molaren	

6.8 Cariësrisico

6.8.1 Inleiding

De bepaling van het individuele cariësrisico dient gebaseerd te zijn op de volgende gegevens:

- medische anamnese;
- sociale anamnese;
- tandheelkundige anamnese;
- voedingsgewoonten;
- fluoridegebruik;
- mondhygiëne;
- speekselkwaliteit.

Op grond van wetenschappelijk onderzoek zijn daarbij de volgende vuistregels te hanteren:

- Cariës is beter te voorspellen bij jeugdigen dan bij ouderen.
- Cariëservaring is de meest consistente voorspeller van het cariësrisico.
- Het cariësrisico in het blijvende gebit is aanzienlijk groter als er in het melkgebit cariës is voorgekomen.
- Het cariësproces verloopt in dentine sneller dan in glazuur.
- De mate van cariësprogressie in het melkgebit is groter dan in het blijvende gebit.
- De cariësprogressie in het glazuur verloopt langzamer in populaties en individuen die voldoende aan fluoride zijn blootgesteld.
- Het klinische oordeel van de tandarts en zijn vermogen om risicofactoren te combineren, gebaseerd op kennis van de patiënt en zijn/haar klinische en sociaaleconomische omstandigheden, is even goed als, zo niet beter dan, elke andere methode voor bepaling van het individuele cariësrisico.

6.8.2 Methoden voor bepaling van het cariësrisico

- Subjectieve beoordeling van de cariësincidentie door een ervaren tandarts;
- bepalen van het aantal beginnende laesies;
- bepalen van de mate van plaquevorming (Plaque Formation Rate Index);
- vaststellen van het aantal mutans streptokokken in het speeksel;
- vaststellen van het aantal lactobacillen in het speeksel;
- bepalen van de speekselsecretiesnelheid;
- bepalen van de buffercapaciteit van het speeksel.

De meerwaarde van het bepalen van de secretiesnelheid en de buffercapaciteit van het speeksel ten opzichte van de klinische criteria is zeer gering.

Mate van plaquevorming
De mate van plaquevorming kan gemeten worden met de Plaque Formation Rate Index (PFRI). Vierentwintig uur na professionele reiniging van de dentitie wordt de plaquevorming op zes vlakken per gebitselement beoordeeld (mesiobuccaal, buccaal, distobuccaal, mesiolinguaal, linguaal, distolinguaal); twee sessies, uitgebreide behandeling. Daarna volgt de indexberekening (tabel 6.8) en tot slot de beoordeling: bij index ≥ III: verhoogd cariësrisico, vooral bij een groot aantal mutans streptokokken.

Tabel 6.29 Indexberekening bij de Plaque Formation Rate Index.

$$\frac{\Sigma \text{ gebitsvlakken met plaque} \times 100}{\text{aantal gebitselementen} \times 6}$$

PFRI	% vlakken met plaque	graad
I	1-10	zeer gering
II	11-20	gering
III	21-30	gemiddeld
IV	31-40	hoog
V	> 40	zeer hoog

Kiemdichtheid S. mutans
Bepaling van de kiemdichtheid van *S. mutans*, klasse 0-3:

- Dipslide-test; incubator nodig.
- Speekselsecretie stimuleren door op paraffinewas te laten kauwen; daarna een plastic spatel over de tong bewegen.
- Het materiaal op de spatel incuberen in een glazen buisje met selectief medium (het antibioticum bacitracine toevoegen) gedurende 48 uur bij 37 °C. Daarna het aantal kolonievormende eenheden ('colony forming units', cfu) aflezen met behulp van een referentiekaart.

klasse 0	0 tot 10^3 cfu/ml speeksel
klasse 1	10^3 tot 10^5 cfu/ml speeksel
klasse 2	10^5 tot 10^6 cfu/ml speeksel
klasse 3	> 10^6 cfu/ml speeksel

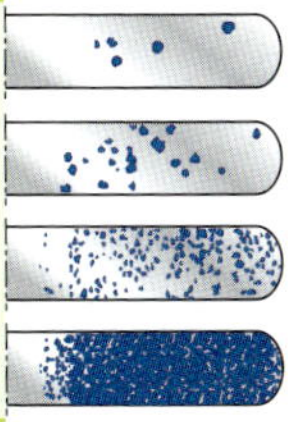

Nieuwere uitvoeringen van deze methode werken volgens hetzelfde principe als de bepaling van het aantal lactobacillen (zie volgende paragraaf).

Bepaling aantal lactobacillen
Bepaling van het aantal lactobacillen kan met de dipslide-test, waarvoor een incubator nodig is.

- Stimuleer de speekselsecretie door op paraffinewas te laten kauwen, eerste hoeveelheid weggooien.
- Vang het speeksel op in een beker.

- Vul de houder met voedingsbodem met speeksel (eenmalig spuitje, ongeveer 1 ml) en laat in een buisje gedurende vier dagen incuberen bij 37 °C. Lees daarna het aantal cfu af met behulp van een referentiekaart.

klasse 1	tot 10^3 cfu/ml speeksel	
klasse 2	tot 10^4 cfu/ml speeksel	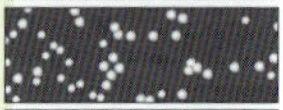
klasse 3	tot 10^5 cfu/ml speeksel	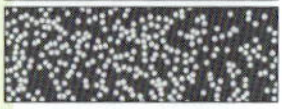
klasse 4	tot en $>10^6$ cfu/ml speeksel	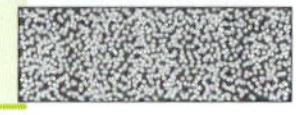

Een groot aantal lactobacillen is een indicatie voor grote en/of frequente consumptie van koolhydraten (vooral disachariden).

Bepaling cariësrisico

Er bestaat een verhoogd cariësrisico bij:
- *Streptococcus mutans* $> 10^6$ cfu/ml speeksel;
- floride cariës, veel beginnende laesies;
- veel momenten van consumptie koolhydraten;
- lactobacillen $> 10^5$ cfu/ml speeksel;
- een hoge mate van plaquevorming (PFRI ≥ III).

Formule cariësrisico

$$\text{cariësrisico} = \frac{S.\ mutans\ .\ \text{sacharose}}{\text{afweer}}$$

Factoren die de afweer beïnvloeden/bepalen, zijn: speeksel, mondhygiëne, suikeromzetting, fluoride, chloorhexidine, sanguïnarine, sealen.
Het cariësrisico bereikt zijn hoogtepunt bij grote suikerconsumptie, gunstige condities voor mutans streptokokken, gebrek aan effectieve afweer en gebrek aan preventieve maatregelen.
Bij geringe suikerconsumptie en een goede afweer kan het cariësrisico klein zijn, ondanks een groot aantal mutans streptokokken.

6.9 Slijtage harde gebitsweefsels

Tabel 6.30 Definitie, oorzaken en lokalisatie van slijtage van harde gebitsweefsels.

definitie	typische oorzaken	klassieke lokalisatie
Abrasie		
verlies van harde gebitsweefsels door mechanische afslijting veroorzaakt door stoffen of voorwerpen die in de mond worden gebracht; abrasie ontstaat gemakkelijker als een gebitselement reeds door erosie is aangetast	• tandenborstel, tandpasta's • gewoonten zoals doorlopend bijten op een hard voorwerp • dagelijks contact met harde stoffen in de (werk)atmosfeer	glazuur-cementgrens gebitselementen (vooral cuspidaten en premolaren); plaatsen van gebitselementen die contact maken met het voorwerp of de stof
Attritie		
verlies van harde gebitsweefsels door mechanische slijtage van gebitsweefsels die contact met elkaar maken, voornamelijk (para)functionele contactplaatsen; attritie kan worden versterkt door abrasie	• fysiologisch door 'normale' slijtage • premature contacten • gereduceerde restdentitie met overwegend frontaal contact • bruxisme	occlusale en incisale vlakken
Erosie		
verlies van harde gebitsweefsels door inwerking van zuur dat niet is geproduceerd door micro-organismen; erosie kan worden versterkt door abrasie	exogeen: • blootstelling aan zuur in de (werk)-atmosfeer • zure voedingsmiddelen (cola, vruchtensappen, zuidvruchten, yoghurt, azijn) • medicamenten (ascorbinezuur) endogeen: • maagzuur (gastro-oesofageale reflux, chronisch vomeren)	meestal specifiek voor de oorzaak bij intensief gebruik van zeer zure voedingsmiddelen meestal gegeneraliseerde slijtage bij chronisch vomeren: primair palatinale vlakken van de frontelementen in de bovenkaak, secundair occlusopalatinale vlakken van de (pre)molaren in de bovenkaak

7 Parodontologie

7.1 Anatomie

In figuur 7.1 en 7.2 zijn de opbouw van gingiva en parodontium schematisch weergegeven met de bijbehorende nomenclatuur.

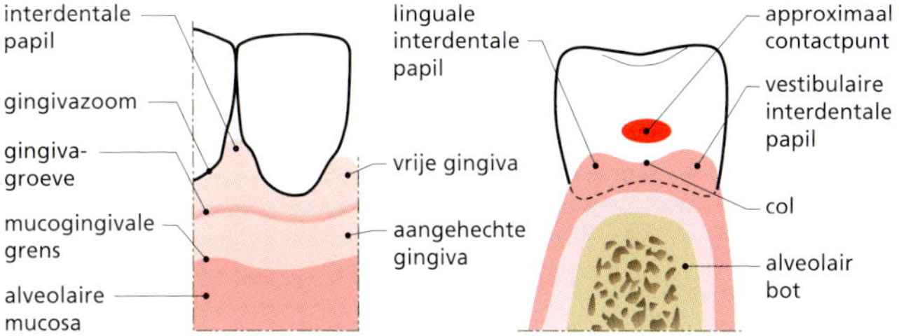

Figuur 7.1 Schematisch weergave van de gingiva.

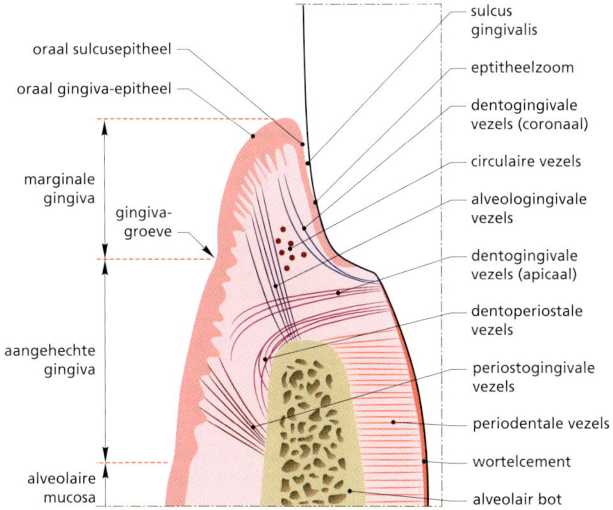

Figuur 7.2 Schematische verticale doorsnede van het parodontium.

7.2 Parodontale aandoeningen

7.2.1 Gingivitis

Definitie
Ontsteking van de marginale gingiva door bacteriën in plaque.

Etiologie
Primair plaque; soms secundair hormonale invloed: gingivitis gerelateerd aan pubertijd, menstruatie, gebruik anticonceptivum; soms secundair systemische invloed: gingivitis gerelateerd aan diabetes mellitus, neutropenie, hiv, medicatie (ciclosporine, fenytoïne).

Symptomen
Bloeding, roodheid, zwelling; bij hormonale of systemische invloed ook weefselgroei mogelijk (papilvergroting, epulis gravidarum).

Therapie
Primair verwijdering plaque, voorlichting, instructie mondverzorging. Eventueel aandacht voor de secundaire etiologische factoren.

Prognose
Goed bij succesvolle voorlichting en opvolging van de instructies voor mondverzorging. Minder goed bij secundaire etiologische factoren.

7.2.2 Acute necrotiserende ulcererende gingivitis (ANUG)

Definitie
Plotselinge, interdentaal beginnende, zich snel ontwikkelende, zeer pijnlijke ontsteking van de gingiva.

Etiologie
Primair plaque. Secundair invasie van spirocheten en staafvormige bacteriën bij vermindering van de weerstand.

Symptomen
Pijn, bloeding, roodheid, necrose papillen, ulceraties, pseudomembranen, halitose, regionale lymfadenitis, koorts.

Therapie
Professionele reiniging onder lokale anesthesie. Frequent verwijdering van plaque met chloorhexidine-oplossing 0,2%, voorlichting, instructie mondverzorging, eventueel antibioticum.

Prognose
Goed bij succesvolle voorlichting en opvolging van de instructies voor mondverzorging. Vaak blijvend verlies van gingivaweefsel.

7.2.3 Parodontitis

Definitie
Ontsteking en verlies van aanhechting van het parodontium in combinatie met een pocketdiepte van meer dan 3 mm.

Etiologie
Plaque en tandsteen.

Symptomen
Roodheid, zwelling, vergrote bloedingsneiging, verdiepte pockets, verlies van bindweefselaanhechting en afbraak van alveolair bot.

Therapie
Initiële behandeling bestaande uit: professionele reiniging door zorgvuldige verwijdering van plaque en tandsteen supra- en subgingivaal, voorlichting en instructie mondverzorging. Zo nodig chirurgische behandeling.

Prognose
Goed bij niet te grote initiële schade, succesvolle reiniging, voorlichting en opvolging van de instructies mondverzorging.

Classificatie
Parodontitis kan worden geclassificeerd naar ernst, leeftijd en symptomen.

Tabel 7.1 Parodontitis ingedeeld naar ernst.

ernst aandoening	omschrijving
gering	botafbraak bij alle gebitselementen groter dan een derde van de wortellengte of aanhechtingsverlies groter dan 3 mm
matig	botafbraak bij meer dan twee gebitselementen groter dan een derde en kleiner dan de helft van de wortellengte of aanhechtingsverlies van 4-5 mm
ernstig	botafbraak bij meer dan twee gebitselementen groter dan de helft van de wortellengte of aanhechtingsverlies groter dan 6 mm

Tabel 7.2 Parodontitis ingedeeld naar leeftijd.

leeftijdscategorie	aanduiding
jonger dan 12 jaar	prepuberale parodontitis
13 tot en met 20 jaar	juveniele parodontitis
21 tot en met 35 jaar	postadolescente parodontitis
ouder dan 35 jaar	adulte parodontitis

Tabel 7.3 Parodontitis ingedeeld naar symptomen.

aanduiding	Omschrijving
necrotiserende parodontitis	pijn, bloeding, necrose interdentale papillen

aanduiding	Omschrijving
progressieve parodontitis	snel, niet-leeftijdsafhankelijk verlies van parodontaal weefsel (meer dan 1 mm aanhechtings- en/of botverlies per jaar)
refractaire parodontitis	na adequate initiële parodontale behandeling van eenwortelige gebitselementen geen of bijna geen reductie van diepten van parodontale pockets en/of voortschrijdende weefselafbraak

Pathogenese

Intraoraal worden de oppervlakken van alle weefsels spontaan bedekt met een pellikel. De pellikel bevat glycoproteïnen afkomstig uit het speeksel. Na totale reiniging van een oppervlak door polijsten of etsen, vestigt de pellikel zich al binnen enkele minuten, wordt gaandeweg dikker en bereikt zijn grootste dikte na ongeveer 48 uur. In de pellikel vestigen zich orale bacteriën die gaan koloniseren. Na de kolonisatie van bacteriën wordt de pellikel plaque genoemd en de laag plaque wordt steeds dikker. De laag plaque wordt ook wel biofilm genoemd. Vervolgens kunnen zich in de plaque mineralen afzetten en dan ontstaat al na enkele dagen tandsteen, voornamelijk bestaande uit calciumfosfaat. Naar de lokalisatie van tandsteen wordt onderscheid gemaakt tussen supra- en subgingivaal tandsteen. Door het ruwe oppervlak van het tandsteen is het bedekt met een biofilm van levende bacteriën. De bacteriën ontlokken een ontstekingsreactie aan de parodontale weefsels. Als de aangeboren en verworven afweerreacties worden doorbroken, ontstaat parodontitis doordat de bind- en steunweefsels worden afgebroken. Eerst wordt het bindweefsel aangetast, waardoor het gebied van de sulcus gingivalis naar apicaal verschuift. Als de infectie niet wordt bestreden, gaat de bindweefselafbraak door en wordt ook het alveolaire bot aangetast.

7.3 Parodontale diagnostiek

In de specifieke parodontale anamnese dient aandacht te worden besteed aan roken, stress, systemische ziekten, zwangerschap en (vooral hormonale) medicatie. Bij het klinisch onderzoek kan gebruik worden gemaakt van een aantal meetinstrumenten. Veel informatie kan ook worden verkregen door bestudering van het uiterlijke aspect van het parodontium.

7.3.1 Meetinstrumenten

Gingiva-index

De gingiva-index volgens Silness en Loë (GI) stelt de mate van ontsteking van de gingiva ter hoogte van de vier gladde vlakken van de gebitselementen vast door de gingiva te inspecteren en af te tasten met een pocketsonde.

graad 0	gezond, geen ontsteking, bloeding en verkleuring
graad 1	geringe ontsteking, geringe verkleuring, geen bloeding
graad 2	matige ontsteking, rood, oedeem, bloeding bij sonderen
graad 3	ernstige ontsteking, rood, oedeem, neiging tot spontane bloeding ulceraties

Berekening van de gingiva-index gaat als volgt:

Per gebitselement: $$\text{GI} = \frac{\text{som indexwaarden}}{4}$$

Per mond: $$\text{GI} = \frac{\text{som totaal aantal indexwaarden}}{4 \times \text{aantal gebitselementen}}$$

Bloedingsindex
De bloedingsindex volgens Lindhe, 'bleeding on probing' (BOP), stelt de bloeding van de gingiva vast ter hoogte van de vier gladde vlakken van de gebitselementen, door de gingiva te sonderen met een pocketsonde.

De bloedingsindex wordt uitgedrukt in een percentage:

$$\text{BOP} = \frac{\text{aantal bloedende plaatsen}}{\text{aantal beoordeelde plaatsen}} \times 100$$

Parodontiumindex
De parodontiumindex volgens Ramfjord (PDI) registreert de gezondheid van de gingiva en het verlies van parodontale aanhechting van zes gebitselementen, de zogenoemde ramfjord-gebitselementen, 16, 21, 24, 36, 41 en 44. Bij ontbreken van een of meer van deze gebitselementen worden alleen de wel aanwezige gebitselementen beoordeeld. Het verlies van parodontale aanhechting wordt gemeten door de sonderingsdiepte van pockets en de recessie van de gingiva te meten ten opzichte van de glazuur-cementgrens.

graad 0	gezond
graad 1	geringe, gelokaliseerde gingivitis
graad 2	geringe tot matige gegeneraliseerde gingivitis
graad 3	ernstige gingivitis met roodheid, zwelling, bloedingsneiging en ulceratie
graad 4	verlies van parodontale aanhechting < 3 mm, mate van gingivitis niet beoordeeld
graad 5	verlies van parodontale aanhechting 3-6 mm, mate van gingivitis niet beoordeeld
graad 6	verlies van parodontale aanhechting > 6 mm, mate van gingivitis niet beoordeeld

De parodontium-index wordt uitgedrukt in een getal:

$$\text{PDI} = \frac{\text{som van de meetresultaten}}{\text{aantal beoordeelde gebitselementen}}$$

Community Periodontal Index of Treatment Needs

De Community Periodontal Index of Treatment Needs (CPITN) volgens Ainamo meet de sondeerdiepte van de gingivasulcus of -pocket met behulp van een pocketsonde met een kogelvormige punt van 0,5 mm, een gearceerd deel op 3,5-5,5 mm en inkepingen op 8,5 en 11,5 mm van de punt (figuur 7.3).

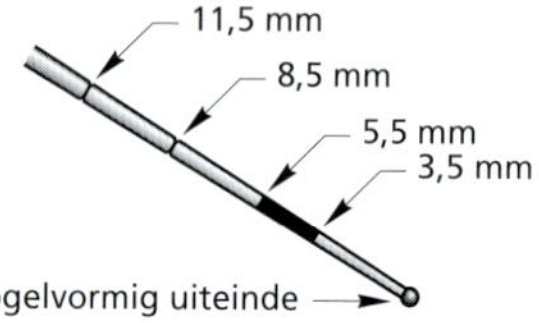

Figuur 7.3 Inkepingen en arceringen op de pocketsonde.

De dentitie wordt verdeeld in sextanten, alle gebitselementen worden gemeten en de hoogste score per sextant wordt geregistreerd.

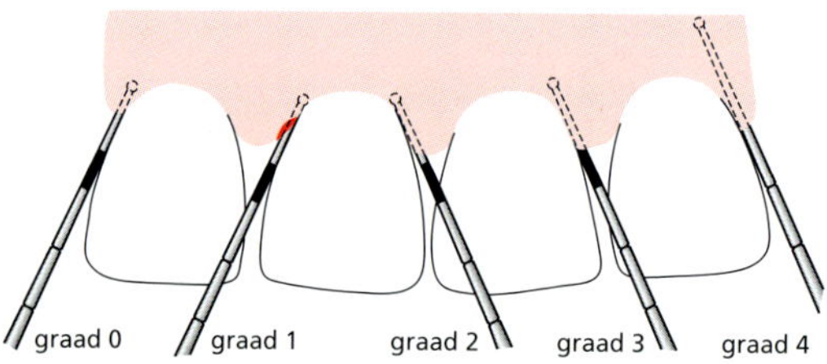

graad 0	gezond
graad 1	bloeding bij sonderen
graad 2	tandsteen en/of iatrogene irritatie (overhangende restauratie)
graad 3	pocket tot 5,5 mm
graad 4	pocket vanaf 5,5 mm

Figuur 7.4 Community Periodontal Index of Treatment Needs (CPITN).

Dutch Periodontal Screening Index

De Dutch Periodontal Screening Index (DPSI) is een modificatie van de Community Periodontal Index of Treatment Needs (CPITN). Belangrijkste wijziging ten opzichte van de CPITN is een onderverdeling van graad 3.

DPSI 0	geen pockets dieper dan 3 mm; geen bloedingen na sonderen; geen tandsteen; geen overhangende restauraties
DPSI 1	als DPSI 0, maar wel bloeding na sonderen
DPSI 2	als DPSI 1, maar met tandsteen en/of overhangende restauratie(s)

DPSI **3-**	pockets van 4-5 mm met bloeding na sonderen, met tandsteen en/of overhangende restauratie(s), maar zonder waarneembare recessie(s) van de gingiva ter plaatse van de verdiepte pockets
DPSI **3⁺**	pockets van 4-5 mm met bloeding na sonderen, met tandsteen en/of overhangende restauratie(s) en met waarneembare recessie(s) van de gingiva ter plaatse van de verdiepte pockets
DPSI **4**	een of meer pockets van ten minste 6 mm met bloeding na sonderen en met tandsteen en/of overhangende restauratie(s)

De hoogste score in een van de sextanten wordt gehanteerd voor de totale parodontale (on)gezondheid. Aan de hand van deze DPSI-score wordt een patiënt ingedeeld in categorie A (DPSI 0, 1 en 2), categorie B (DPSI 3-) of categorie C (DPSI 3+ en 4). Iemand in categorie A is geen paropatiënt, iemand in categorie B is mogelijk een paropatiënt en iemand in categorie C is zeker een paropatiënt. Aan de hand van deze indeling wordt een individueel zorg- en behandelplan opgesteld.

Tabel 7.4 Uiterlijk aspect van het parodontium.

	normaal	**anemie en/of vergrote keratinisatie**	**parodontitis**
kleur	roze	lichtroze tot witachtig	donker rood
textuur	gestippeld (sinaasappelschil)	fibreus	oedemateus
gingivaranden	scherp guirlandevormig	scherp gereduceerd	gezwollen recessies clefts (zie figuur 7.5)
interdentale papillen	vullen strak de interdentale ruimten	vullen iets gereduceerd de interdentale ruimten	Afgevlakt kratervormig hyperplastisch (zie figuur 7.6)
sulcusvocht	normaal	normaal	afvoer secretie

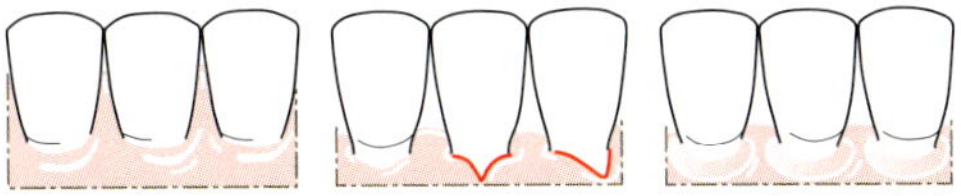

Figuur 7.5 Schematische weergave van een gezonde en pathologische gingivarand.

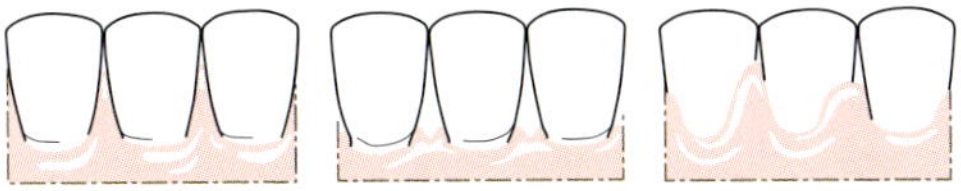

Figuur 7.6 Schematische weergave van een gezonde en pathologische interdentale papil.

7.3.2 Pocketdiepten

Een belangrijk onderdeel van de parodontale diagnostiek is het bepalen van pocketdiepten. De pocketdiepte wordt bepaald door met behulp van een pocketsonde op een aantal plaatsen de afstand te meten tussen de rand van de gingiva en de bodem van de pocket (figuur 7.7). Meestal worden twee buccale, twee palatinale/linguale, een mesiale en een distale locatie gekozen.

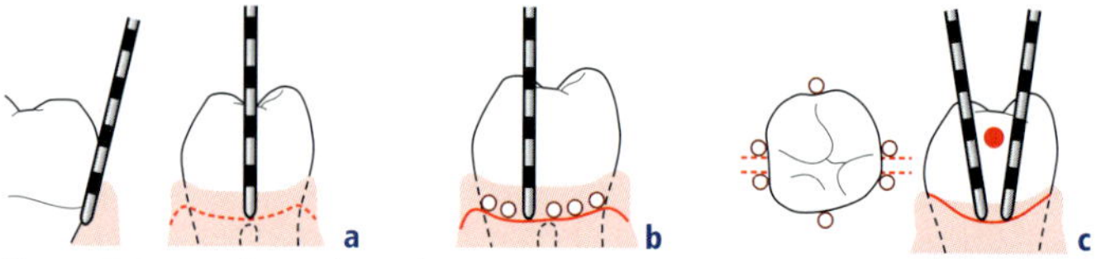

Figuur 7.7 De pocketsonde wordt in contact met het gebitselement langzaam in de sulcus gingivalis geschoven tot in apicale richting weerstand wordt gevoeld (a). Dit wordt gedaan op een aantal plaatsen (b). Interdentaal kan onder een kleine verticale hoek worden gemeten (c).

7.3.3 Verlies van parodontale aanhechting

Het verlies van parodontale aanhechting wordt bepaald door de afstand te meten tussen de glazuur-cementgrens en de bodem van de pocket of door de pocketdiepte en de gemeten afstand tussen de glazuur-cementgrens en de rand van de gingiva te sonderen (figuur 7.8).

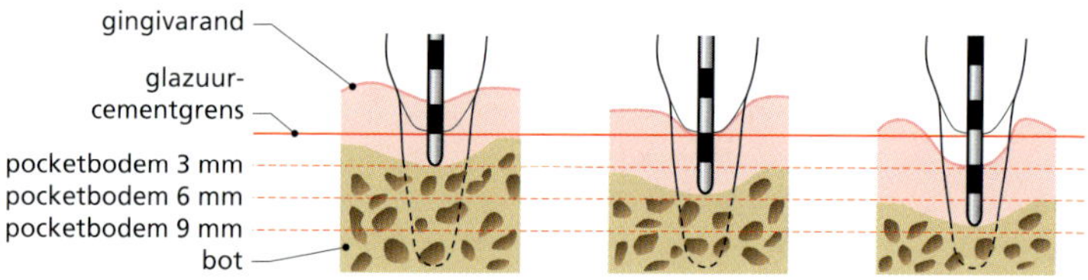

Figuur 7.8 Meten van het verlies van parodontale aanhechting.

7.3.4 Toegankelijke wortelfurcatie

Meerwortelige gebitselementen hebben furcaties tussen de verschillende wortels. Bij verlies van parodontale aanhechting kunnen deze furcatiegebieden door een gebrek aan botcontact toegankelijk worden. Als de parodontale ontsteking zich heeft uitgebreid tot in het gebied van de wortelfurcaties, heeft dit consequenties voor de professionele reiniging en de benodigde zelfzorg en dus voor de prognose van het gebitselement. Daarom is het belangrijk de ernst van een furcatieprobleem te kennen. De mate van horizontale toegankelijkheid kan worden gemeten met een speciaal gebogen sonde, de nabers-furcatiesonde, die een verdeling kent in gebieden van 3 mm. Voor onderscheid naar de ernst van een horizontaal furcatieprobleem bestaat een classificatiesysteem (tabel 7.5).

Tabel 7.5 Classificatie naar ernst van een horizontaal furcatieprobleem.

classificatie	omschrijving
graad 1	licht toegankelijke furcatie: tot en met 2 mm
graad 2a	matig toegankelijke furcatie: tot en met 4 mm
graad 2b	diep toegankelijke furcatie: vanaf 4 mm
graad 3	doorgankelijke furcatie: de nabers-furcatiesonde kan volledig door de furcatie

7.3.5 Mobiliteit gebitselement

Mobiele gebitselementen hebben een slechtere prognose dan immobiele. Daarom is mobiliteit een belangrijk criterium in de parodontale diagnostiek. Ook voor de mate van mobiliteit is een eenvoudige classificatie beschikbaar (tabel 7.6).

Tabel 7.6 Classificatie voor de mate van mobiliteit van gebitselementen.

classificatie	omschrijving
graad 0	fysiologische mobiliteit: horizontale beweging 0,1-0,2 mm
graad 1	geringe verhoogde mobiliteit: horizontale beweging tot en met 1 mm
graad 2	duidelijke verhoogde mobiliteit: horizontale beweging meer dan 1 mm
graad 3	ernstige mobiliteit: horizontale en verticale beweging

7.3.6 Parodontale prognose

Van elk afzonderlijk gebitselement kan een prognose worden gegeven. Ook hiervoor is een classificatiesysteem beschikbaar (tabel 7.7).

Tabel 7.7 Classificatie van de parodontale prognose.

classificatie	omschrijving
goed	de parodontale status kan worden gestabiliseerd door behandeling en nazorg; daarna is het onwaarschijnlijk dat verdere parodontale afbraak zal plaatsvinden
twijfelachtig	de parodontale status kan onder invloed staan van lokale en/of systemische factoren die wel of niet onder controle zijn; de parodontale status kan worden gestabiliseerd door behandeling en nazorg als deze factoren onder controle zijn; als dit niet het geval is, kan verdere parodontale afbraak plaatsvinden
ongunstig	de parodontale status staat onder invloed van lokale en/of systemische factoren die niet onder controle zijn te brengen; ondanks behandeling en nazorg zal verdere parodontale afbraak plaatsvinden
hopeloos	extractie is de remedie

7.4 Initiële parodontale therapie

De eerste fase van een parodontale behandeling, meestal initiële parodontale therapie genoemd, omvat informatie, motivatie, instructie, elimineren locaties voor plaqueretentie, *scalen, rootplanen* en nazorg. Het doel van de behandeling is een zodanige toestand te bereiken dat het parodontium volledig kan genezen en eventueel kan regenereren.

7.4.1 Scalen en rootplanen

Supragingivaal scalen is het verwijderen van alle zachte en harde afzettingen op de supragingivale kroon- en wortelvlakken. Subgingivaal scalen is het verwijderen van alle zachte en harde afzettingen op de subgingivale wortelvlakken. Rootplanen is het zo glad mogelijk maken van de worteloppervlakken.
Tijdens subgingivaal scalen en rootplanen kunnen bij een gebrek aan direct zicht de worteloppervlakken worden afgetast met een pocketsonde om te beoordelen of er subgingivale obstakels zijn (figuur 7.9-7.13).

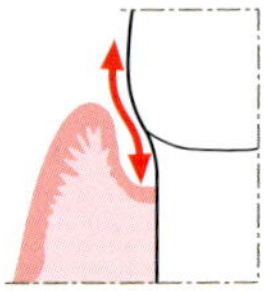

Figuur 7.9 Schoon worteloppervlak.

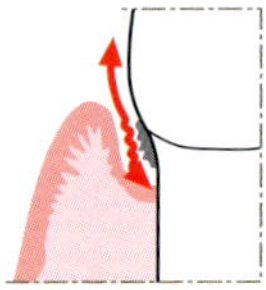

Figuur 7.10 Tandsteen op worteloppervlak.

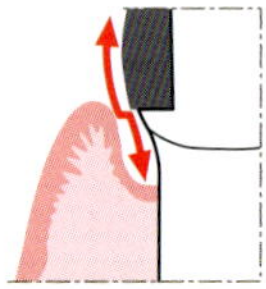

Figuur 7.11 Onregelmatig worteloppervlak door overhangende restauratie.

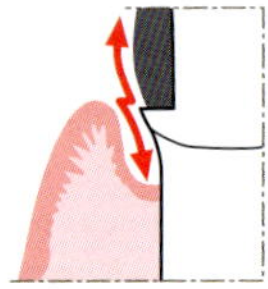

Figuur 7.12 Onregelmatig worteloppervlak door onderstaande restauratie.

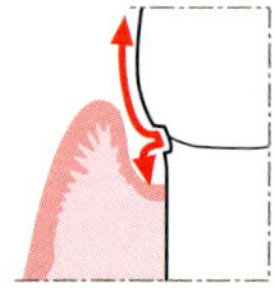

Figuur 7.13 Onderbreking worteloppervlak door cariës, gebitsslijtage of externe wortelresorptie.

7.4.2 Instrumenten

Scalers

Scalers bestaan uit een handvat, een schacht en (meestal beiderzijds) een werkblad. Het werkblad kent een binnenvlak en twee buitenvlakken, die elkaar snijden in een of twee snijranden. De lengte en de dikte van de diverse onderdelen kunnen verschillend zijn per instrument en dat geldt ook voor de buiging van de hals in een of meer hoeken. Deze variabelen worden bepaald door de gebitsvlakken die het instrument moet kunnen reinigen (figuur 7.14). Scalers zijn ontworpen om supra- en subgingivaal tandsteen te verwijderen bij niet te diepe pockets.

Curetten

Curetten zijn op dezelfde wijze opgebouwd als scalers, met als verschil dat de uiteinden van de werkbladen niet puntig zijn, maar rond (figuur 7.14). Door deze specifieke vorm zijn ze geschikt voor rootplanen in diepe pockets en toegankelijke wortelfurcaties.

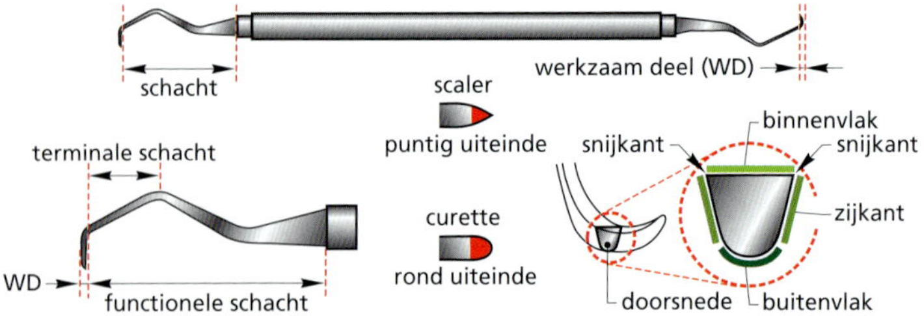

Figuur 7.14 Te onderscheiden delen van een scaler en een curette.

Onderhoud scalers en curetten

Scalers en curetten moeten regelmatig worden geslepen om hun maximale werkbereik te behouden. Dit kan met een slijpsteen van bijvoorbeeld arkansas. Het instrument wordt met het snijvlak in horizontale positie stevig met een hand gefixeerd. Met de slijpsteen in de andere hand wordt nu het snijvlak van het instrument in de lengterichting bewerkt, waarbij de oorspronkelijke vorm van het werkzame deel behouden moet blijven (figuur 7.15).

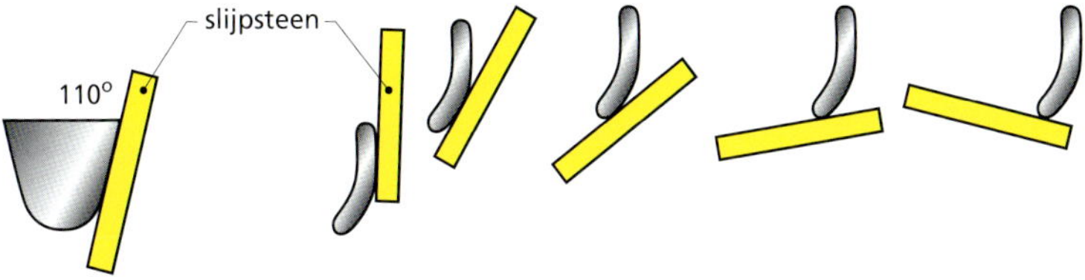

Figuur 7.15 Positionering van de slijpsteen ten opzichte van het werkzame deel van een instrument.

7.4.3 Techniek van scalen en rootplanen

Het hanteren van de instrumenten gaat als regel in de zogenoemde pengreep. Dat betekent dat het instrument op de overgang van handvat naar schacht wordt vastgehouden tussen duim en wijs- en middelvinger, terwijl met de ringvinger en pink wordt gesteund op naburige gebitselementen (figuur 7.16).

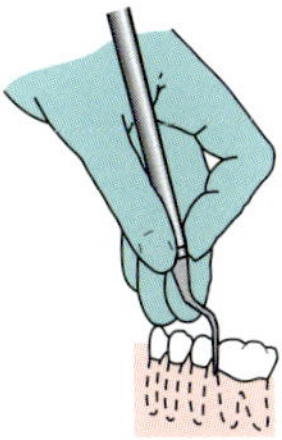

Figuur 7.16 Hanteren van scaler/curette.

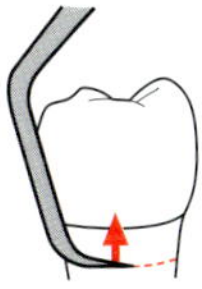

Figuur 7.17 Verticale scaling.

Een worteloppervlak kan met de juiste scaler voor die locatie worden gereinigd, door het instrument zo ver mogelijk apicaal te positioneren en het dan, gefixeerd tegen de wortel, naar coronaal te verplaatsen (figuur 7.17).

Supragingivaal tandsteen wordt met deze scaling vrij gemakkelijk verwijderd. Subgingivaal tandsteen is harder en niet of moeilijker zichtbaar en daardoor lastiger te verwijderen. Als na diverse herhalingen met de scaler geen weerstand meer wordt gevoeld, kan de rootplaning volgen. Dit gebeurt door, met een geschikte curette, met duw- en trekbewegingen het worteloppervlak volledig glad te maken.

7.5 Parodontale chirurgie

7.5.1 Inleiding

Als de initiële parodontale therapie ook na één of meer herhalingen en bij een goede mondverzorging geen gezond parodontium oplevert, kan parodontale chirurgie worden overwogen. Een andere mogelijkheid is overgaan tot extracties. Vanwege het ingrijpende karakter en de grote gevolgen moet deze beslissing op goede gronden en weloverwogen worden genomen. Vooral als de mondverzorging als onderdeel van de initiële parodontale therapie helemaal in orde is gekomen, kan het voor de patiënt een hard gelag zijn als gebitsbehoud niet mogelijk blijkt.
Het hoofddoel van parodontale chirurgie is correctie van het parodontium om de parodontale infectie te kunnen elimineren en om een effectievere mondverzorging mogelijk te maken. Subdoelen zijn:

- inspectie van de subgingivale weefsels;
- nadere reiniging van de subgingivale weefsels;
- pocketreductie;
- vormcorrectie van de gingiva.

7.5.2 Chirurgische methoden

De chirurgische methoden die kunnen worden toegepast zijn:

- curettage;
- pocketeliminatie;
- parodontiumregeneratie.

Curettage

Naast het supra- en subgingivale tandsteen wordt ook de binnenzijde van de ontstoken gingivabedekking verwijderd. De scherpe werkzijde van een curette wordt tegen de binnenbekleding van de pocket geplaatst en tegelijkertijd wordt met een vinger aan de buitenzijde tegendruk gegeven. Door de curette verticaal te bewegen wordt de binnenbekleding, die bestaat uit granulatieweefsel en epitheel, verwijderd. Daarna kan, op voorwaarde dat het worteloppervlak absoluut schoon is, de wond genezen en kan op de binnenbekleding een gezonde epitheellaag ontstaan. Als er veel schade aan de gingiva is toegebracht, kan het verstandig zijn deze te hechten.
Een andere methode van curettage is om de gingiva volledig los te prepareren van het worteloppervlak en een deel van de processus alveolaris. Dit wordt wel open curettage genoemd of 'gemodificeerde widman-flap'. De methode biedt meer overzicht en daardoor is de reiniging gemakkelijker uitvoerbaar. Een tweede verschil met de gewone curettage is dat de ontstoken binnenbekleding niet met een curette wordt verwijderd maar met een scalpel (figuur 7.18). Hechten is altijd noodzakelijk.

Pocketeliminatie

Eigenlijk is de naam pocketeliminatie niet juist. De bedoeling achter de term is dat de ontsteking wordt geëlimineerd en dat er een pocket overblijft die bestaat uit schone, gezonde weefsels. Pocketeliminatie kan worden onderverdeeld in:

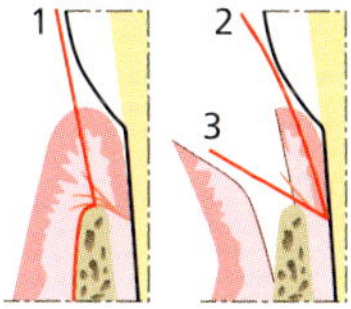

Figuur 7.18 Open curettage: Incisie horizontaal in de marginale gingiva tot aan de botrand en wegklappen van het buitenste deel (1); incisie in de sulcus tot de parodontale aanhechting (2); nagenoeg horizontale incisie om het ontstoken weefsel los te maken van het parodontale ligament en het worteloppervlak (3).

- gingivectomie;
- ingekorte lap;
- distale excisie;
- apicaal geplaatste lap;
- botcorrectie.

Gingivectomie. Met een gingivectomie wordt een deel van de gingiva verwijderd. Een gingivectomie is alleen geïndiceerd bij geringe pockets van 3-4 mm, die in elk geval niet reiken tot onder het coronale botniveau. Oriëntatiepunt is de bodem van de pocket en van daaruit verloopt de incisie schuin naar apicaal. Na de gingivectomie wordt een wondverband aangebracht waaronder de genezende wond met epitheel wordt bedekt zodat een situatie met gezonde weefsels ontstaat. Het wondverband kan na één tot twee weken worden verwijderd.

Ingekorte lap. De methode van een ingekorte lap behelst het losmaken, reinigen en inkorten en op de oorspronkelijke positie vasthechten van het marginale deel van de gingiva. Er is veel overeenkomst met de open curettage. Voorwaarde voor het uitvoeren van deze methode is dat de gingivalaag dik is. Oriëntatiepunt is de bodem van de pocket. De gingiva wordt schuin vanaf coronaal ingezet en is gericht op een punt iets apicaal van de top van de botrand. Met deze incisie wordt direct de laag gingiva dunner gemaakt en ingekort. Hierna wordt de lap teruggeklapt tegen het worteloppervlak en vastgehecht (figuur 7.19).

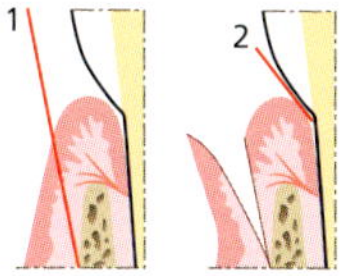

Figuur 7.19 Ingekorte lap: Incisie schuin horizontaal in de marginale gingiva tot iets apicaal van de botrand (1); incisie in de sulcus tot de parodontale aanhechting (2).

Distale excisie. Distale excisie is in principe gelijk aan de ingekorte lap. Deze methode is alleen toegesneden op de specifieke situatie distaal van een achterste molaar (figuur 7.20). Vaak is hier een diepe pocket aanwezig en niet zelden zonder veel botafbraak.

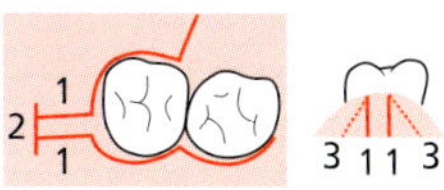

Figuur 7.20 Distale excisie: Incisies schuin horizontaal in de marginale buccale en palatinale/linguale gingiva uitgebreid tot het distale gebied (1); verbinding van deze dorsale incisies met een kleine incisie (2); dunner maken van de gingivalappen (3).

Apicaal geplaatste lap. Een apicaal geplaatste lap is geïndiceerd als er slechts een kleine hoeveelheid aangehechte gingiva is. Door de gingiva los te maken, naar apicaal te verplaatsen en daar te hechten, kan keratinisatie plaatsvinden (figuur 7.21).

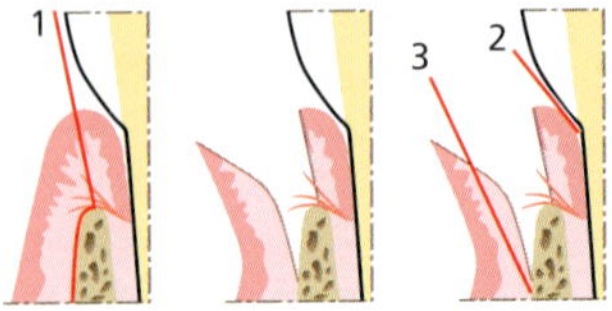

Figuur 7.21 Apicaal geplaatste lap: Incisie schuin horizontaal vanaf de top van de marginale gingiva tot de top van het alveolaire bot en gingiva deels losmaken van het bot (1); verwijdering van het deel van de gingiva aan de wortelzijde (2); dunner maken van de gingivalap, herplaatsen tot juist boven de botrand en daar vasthechten (3).

Botcorrectie. Een correctie van het alveolaire bot is nodig als door de parodontitis onregelmatigheden en angulaire defecten in het bot zijn ontstaan. Botdefecten vormen een belemmering voor het verkrijgen van een gezond en eenvoudig reinigbaar parodontium na initiële therapie en ze kunnen pockets instandhouden. Botcorrecties kunnen worden uitgevoerd met hand- of roterend instrumentarium. Onderscheid wordt gemaakt tussen osteoplastie en ostectomie. Met osteoplastie wordt het alveolaire bot alleen bewerkt, zonder verwijdering van ondersteunend bot (figuur 7.22). Bij ostectomie vindt verwijdering van bot plaats om een gladdere botcontour te bewerkstelligen, waarbij de top van het alveolaire bot op een meer apicaal niveau komt te liggen (figuur 7.23).

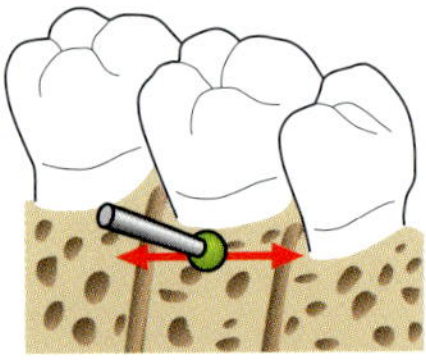

Figuur 7.22 Osteoplastie: egalisering van het alveolaire botoppervlak.

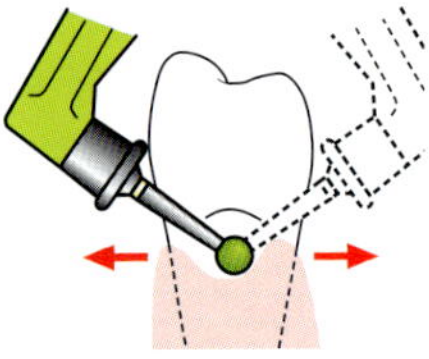

Figuur 7.23 Ostectomie: verwijdering van kraterwanden van het alveolaire bot.

Parodontiumregeneratie

Regenereren van parodontaal weefsel kan met behulp van een autogeen bottransplantaat, een botsubstituut of een membraan. Met deze regeneratiemethoden is het mogelijk nieuwe bindweefselaanhechtingen, nieuw cement en nieuw bot te creëren. Hiervoor moeten de verschillende weefsels op celniveau worden gestimuleerd tot weefselaanmaak. Dit proces vindt eigenlijk ook al plaats bij curettage, maar de weefselwinst blijft dan beperkt.

Autogeen bottransplantaat. Een autogeen bottransplantaat wordt gebruikt om een botdefect op te vullen met bot elders uit het lichaam, liefst uit de directe omgeving om extra wonden te vermijden. Veelgebruikte donorplaatsen op iets grotere afstand zijn de kin, het tuber maxillaris en het retromolaargebied in de onderkaak.

Botsubstituut. Deze methode berust op opvulling van een botdefect met een vervangend materiaal. Toegepaste botsubstituten zijn: bèta-tricalciumfosfaat en hydroxyapatiet.

Geleide weefselregeneratie. Als epitheel en bindweefsel door een membraan worden afgesloten van een gereinigd deel van het parodontium, kan daaronder nieuw weefsel worden gevormd dat weer een parodontale aanhechting tot stand brengt. Dit heet geleide weefselregeneratie en deze methode kan worden toegepast met een niet-resorbeerbare of een resorbeerbare membraan. De niet-resorbeerbare membraan bestaat uit geëxpandeerd teflon, dat poriën bezit en enige mate van flexibiliteit heeft. Nadeel is uiteraard dat de membraan moet worden verwijderd na de weefselregeneratie. Een resorbeerbare membraan is gemaakt van polymelkzuur, collageen of Vicryl®. Tijdens de resorptie van de membraan ontstaat vrijwel onvermijdelijk een ontstekingsreactie en die heeft een ongunstige invloed op het geregenereerde weefsel.

7.5.3 Gingivacorrectie

Chirurgische correcties van de gingiva kunnen geïndiceerd zijn als er lokale gingivarecessies zijn.
Een gingivarecessie kan optreden door een:
- trauma, bijvoorbeeld door een agressieve methode van tandenpoetsen;
- roken;
- ectosteme positie van een gebitselement waardoor de botbedekking van de wortel tekortschiet;
- innig contact met een bindweefselstreng of frenulum.

Indeling gingivarecessies
Volgens de indeling van Miller zijn er vier klassen gingivarecessies (tabel 7.8).

Tabel 7.8 Klassen gingivarecessies volgens Miller.

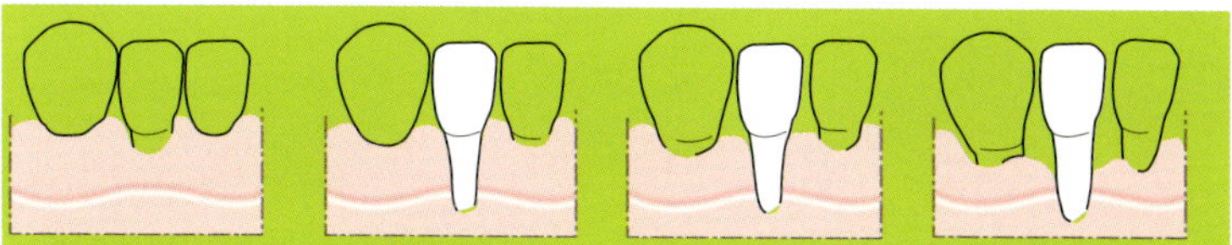

klasse 1	klasse 2	klasse 3	klasse 4
• overschrijdt niet de mucogingivale grens • geen verlies van interdentaal bot of zacht weefsel	• overschrijdt de mucogingivale grens • geen verlies van interdentaal bot of zacht weefsel	• overschrijdt de mucogingivale grens • verlies van interdentaal bot of zacht weefsel	• overschrijdt de mucogingivale grens • recessie op gelijke hoogte met zacht weefsel

Methoden van gingivacorrectie

Een chirurgische correctie van een gingivarecessie is alleen zinvol en mogelijk in de klassen 1 en 2 van de indeling volgens Miller. De beschikbare chirurgische methoden zijn:

- transplantaat door middel van een gesteelde (semilunaire) lap (figuur 7.24 en 7.25);
- vrij transplantaat (figuur 7.26).

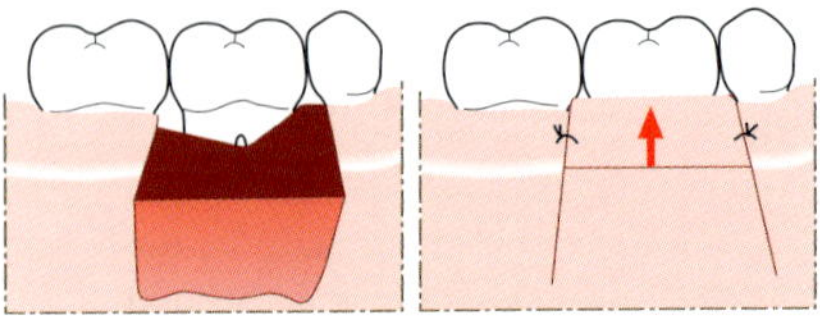

Figuur 7.24 Gesteelde lap. Vanuit de sulcus aan weerszijden van het gebitselement worden schuin weglopende incisies gemaakt tot voorbij de mucogingivale grens zodat een trapeziumvormige lap kan ontstaan. De trapeziumvormige lap wordt overlangs gespleten tot juist voorbij het niveau van de gingivarecessie. Vanaf dat punt wordt de lap volledig losgemaakt tot voorbij de mucogingivale grens. Daarna wordt de losse lap naar coronaal verplaatst zodat de wortel volledig is bedekt en op die positie vastgehecht.

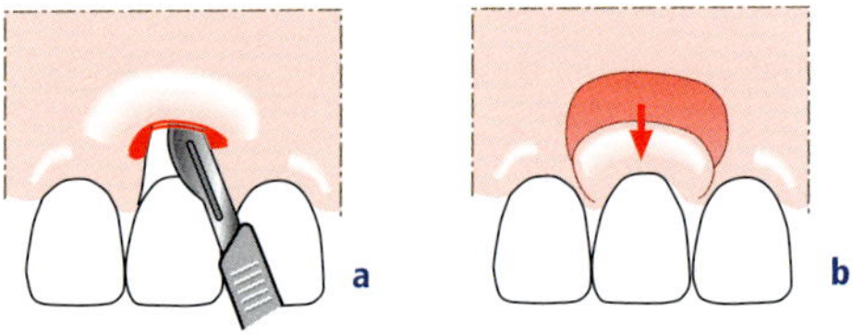

Figuur 7.25 Gesteelde semilunaire lap. Apicaal van de gingivarecessie wordt parallel aan de gingivarand een semilunaire incisie uitgevoerd, beiderzijds van het gebitselement tot aan de interdentale gingivapapil (a). De semilunaire lap wordt overlangs volledig gespleten. Daarna wordt de losse lap naar coronaal verplaatst zodat de wortel volledig is bedekt en op die positie met lichte druk gedurende 5 minuten gefixeerd (b). Tot slot wordt een wondverband aangebracht.

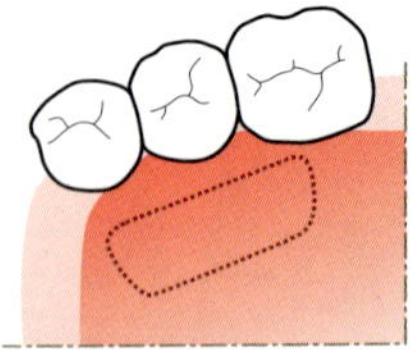

Figuur 7.26 Vrij transplantaat. De meest geschikte plaats om een vrij transplantaat te oogsten dat op de gingivarecessie wordt geplaatst en vastgehecht, is het palatum in het (pre)molaargebied.

7.6 Parodontale nazorg

Het resultaat van de behandeling van parodontitis is op langere termijn alleen succesvol bij voldoende zelfzorg en adequate professionele nazorg. Alle factoren die van invloed zijn op de parodontale stabiliteit verdienen controle met een individueel vast te stellen frequentie. Om die frequentie vast te stellen, moet rekening worden gehouden met diverse factoren:

- dagelijkse mondverzorging;
- genetische factoren;
- roken;
- samenstelling subgingivale microflora;
- niveau van parodontale aanhechting;
- restpockets;
- furcatieproblemen;
- mobiliteit gebitselementen.

8 Endodontologie

8.1 Definitie

De endodontologie is het onderdeel van de tandheelkunde dat zich bezighoudt met de anatomie en fysiologie van het endodontium alsmede met de etiologie, preventie, pathologie, diagnostiek en behandeling van endodontische aandoeningen en verwondingen. Het endodontium omvat daarbij de pulpa alsmede de omringende, met de pulpa fysiologisch communicerende weefsels, het dentine en het parodontium. Etiologie en diagnose van orale pijn maken integraal deel uit van het praktische onderdeel van de endodontologie, de endodontie.

8.2 Aandoeningen endodontium

Het endodontium staat via cariëslaesies, preparaties van cariëslaesies, geëxposeerde dentinetubuli, iatrogene furcaties, zijkanalen, of het apicale foramen in verbinding met het parodontium van het desbetreffende gebitselement en/of de gehele mondholte. Via al deze wegen kunnen pathologische processen de pulpa aantasten (figuur 8.1).

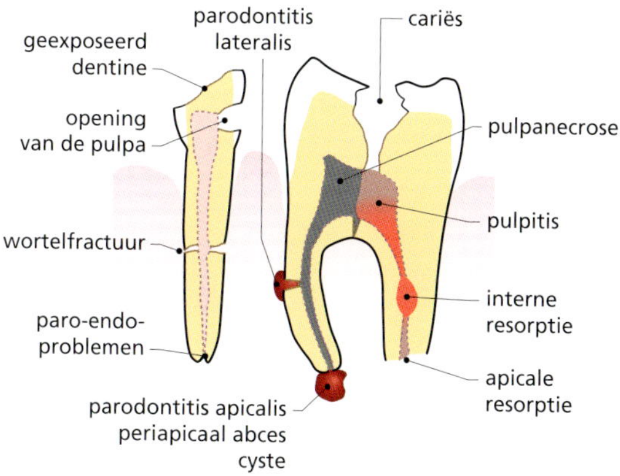

Figuur 8.1 Pathologische processen die de pulpa kunnen aantasten en de gevolgen daarvan.

8.3 Endodontie

Grofweg kan de endodontie worden verdeeld in vier deelgebieden, preventieve, conserverende en chirurgische endodontie en post-endodontische restauratieve behandeling.

Preventieve endodontie omvat:
- cariëspreventie;
- weefselsparende, restauratieve behandeling (drukvrije preparaties met voldoende waterkoeling);
- bescherming van de pulpa en het dentine;
- restauraties met adequate randopbouw en occlusie en articulatie.

Conserverende endodontie richt zich op adequate preparatie, desinfectie en afsluiting van het wortelkanaalstelsel.

Chirurgische endodontie bestaat uit vijf onderdelen:
- apicale curettage
- apexresectie
- hemisectie
- wortelamputatie
- premolarisatie.

Post-endodontische restauratieve behandeling omvat (figuur 8.2):
- knobbelstabilisering door een adhesieve restauratie;
- intern bleken;
- vervaardiging stiftopbouw;
- vervaardiging adequate restauratie.

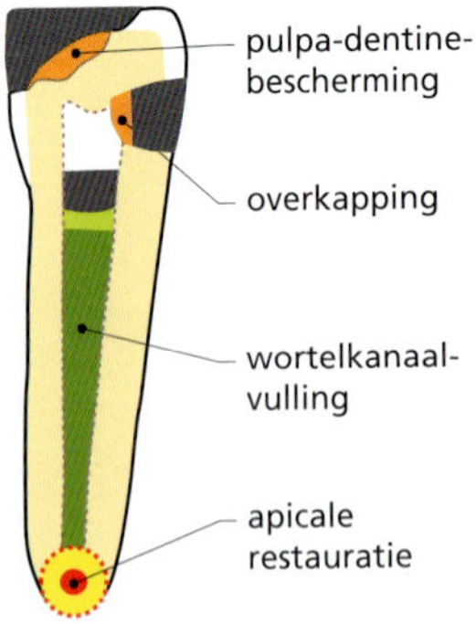

Figuur 8.2 Post-endodontische behandelingen.

In dit hoofdstuk komen achtereenvolgens aan de orde: conserverende en chirurgische endodontie en endodontie in de melkdentitie.

8.4 Conserverende endodontie

8.4.1 Inleiding

De indicatie voor een endodontische behandeling, in het vervolg van dit hoofdstuk wortelkanaalbehandeling genoemd, moet voldoen aan de in figuur 8.3 vermelde criteria.

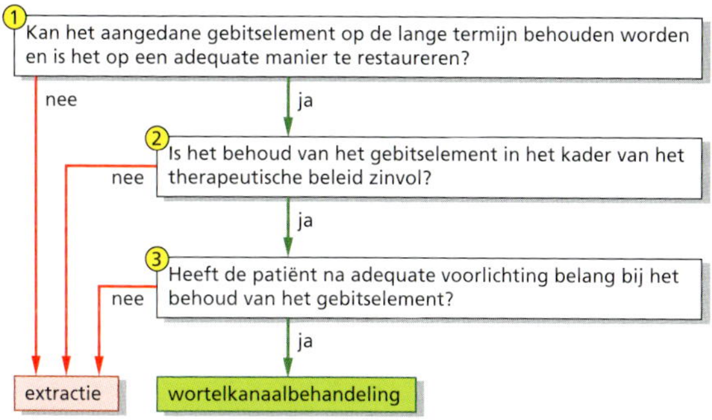

Figuur 8.3 Indicatiecriteria voor een wortelkanaalbehandeling.

Ook de contra-indicaties zijn af te leiden uit figuur 8.3. Voorbeelden van contra-indicaties zijn:

A Extractierijpe gebitselementen:
- onvoldoende parodontale aanhechting;
- diepe kroon-wortelfractuur, verticale fractuur;
- uitgesproken interne of externe resorptie;
- gebitselementen met geoblitereerde wortelkanalen en tekenen van apicale ontstekingen of pijn.

B Niet of nauwelijks functionele gebitselementen:
- gebitselementen waarvan de functie restauratief niet meer kan worden hersteld;
- gebitselementen zonder esthetische of functionele betekenis.

C Andere argumenten:
- gebrekkige medewerking van de patiënt, bijvoorbeeld door weigering noodzakelijke onderdelen van de behandeling te ondergaan;
- ontoereikende mondhygiëne of een te groot aantal aangetaste gebitselementen;
- onvoldoende toegang tot het gebitselement, onvoldoende mondopening;
- medische contra-indicaties.

8.4.2 Classificatie

Om een tandarts in staat te stellen de moeilijkheidsgraad van een wortelkanaalbehandeling te bepalen, is een lijst met een uitgebreid aantal objectieve criteria opgesteld, de Classificatie Endodontische Behandeling (CEB; tabel 8.1).

Tabel 8.1 Classificatie Endodontische Behandeling.

criteria	1 punt = gemiddeld risico	2 punten = bovengemiddeld risico	5 punten = groot risico
A. patiëntgebonden factoren			
1. mondopening en fysieke beperkingen	normale mondopening (≥ 35 mm)	beperkte mondopening (25-35 mm) moeilijkheden om film vast te houden	zeer beperkte mondopening (≤ 25 mm) beperking om achterover te liggen
2. röntgenologische problemen	normale condities	sterke braakreflex smal en vlak palatum of ondiepe mondbodem	moeilijk om een goed beeld te krijgen door gesuperponeerde anatomische structuren
3. diagnose	duidelijk symptomen en klinische bevindingen: diagnose levert geen problemen op	differentiële diagnose bij duidelijk symptomen en klinische bevindingen	complexe symptomen en tegenstrijdige of onduidelijke klinische bevindingen: diagnose moeilijk te stellen
B. gebitselementgebonden factoren			
4. positie in tandboog	front en premolaren	1e of 2e molaar	3e molaar
5. inclinatie en rotatie gebitselement	geen/geringe inclinatie (≤ 10°) geen/geringe rotatie (≤ 10°)	matige inclinatie (10-30°) matige rotatie (10-30°)	extreme inclinatie (≥ 30°) extreme rotatie (≥ 30°)
6. morfologische afwijking kroon/ probleem bij isolatie gebitselement	normale, oorspronkelijke kroonmorfologie geen voorbehandeling vereist voor isolatie	taurodontie/microdontie eenvoudige voorbehandeling voor isolatie vereist	dubbeltand/dens in dente* uitgebreide voorbehandeling voor isolatie vereist
7. toegankelijkheid wortelkanaalstelsel	normale toegankelijkheid	discrepantie lengteas wortel en kroon amalgaamopbouw zonder wortelstift in pulpakamer	gegoten restauratie composietopbouw in pulpakamer wortelstift/gegoten stiftopbouw*
8. wortel- en kanaalmorfologie	I-vormige kanaalconfiguratie geen of geringe kanaalkromming (< 10°) frontelement of premolaar met één kanaal	J-vormige kanaalkromming matige kanaalkromming (10-30°) frontelement of premolaar met twee kanalen kanaalbehandeling reeds gestart, maar niet voltooid door andere behandelaar	C- of S-vormige kanaalkromming C-vormig kanaalstelsel extreme kanaalkromming (≥ 30°) premolaar met drie kanalen molaar met > 3 kanalen kanaalsplitsing in middelste of apicale derde deel zeer lange wortel (≥ 30 mm)
9. morfologie apex	gesloten (= volgroeide) apex		open apex: onvolgroeide apex/apexresectie zonder retrograde afsluiting
10. calcificatie wortelkanaal	goed zichtbaar wortelkanaal	pulpakamer/wortelkanaal zichtbaar maar aanzienlijk vernauwd pulpasteen	bijna geheel of gedeeltelijk onzichtbaar verloop wortelkanaal kanaal niet zichtbaar

criteria	1 punt = gemiddeld risico	2 punten = bovengemiddeld risico	5 punten = groot risico
11. resorptie		interne wortelresorptie zonder perforatie apicale wortelresorptie	interne wortelresorptie met perforatie externe wortelresorptie met of zonder perforatie*
12. iatrogeen incident		wortelperforatie boven botniveau	afgebroken instrument* *ledging* apicale transportatie* wortelperforatie onder botniveau*
C. additionele factoren			
13. revisie van eerder voltooide behandeling			revisie van eerder voltooide behandeling zilverstiftsectie*
14. trauma	ongecompliceerde kroonfractuur wortelfractuur in apicale derde deel contusie	gecompliceerde fractuur bij volgroeide apex wortelfractuur in middelste derde deel subluxatie/fractuur processus alveolaris	gecompliceerde fractuur bij onvolgroeide apex wortelfractuur in cervicale derde deel andere luxatie/avulsie
15. gecombineerd endodontisch-parodontale laesie			mobiliteit/pocket/ fenestratie/dehiscentie furcatieproblematiek wortelresectie/hemisectie uitgevoerd of noodzakelijk
subtotaal	× *1* =	× *2* =	× *5* =
**valt automatisch in klasse iii*		*totaal →*	*14-18 punten: klasse i* *19-24 punten: klasse ii* *> 24 punten: klasse iii*

Omdat het ondoenlijk is om voor elke wortelkanaalbehandeling deze uitgebreide screening uit te voeren, is een simpele, korte index gemaakt, de Dutch Endodontic Treatment Index (DETI). Hiermee kan onderscheid worden gemaakt tussen een ongecompliceerde (score A) en een gecompliceerde (score B) wortelkanaalbehandeling. Indien geen van de criteria van de DETI van toepassing is, is de wortelkanaalbehandeling als ongecompliceerd aan te merken (score A). Wanneer één of meer criteria van toepassing zijn, bestaat de kans dat zich complicaties kunnen voordoen bij het uitvoeren van de wortelkanaalbehandeling (score B). Daarom wordt in dat geval de Classificatie Endodontische Behandeling uitgevoerd om de moeilijkheidsgraad vast te stellen en om te overwegen de behandeling zelf uit te voeren, of de patiënt te verwijzen naar een tandarts-endodontoloog.

Dutch Endodontic Treatment Index

JA

- Fysieke beperkingen of coöperatie patiënt matig tot slecht.
- Diagnose moeilijk te stellen.

- Premolaar met meer dan twee kanalen.
- Molaar met meer dan drie kanalen of derde molaar.
- Kanaalsplitsing in het middelste of het apicale derde deel.
- Matige tot sterke rotatie en/of inclinatie van het gebitselement (meer dan 10°).
- Afwijkende kroon- en/of wortelmorfologie of wortel langer dan of gelijk aan 30 mm.
- Voorbehandeling nodig bij isolatie met behulp van rubberdam.
- Kroon, opbouw en/of wortelstift aanwezig.
- Matige tot sterke kanaalkrommingen (meer dan 10°).
- Obstructie, resorptie, calcificatie of perforatie van het wortelkanaal en/of open apex.
- Gebitselement eerder endodontisch behandeld.
- Gecombineerde endodontische en parodontale problematiek.
- Trauma.

8.4.3 Diagnostiek

De diagnostische hulpmiddelen die de tandarts-algemeen practicus ter beschikking staan, zijn vermeld in tabel 8.2.

Tabel 8.2 Diagnostische hulpmiddelen.

anamnese	pijnanamnese (zie ook hoofdstuk 3)
onderzoek	inspectie: cariës, insufficiënte restauraties, kroonfracturen enz.
röntgenfoto	voor een wortelkanaalbehandeling zijn minimaal drie röntgenfoto's nodig: beginfoto, lengtefoto, controle van de wortelkanaalvulling.
palpatie van het apicale gebied in de omslagplooi	palpatievoelige gebieden kunnen wijzen op een periapicale ontsteking.
thermische sensibiliteitstest	applicatie van koude- (ijs, chloorethyl, koudespray) of warmteprikkels (warm water rond gebitselement na aanbrengen cofferdam); hiermee worden de vrije zenuwuiteinden van de pulpa geprikkeld waardoor thermische contractie of expansie kan optreden van de pulpa-inhoud, bijvoorbeeld necrosegassen. de diagnostische interpretatie is als volgt: • geen reactie: avitaliteit of normaal (sclerosering); • geringe tot matige reactie en onmiddellijke remissie: normaal; • matige reactie, dat wil zeggen de duur van de pijn is aanzienlijk langer dan de stimulus: aanwijzing voor pulpitis; • zeer sterke reactie: aanwijzing voor pulpitis; • koude verlicht de pijn of warmte veroorzaakt pijn: aanwijzing voor pulpitis of necrose.
percussietest	zachte percussie van de incisale rand of het occlusale vlak met de vingertop of de achterkant van een instrument; bij ontsteking ontstaat prikkeling van het periapicale weefsel (wortelvlies); de diagnostische interpretatie is als volgt: • geen reactie: waarschijnlijk geen ontsteking; • laterale percussiegevoeligheid: aanwijzing voor een parodontaal abces.
proefboring	prepareren cariëslaesie als gebitselement niet reageert op de thermische sensibiliteitstest, bijvoorbeeld door aanwezigheid kroon

anamnese	pijnanamnese (zie ook hoofdstuk 3)
	de odontoblastuitlopers in dentine worden geprikkeld; deze vitaliteitstest is het betrouwbaarst
bijtproef	de patiënt bijt op een speciaal instrument ('crack finder') en laat dit vervolgens los door de intercuspidale belasting kunnen losse dentinefragmenten bewegen in het pulpa-dentinestelsel en bij loslaten pijn veroorzaken; de diagnostische interpretatie is een barst in het dentine ('cracked tooth syndrome').
diafanoscopie	de kroon van het gebitselement wordt met koud licht doorstraald het licht dringt door de structuur van de harde gebitsweefsels de diagnostische interpretatie is als volgt: • frontelementen met een necrotische pulpa zijn minder translucent dan vitale gebitselementen; • licht diffundeert niet door een fractuurlijn (het deel achter de fractuurlijn blijft donkerder).
sondering parodontium	de diagnostische interpretatie is een parodontale laesie
selectieve anesthesie	de diagnostische interpretatie is het vinden van het oorzakelijke gebitselement door het verdwijnen van de pijn na successievelijke anesthesie van de verdachte gebieden

Terminologie
Voor tandartsen-algemeen practici is een op de klinische symptomen afgestemde terminologie zinvol.

Pulpitis
De pulpa is vitaal en ontstoken.
Symptomatische pulpitis: reversibel of irreversibel
Asymptomatische pulpitis (altijd irreversibel):

- meest voorkomende vorm: opening van de pulpa in het carieuze dentine;
- speciale vormen: hyperplastisch (pulpapoliep), interne wortelresorptie (wortel eraf).

Pulpanecrose
De pulpa is avitaal of necrotisch.

Apicale parodontitis
Ontsteking van het apicale parodontium met pulpale oorzaak.

- Symptomatische apicale parodontitis: acuut of chronisch.
- Asymptomatische apicale parodontitis (altijd chronisch).

Apicale parodontitis met fistelvorming langs parodontium
Deze ontsteking ontstaat door pulpanecrose of een insufficiënte wortelkanaalvulling met afvloeien van exsudaat via het parodontale ligament. De gecombineerde verschijnselen zijn een negatieve sensibiliteitstest en geïsoleerde, extreem diepe pockets met vaak een furcatie-aandoening en nauwelijks subgingivale plaque. Op een röntgenfoto is een periapicale en/of laterale radiolucentie zichtbaar. De primaire behandeling is een wortelkanaalbehandeling. Na een periode van genezing van 4-6 maanden kan nog een parodontale behandeling nodig zijn (figuur 8.4).

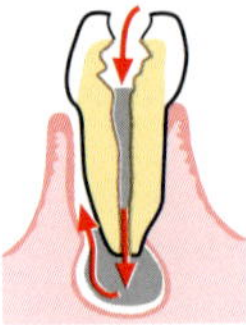

Figuur 8.4 Behandeling van apicale parodontitis met fistelvorming langs parodontium.

Combinatie pulpanecrose en parodontitis

Een gebitselement kan tegelijkertijd maar onafhankelijk van elkaar zijn aangetast door pulpanecrose en parodontitis. Ook de behandelingen staan los van elkaar: een wortelkanaalbehandeling en parodontale therapie.

Differentiële diagnostiek

Tabel 8.3 Differentiële diagnostiek van pathologische processen die de pulpa aantasten.

symptoom/bevinding	reversibele pulpitis	irreversibele pulpitis	'cracked-tooth-syndrome'	pulpanecrose	acute apicale parodontitis	parodontaal abces
pijn spontaan		x	(x)	(x)	x	X
pijn na stimulus			(x)			
pijn kortdurend	X					
pijn aanhoudend		X				
pijn pulserend		(x)			x	X
sensibiliteit: koudetest	+	+(-)	+	-	-	+(-)
sensibiliteit: gevoelig voor warmte	(x)	(x)	(x)	(x)	(x)	
sensibiliteit: koude vermindert de pijn		(x)			(x)	
percussietest verticaal	-	+(-)	+(-)	+(-)	+++	+[a]
percussietest: gevoelig bij bijten			(x)		x	(x)
percussietest: gevoelig bij aanraken					x	
percussietest: pijn bij loslaten			X			
palpatie in apexgebied: pijn					(x)	X
verhoogde mobiliteit gebitselement					(x)	X
röntgenfoto: apicale gebied normaal	x	x	x	(x)	(x)	(x)
röntgenfoto: verwijde parodontaalspleet		(x)		(x)	(x)	(x)
röntgenfoto: periapicale lucentie						(x)
andere belangrijke aanwijzingen	a	b	c			D

x = doorgaans aanwezig X = in hevige mate aanwezig ( ) = kan voorkomen + = positief - = negatief a = cariësverwijdering mogelijk zonder opening pulpakamer b = cariësverwijdering vereist opening pulpakamer c = sterke aanwijzingen anamnese ('op steentje gebeten') d = parodontale sondering, pocketsecretie.

8.4.4 Behandeling

De endodontische behandelprocedure is schematisch weergegeven in figuur 8.5.

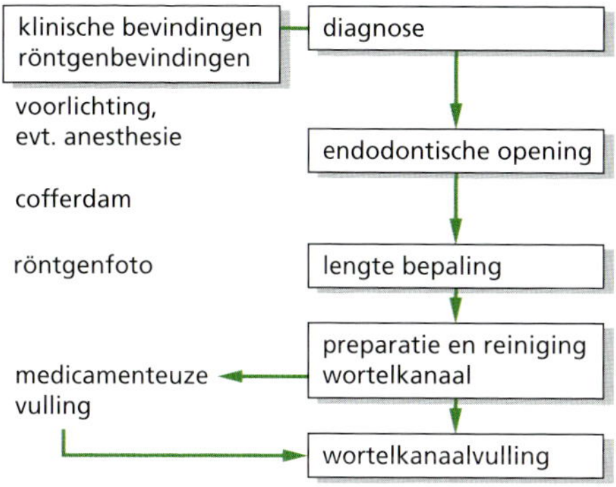

Figuur 8.5 Behandelprocedure.

Een endodontische behandeling vereist, net als elke andere behandeling, een exacte documentatie van de uitgevoerde diagnostische en therapeutische verrichtingen. Dit kan met behulp van een speciaal documentatieformulier.

Documentatieformulier

Patiënt:	datum	gebitselement
Anamnese:		
Klachten sinds:		
Soort klachten:		
gevoelig voor kou		
warmtegevoelig		
spontane pijn		
Bevindingen:		
Klinisch		
Sensibiliteitstest:		
Percussie:		
verticaal		
horizontaal		
Aanraking:		
Omslagplooi:		
Drukpijn / fistel / zwelling		
Röntgen		
apicaal gebied:		
parodontale spleet:		
resorptie:		

kanaalobstructie:
anders:

Restauratie
amalgaam / composiet / inlay / kroon / brugpijler / trauma / fractuur

Diagnose:

Rubberdamklem:
Naam behandelaar:

Lengtebepaling/preparatie:
Kanaal/instrumenttype:
Referentiepunt:

	ISO/lengte	ISO/lengte	ISO/lengte	ISO/lengte	ISO/lengte
NAALD:					
IAF					
MAF					
FF					

Medicament: Voorlopige sluiting:

WF:

Sealer/techniek/datum

Rö:

Controle: [ ] na 6 maanden [ ] na 1 jaar

Post-endodontische restauratie:

Instrumenten

Diamantslijpers

- Conische diamantslijper met gladde afgeronde punt; wordt toegepast na opening van de pulpa voor de verwijdering van de coronale randen; perforatie van de pulpakamerbodem is niet mogelijk (figuur 8.6).
- Slijper van hardmetaal met gladde afgeronde punt; wordt toegepast na opening van de pulpakamer voor de verwijdering van de coronale randen; perforatie van de pulpakamerbodem is niet mogelijk (figuur 8.6).

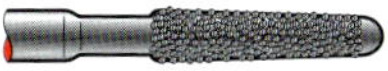

a

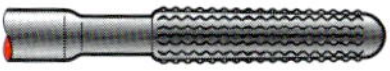

b

Figuur 8.6 Diamantslijpers. a Conische diamantslijper. b Slijper van hardmetaal met gladde, afgeronde punt.

Gates-boren

De gates-boren (*Gates-Glidden drills*), die worden gebruikt voor de verwijding van de kanaalingangen en voor het polijsten van coronale kanaaldelen, zijn beschikbaar in de lengtes van 21 en 25 mm (figuur 8.7). De boren moeten zonder druk en zonder ze te kantelen worden gebruikt. Als gates-boren breken, gebeurt dit bovenaan de schacht. Ze kunnen daardoor relatief gemakkelijk worden verwijderd. De maten worden met ringen op de schacht aangeduid. Door de grote kans op breuk achter de kop (nr. 1) en bij te excessieve verwijdering van dentine (nr. 5 en 6) wordt gebruik van deze maten ontraden.

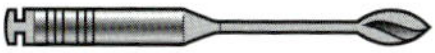

maat (Ø punt 1/10 mm)	005	007	009	011	013	015
(ISO Ø punt 1/100 mm)	050	070	090	110	130	150
andere maataanduiding	1	2	3	4	5	6

Figuur 8.7 Gates-boor.

Wortelkanaalvullers

Wortelkanaalvullers of lentulospiralen worden gebruikt voor het inbrengen van wortelkanaalsealer of calciumhydroxide-pasta (figuur 8.8). De naam lentulospiraal of -naald, naar de uitvinder Henri Lentulo, is eigenlijk een patent, maar de naam wordt nu voor alle wortelvullers gebruikt. De meest gebruikte lengtes zijn 17, 21, 25 en 29 mm. Bij gebruik van de instrumenten moet de juiste draairichting in acht worden genomen om breuk te voorkomen.

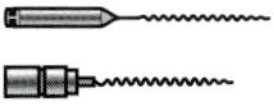

	rood	**blauw**	**groen**	**zwart**
Maat (Ø 1/100 mm)	27	36	45	55
geschikt voor MAF-maat ISO	30/35	40/45	50/55/60	70/80/90
andere maataanduiding	1	2	3	4

Figuur 8.8 Wortelkanaalvullers.

Vijlen en ruimers

Vijlen en ruimers in de vorm van handinstrumenten worden gebruikt voor de preparatie van het wortelkanaal. Naar de wijze van vervaardiging onderscheidt men:

- *K-type instrumenten*. Deze worden gedraaid van staal met een driehoekig of vierkant profiel. Als het instrument per millimeter lengte een kwart tot meer dan de helft van de spoed bevat, wordt het een vijl genoemd (figuur 8.9). Als het instrument per millimeter lengte minder dan een kwart tot minder dan een tiende van de spoed bevat, spreekt men van een ruimer (figuur 8.10). Deze instrumenten zijn sterk en breken niet snel.

- *H-type instrumenten.* Deze worden van rond staal gefreesd. Hierbij worden de snijkanten niet door de massa van het metaal gesteund. De breukvastheid hangt af van de sterkte van de metalen kern (figuur 8.11).

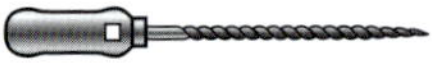

Figuur 8.11 Hedström-vijl.

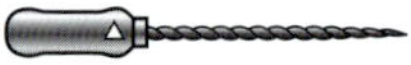

Figuur 8.9 K-vijl.

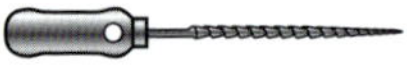

Figuur 8.10 K-ruimer.

De schachten van de vijlen onderscheiden zich naar de doorsnede van het werkzame deel als volgt:

- ruimer
- K-vijl
- hedström-vijl
- K-flexvijl.

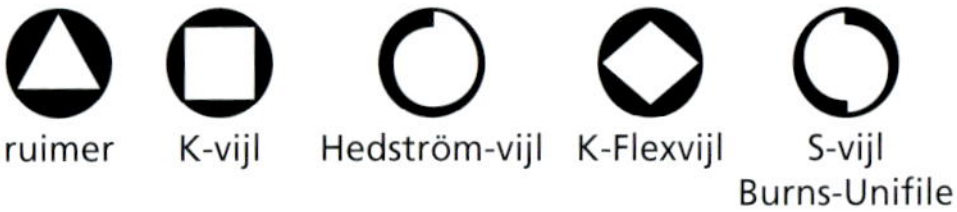

Figuur 8.12 Werkzame delen van de schachten van de typen vijlen.

K-vijlen en K-flexvijlen zijn leverbaar in roestvrijstaal en nikkel-titanium. Voor gebruik in sterk gekromde kanalen wordt nikkel-titanium geadviseerd.
De snij-effectiviteit, gedicteerd door de hoek van de snijkanten tot de as van het instrument, bepaalt de manier waarop het instrument in het wortelkanaal wordt gebruikt. In figuur 8.13 zijn de verschillende raaklijnhoeken van een ruimer (a), een K-vijl (b) en een hedström-vijl (c) weergegeven. Bij een grotere raaklijnhoek gaat de snij-effectiviteit bij rotatie verloren en de snij-effectiviteit bij translatie neemt toe. Daardoor zijn ruimers effectief bij rotatiebewegingen en ineffectief bij translatiebewegingen. Hedström-vijlen zijn alleen bij translatiebewegingen effectief.

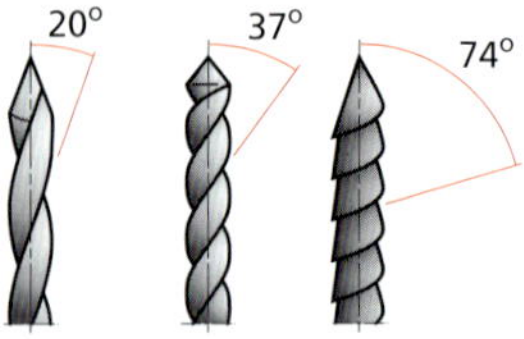

Figuur 8.13 Snij-effectiviteit van vijlen en ruimers.

De dwarsdoorsnede en de geometrie van de punt van de vijlen en ruimers bepalen hun snijvermogen. Snijvermogen is vooral in kromme kanalen niet gewenst. Het snijvermogen van de punt neemt in figuur 8.14 van links naar rechts af. Omdat het snijvermogen van een driehoekige, piramidale instrumentpunt zeer groot is, bestaat het gevaar van perforatie van een krom kanaal. Daarom wordt het gebruik van ruimers met deze vorm afgeraden.

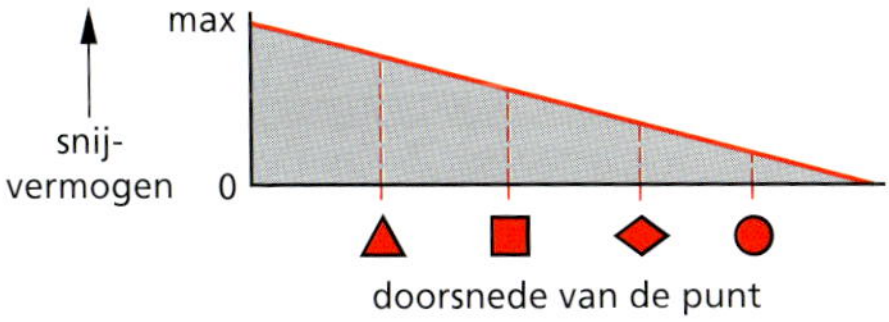

Figuur 8.14 Snijvermogen van vijlen en ruimers.

Mechanisch aangedreven wortelkanaalinstrumenten worden gebruikt in een speciaal hoekstuk met gecontroleerde trekkracht en worden altijd vervaardigd van nikkel-titanium. De instrumenten worden meestal geleverd in de lengtematen 18, 21 en 25 mm en in iso-maten 20, 30 en 40, gemeten aan de punt. Verschillende opvolgende instrumenten onderscheiden zich door verschil in taper (mate van dikker worden vanaf punt; figuur 8.15) en worden volgens de methode van 'step down' of 'step back' gebruikt. Per mm wordt de taper van het instrument vanaf de punt dikker met het aangegeven aantal mm.

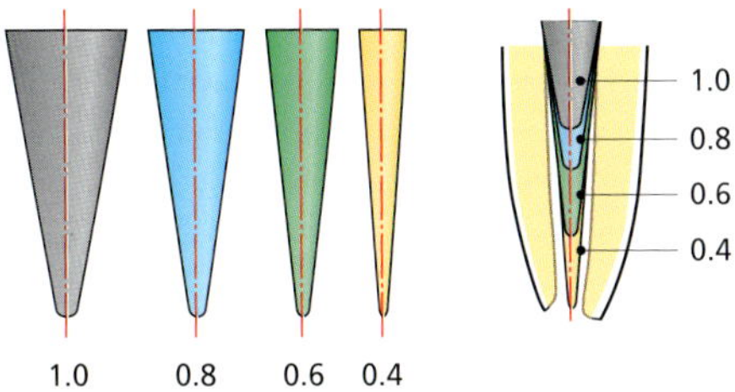

Figuur 8.15 Mechanisch aangedreven wortelkanaalinstrumenten met verschillende tapers.

Tabel 8.4 Gebruik vijlen en ruimers.

vijl	ruimer
de vijl wordt in het kanaal tot de gewenste diepte ingebracht en langs de wand schavend teruggetrokken	de ruimer wordt met een kwart of een derde cirkelbeweging met de wijzers van de klok mee in het kanaal geschoven en teruggetrokken
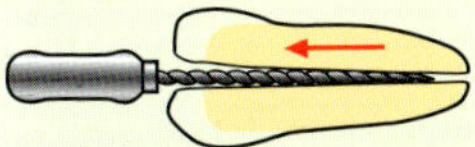	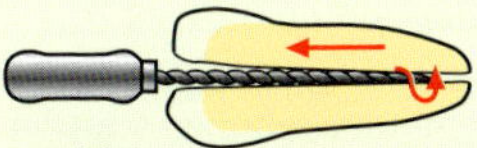
voordelen: • intensieve reinigende werking • zelden instrumentbreuk • geschikt voor kromme kanalen • controle over de punt van de vijl • hedström-vijlen toepasbaar	voordelen: • geen obstructie van het kanaal door verwijdering van de splinters • ronde preparatiedwarsdoorsnede van het kanaal (tijdbesparend)
nadelen: • obstructie van het kanaal door dentinesplinters mogelijk • onregelmatige preparatiedoorsnede van het kanaal (tijdsintensief)	nadelen: • kans op instrumentbreuk • in kromme kanalen kans op vorming van een zandlopervorm in de lengtedoorsnede • onvoldoende controle over de punt van het instrument (schouder, fausse route, perforatie)

Tabel 8.5 Kengetallen ruimers en vijlen.

kleur	roze	grijs	paars	wit	geel	rood	blauw	groen	zwart
iso-maat[1]	06	08	10	15	20	25	30	35	40
iso-maat[1]				45	50	55	60	70	80
iso-maat[1]				90	100	110	120	130	140

[1] De ISO-maat (ISO 3630) komt overeen met de diameter D1 (kop) van het instrument (∅ in 1/100 mm).

Vijlen bestaan in verschillende lengtes. Een afwijkende werklengte kan met een siliconen lengteinstelstop worden aangeduid (figuur 8.16). Een inkeping geeft de eventueel voorgebogen richting aan.

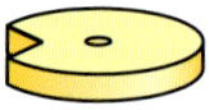

Figuur 8.16 Lengte-instelstops.

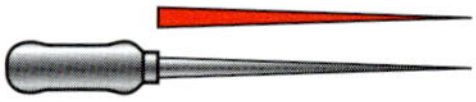

Figuur 8.17 Spreader.

Spreaders

Spreaders zijn instrumenten voor laterale condensatie van guttapercha in het wortelkanaal (figuur 8.17). Ze zijn verkrijgbaar in lengtes van 21 en 25 mm. Verschillende fabrikanten bieden vier of zes verschillende diameters aan. Het is van essentieel belang dat bij de spreaders de guttapercha points van dezelfde diameter en coniciteit worden gebruikt.

Toegang pulpakamer

De toegang tot de pulpakamer ten behoeve van een wortelkanaalbehandeling moet een aantal zaken mogelijk maken: volledig zicht op de kanaalingangen, spanningsvrije toegang tot de kanaalingangen voor instrumenten, verwijdering van alle débris uit de pulpakamer, afsluiting van de pulpakanalen en maximaal behoud van gebitsweefsels.

De procedure van opening kent de volgende stappen:

- herkennen van de anatomie en de morfologie van de pulpakamer op een röntgenfoto;
- de niet door een randlijst of een adhesieve restauratie ondersteunde knobbels verlagen;
- cariës, niet-ondersteund glazuur en lekke restauraties verwijderen;
- pulpakamer lokaliseren en pulpadak openen; de afmeting en diepte van de pulpakamer kunnen met behulp van een röntgenfoto en het voor de opening te gebruiken slijpinstrument worden geschat (figuur 8.18); als de pulpakamer door obliteratie niet of moeilijk zichtbaar is op de röntgenfoto, kan de opening worden gericht op het grootste wortelkanaal;
- dak pulpakamer verwijderen en de wanden van de pulpakamer afwerken met behulp van een boor met niet-slijpende kop; bij frontelementen is vaak verwijdering van de linguale dentinewand en beveling van de incisale rand van de opening nodig (figuur 8.19); bij molaren moeten de mesiale wanden meer worden afgeslepen dan de distale en vaak moet de mesiobuccale knobbel worden verlaagd (figuur 8.20);

- rubberdam aanbrengen;
- pulpakamer volledig reinigen; het achterblijven van pulpaweefsel in het coronale deel door een te kleine opening is de belangrijkste oorzaak van post-endodontische verkleuring van de kroon van het gebitselement;
- kanaalingangen exposeren; dit kan lastig zijn bij obliteratie of bij dystrofische calcificatie; een hulpmiddel is om met uitoefening van druk de schone, geëxcaveerde bodem van de pulpakamer met een rechte sonde te sonderen omdat dit instrument blijft steken bij een kanaalingang; de kanaalingangen worden toegankelijk gemaakt met gates-boren (nr. 4-3-2) of speciaal daarvoor ontwikkelde 'orifice openers', zodanig dat de instrumenten spanningsvrij kunnen worden ingebracht.

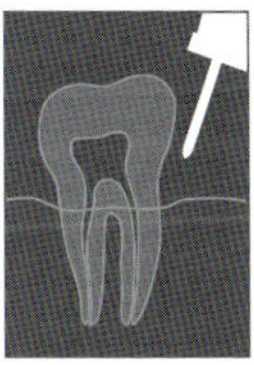

Figuur 8.18 Schematische weergave van een röntgenfoto en een slijpinstrument om het dak van de pulpakamer te localiseren.

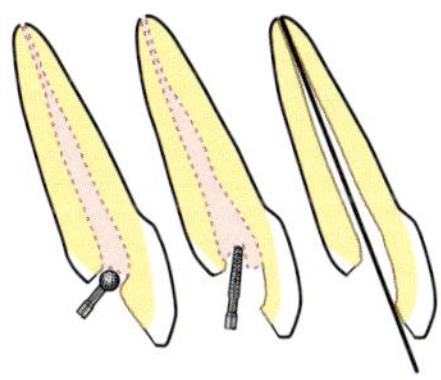

Figuur 8.19 Verwijdering linguale randlijst en incisale rand bij frontelement.

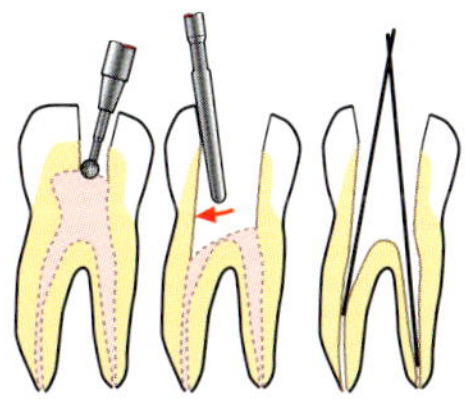

Figuur 8.20 Preparatie molaren voor opening pulpakamer.

Anatomie endodontium

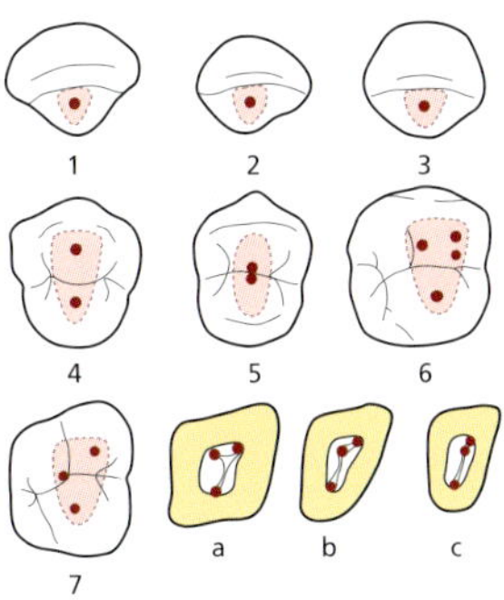

Gebitselementen bovenkaak

1 centrale incisief: geen problemen
2 laterale incisief: geen problemen
3 cuspidaat: lang wortelkanaal
4 eerste premolaar: meestal twee wortels, bijna altijd twee kanalen
5 tweede premolaar: meestal één wortel, niet zelden twee kanalen, zelden premolaren met drie wortels en drie kanalen
6 eerste molaar: meestal drie wortels, vier kanalen, het vierde kanaal bevindt zich altijd in de mesiobuccale wortel
7 tweede molaar: meestal drie en niet zelden twee wortels, kan drie, vier of twee kanalen hebben; de kanaalingangen liggen niet altijd duidelijk gescheiden van elkaar (a), de distobuccale kanaalingang ligt zeer vaak dicht bij de mesiobuccale (b), soms liggen de drie ingangen min of meer op één lijn (c).

Figuur 8.21 Contour endodontische opening en positie kanaalingang(en) van de diverse gebitselementen.

Gebitselementen onderkaak

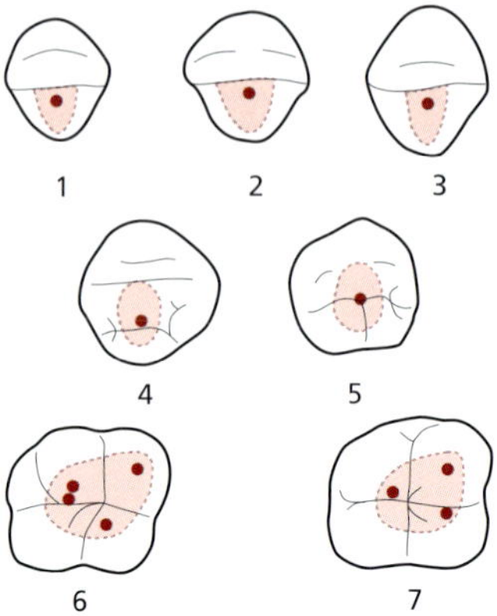

Figuur 8.22 Contour endodontische opening en positie kanaalingang(en) van de diverse gebitselementen.

1/2 centrale en laterale incisief: moeilijk, één wortel, heel vaak (40%) twee kanalen, het tweede kanaal ligt linguaal van het reguliere kanaal, toegangspreparatie ver naar cervicaal uitbreiden

3 cuspidaat: lang pulpakanaal, meestal één wortel, zelden twee wortels, zelden twee kanalen

4 eerste premolaar: één wortel, niet zelden twee kanalen, die zich relatief vaak ver van apicaal vertakken

5 tweede premolaar: één wortel, zelden twee wortels, nog minder vaak drie kanalen

6 eerste molaar: twee wortels, zelden drie wortels, vier kanalen, mogelijk drie of vijf kanalen, het vijfde kanaal ligt altijd tussen de twee mesiale kanalen, de mesiale kanalen zijn naar distaal gekromd

7 tweede molaar: twee wortels, soms één wortel, meestal drie kanalen, vier, twee of één kanalen/kanaal mogelijk), de mesiale kanalen zijn naar distaal gekromd

Begrenzing wortelkanaal

De preparatie van een wortelkanaal heeft ten doel de volledige reiniging van het wortelkanaalstelsel en moet daarom tot aan de apicale constrictie reiken. Dat is de smalste plaats van het wortelkanaal, waar vaak (niet altijd) ook het wortelcement in het worteldentine en het pulpaweefsel in het apicale weefsel overgaan. Röntgenologisch is echter alleen de apex te zien. Deze ligt gemiddeld op 0,5 mm van het apicale foramen. Dat ligt weer gemiddeld op 0,5 mm van de apicale constrictie (figuur 8.23). Hieruit volgt dat de preparatie en de vulling van een wortelkanaal tot circa 1 mm voor de röntgenologisch zichtbare wortelpunt moeten reiken (werklengte).

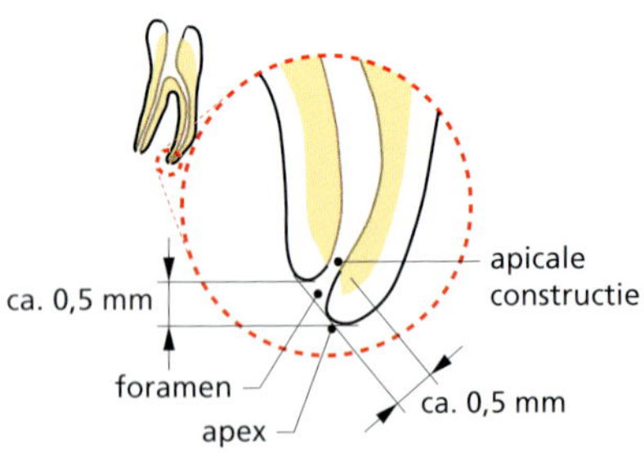

Figuur 8.23 Schematische weergave van het apicale gebied.

Lengtebepaling wortelkanaal

Conventioneel

1. Schatting en meting van de lengte van een wortelkanaal aan de hand van de röntgenfoto en/of het klinische beeld tijdens het toegankelijk maken van het wortelkanaal.
2. Inbrengen van een voldoende lang instrument met een lengte-instelstop in elk wortelkanaal. Het instrument moet goed in het kanaal klemmen (figuur 8.24).
3. Richten van de lengte-instelstop naar een eenduidig referentiepunt, bijvoorbeeld een knobbelpunt of de incisale rand.
4. Voor kanalen die in de stralenbundel achter elkaar worden geprojecteerd, worden verschillende soorten instrumenten gebruikt om op de röntgenfoto de kanalen goed te kunnen onderscheiden.
5. Röntgenfoto (lengtefoto) maken met rubberdam *in situ* (figuur 8.25). De patient houdt eventueel het filmpje vast met een arterieklem.
6. Een extra röntgenfoto onder een andere hoek verschaft extra informatie.

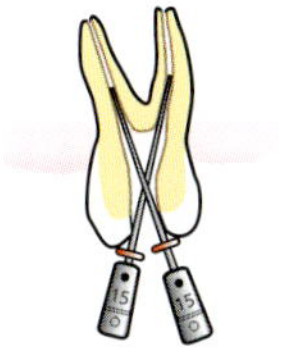

Figuur 8.24 Conventionele lengtebepaling.

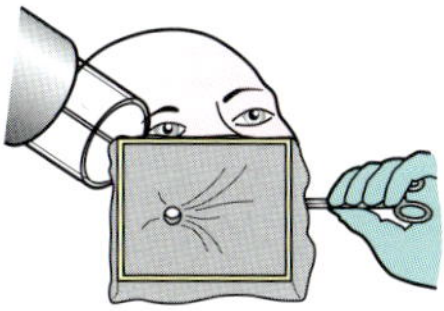

Figuur 8.25 Het maken van een lengtefoto.

Elektrisch

Nauwkeurige lengtebepaling is mogelijk met een speciaal daarvoor ontwikkeld apparaat. Na aanbrengen van een instrument in een wortelkanaal wordt dit met behulp van een klemmetje met het apparaat verbonden. Een liphaak zorgt voor sluiten van de stroomkring. Als het instrument naar apicaal wordt bewogen, geeft het apparaat door een geluidssignaal en/of meteruitslag aan waar de apicale constrictie zich bevindt.

Deze methode is niet bruikbaar bij herbehandelingen of wanneer metalen restauraties het instrument raken (kortsluiting). Ook is de methode minder betrouwbaar bij een wijdopen apex of een grote apicale radiolucentie.

Berekening werklengte

De werkelijke lengte van een wortelkanaal kan worden berekend met behulp van de volgende formule:

$$\frac{\text{WLE}}{\text{RÖLE}} = \frac{\text{WLI}}{\text{RÖLI}} \leftrightarrow \text{WLE} = \frac{\text{WLI} \times \text{RÖLE}}{\text{RÖLI}}$$

WLI = werkelijke lengte instrument
RÖLE = röntgenologische lengte gebitselement/wortelkanaal
RÖLI = röntgenologische lengte instrument
WLE = werklengte

Bij verschillen tussen RÖLI en RÖLE die groter zijn dan 2 mm, wordt aanbevolen opnieuw een lengtefoto te maken.

Preparatie

Step-backmethode

IAF	*initial apical file:* het eerste instrument, dat over zijn gehele lengte wrijving in het kanaal heeft
MAF	*master apical file:* hoofdvijl, het laatste instrument dat op volledige werklengte wordt gebracht, 3-4 iso-maten boven de iaf (minimaal iso 25)
FF	*final file:* eindvijl, het als laatste gebruikte instrument

Uitgaande van de IAF wordt met de step-backmethode eerst het apicale kanaalgebied met 3-4 iso-maten tot de MAF verwijd. Elk volgend instrument wordt in rechte kanalen 0,5 mm en in kromme kanalen 1 mm minder diep ingebracht (figuur 8.26). Er ontstaat een naar apicaal geleidelijk smaller wordend kanaal (conische preparatie). Er wordt steeds met de maf over de volle lengte gerecapituleerd, dat wil zeggen: dentinespaanders worden verwijderd.

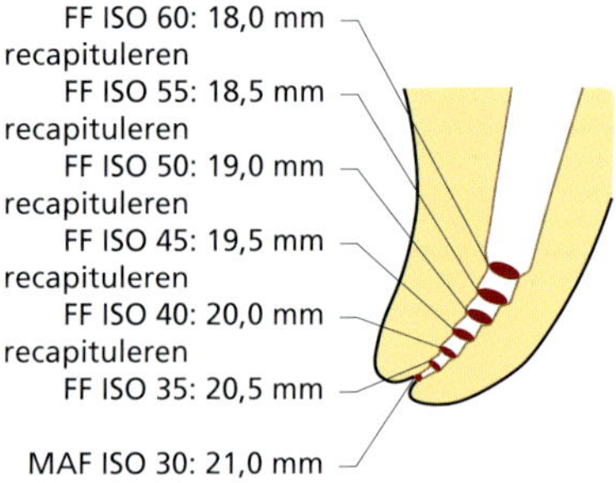

Figuur 8.26 Step-backmethode.

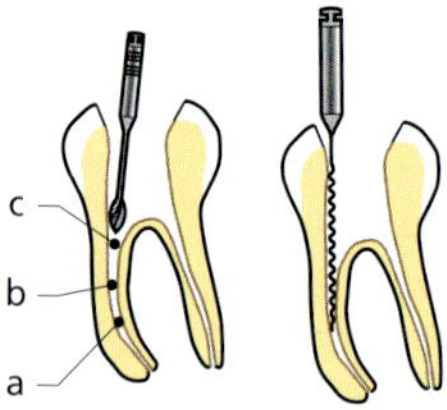

Figuur 8.27 Step-downmethode.

Step-downmethode

Voor de step-downmethode wordt eerst een kanaaltoegang geprepareerd door verwijding van het kanaal tot het middelste derde deel met hedström-vijlen, maten 15-25, tot een diepte van 16-18 mm (figuur 8.27a). Vervolgens wordt met een gates-boor nr. 2 circa 14-16 mm (figuur 8.27b), dan met een gates-boor nr. 3 circa 11-13 mm (figuur 8.27c) het coronale deel van het kanaal verwijd. Dan pas volgt de apicale instrumentatie, een preparatie die met de step-backmethode te vergelijken is.

Balanced-forcetechniek

Bij de balanced-forcetechniek wordt om te beginnen een K-flexvijl met de wijzers van de klok mee ongeveer een kwart omwenteling in het kanaal gedraaid. Daarna wordt het instrument onder lichte druk met de vinger 360° tegen de wijzers van de klok in gedraaid, de eigenlijke snijbeweging. Afsluitend volgt een passieve rotatie met de wijzers van de klok mee om het afgestoken dentine in de schroefdraad van de vijl mee te nemen. De vijl wordt verwijderd en gereinigd. Deze techniek maakt de preparatie van kromme kanalen mogelijk zonder wezenlijke verplaatsing van het oorspronkelijke kanaalverloop.

Circumferential filing
Met circumferential filing (figuur 8.28) wordt een instrument na het inbrengen tot werklengte met aanwending van druk tegen de wand van het kanaal uit het lumen getrokken, opnieuw ingebracht en met de wijzers van de klok mee licht verplaatst en dan opnieuw met druk tegen de wand eruit getrokken. Dit gebeurt net zo vaak tot de gehele omtrek van het kanaal een keer is bewerkt.

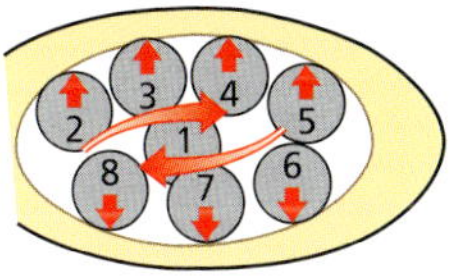

Figuur 8.28 Circumferential filing.

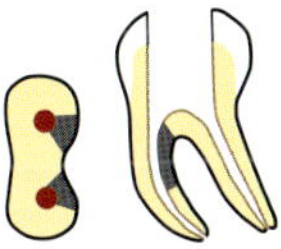

Figuur 8.29 Anticurvature filing.

Anticurvature filing
Anticurvature filing omvat het uitvoeren van veelvuldige vijlbewegingen in de tegenovergestelde richting van de binnenste kromming van een wortel om het gevaar van perforatie van een kanaalwand ('strip perforation') te minimaliseren (figuur 8.29). Vooral de mesiobuccale kanalen van de molaren in de bovenkaak en de mesiale kanalen van de molaren in de onderkaak lopen gevaar op perforatie.

Kromme kanalen
Hoe sterker de kromming van een wortel, des te vaker kan men problemen bij de preparatie verwachten. Afhankelijk van de kracht die bij het terugtrekken van het instrument wordt uitgeoefend, wordt apicaal bij de buitenste kromming meer materiaal weggehaald dan aan de binnenkant. Dit leidt tot het zandlopereffect: apicaal wordt een trechtervormige uitzakking ('zip') gevormd en in het meer coronaal gelegen gedeelte van het apicale wortelsegment een istmus ('elbow') (figuur 8.30a). Dit geeft in de eerste plaats problemen bij de vulling van het wortelkanaal omdat het gebied onder de istmus moeilijk kan worden afgesloten. Door dit effect kunnen nog drie andere problemen ontstaan die het succes van de wortelkanaalbehandeling kunnen belemmeren:

- verplaatsing, verbreding van het foramen apicale (figuur 8.30b);
- trapvorming met verlies van de werklengte (figuur 8.30c);
- perforatie in het apicale deel van de wortel (figuur 8.30d).

Om deze problemen te voorkomen, moet men:

- op elk kanaal met een kromming alert zijn;
- in het coronale derde deel van het kanaal met een gates-boor de dentinewal verwijderen (zie step-downmethode);

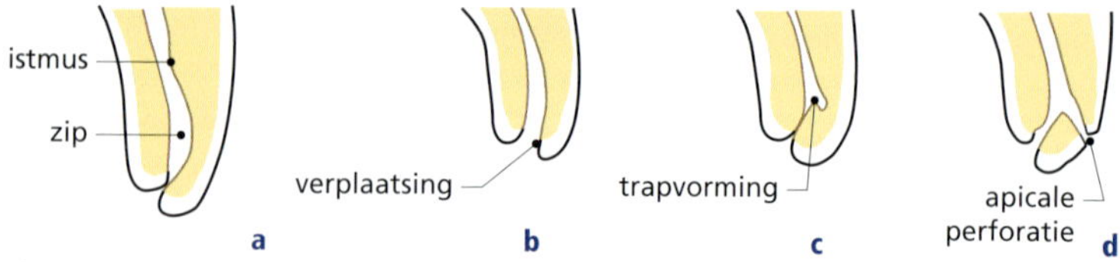

Figuur 8.30a-d Problemen bij kromme kanalen.

- instrumenten voorbuigen en een lengte-instelstop met richtingmarkering gebruiken zodat de richting van het instrument altijd zichtbaar is; gebogen instrumenten mag men nooit roteren (figuur 8.31);
- tussenmaten van instrumenten gebruiken als het in grootte opvolgende instrument niet tot de gehele werklengte kan worden ingebracht omdat het verschil in diameter (5/100 mm) te groot is; dit is vooral bij de kleine maten het geval;
- de step-backmethode toepassen met stappen van 1 mm en een te brede apicale preparatie vermijden;
- speciale instrumenten met verhoogde flexibiliteit en een niet-snijdende punt gebruiken, die op grond van hun flexibiliteit en sterkte en hun verhoogde snijvermogen de aan de genetica ontleende naam 'hybride instrumenten' hebben gekregen; de belangrijkste is de K-flexvijl;
- nikkel-titanium instrumenten gebruiken, zowel als handinstrument als voor roterend gebruik.

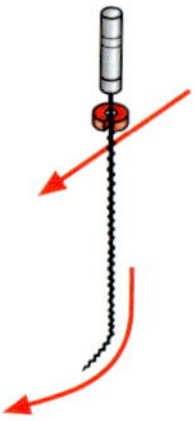
Figuur 8.31 Voorbuigen en aanbrengen lengte-instelstop.

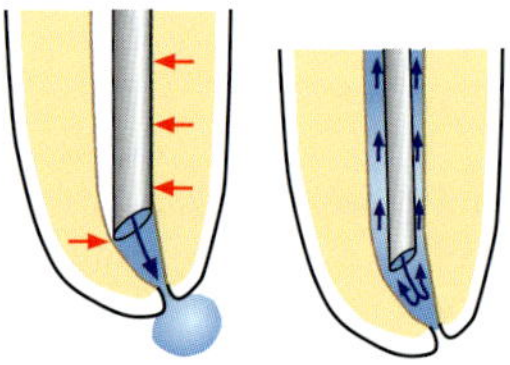
Figuur 8.32 Schematische weergave van de irrigatie van een wortelkanaal.

Irrigeren en medicatie

Irrigeren (spoelen) vindt plaats om necrotisch weefsel, dentineslijpsel en, idealiter, de smeerlaag uit het wortelkanaal te verwijderen. Het spoelmiddel heeft tegelijkertijd een antibacteriële werking. Hiervoor is natriumhypochloriet (NaOCl) met een concentratie tussen de 1 en 3% geschikt. Irrigeren gebeurt tijdens de gehele preparatie, na gebruik van elk instrument, met enkele milliliters NaOCl onder geringe druk. Er moet een reservoir met een zo dun mogelijke naald worden gebruikt, die zo ver mogelijk in het kanaal wordt gevoerd omdat het effect van NaOCl al enkele millimeters na het uitvloeien uit de canule eindigt. Ultrasone activering van NaOCl vergroot de desinfecterende werking. De canule mag niet in het kanaal klemmen om een doorvloei van de vloeistof in het periapicale weefsel te verhinderen. Als dit wel gebeurt, kan emfyseem ontstaan (figuur 8.32).

Geadviseerd wordt aan het eind van een preparatie het wortelkanaal te spoelen met 17% *edta* om de smeerlaag te verwijderen.
Een medicamenteuze vulling in het wortelkanaal heeft als doelen het aantal micro-organismen te reduceren, herbesmetting te voorkomen en de vorming van harde weefsels te induceren bij gebitselementen met een necrotische pulpa en een onvolgroeide wortel (apexificatie). Het hiervoor te gebruiken middel is calciumhydroxide. Insluiting vindt plaats:

- als extra desinfectie na preparatie van een avitaal gebitselement;
- bij een wortelkanaal met een apicaal exsudaat;
- bij pulpanecrose met een onvolgroeide wortel (apexificatie);
- als na preparatie van het wortelkanaal het aanbrengen van een wortelkanaalvulling door tijdgebrek niet meer mogelijk is.

Indien mogelijk moet een wortelkanaalbehandeling van een vitaal gebitselement in één behandelsessie worden afgemaakt om het gevaar van besmetting van het wortelkanaalstelsel te minimaliseren. De calciumhydroxide wordt tot een pasteuze massa gemengd en over de gehele werklengte met een lentulonaald in het kanaal ingebracht.
Na het aanbrengen van een medicament moet het wortelkanaal bacteriedicht worden afgesloten. De keuze van het afsluitmateriaal hangt af van de grootte en de omvang van de caviteit, de te verwachten mechanische belasting en de vermoedelijke duur tot een volgende behandelsessie. Bij grote defecten wordt aanbevolen het gebitselement te restaureren voor het begin van de wortelkanaalbehandeling. Daardoor kunnen bovendien referentiepunten duidelijker worden bepaald en wordt het aanbrengen van rubberdam vergemakkelijkt. Bij eenvlakscaviteiten heeft zich bij korte duur het afsluiten met pasteuze preparaten bewezen, bijvoorbeeld Cavit®. Het insluiten van wattenpallets is niet verstandig vanwege de te zachte basis voor het restauratiemateriaal. Bij langere duur is de toepassing van een meer tegen belasting bestand restauratiemateriaal veiliger.

Wortelkanaalvulling
Na preparatie en reiniging van een wortelkanaal wordt het gevuld met guttapercha in combinatie met een verhardend cement of een verhardende pasta. Guttapercha is het biocompatibele standaardmateriaal met stabiele afmetingen en het is niet resorbeerbaar. Het cement of de pasta vult de ruimte tussen kanaalwand en guttapercha op. Gebruik van cementen waaraan een medicament is toegevoegd, zoals een antibioticum of paraformaldehyde, wordt tegenwoordig ten zeerste afgeraden vanwege de toxische aspecten.

Laterale condensatie
Laterale condensatie is tegenwoordig de standaardtechniek om een wortelkanaal te vullen. Het benodigde gereedschap en materiaal bestaat uit spreaders, gestandaardiseerde en niet-gestandaardiseerde guttaperchastiften (hoofdstiften en secundaire stiften) en cement of pasta. De procedure is als volgt:

- volledig drogen van het kanaal met steriele papierstiften;
- nauwkeurig plaatsen van de hoofdstift, die dezelfde maat heeft als de hoofdvijl; de stift moet in de gehele werklengte van het kanaal te brengen zijn en

apicale frictie hebben; dat betekent dat bij het uitnemen een lichte weerstand te voelen moet zijn; de lengte moet coronaal op de stift worden gemarkeerd; als de stift niet goed zit, kan men de hoofdstift met behulp van een schuifmaat controleren en eventueel de punt inkorten;

- stift insmeren met cement of pasta en tot de volledige lengte in het kanaal inbrengen (figuur 8.33a);
- de hoofdstift tegen de kanaalwand aandrukken met een spreader (figuur 8.33b); de spreader moet tot circa 2 mm voor de werklengte worden ingebracht om het apicale segment toereikend te condenseren;
- de spreader enkele seconden aandrukken, dan de spreader langzaam met lichte draaibewegingen eruit trekken; de zo ontstane holte wordt met een andere guttaperchastift gevuld (figuur 8.33c);
- de spreader wordt opnieuw ingebracht, de guttapercha wordt tegen de kanaalwand gedrukt (figuur 8.33d); met elke nieuwe condensatie neemt de diepte af tot waar de spreader en de secundaire stiften worden ingebracht (figuur 8.33e);
- het condensatieproces wordt steeds herhaald tot de spreader nog maar 3-4 mm de kanaalingang binnendringt (figuur 8.33e en 8.33f); met een warm instrument wordt de overtollige guttapercha tot aan de kanaalingang verwijderd en met een koude stopper gecondenseerd.

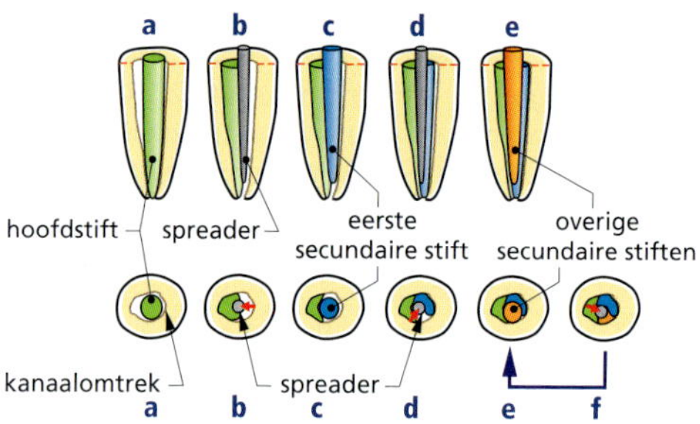

Figuur 8.33 Laterale condensatie.

Verticale condensatie

Verticale condensatie is tijdrovend, maar maakt wel een uitmuntende wortelkanaalvulling mogelijk. Indicatie voor verticale condensatie is het afsluiten van kanalen met een groot lumen met irregulaire configuratie na interne resorptie. De procedure is als volgt:

- een guttaperchastift die apicaal breder is dan de kanaaldiameter wordt in het kanaal met een warm instrument vanaf het coronale einde afgesneden en verwarmd (figuur 8.34a);
- de achtergebleven guttapercha wordt met een stopper naar apicaal gecondenseerd (figuur 8.34b);
- dit proces wordt enkele keren herhaald totdat het kanaal alleen in het apicale gebied gevuld is en dan wordt een röntgenfoto gemaakt ter controle;
- in een tweede werkfase wordt het coronale lumen op dezelfde wijze met kleine, circa 3-4 mm lange guttaperchastiften gevuld.

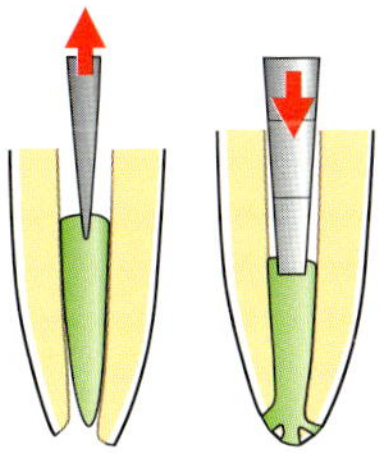

Figuur 8.34 Verticale condensatie.

Andere methoden

Tabel 8.6 Andere methoden van wortelkanaalvulling.

methode	uitvoering	risico's/problemen	toepassingsgebied/ indicatie
pastatechniek	het wortelkanaal wordt met een lentulonaald gevuld met een pasta	• luchtbellen • controle van de lengte niet mogelijk • te veel/te weinig pasta	• achterhaald
single-conetechniek	het cilindrisch geprepareerde wortelkanaal wordt met cement of pasta en één precies passende guttaperchastift gevuld	• ideale preparatie niet mogelijk • groot aandeel cement	• met gebruik van secundaire guttaperchastiften acceptabel voor ronde kanalen
guttapercha-injectietechniek	guttapercha wordt buiten het wortelkanaal verwarmd, vloeibaar gemaakt en met een drukspuit in het wortelkanaal geïnjecteerd	• speciale instrumenten nodig • kans op overvullen van het wortelkanaal	• breed kanaallumen (apexificatie) • tweede fase van de verticale condensatie
System B® Beefill®	laterale/ verticale condensatie met een verwarmde spreader	• speciale instrumenten nodig • kans op overvullen van het wortelkanaal	• breed kanaallumen (apexificatie) • tweede fase van de verticale condensatie
Thermafil® Softcore®	guttaperchastift met een kern van metaal (of kunststof) wordt verwarmd en in het wortelkanaal gebracht	• speciale instrumenten nodig • kans op overvullen van het wortelkanaal	• breed kanaallumen (apexificatie) • tweede fase van de verticale condensatie
thermomechanische compactie (McSpadden-methode)	met roterend instrument (Guttacondensor) wordt in het wortelkanaal een guttaperchastift plastisch gemaakt	• geen controle mogelijk • kans op overvullen van het wortelkanaal /instrumentbreuk	• tweede fase van de verticale condensatie

Röntgenfoto's
De gebruikelijke momenten voor het maken van röntgenfoto's bij een wortelkanaalbehandeling zijn:

- voor aanvang van de behandeling;
- bij het bepalen van de lengte van het wortelkanaal of de wortelkanalen;
- na het aanbrengen van de wortelkanaalvulling;
- een jaar na de behandeling;
- twee jaar na de behandeling;

Indien de uitkomst van de behandeling niet positief is, kan een vervolgschema worden opgesteld.

8.4.5 Herbehandeling

Criteria voor herbehandeling

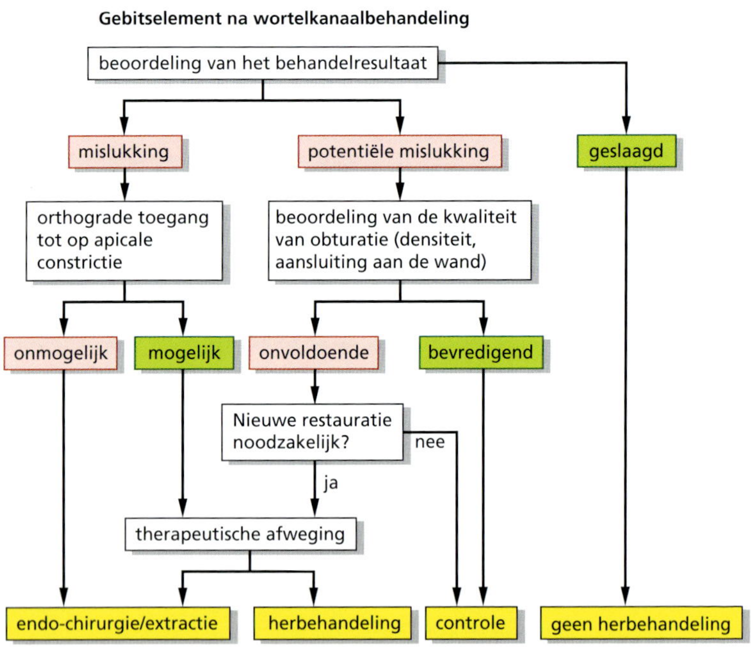

Figuur 8.35 Schema dat een leidraad vormt om te bepalen of herbehandeling nodig is.

Principe

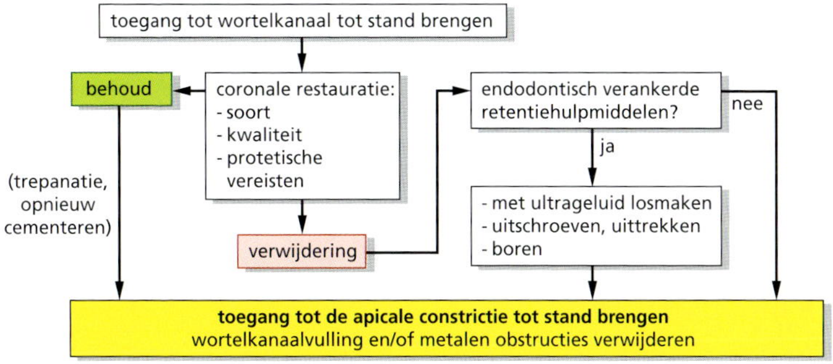

Figuur 8.36 Schema van het principe om tot een verantwoorde herbehandeling te komen.

Herbehandeling bij een pastavulling
Een pastavulling is soms zacht, heeft luchtbellen, is niet erg hechtend en is doorgaans met traditionele instrumenten onder overvloedig spoelen te verwijderen. Een cementvulling is zeer moeilijk te verwijderen of te penetreren. Het verwijderen met een boor brengt een extreem groot risico van wortelperforatie met zich mee.

Herbehandeling bij een zilverstift
Een zilverstift kan met de vijl-trektechniek met hedström-vijlen worden verwijderd. Een of meer hedström-vijlen (iso 20-35) worden naast de zilverstift zo ver mogelijk naar apicaal ingebracht (figuur 8.37a) en tegen elkaar in gedraaid (figuur 8.37b). Hierdoor grijpen de kanten van de vijlen in het zachte zilver. Daarna kan de stift eruit worden getrokken.

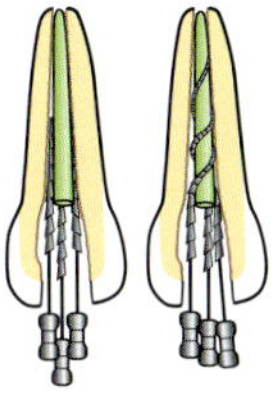

Figuur 8.37 De vijl-trektechniek voor het verwijderen van een zilverstift.

Herbehandeling bij een guttaperchavulling
Guttapercha kan doorgaans gemakkelijk worden verwijderd. Niet voldoende gecondenseerde vullingen kunnen vaak met een grotere hedström-vijl, die als een kurkentrekker zachtjes in de guttapercha kan worden gedraaid, stukje bij beetje of in één keer eruit worden getrokken. Compact gecondenseerde wortelkanaalvullingen kan men week maken met chloroform of eucalyptol.

Herbehandeling bij een gefractureerd instrument
Een fragment van een instrument is moeilijk te verwijderen. Hiervoor bestaan speciale sets waarmee men eerst met een trepaanboor om het fragment heen boort (figuur 8.38a), om het dan met een pincet vast te pakken en eruit te trekken (figuur 8.38b) of ultrasoon te verwijderen (figuur 8.38c). Ook speciale puntige tangen of zelf geslepen puntige arterieklemmen kunnen heel handig zijn voor de verwijdering van metalen corpora aliena. Als een fragment niet kan worden verwijderd maar wel gepasseerd, wordt geprobeerd langs het fragment te prepareren en het wortelkanaal te vullen.

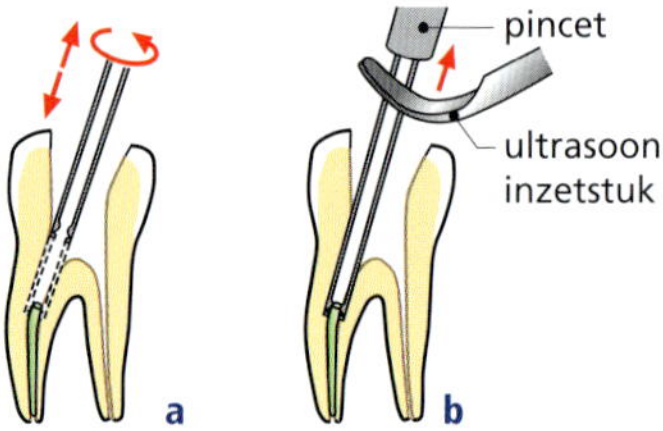

Figuur 8.38a-c Verwijderen van een gefractureerd instrument.

8.5 Chirurgische endodontie

8.5.1 Inleiding
Chirurgische endodontie vindt plaats om een parodontitis apicalis te elimineren die met conserverende endodontie niet te verhelpen is. Bijzondere indicaties zijn een niet volledig geprepareerd wortelkanaal, te veel vulmateriaal, een cyste. Een contra-indicatie bestaat als er risico is op beschadiging van belangrijke anatomische structuren.

8.5.2 Incideren
Om achteraf problemen bij de wondgenezing en dehiscenties te voorkomen, mag niet worden geïncideerd in een botdefect. Bij twijfel kan men beter een grotere lap prepareren die tijdens de behandeling niet mag scheuren. De mogelijke incisietechnieken (figuur 8.39) zijn:
- **a** boogvormige incisie (Partsch);
- **b** incisie in de gingivarand;
- **c** Luebke-Ochsenbein-lap.

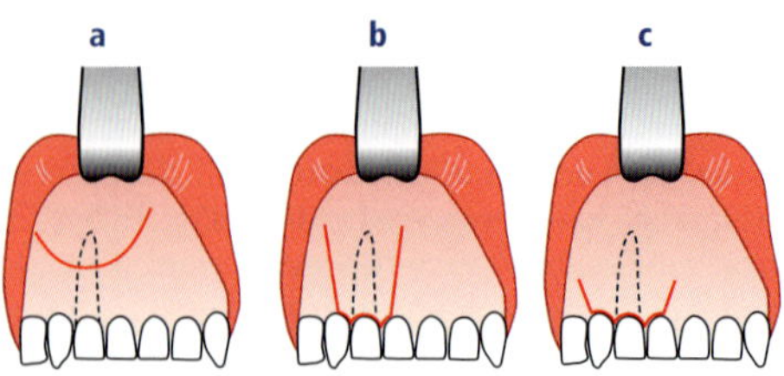

Figuur 8.39 Incisietechnieken.

8.5.3 Periapicale curettage

Een periapicale curettage is geïndiceerd als na een goede wortelkanaalbehandeling granulatieweefsel persisteert en/of een corpus alienum aanwezig is in het periapicale bot. Het retro-apicale gebied is moeilijk bereikbaar en kan het best met een parodontale curette worden gereinigd.

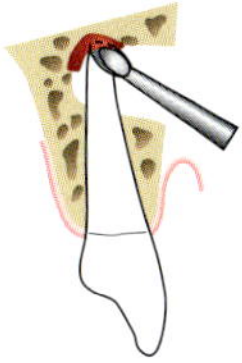

Figuur 8.40 Periapicale curettage.

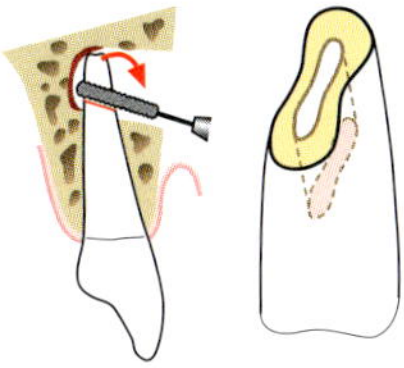

Figuur 8.41a-b Apexresectie.

8.5.4 Apexresectie

Bij een apexresectie wordt de wortelpunt verwijderd tot aan de wortelkanaalvulling (figuur 8.41a). Als deze vulling bij inspectie de wortel apicaal goed blijkt af te sluiten, is geen retrogade restauratie nodig. Wanneer de wortelkanaalvulling niet volledig afsluit, of wanneer kanaaldelen zijn gemist vanwege een istmus (figuur 8.41b), dienen (ultrasone) retrograde preparatie en restauratie plaats te vinden.

8.5.5 Wortelamputatie

Een wortelamputatie (figuur 8.42) is de verwijdering van een of meer wortels van een meerwortelig gebitselement waarbij de corresponderende kroondelen intact blijven. Deze behandeling is geïndiceerd bij een molaar in de bovenkaak die een furcatie-aandoening graad II-III heeft. Andere indicaties zijn: endodontisch onbehandelbare wortel, wortelfractuur, perforatie van de bodem van de pulpakamer. Een wortelamputatie is niet mogelijk als wortels vergroeid zijn of als de te behouden wortels onvoldoende parodontale aanhechting hebben.

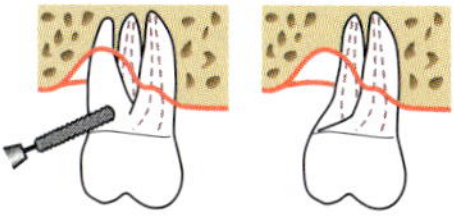

Figuur 8.42 Wortelamputatie.

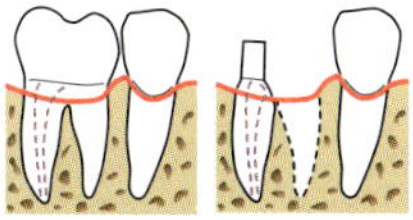

Figuur 8.43 Hemisectie.

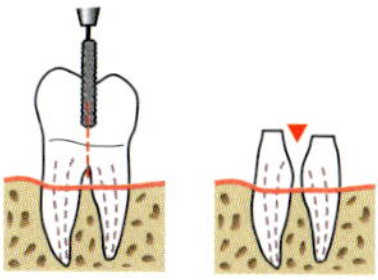

Figuur 8.44 Premolarisatie.

8.5.6 Hemisectie

Een hemisectie (figuur 8.43) is de verwijdering van een of meer wortels van een gebitselement inclusief het bijbehorende kroongedeelte. Deze behandeling is geïndiceerd bij een gebitselement dat een furcatie-aandoening graad II-III heeft. Andere indicaties zijn: endodontisch onbehandelbare wortel, wortelfractuur, perforatie van de pulpabodem. Een hemisectie is niet mogelijk als de wortels vergroeid zijn of als de te behouden wortels onvoldoende parodontale aanhechting hebben.

8.5.7 Premolarisatie

Een premolarisatie is de splitsing van een molaar in de onderkaak in de furcatie met handhaving van beide helften. De molaar wordt als het ware veranderd in twee premolaren. Deze behandeling is geïndiceerd bij een furcatie-aandoening graad II-III, op voorwaarde dat de wortels ruimschoots divergent zijn en voldoende parodontale aanhechting hebben.

8.6 Melkdentitie

Endodontische behandeling van melkelementen is een controversieel thema. In de praktijk speelt een behandeling zich meestal af tussen twee uitersten: extractie en behoud tegen elke prijs. In tabel 8.7 staan de factoren genoemd die een rol spelen bij het komen tot een behandelbeslissing.

Tabel 8.7 Factoren die bij de melkdentitie de behandelbeslissing beïnvloeden.

biologische leeftijd	coöperatie van het kind, mate van wortelresorptie en nog te verwachten functieduur van het gebitselement, gevolgen van het verlies van het gebitselement
medisch risico	risico op endocarditis, verzwakt immuunsysteem, bloedafwijkingen
ouders/verzorgers	inzicht van de ouders in de noodzaak van restauratieve maatregelen en (overdreven) bescherming van het kind tegen psychische schade tijdens behandeling
cariës/pijn ontsteking/pijn	mate van uitbreiding van een carieuze laesie en het risico op pulpaschade; bij ontsteking en/of pijn ligt extractie meer voor de hand dan een endodontische behandeling
soort melkelement	esthetiek bij verlies frontelement; kauw- en steunfunctie bij verlies molaar
agenesie blijvende opvolger	behoud melkelement als tijdelijke oplossing ter handhaving van ruimte voor het blijvende gebitselement
occlusie	voorkoming verlies occlusale en mandibulaire steun; voorkoming verlies cuspidaten in verband met risico mediaanlijnverschuiving

8.6.1 Contra-indicaties

Algemene contra-indicaties voor een endodontische behandeling in de melkdentitie zijn:

- niet te restaureren gebitselement, bijvoorbeeld volledig verlies van de kroon;
- vergevorderde fysiologische wortelresorptie, te verwachten spoedige wisseling, verhoogde mobiliteit;
- duidelijke periapicale of interradiculaire radiolucentie;
- ernstige algemene ziekten respectievelijk risico op endocarditis;
- geen coöperatie van het kind.

8.6.2 Behandelconcept

Tabel 8.8 Schema voor het behandelconcept bij de melkdentitie.

uitgangssituatie		**behandeling**				
klinische situatie	**wortelresorptie**	**indirecte overkapping**	**directe overkapping**	**vitaalamputatie (pulpotomie)**	**wortelkanaalbehandeling**	**extractie**
caries profunda; geen spontane pijn; geen rönt-genologische afwijking; gebitselement reageert sensibel	< 1/3	×				
	> 1/3	×				
accidentele opening gezonde pulpa (trauma, iatrogeen)	< 1/3		×			
	> 1/3		×			
caries profunda met expositie; pulpitis; geen ernstige pijn; geen röntgenologische afwijking; geen afwijkende mobiliteit	< 1/3			×		×
	> 1/3			×		×
necrotische pulpa; geen uitbreiding in pulpakanalen; geen röntgenologische afwijking	< 1/3			×		×
	> 1/2			×		× (meestal)
necrotische pulpa met uitbreiding in pulpakanalen; röntgenologische afwijking; abcesvorming	< 1/3				× (zelden goed uitvoerbaar)	× (meestal)
	> 1/3					×

Opmerking: van endodontische behandeling van incisieven wordt meestal afgezien; wanneer deze gebitselementen met preventieve maatregelen niet symptoomloos gehouden kunnen worden volgt extractie.

8.6.3 Gebitselement met primair vitale pulpa

Indirecte pulpaoverkapping

Een indirecte pulpaoverkapping is het afdekken van een dunne, nog intacte dentinelaag boven de pulpaholte na het excaveren van cariës profunda. Het doel is het vitaal houden van het gebitselement en het stimuleren van de vorming van sclerotisch dentine.

indicaties	**contra-indicaties**
pulpa vitaal	pulpitis
pulpaholte niet geopend	pulpanecrose
geen spontane pijn	
geen percussiegevoeligheid	

De procedure is als volgt:

- volledige verwijdering van het geïnfecteerde dentine; dit is zonder opening van de pulpa mogelijk;
- glazuur-dentinegrens schoonmaken;
- excaveren van cariës met handinstrumenten;
- adhesieve restauratie, bijvoorbeeld compomeer of composiet.

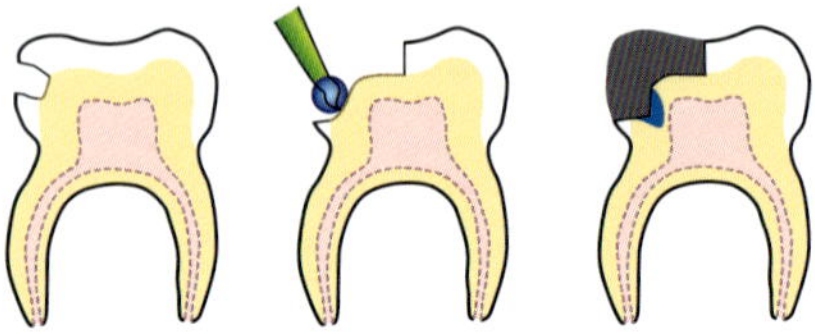

Figuur 8.45 Indirecte pulpaoverkapping.

Directe pulpaoverkapping

Een directe pulpaoverkapping is het afdekken van een accidentele pulpa-expositie (trauma of iatrogeen); dus niet bij het excaveren van carieus dentine. Het doel van de behandeling is het vitaal houden van het gebitselement.

indicaties	contra-indicaties
pulpa vitaal	pulpa-expositie in carieus dentine
pulpa-expositie in schoon dentine	erg grote pulpa-expositie
geen spontane pijn	
geen percussiegevoeligheid	

De procedure is als volgt:

- eventuele pulpabloeding stelpen met een in een fysiologische zoutoplossing gedrenkte wattenpellet; stelping treedt op binnen 30 seconden;
- eventueel calciumhydroxide aanbrengen op pulpawond;
- adhesieve restauratie aanbrengen, bijvoorbeeld compomeer of composiet.

8.6.4 Gebitselement met avitale pulpa

Vitaalamputatie = pulpotomie

Een pulpotomie is het verwijderen van het ontstoken deel van de kroonpulpa met ontzien van de wortelpulpa (figuur 8.46a). Hierbij moet het weefselverlies zo beperkt mogelijk worden gehouden; de bloeding bepaalt de behandeldiepte. Het doel van de behandeling is behoud van een klachtenvrij gebitselement. De procedure is als volgt:

- anesthesie en rubberdam;
- excaveren cariës;
- verwijderen (amputeren) ontstoken deel pulpa met snelloopboor en koeling (figuur 8.46b);
- bloeding stelpen met in fysiologische zoutoplossing gedrenkte wattenpellet (figuur 8.46c);

- stelping binnen 30 seconden, anders dieper amputeren;
- adhesieve restauratie, eventueel voorafgegaan door applicatie van calciumhydroxide;
- eventueel stalen kroon.

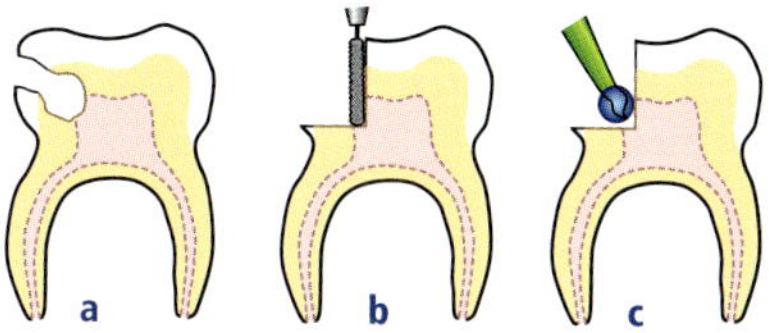

Figuur 8.46 Pulpotomie.

Een probleem kan zich voordoen als de bloeding uit de wortelpulpa niet te stelpen is. Dit is een stellige aanwijzing voor ontsteking van de wortelpulpa. Dan is een wortelkanaalbehandeling of extractie geïndiceerd.

Wortelkanaalbehandeling = pulpectomie
Een wortelkanaalbehandeling wordt uitgevoerd bij een in de wortelpulpa uitgebreide pulpitis of bij pulpanecrose. Over een wortelkanaalbehandeling in melkelementen wordt verschillend gedacht. Behoud van het gebitselement moet zeer gewenst zijn. De coöperatie van het kind bepaalt grotendeels de uitvoerbaarheid van de behandeling. Meestal is extractie het beste alternatief. Melkincisieven worden meestal niet behandeld. Typische uitvoeringsproblemen zijn:
- dunne bodem van de pulpaholte met accessorische kanalen naar de interradiculaire ruimte: kanaalpreparatie en desinfectie niet mogelijk (figuur 8.47a);
- onregelmatig kanaallumen: kanaalpreparatie en desinfectie bemoeilijkt (figuur 8.47b);
- sterke kromming wortelkanaal: kanaalpreparatie moeilijk (figuur 8.47c);
- fysiologische wortelresorptie: lengtebepaling moeilijk (figuur 8.47d);
- nabijheid van de kiem van het blijvende gebitselement: kiembeschadiging bij uitgebreide instrumentatie (figuur 8.47e).

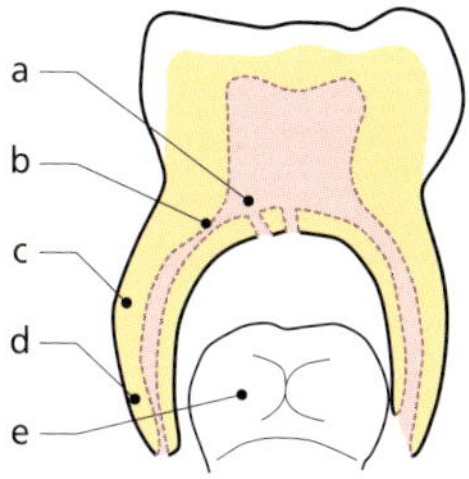

Figuur 8.47 Uitvoeringsproblemen wortelkanaalbehandeling.

De procedure is als volgt:
- rubberdam;
- excaveren en openen;
- eventueel knobbel verlagen; bij frontelementen is labiaal eenvoudiger toegang tot de pulpa te verkrijgen dan palatinaal;
- werklengte voor preparatie van het wortelkanaal schatten; circa twee derde van het wortelkanaal moet kunnen worden ontsloten;
- kanaalpreparatie;
- aanbrengen resorbeerbare kanaalvulling, bijvoorbeeld calciumhydroxide;
- adhesieve restauratie.

Niet-resorbeerbare materialen voor het vullen van een wortelkanaal in een melkelement, bijvoorbeeld guttapercha, worden afgeraden omdat dit materiaal bij natuurlijke resorptie van de wortel achterblijft. Net als bij een wortelkanaalbehandeling in een blijvend gebitselement is een goed afsluitende coronaire restauratie medebepalend voor het succes van de behandeling.

9 Implantologie

9.1 Inleiding

Een oraal implantaat is te definiëren als een biocompatibel alloplastisch materiaal, dat is verankerd in het orale bot om er een vervangend gebitselement of een prothetische constructie aan te bevestigen. De orale implantologie heeft zich de laatste jaren sterk ontwikkeld en heeft het spectrum van chirurgische en prothetische behandelmogelijkheden zeer verrijkt. Wil een zorgverlener implantaten plaatsen, dan dient hij de grondbeginselen van de dento-alveolaire chirurgie, zowel theoretisch als praktisch, te beheersen en continu zijn kennis van de implantologie te verdiepen en te verbreden. Bovendien moet zijn praktijk zijn voorzien van een geschikte ruimte, idealiter een aseptische operatiekamer, en van geschikte apparatuur, instrumenten en medewerkers. Medewerkers hebben idealiter kennis en kunde op het gebied van de chirurgie. Tevens moet de nazorg goed zijn georganiseerd. Als de praktijk niet aan elk van deze voorwaarden voldoet, is het verstandig samen te werken met een gespecialiseerde of gedifferentieerde collega wiens praktijk wel aan deze voorwaarden voldoet.

9.2 Indicatiegebied

Het indicatiegebied voor orale implantaten loopt tegenwoordig van een tandeloze kaak via een vrij eindigende tandboog of grote diastemen tot vervanging van een enkel gebitselement. Ook aangezichtsprothesen, zoals oor-, neus- en orbitaprothesen, kunnen op implantaten worden gefixeerd (figuur 9.1).

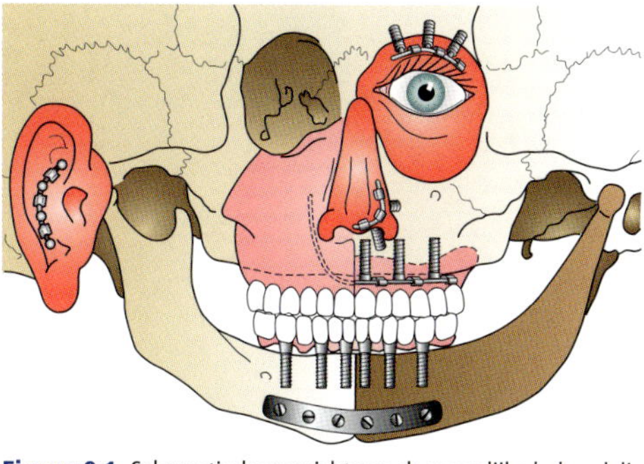

Figuur 9.1 Schematisch overzicht van de mogelijke behandelingen met implantaten in het orofaciale gebied.

Voor patiënten kan een implantaat een alternatieve behandeling zijn voor en/of naast een conventionele behandeling. De ontwikkelingen zijn echter zo ver voortgeschreden, dat inmiddels bij een patiënt met een edentate kaak die door de beperkte functie van een conventionele gebitsprothese (persisterende) klachten heeft of kan gaan krijgen, een overkappingsprothese op implantaten de voorkeur geniet. Het succes van implantaten, gemeten over een periode van vijf jaar, ligt volgens de literatuur ruim boven de 90%, voor implantaten in de onderkaak zelfs boven de 98%. Gezien deze goede resultaten is het aan te bevelen dat een zorgverlener die zelf geen implantaties verricht, na het uitsluiten en afwegen van mogelijke contra-indicaties de patiënt voorlicht over de mogelijkheden. Vervolgens kan hij de patiënt verwijzen naar een op dit terrein gespecialiseerde of gedifferentieerde collega voor het plaatsen van implantaten en/of voor het vervaardigen van een daarop te fixeren prothetische constructie, de suprastructuur genoemd.

9.3 Typen implantaten

Er worden drie typen implantaten onderscheiden: subperiostale, transossale en enossale (figuur 9.2). Een subperiostaal implantaat bestaat uit een niet geosseo-integreerd frame dat op het botoppervlak van de onder- of de bovenkaak rust en dat wordt bedekt door het mucoperiost. Het implantaat wordt dus onder het mucoperiost aangebracht en heeft meestal een aantal pijlers die het mucoperiost penetreren ter ondersteuning van de suprastructuur. Een transossaal implantaat wordt via een extraorale chirurgische behandeling in het interforaminale bot van de edentate onderkaak geplaatst, waarbij de pijlers uitsteken in de mond om daarop een suprastructuur te bevestigen. Een enossaal implantaat wordt in het kaakbot verankerd om osseo-integratie te verkrijgen. Gezien het succes van de enossale implantaten wordt tegenwoordig vrijwel alleen nog maar dit type gebruikt. Enossale implantaten kunnen zowel in de boven- als de onderkaak worden toegepast en zowel in de zijdelingse delen als in het front.

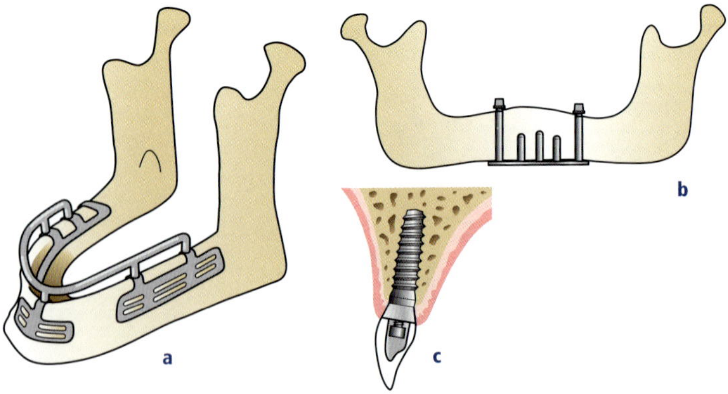

Figuur 9.2 Schematische weergaven van het principe van subperiostale (a), transossale (b) en enossale (c) implantaten.

9.4 Osseo-integratie

Bij osseo-integratie, een begrip dat in 1977 door Brånemark en zijn medewerkers is ingevoerd, ontstaat direct contact tussen het bot en het implantaatoppervlak (figuur 9.3). Osseo-integratie is gedefinieerd als een onder een microscoop zichtbare structurele verbinding tussen botweefsel en het oppervlak van een (belast) implantaat. Tijdens het plaatsen van een implantaat in een geprepareerde implantaatschacht ontstaat eerst bloedcontact en niet direct volledig botcontact. De door het mechanische trauma veroorzaakte weefselschade moet namelijk eerst herstellen. Voor het herstel zijn specifieke cellen nodig. Voor bindweefsel zijn dat fibroblasten, voor botweefsel osteoblasten en voor epitheelweefsel epitheelcellen. De aanmaakfase van deze verschillende cellen wordt de proliferatiefase genoemd. Deze begint vier dagen na het plaatsen van de implantaten en duurt ongeveer 14 dagen. In het begin is er nog weinig botcontact, vooral omdat ten gevolge van de weefselbeschadiging eerst botafbraak plaatsvindt langs het implantaatoppervlak. Pas daarna treedt botaanmaak op en ontwikkelt zich een mineraliseringsfront, waarbij de osteoblasten eerst een dunne laag niet-gemineraliseerde botmatrix afzetten.

Bij het tot stand brengen van het contact tussen bot en implantaat spelen twee mechanismen een rol, afstandosteogenese en contactosteogenese (figuur 9.4). Bij de afstandosteogenese begint de botvorming aan de randen van de implantaatschacht in de richting van het implantaat. Vanuit het bestaande botoppervlak wordt via appositionele groei een botmatrix gevormd. Deze matrix tracht de ruimte tussen bot en implantaatoppervlak op te vullen. Bij de contactosteogenese wordt zowel bot afgezet op het implantaatoppervlak als vanuit de randen van de implantaatschacht. Er zijn twee mineraliseringsfronten, waardoor het proces dan ook twee keer zo snel verloopt. Hiervoor is het natuurlijk noodzakelijk dat op het implantaatoppervlak osteoblasten aanwezig zijn. Deze cellen kunnen op twee manieren op het implantaatoppervlak terechtkomen. Allereerst kunnen osteoblasten via de in het bloedcoagulum aanwezige fibrinedraden naar het implantaatoppervlak migreren. Dit heet osteoconductie. Om deze geleidende functie te vervullen, moeten de fibrinedraden zich wel min of meer loodrecht hechten op het implantaatoppervlak. Dit proces verloopt het beste als het implantaatoppervlak een zekere ruwheid bezit. Een implantaat kan ook osseo-inductief zijn als botgroeifactoren zich hechten aan het implantaatoppervlak, waarna de in de omgeving aanwezige botvoorlopercellen worden aangetrokken die zich vervolgens differentiëren tot osteoblasten.

Of en hoe snel een implantaat osseo-integreert, is onder meer afhankelijk van de breedte van de ruimte tussen bot en implantaat, de wijze van chirurgische behandeling, het implantaatmateriaal en het type implantaatoppervlak. Daarnaast is het osseo-integreren onder andere afhankelijk van het achterwege blijven van ontsteking en afweerreactie. Dit impliceert dat het aan te bevelen is een implantaat eerst te laten osseo-integreren alvorens het te belasten. In bepaalde situaties kunnen implantaten ook direct worden belast. Het indicatiegebied hiervoor moet, hoewel directe belasting al regelmatig wordt toegepast, nog verder worden ontwikkeld.

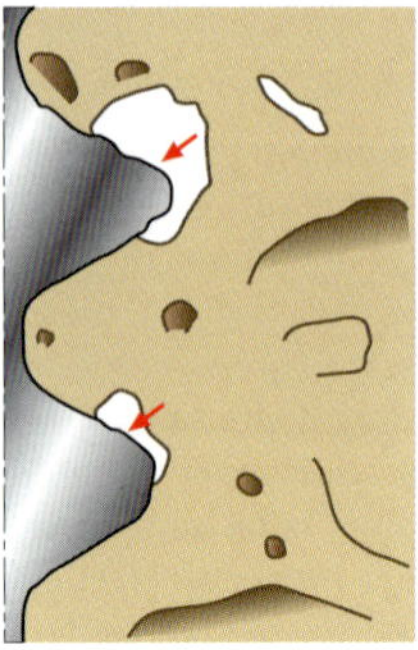

Figuur 9.3 Histologisch beeld van direct contact tussen bot en implantaat.

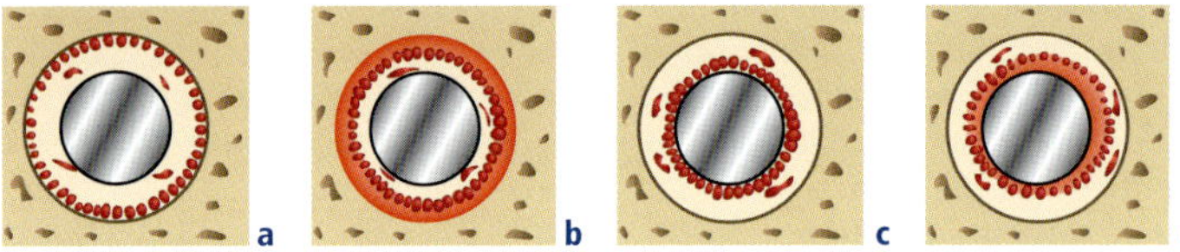

Figuur 9.4 Histologisch beeld van afstandosteogenese (a, b) en contactosteogenese (c, d).

De meeste orale implantaten zijn vervaardigd van commercieel zuiver titanium, dat een uitstekende biocompatibiliteit blijkt te bezitten en tot de beste resultaten leidt. Andere metalen die worden toegepast zijn zirkonium, goud en titanium-vanadiumlegeringen. Van deze metalen lijken de transitiemetalen titanium en zirkonium de beste biocompatibele eigenschappen te bezitten. Waren de implantaten aanvankelijk vooral cilindrisch, al dan niet met een schroefdraad, de laatste generatie implantaten is wortelvormig en heeft een schroefdraad.

9.5 Onderzoek patiënt

Het onderzoek van de patiënt en de besluitvorming over een definitief behandelplan, waarvan implantatie een mogelijk onderdeel uitmaakt, vindt doorgaans plaats in drie fasen:

1 eerste, algemene onderzoeksfase;
2 tweede, specifieke onderzoeksfase;
3 derde fase, de fase van overeenstemming tussen patiënt en zorgverlener(s) en ‘informed consent’.

In de eerste fase is het onderzoek gericht op de klachten, wensen en voorgeschiedenis van de patiënt. Er wordt een algemeen onderzoek verricht, er wordt globaal voorlichting gegeven over de mogelijkheden en er wordt een voorlopig behandelplan vastgesteld. Aan de hand van het voorlopige behandelplan wordt in de tweede onderzoeksfase specifiek onderzoek (aanvullend onderzoek) verricht naar de mogelijkheid van een prothetische constructie op implantaten, wordt specifieke voorlichting gegeven en wordt een definitief behandelplan voorgesteld. In de derde fase wordt overeenstemming bereikt tussen patiënt en zorgverlener en wordt een verklaring van ‘informed consent’ getekend.

Mogelijke aanvullende onderzoeken tijdens de tweede onderzoeksfase zijn:
- aanvullend medisch onderzoek;
- aanvullend parodontaal onderzoek van de restdentitie;
- aanvullend röntgenonderzoek;
- studiemodellen in een articulator en een proefopstelling;
- implantaatplanning (aantal en positie).

9.6 Contra-indicaties

De in de literatuur vaak opgesomde contra-indicaties zijn niet zonder meer allemaal bepalend voor een individueel behandelplan (zie tabel 9.1). Onder bijzondere omstandigheden kan namelijk het plaatsen van een implantaat voor een bepaalde indicatie een risico rechtvaardigen.

Tabel 9.1 Systemische, lokale en psychische relatieve contra-indicaties voor implantatie.

systemisch	lokaal	psychisch
• bloedziekten • stofwisselingsziekten (bijvoorbeeld diabetes mellitus) • botziekten (bijvoorbeeld ziekte van Paget, osteomalacie, osteogenesis imperfecta) • immuunziekten en immunosuppressie • collageenziekten • risico op endocarditis • ziekte van Crohn	• ontoereikende mondverzorging • radiotherapie in het hoofd-halsgebied • pathologische veranderingen van de weke delen of het bot op de plaats van het geplande implantaat • onvoldoende botkwantiteit en/of botkwaliteit • onvoldoende afstand tot de canalis mandibulae, de sinus maxillaris of de neusholte	• gebrekkige coöperatie • neurosen, psychosen • alcohol- of drugsmisbruik • te hoge verwachtingen van de patiënt, onrealistisch beeld van het resultaat van de behandeling

Er zijn anatomische verschillen in botstructuur tussen de boven- en de onderkaak. De onderkaak heeft een gunstiger verhouding tussen corticaal en trabeculair bot dan de bovenkaak. De botdichtheid is een belangrijke factor bij de initiële stabiliteit. Hierbij moet echter wel worden opgemerkt dat osteoporose meestal geen contra-indicatie vormt voor het plaatsen van implantaten.

9.7 Keuze suprastructuur en behandelplanning

9.7.1 Edentate onderkaak

Voor de edentate onderkaak is het mogelijk een vaste brugconstructie of een uitneembare overkappingsprothese op implantaten te maken. De keuze hiervoor is afhankelijk van de wensen van de patiënt en het kostenaspect.
Vaste brugconstructies worden geplaatst op vier tot zes implantaten in het interforaminale gebied als de processus alveolaris verregaand atrofisch is; wanneer er nog een redelijke hoeveelheid bot is in de zijdelingse delen, kunnen gelijkmatig over de gehele kaak verdeeld zes tot acht implantaten worden gepland.
Overkappingsprothesen worden geplaatst op een staaf-hulsmesostructuur op twee implantaten, een staaf-hulsmesostructuur op vier implantaten of een druk-

knopmesostructuur op twee implantaten. De keuze voor het aantal implantaten is afhankelijk van de hoogte en de vorm van de onderkaak, de belastbaarheid van de mucosa, de beschikbare ruimte voor de mesostructuur, de dentitie in of de edentate status van de bovenkaak en de reinigingsmogelijkheden van de patiënt.

Tabel 9.2 Typen mesostructuur en de daarvoor geldende indicaties in een edentate onderkaak.

type mesostructuur	indicatie
twee implantaten en een staaf-huls-mesostructuur	• hoogte onderkaak minstens 12 mm; • implantaten plaatsen van minstens 10 mm lengte; • doel is verbetering retentie en stabiliteit
twee implantaten en een druk-knopmesostructuur	• eenvoudige mondverzorging gewenst; • spitse kaakvorm; • geringe verticale dimensie van de onderprothese
vier implantaten en een staaf-huls-mesostructuur	• hoogte onderkaak minder dan 12 mm; • implantaten van 10 mm lengte niet mogelijk; • (partiële) natuurlijke dentitie in de bovenkaak; • V-vormige onderkaak zonder voorkeur voor een druk-knopmesostructuur; • belastingintolerantie van de mucosa; • aan oppervlak liggende foramen mentale/canalis mandibulae

9.7.2 Edentate bovenkaak

Voor de edentate bovenkaak is het mogelijk een vaste brugconstructie of een overkappingsprothese op implantaten te maken. De keuze hiervoor wordt beïnvloed door een aantal factoren: atrofie van de processus alveolaris, reinigingsmogelijkheden, wensen van de patiënt en financiële mogelijkheden. Een overkappingsprothese verkrijgt retentie en stabiliteit door bevestiging op een mesostructuur. Een vaste brugconstructie wordt direct vastgeschroefd op de implantaten. Beide prothetische constructies worden uitgevoerd zonder palatumplaat.

Vaste brugconstructies worden geplaatst op acht tot tien implantaten. Het aantal implantaten is afhankelijk van de grootte van de brug, de dentitie in of de edentate status van de onderkaak, de lengte van de implantaten, de botkwaliteit en de verticale ruimte tussen de boven- en de onderkaak. De implantaten worden gelijkmatig verdeeld over de tandboog, met de restrictie dat de uitvoering van de suprastructuur dit esthetisch toelaat.

Overkappingsprothesen worden geplaatst op een staaf-hulsmesostructuur op zes implantaten. De implantaten worden doorgaans in de zijdelingse delen geplaatst. Door de beperkte uitbreidingsmogelijkheden van de omvang van de gebitsprothese en de mesostructuur is er in het front vaak ruimtegebrek voor de implantaten en hun opbouw.

9.7.3 Partieel dentate kaak

Het aantal implantaten in een partieel dentate boven- of onderkaak wordt in principe gelijk gehouden aan het aantal te vervangen gebitselementen. Ieder implantaat wordt apart van een implantaatopbouw en kroon voorzien, gecementeerd of verschroefd. Een uitzondering wordt gemaakt als de onderlinge afstand tussen de implantaten kleiner wordt dan 3 mm. In dat geval is het verstandiger minder implantaten te plaatsen en te werken met een brug op de implantaten met een dummy of een vrij eindigend deel.

9.8 Chirurgische behandeling

9.8.1 Inleiding

De basisprincipes voor het plaatsen van implantaten zijn in essentie voor bijna alle implantaatsystemen gelijk. De verschillende stappen voor de chirurgische behandeling en de nazorg zijn:

- voorbereiden van de behandelkamer;
- lokale anesthesie geven;
- incideren processus alveolaris bij eenfasesysteem; vestibulair of palatinaal incideren bij tweefasensysteem;
- afschuiven van het mucoperiost;
- zonodig lokaliseren van het foramen mentalis met vaatzenuwstreng;
- beoordelen van het volume en de ondersnijdingen van de processus alveolaris;
- corrigeren van de top van de processus alveolaris;
- bepalen van de plaats en de richting van het implantaat (met boorsjabloon);
- prepareren van de implantaatschacht;
- plaatsen en daarna controleren van de primaire stabiliteit van het implantaat;
- hechten van de weke delen en eventueel aanpassen van de bestaande prothetische constructie;
- explicatie nazorg, recept voor medicatie en afspraak voor controle;
- na 7-10 dagen hechtingen verwijderen, wond controleren en zonodig aanpassen van de prothetische constructie;
- regelmatig controleren van de wond, de mondhygiëne (eenfasesysteem) en de initiële belasting door de prothetische constructie;
- eventueel vrijleggen van de implantaten (tweefasensysteem);
- controleren mobiliteit;
- implantaatopbouwen plaatsen en prothetische behandeling starten.

De voor implanteren specifieke onderdelen worden in het vervolg van deze paragraaf kort besproken.

9.8.2 Incideren

Begonnen wordt met een incisie door het epitheel en het bindweefsel. De vorm van de incisie is afhankelijk van het soort implantaat en de geplande locatie ervan. Een incisie kan bijvoorbeeld worden aangebracht op de top van de processus alveolaris of juist vestibulair of palatinaal hiervan. Om het zicht te vergroten, worden zo nodig ontlastingsincisies aangebracht. Hierbij kan de gingivapapil in de flap worden betrokken of juist buiten de mucoperiostflap worden gehouden. Bij voorkeur worden bij het incideren direct alle lagen gekliefd, dus meestal door het epitheel, het bindweefsel en het periost. Hiertoe is geringe druk en een niet te snelle scalpelvoering gewenst. Rafelig incideren leidt tot onnodige beschadiging van weefsel en een rafelige wondrand is moeilijker te hechten. Ook het afschuiven van het periost met het raspatorium of een dissector moet zorgvuldig geschieden, om beschadiging van het periost tot een minimum te beperken.

Vervolgens wordt het bot van eventuele bindweefselresten ontdaan zodat tijdens het prepareren geen weefselresten in de implantaatschacht terecht kunnen komen. Bindweefselresten kunnen namelijk de appositie van bot tegenwerken. Indien nodig wordt het foramen mentale gelokaliseerd. Bij voldoende breedte van de processus alveolaris kan voor het behoud van een mooie gingivacontour door de mucosa heen worden geïmplanteerd, dus zonder het mucoperiost af te schuiven. Het risico hiervan is dat een eventuele dehiscentie of fenestratie van het implantaat niet wordt waargenomen.

9.8.3 Voorbereiden implantaatlocatie

Als de mucosa is voorbereid en alle bindweefselresten zijn verwijderd, worden scherpe botranden op de top van de processus alveolaris verwijderd en wordt de processus afgevlakt tot een niveau met voldoende breedte voor het plaatsen van een implantaat. Het is hierbij niet noodzakelijk een geheel vlak plateau te prepareren. Dit houdt immers het risico in dat te veel corticaal bot wordt verwijderd, waardoor de initiële stabiliteit van het implantaat te gering wordt. Bovendien leidt het volledig vlak maken van de processus alveolaris, vooral in de zijdelingse delen, snel tot een te geringe hoogte van de processus alveolaris voor het aanbrengen van een implantaat van voldoende lengte. Hierbij spelen ook de beperkende anatomische structuren als de canalis mandibulae en de sinus maxillaris een belangrijke rol. Implanteren is goed mogelijk als er geen scherpe randen meer zijn en in het bovenfront de dikte van de botlamel buccaal van het implantaat ten minste 2 mm is en in de overige kaakdelen ten minste 1 mm. Als de dikte van de buccale botlamel minder is, moet veelal een botaugmentatie plaatsvinden, hetzij simultaan met het plaatsen van het implantaat, hetzij als afzonderlijke pre-implantaire chirurgische behandeling.

9.8.4 Plaatsen implantaat

Het succes van een implantaat hangt in hoge mate af van de zorgvuldigheid waarmee het wordt geplaatst. Een zo nauwkeurig mogelijke pasvorm van het implantaat in de geprepareerde implantaatschacht moet te allen tijde worden nagestreefd. De verschillende implantaatsystemen hebben daarom specifiek instrumentarium om dit mogelijk te maken. Na het voorbereiden van de implantaatlocatie wordt met een ronde boor de plaats voor de implantaten aangegeven. Vervolgens wordt met de zogenoemde pilotboor de eerste schacht geboord. Met boren van oplopende diameter wordt vervolgens de schacht breder gemaakt. Tijdens het boren mag de wrijvingswarmte niet te groot worden, omdat botcellen irreversibel worden beschadigd bij temperaturen boven 48 °C gedurende één minuut. De wrijvingswarmte kan worden beperkt door scherpe boren te gebruiken, weinig druk uit te oefenen en goed te koelen met een steriele fysiologische zoutoplossing. De boor moet regelmatig uit de schacht worden gehaald zodat het botslijpsel kan worden verwijderd. Als de implantaatschacht gereed is, wordt in geval van sterk gemineraliseerd bot voor schroefimplantaten met een tapboor een schroefdraad geprepareerd. Bij overwegend medullair of niet sterk gemineraliseerd corticaal bot kan een eventueel zelftappend implantaat direct worden geplaatst. Na het plaatsen wordt een afdekschroef of een implantaatopbouw aangebracht. Een implantaat met geen of onvoldoende initiële stabiliteit moet worden verwijderd of, indien mogelijk, worden vervangen door een implantaat met een grotere diameter. Als een dehiscentie of fenestratie van het implantaatoppervlak van een stabiel geplaatst implantaat aanwezig is, moet de dehiscentie of fenestratie worden bedekt met autoloog bot of een botsubstituut, al dan niet in combinatie met een membraan.

9.8.5 Esthetiek

Voor een optimaal esthetisch resultaat zijn de juiste positie en asrichting van het implantaat, de diepte waarop het implantaat wordt geplaatst en het botvolume op de implantaatlocatie belangrijke factoren. Voorafgaand aan de chirurgische procedure moet een goede planning worden gemaakt door een proefopstelling te maken en aan de hand daarvan een boorsjabloon te vervaardigen met de hals van de toekomstige kroon op de juiste plaats. Hierdoor wordt relevante prothetische informatie verschaft en kan duidelijk worden wat de prothetische consequenties zijn als wordt afgeweken van de geplande implantaatlocatie en/of asrichting. Het boorsjabloon is meestal een massieve kunststofplaat waarin een kanaal of een groef voor de geleiding van de implantaatboor is gemaakt. Hierdoor worden de ideale positie en asrichting aangegeven. De cervicale contour van het te vervangen gebitselement is hierbij volledig aangegeven. Daardoor wordt vooral de verticale positie van het implantaat goed duidelijk. In buccopalatinale richting moet de plaats van het implantaat overeenkomen met de plaats van de hals van het natuurlijke gebitselement dat zich op deze plaats bevond, tenzij dit gebitselement zich in een ectosteme positie bevond. De mesiodistale as van het implantaat moet in het midden van het diasteem liggen, tenzij de buurelementen dat niet toestaan. Verder moet het implantaat zodanig worden geplaatst dat de bovenzijde in verticale zin ongeveer 2 mm apicaal ligt ten opzichte van de toekomstige kroon. Dieper plaatsen is niet zinvol en leidt, net als een te ondiep geplaatst implantaat, regelmatig tot een onbevredigend esthetisch resultaat. Als wordt gekozen voor een verschroefbare kroon, moet de toegang tot de schroef in het cingulum liggen. Dit is alleen mogelijk door de positie van het implantaat een fractie meer naar palatinaal te brengen en de asrichting iets meer rechtop te zetten dan die van het natuurlijke gebitselement. De gewenste afstand van het implantaat tot de natuurlijke buurelementen moet minimaal 1,5 mm bedragen omdat voor een fraaie gingivapapil het botniveau aan de zijde van het natuurlijke gebitselement en niet aan de implantaatzijde de bepalende factor is. Tussen implantaten moet de afstand minimaal 3 mm bedragen zodat hier voldoende bot is voor een goede gingivapapil. De correcte positie van het implantaat is samen met een optimaal volume van bot en weke delen een belangrijke factor voor een succesvol langdurig esthetisch resultaat.

9.8.6 Hechten

Na ruim spoelen van de implantaatschacht met fysiologisch zout kan de wond worden gehecht. Soms is het daarbij nodig de mucoperiostflap te mobiliseren om een goede sluiting van de wond te krijgen. Het periost wordt dan aan de basis van de flap gekliefd waarna de flap meer mobiel wordt en de wond spanningsloos kan worden gesloten. De wond kan worden gehecht met horizontale matrashechtingen of met enkelvoudige circulaire hechtingen. Zowel monofilamenten als autoresorbeerbare hechtingen kunnen worden gebruikt. Met polyfilamenten bestaat meer gevaar voor bacteriële invasie. Monofilamenten zijn weefselvriendelijk maar stijf, en dit is weinig comfortabel voor de patiënt. De degradatiesnelheid van bepaalde autoresorbeerbare hechtingen, zoals Vicryl®, is relatief laag. Hierdoor moeten de hechtingen toch nog vaak worden verwijderd, veelal omdat de patiënt ze als irriterend ervaart.

9.8.7 Eenfase- en tweefasensystemen

Bij de tweefasensystemen worden de implantaten op bothoogte ingebracht en met een mucoperiostlap bedekt (eerste fase). Na de osseo-integratieperiode worden ze vrijgelegd en van implantaatopbouwen voorzien (tweede fase). Daarop wordt de suprastructuur vervaardigd. Indien gewenst en als de omstandigheden dit toelaten, kan ook direct bij het plaatsen van het implantaat een opbouw worden aangebracht. Een tweefasenimplantaat wordt dan volledig in één behandelsessie geplaatst (eenfasesysteem). Het implantaat is dan dus direct zichtbaar in de mond. Een belangrijk voordeel van een eenfasesysteem is dat de patiënt slechts één chirurgische behandeling hoeft te ondergaan. Met betrekking tot osseo-integratie zijn in de literatuur geen verschillen aangetoond tussen beide systemen. In het algemeen kan worden gesteld dat zowel eenfase- als tweefasensystemen tot een succes kunnen leiden, als maar wordt gezorgd voor een goed passende implantaatschacht en immobilisatie tijdens de fase van osseo-integratie.

9.8.8 Pre-implantaire chirurgische behandeling

Een correcte plaatsing van implantaten kan alleen plaatsvinden als voldoende bot aanwezig is op de in prothetisch opzicht gewenste implantaatlocatie. Als dit niet het geval is, moet het botvolume worden vergroot alvorens te implanteren. De volgende weefsels/materialen staan hierbij ter beschikking:

- autoloog bottransplantaat: bot afkomstig van de persoon zelf;
- homoloog bottransplantaat: bot afkomstig van een ander individu van dezelfde soort, bijvoorbeeld diepgevroren of gedemineraliseerd humaan bot;
- xenobottransplantaat: bot afkomstig van een ander soort levend wezen, een dier, bijvoorbeeld anorganisch runderbot;
- alloplastisch materiaal: synthetisch biomateriaal, bijvoorbeeld tricalciumfosfaat of hydroxyapatiet.

Sommigen combineren autoloog bot met alloplastisch materiaal of een xenotransplantaat om een groter botvolume te verkrijgen. Vooralsnog geldt autoloog bot als het meest betrouwbare en meest toegepaste materiaal voor botvermeerdering op de implantaatlocatie. Als extraorale donorplaats voor een autoloog bottransplantaat wordt een aantal locaties gebruikt, zoals de crista iliaca anterior of posterior (bekken) (figuur 9.5), de fibula (kuitbeen), een costa (rib) en het calvaria (schedeldak). De morbiditeit op de donorplaats is bij de crista iliaca gering en in de meeste gevallen is de pijn na enkele dagen verdwenen. Als intraorale donorplaatsen komen de kinregio, het retromolaargebied, de tuber maxillae en de processus coronoideus in aanmerking (figuur 9.6). Transplantatie van weke delen is ook mogelijk. Met een bindweefseltransplantaat kan de contour van de peri-implantaire mucosa worden verbeterd. Voor botvermeerdering kunnen diverse technieken worden toegepast.

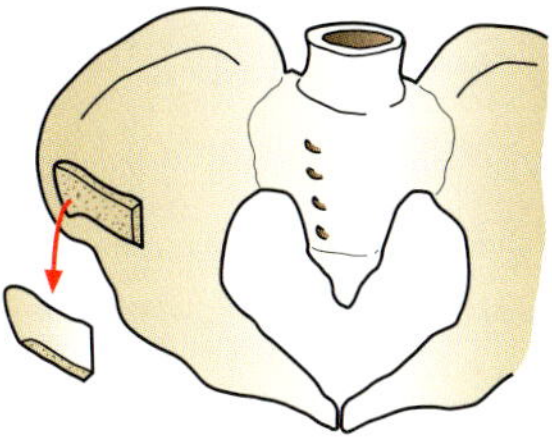

Figuur 9.5. Schematische weergave van het oogsten van een bottransplantaat van de crista iliaca.

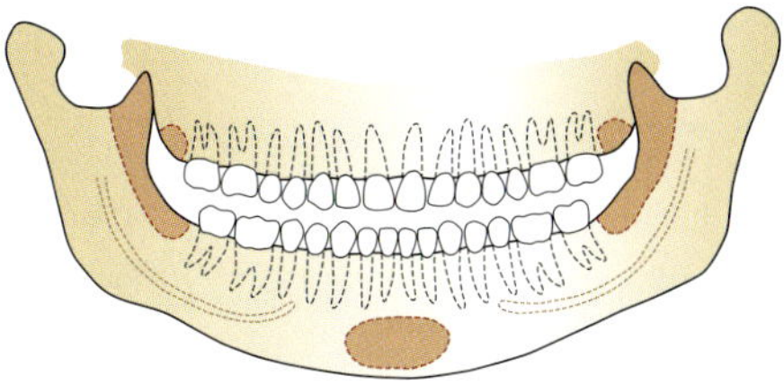

Figuur 9.6. Schematische weergave van het oogsten van een bottransplantaat van de kin, het retromolaargebied, de tuber maxillae en de processus coronoideus.

Splijten van de processus alveolaris

Verbreding van de processus alveolaris door verticale splijting en vervolgens het uit elkaar bewegen van de twee botlamellen kan worden overwogen als de processus ten minste 3 mm breed is. Verdere randvoorwaarden zijn voldoende bothoogte en voldoende basale botbreedte. Deze condities worden vooral in de bovenkaak gevonden. De splijtingstechniek kan worden gecombineerd met het direct plaatsen van een implantaat. Er bestaat echter een relatief groot risico op het ontstaan van een fractuur van de buccale corticale botlamel en zodoende op onvoldoende stabiliteit van de botlamellen en eventueel het implantaat. Dit geldt vooral als het om een groot deel van de processus alveolaris gaat. Een bijkomend voordeel van de splijtingstechniek is dat vaak een verbetering van de labiale contour van de processus alveolaris en de omgevende zachte weefsels wordt verkregen.

Botaugmentatie buccaal

Als de breedte van de processus alveolaris maxillae over een groter deel minder is dan 3 mm, kan deze aan de buccale zijde worden opgebouwd met een intraoraal bottransplantaat. Wanneer grotere hoeveelheden bot nodig zijn, wordt dit meestal uit de crista iliaca gewonnen.

De incisie in de regio van het te reconstrueren botdefect wordt op ruime afstand van het te plaatsen bottransplantaat gemaakt, opdat een goede bedekking van het transplantaat door de mucosa is gewaarborgd. Het mucoperiost wordt afgeschoven, waarna met een diagnostisch sjabloon kan worden bepaald hoeveel bot nodig is. Voordat het bottransplantaat wordt bevestigd met behulp van schroef- of plaatosteosynthesen, worden met een kleine ronde boor perforaties aangebracht in de buccale corticale botlamel (figuur 9.7). Dit bevordert de revascularisatie van het aan te brengen bottransplantaat. De implantaten kunnen na drie maanden worden geplaatst.

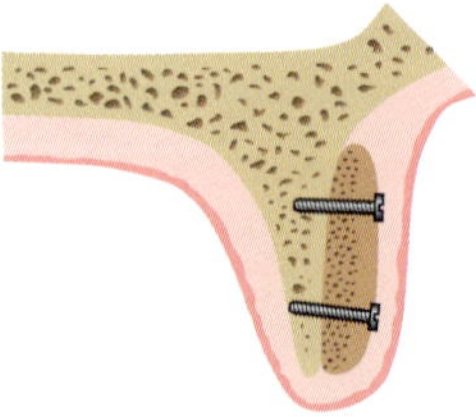

Figuur 9.7 Schematische voorstelling van een buccale botaugmentatie.

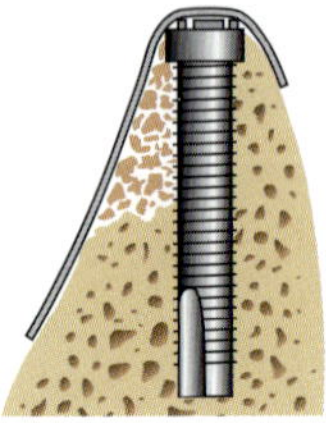

Figuur 9.8 Schematische voorstelling van geleide botregeneratie.

Geleide botregeneratie

In plaats van of in combinatie met het aanbrengen van bot, kan men ook kiezen voor een techniek waarbij nieuw bot wordt gevormd, de zogenoemde geleide botregeneratie (Eng. 'guided tissue regeneration'). Het basisprincipe van deze techniek is het creëren van een ruimte tussen het alveolaire bot en het periost en het aanbrengen van een membraan (figuur 9.8). In de gecreëerde ruimte tussen membraan en bot kan botingroei plaatsvinden. Fenestraties, dehiscenties van implantaten, lokale botdefecten en atrofische kaken kunnen met deze techniek worden behandeld. Vierwandige defecten zijn het gemakkelijkst en eenwandige het moeilijkst te reconstrueren. Vaak worden botpartikels of botsubstituten gebruikt om de ruimte onder het membraan open te houden. Het membraan kan zo nodig worden gefixeerd met kleine titanium of resorbeerbare schroeven. Voor het verkrijgen van een goede vascularisatie in de ruimte wordt het corticale bot met een kleine boor geperforeerd. Essentieel bij deze techniek is dat de mucosa zonder spanning primair over het aangebrachte membraan wordt gesloten. Na zes maanden kan in het nieuw gevormde bot worden geïmplanteerd. Een zorgvuldige controle gedurende deze periode is noodzakelijk omdat bij verstoring van de wondgenezing ontstekingen rondom het membraan kunnen ontstaan.

Sinusbodemelevatie

De belangrijkste oorzaak van een te geringe bothoogte in de zijdelingse delen van de edentate bovenkaak vormt de toegenomen pneumatisatie (luchthoudendheid) van de sinus maxillaris na verlies van de gebitselementen. In mindere mate wordt de geringe bothoogte veroorzaakt door reductie van de processus alveolaris. Het probleem kan worden ondervangen door de bodem van de sinus maxillaris te augmenteren met een bottransplantaat. Een belangrijk voordeel van deze methode is dat de beschikbare ruimte tussen de boven- en onderkaak niet kleiner wordt.

In de laterale sinuswand wordt juist tot op de mucosa van de sinus maxillaris een botluikje geprepareerd, zonder de mucosa te perforeren (figuur 9.9). De mucosa wordt voorzichtig losgeprepareerd van de sinusbodem en de sinuswand, waarna het botluik naar binnen kan worden geroteerd. Het botluikje vormt de bovenste begrenzing van de nu ontstane ruimte. Deze ruimte wordt opgevuld met autoloog bot en/of een botsubstituut. Indien de processus alveolaris te smal is, wordt tevens buccaal een bottransplantaat aangebracht. Dit bottransplantaat wordt tegen de buccale wand van de processus alveolaris gefixeerd met osteosyntheseschroeven, waarna de resterende ruimte wordt opgevuld met spongieus bot en het resterende corticale bot. Een minimale breedte van 7 mm is het streven. Als de pre-existente hoogte en breedte van de processus alveolaris ten minste 5 mm bedragen, kunnen de implantaten direct worden aangebracht op geleide van een boorsjabloon. In een dergelijk geval kan meestal voldoende initiële stabiliteit van het implantaat worden bereikt. De implantaten worden dan tevens gefixeerd in het monocorticale bottransplantaat. Rond de implantaten wordt een bottransplantaat aangebracht dat is vermalen in een botmolen. Wanneer de pre-existente hoogte en/of breedte van de processus alveolaris minder dan 5 mm bedraagt, worden de implantaten ongeveer drie maanden na de eerste chirurgische behandeling geplaatst.

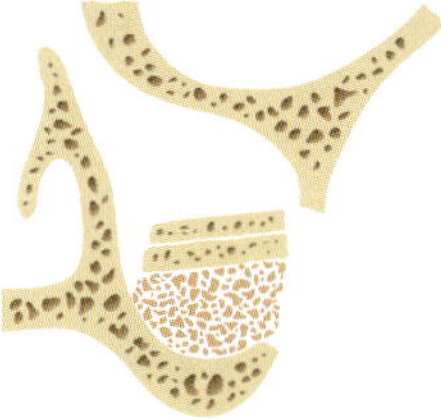

Figuur 9.9 Schematische voorstelling van een sinusbodemelevatie.

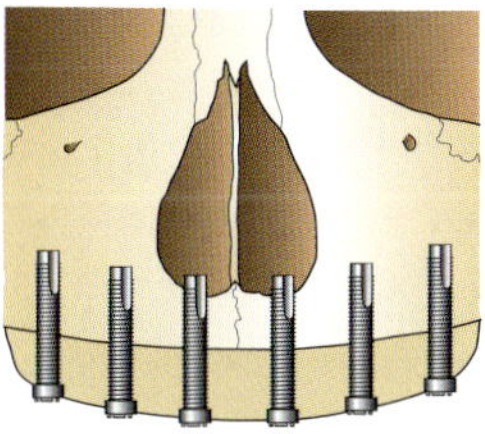

Figuur 9.10 Schematische voorstelling van het aanbrengen van een botonlay in de bovenkaak.

Botonlay in de bovenkaak

Een botonlay kan worden toegepast om de processus alveolaris in hoogte en breedte te reconstrueren (figuur 9.10). Indicaties om in hoogte te augmenteren zijn extreme atrofie en contourdefecten van de processus alveolaris maxillae. Preoperatief dient te worden beoordeeld of er voldoende ruimte tussen de boven- en de onderkaak is voor het vervaardigen van een goede prothetische constructie. Door het aanbrengen van een botonlay wordt deze ruimte immers kleiner. De vorm van het bottransplantaat wordt aangepast aan de vorm van de processus alveolaris. Als in de bovenkaak voldoende basaal bot aanwezig is, wordt het bottransplantaat met behulp van schroefvormige implantaten in de juiste positie tegen dit bot gefixeerd. In andere gevallen wordt het transplantaat met behulp van osteosynthesemateriaal tegen het aanwezige bot gefixeerd. In dat geval worden de implantaten na drie tot zes maanden geplaatst.

Le Fort I-osteotomie met interpositie van bot

Bij een sterk atrofische bovenkaak is er vaak niet alleen verlies van alveolair en basaal bot, maar ook van een relatieve dorsaal- en craniaalwaartse 'verplaatsing' van de bovenkaak. Dit leidt tot een vorm van progenie met omgekeerde frontrelatie en een vergrote afstand tussen de boven- en onderkaak. Prothetisch is dit een ongewenste situatie vanwege een vergroting van de neus-liphoek en een afname van de hoogte van de onderste gezichtshelft. Verbetering van de frontrelatie, herstel van de verticale dimensie en ondersteuning van de aangezichtmusculatuur kunnen worden bewerkstelligd met een Le Fort I-osteotomie met interpositie van een bottransplantaat.

De osteotomie wordt intraoraal uitgevoerd. De bovenkaak wordt naar ventraal en caudaal verplaatst en gefixeerd met plaatosteosynthesen en schroeven (figuur 9.11). Het bottransplantaat wordt aangebracht op de geplande implantaatlocaties. Het grote voordeel van deze methode is de correctie van de relatie tussen de boven- en onderkaak. De implantaten kunnen direct of in een later stadium worden geplaatst.

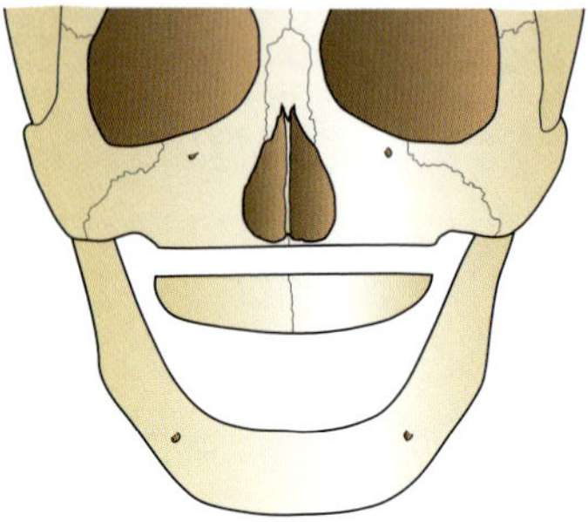

Figuur 9.11 Schematische voorstelling van een Le Fort I-osteotomie met interpositie van bot.

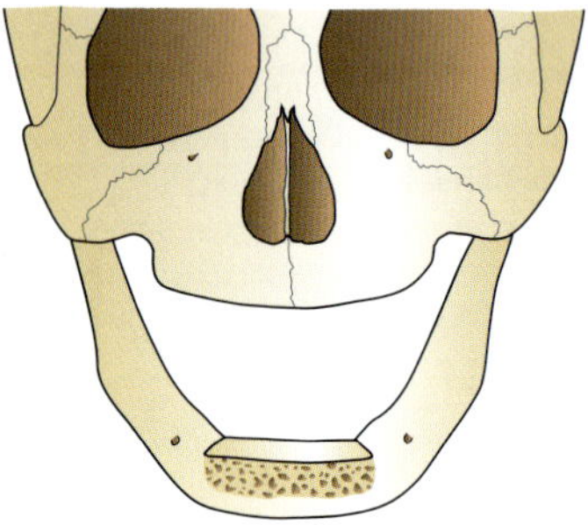

Figuur 9.12 Schematische voorstelling van een absolute augmentatie van de onderkaak.

Absolute augmentatie onderkaak

Bij zeer sterke atrofie van de processus alveolaris in de onderkaak kan een absolute augmentatie zijn geïndiceerd om betrouwbaar implantaten te kunnen plaatsen. Er zijn hiervoor twee technieken, de sandwichosteotomie en de botonlay. Bij de sandwichosteotomie wordt het deel van de onderkaak tussen de foramina mentales horizontaal doorgezaagd, na eerst beiderzijds anterieur van het foramen mentale een verticale zaagsnede te hebben aangebracht. Het losgekomen botfragment kan craniaalwaarts worden verplaatst. De ruimte tussen de botdelen werd opgevuld met een bottransplantaat. Schroefvormige implantaten kunnen direct tijdens de osteotomie worden geplaatst. De implantaten worden dan tevens gebruikt om het bottransplantaat te fixeren. Vaak wordt er echter voor gekozen om pas drie maanden later te implanteren. Als botonlay wordt op de top van de processus alveolaris een corticospongieus bottransplantaat gefixeerd (figuur 9.12). Dit bottransplantaat wordt zodanig vormgegeven dat het goed aanligt tegen de vaak concave contour van het anterieure deel van de onderkaak. Het transplantaat wordt met schroeven, osteosyntheseplaten of perimandibulaire draden gefixeerd. Na ongeveer drie maanden wordt het osteosynthesemateriaal verwijderd, waarna de implantaten in de gewenste positie en richting kunnen worden geplaatst. De methode van uitgesteld implanteren verdient in de meeste gevallen de voorkeur vanwege de betere mogelijkheid om de locatie en asrichting van de implantaten te bepalen.

Distractieosteogenese

Distractieosteogenese, ook wel botdistractie of callusdistractie genoemd, is een methode waarbij, door trekkrachten op de callus die zich vormt tussen geosteotomeerde botdelen, ter plaatse nieuw bot wordt gevormd. In de orthopedie wordt deze methode sinds enkele decennia toegepast voor het verlengen van extremiteiten. In geval van distractieosteogenese in het anterieure deel van de edentate onderkaak wordt een horizontale osteotomiesnede aangebracht in het anterieure deel van de onderkaak (figuur 9.13a). De distractor wordt aangebracht, waarna hiermee de mobiliteit van het craniale botfragment wordt gecontroleerd. Daarna wordt het apparaat weer teruggedraaid naar de uitgangspositie. De wond wordt in lagen gesloten, waarbij de extensie van het apparaat door de mucosa steekt. Na vijf dagen wordt gestart met de actieve distractie van 0,5 tot 1 mm per dag (figuur 9.13b). De distractieperiode wordt beëindigd zodra de gewenste hoogte is bereikt (figuur 9.13c). Na twee tot drie maanden wordt de distractor verwijderd en worden de implantaten geplaatst. De voordelen van deze methode zijn dat geen bottransplantaat nodig is en dat gedurende de distractie tevens een toename van de weke delen optreedt.

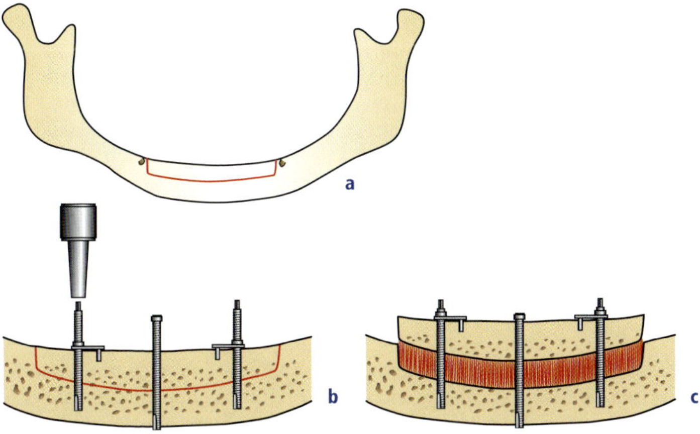

Figuur 9.13 Schematische voorstelling van distractieosteogenese in de onderkaak: horizontale osteotomiesnede (a), uitdraaien distractor (b), de gewenste bothoogte is bereikt (c).

9.9 Prothetische behandeling

Het vervaardigen van een prothetische constructie op implantaten kent, ongeacht de uitvoering van de constructie, doorgaans een aantal fasen in vaste volgorde. Daarnaast kent elke prothetische constructie een aantal specifieke onderdelen.

9.9.1 Vaste behandelfasen

Sjablonen

In overleg tussen allen die betrokken zijn bij het chirurgische, prothetische en tandtechnische deel van de behandeling worden sjablonen vervaardigd aan de hand van een proefopstelling. Een diagnostisch sjabloon dient voor inzicht in de locatie van de toekomstige kunstelementen ten opzichte van de implantaten en de suprastructuur. Een boorsjabloon geeft de positie en asrichting aan van de te plaatsen implantaten.

Voorlopige afdruk
De voorlopige afdruk wordt gemaakt met behulp van een confectie-afdruklepel en alginaat afdrukmateriaal. De geplaatste opbouwen voor een goede wondgenezing kunnen op de implantaten in situ blijven. Met behulp van de voorlopige afdruk wordt een voorlopig gipsmodel van de kaak gemaakt.

Definitieve afdruk
Op het voorlopige gipsmodel wordt een individuele afdruklepel vervaardigd met openingen voor de afdrukstiften. Bij de definitieve afdruk kan men afdrukken op implantaat- of implantaatopbouwniveau. Voor een afdruk op implantaatniveau worden afdrukstiften op de implantaten geplaatst. Voor een afdruk op implantaatopbouwniveau worden eerst de juiste implantaatopbouwen op de implantaten bevestigd en daarna worden hierop de afdrukstiften geplaatst. Er wordt afgedrukt met een stug viskeus afdrukmateriaal. De afdrukstiften worden in de mond met afdrukmateriaal omspoten met behulp van een afdrukspuit. De gevulde afdruklepel wordt daarna over de afdrukstiften geplaatst, waarbij de bevestigingsschroeven van de afdrukstiften door de openingen van de afdruklepel steken. Na uitharding worden deze schroeven losgedraaid, waarna de lepel, inclusief de afdrukstiften, uit de mond kan worden verwijderd. In de afdruk worden aan de afdrukstiften implantaatanalogen bevestigd. Met behulp van de afdruk wordt tot slot een definitief gipsmodel vervaardigd met implantaatanalogen op de positie van de implantaten.

Relatie
Afhankelijk van het aantal implantaten en hun locatie is de registratie van de relatie tussen de boven- en de onderkaak meer of minder uitgebreid. Voor een edentate kaak wordt vaak de methode met een basisplaat met waswallen en daarna een intraorale pijlpuntregistratie toegepast. Bij implantaten in de zijdelingse delen wordt bij gebrek aan distale afsteuning doorgaans een op de implantaten verschroefbare registratieplaat gebruikt. Voor een suprastructuur als uitgebreide rehabilitatie wordt aangeraden de modellen met behulp van een facebowregistratie in een articulator te monteren.

Proefopstelling
Afhankelijk van de suprastructuur vindt controle plaats van een opstelling met kunstelementen in was of van een opstelling met opgebakken porselein. Pasvorm, vormgeving, kleur, occlusie en articulatie worden in deze fase beoordeeld. Bij uitgebreide suprastructuren is het verstandig, indien mogelijk, eerst een basis van metaal of zirkoniumoxide te passen voordat de gehele prothetische constructie wordt afgemaakt.

Plaatsen
Bij het plaatsen van de suprastructuur wordt eerst alles opnieuw gecontroleerd. Implantaatopbouwen en de mesostructuur worden met behulp van een torque-

sleutel volgens een voorgeschreven kracht vastgezet. Kronen en bruggen kunnen ontworpen zijn om te verschroeven of te cementeren. Bij verschroeving wordt een torquesleutel gebruikt. De schroefkop wordt afgedekt met een materiaal dat gemakkelijk kan worden verwijderd, bijvoorbeeld een watje of een afdrukmateriaal, en vervolgens met een composietrestauratie. Bij cementeren worden eerst de schroefopeningen van de implantaatopbouwen afgedekt met een gemakkelijk te verwijderen materiaal en vervolgens wordt het resterende deel van de suprastructuur met cement vastgezet. Bij overkappingsprothesen wordt gecontroleerd of de retentie van de mesostructuur voldoet, of dat er correctie moet plaatsvinden door activeren of deactiveren. Tot slot worden specifieke instructies voor reiniging van de suprastructuur gegeven.

9.9.2 Behandelfasen specifieke constructies

Vaste brug edentate onder- en bovenkaak

- Maken van sjablonen voorafgaand aan de chirurgische behandeling;
- maken van voorlopige afdruk en voorlopig gipsmodel;
- maken van definitieve afdruk op implantaatniveau en definitief gipsmodel;
- registratie van de relatie tussen boven- en onderkaak met waswallen, intraorale pijlpunt en face-bow;
- beoordelen van de proefopstelling;
- passen van het basisdeel;
- plaatsen en instructie verzorging mond en prothetische constructie.

Overkappingsprothese edentate onder- en bovenkaak

- Maken van sjablonen voorafgaand aan de chirurgische behandeling (meestal niet nodig voor de onderkaak);
- maken van voorlopige afdruk en voorlopig gipsmodel;
- maken van definitieve afdruk op implantaatopbouwniveau en definitief gipsmodel;
- registratie van de relatie tussen boven- en onderkaak met waswallen en intraorale pijlpunt;
- beoordelen van de proefopstelling;
- plaatsen en instructie verzorging mond en prothetische constructie.

Implantaatgedragen kroon in de esthetische regio

- Maken van sjablonen voorafgaand aan de chirurgische behandeling;
- maken van voorlopige afdruk en voorlopig gipsmodel;
- maken van definitieve afdruk op implantaatniveau en gipsmodel voor tijdelijke kroon;
- plaatsen tijdelijke kroon;
- na drie maanden: maken van definitieve afdruk op implantaatniveau en gipsmodel voor definitieve kroon;
- passen definitieve kroon;
- plaatsen en instructie verzorging mond en prothetische constructie.

Implantaatgedragen kroon of brug in de niet-esthetische regio
Maken van sjablonen voorafgaand aan de chirurgische behandeling;
maken van voorlopige afdruk en voorlopig gipsmodel;
maken van definitieve afdruk op implantaatniveau en gipsmodel voor definitieve kroon/brug;
eventueel registratie van de relatie tussen boven- en onderkaak met waswallen bij onvoldoende occlusale eenheden in de zijdelingse delen;
passen van de definitieve kroon/brug;
plaatsen en instructie verzorging mond en prothetische constructie.

9.10 Nazorg

De nazorg op korte termijn eindigt ongeveer twee maanden na het plaatsen van de suprastructuur. Hierna begint een traject van regelmatig periodiek preventief onderzoek. De eerste keer is zes maanden na het plaatsen van de suprastructuur, daarna vindt het minimaal één keer per jaar plaats. De nazorg kan worden verdeeld in onderzoek van de peri-implantaire weefsels en onderzoek van de suprastructuur.

9.10.1 Onderzoek peri-implantaire weefsels

Ongeacht de locatie van de implantaten en het ontwerp van de suprastructuur bestaan er algemeen geldende aandachtspunten voor het onderzoek van de peri-implantaire weefsels, te splitsen in de weke delen en de bothoogte, of het botcontact rond een implantaat.

Tabel 9.3 Aandachtspunten bij periodiek preventief onderzoek van peri-implantaire weefsels.

zachte weefsels	bot
• plaque • tandsteen • kleur en vorm peri-implantaire mucosa • bloeding na sonderen • recessie peri-implantaire mucosa	• sulcusdiepte • percussie/mobiliteit • hoogte processus alveolaris

De kleur en vorm van de peri-implantaire weefsels en de mate van bloeding na sonderen geven een indicatie van hun gezondheid. De sulcusdiepte kan, zo mogelijk, het beste worden gemeten na verwijdering van de suprastructuur. De sulcusdiepte wordt gedefinieerd als de afstand tussen het diepst te sonderen punt van de sulcus en de bovenrand van de mucosa. Visueel kan een indruk worden verkregen van het botverlies met behulp van röntgenfoto's. Alle gemeten waarden worden in de status vastgelegd zodat alle mogelijke veranderingen ten opzichte van eerdere onderzoeken objectiveerbaar zijn. Na het onderzoek kan blijken dat er complicaties zijn. Het kan gaan om ontsteking van de mucosa en progressief botverlies rondom het implantaat. De peri-implantaire infecties worden over het algemeen geclassificeerd als peri-implantaire mucositis en peri-implantitis.
Peri-implantaire mucositis wordt gedefinieerd als een reversibele ontstekingsreactie van de zachte weefsels die een implantaat omgeven. Klinisch worden de ontstekingsverschijnselen gekarakteriseerd als matige tot duidelijke roodheid,

zwelling in combinatie met hyperplasie van de marginale weefsels, een glanzend aspect, een matige tot uitgebreide bloeding bij sonderen van de sulcus en pocket- en pusvorming. De ontsteking wordt in de regel veroorzaakt door pathogene micro-organismen in de sulcus rond de hals van het implantaat. De belangrijkste oorzakelijke factoren zijn:

- ontoereikende mondverzorging;
- subgingivaal onvoldoende aansluiting van de implantaatopbouw op een implantaat;
- tractie op de aan het implantaat grenzende mucosa.

Peri-implantitis wordt gedefinieerd als een destructieve ontstekingsreactie van het botweefsel dat geosseo-integreerde implantaten omgeeft. Klinisch wordt peri-implantitis gekarakteriseerd door ontstekingsverschijnselen van de peri-implantaire mucosa en een verdiepte peri-implantaire sulcus. Op röntgenopnamen ziet men, in vergelijking met eerder gemaakte röntgenopnamen, marginaal botverlies.

9.10.2 Onderzoek suprastructuur

Zowel voor uitneembare als vaste prothetische constructies is er een aantal aandachtpunten (tabel 9.4).

Tabel 9.4 Aandachtspunten bij uitneembare en vaste prothetische constructies.

uitneembaar	vast
• occlusie en articulatie • slijtage van occlusale vlakken • retentie gebitsprothese op mesostructuur • onderdelen mesostructuur • binnen- en buitenzijde gebitsprothese • implantaatopbouwen, na verwijdering mesostructuur • reiniging/verzorging • pasvorm gebitsprothese	• occlusie en articulatie • slijtage van occlusale vlakken • mobiliteit suprastructuur • reiniging/verzorging, zo mogelijk na verwijdering suprastructuur • implantaatopbouwen (indien mogelijk)

Een mogelijke probleem is dat de suprastructuur niet meer voldoet aan de gestelde eisen door fractuur, slijtage of verandering van de anatomische structuren waarmee hij een nauwe relatie heeft. Bij uitneembare constructies komen de volgende complicaties het frequentst naar voren:

- losstaan of fractuur van hulzen ('clips') in de overkappingsprothese;
- afnemende pasvorm van de overkappingsprothese op de processus alveolaris;
- fractuur van de kunstharsbasis van de overkappingsprothese;
- fractuur van de implantaatopbouw;
- losse schroeven.

De vaakst geziene problemen bij vaste prothetische constructies zijn:

- losse implantaatopbouwschroef;
- fractuur of loszittende kroon;
- losse suprastructuurschroef.

orale implantologie	onderdeel van de tandheelkunde dat zich bezighoudt met de behandelplanning van implantaatgedragen restauraties, het plaatsen van implantaten, de prothetische behandeling en de bijbehorende nazorg
implantaat	biocompatibel alloplastisch materiaal dat is verankerd in het orale bot om een vervangend gebitselement of een prothetische constructie aan te bevestigen
subperiostaal implantaat	niet geosseo-integreerd frame dat op het botoppervlak van de onder- of de bovenkaak rust en wordt bedekt door het mucoperiost
transossaal implantaat	via een extraorale chirurgische behandelprocedure aangebracht implantaat in het interforaminale bot van de edentate onderkaak, waarbij de pijlers uitsteken in de mond, om daarop een suprastructuur te bevestigen
enossaal implantaat	implantaat dat in het kaakbot wordt verankerd om osseo-integratie te verkrijgen
eenfasesysteem	het implantaat steekt direct vanaf het moment van plaatsen door de mucosa heen
tweefasensysteem	het implantaat wordt op bothoogte geplaatst en met een mucoperiostlap bedekt (eerste fase); na de fase van osseo-integratie wordt het implantaat vrijgelegd en wordt de implantaatopbouw geplaatst die door het mucoperiost heen in de mond uitsteekt (tweede fase)
osseo-integratie	de onder een microscoop zichtbare structurele verbinding tussen botweefsel en het oppervlak van een (belast) implantaat
afstandosteogenese	botvorming die begint aan de randen van de implantaatschacht in de richting van het implantaat
contactosteogenese	botvorming die optreedt zowel op het implantaatoppervlak als vanuit de randen van de implantaatschacht
autoloog bottransplantaat	bot verkregen van een persoon zelf (lichaamseigen bot)
homoloog bottransplantaat	bot afkomstig van een andere persoon
xenotransplantaat	bot afkomstig van een dier
alloplastisch materiaal	synthetisch biomateriaal
geleide botregeneratie	het creëren van een ruimte tussen alveolair bot en periost waarbij met behulp van een membraan botingroei kan plaatsvinden
sinusbodemelevatie	augmentatie van de bodem van de sinus maxillaris met een bottransplantaat en/of een alloplastisch materiaal
botonlay	bottransplantaat om een processus alveolaris in hoogte en breedte te reconstrueren
Le Fort I-osteotomie	het verplaatsen van de bovenkaak naar caudaal en ventraal met interpositie van een bottransplantaat
sandwichosteotomie	horizontale osteotomie tussen de foramina mentales waarbij het bovenste botdeel naar craniaal wordt verplaatst en de ontstane ruimte wordt opgevuld met een bottransplantaat

distractieosteogenese	chirurgische behandeling waarbij door trekkrachten op de callus die zich vormt tussen geosteotomeerde botdelen ter plaatse nieuw bot wordt gevormd
dehiscentie	buccaal of linguaal botdefect in het cervicale deel van een implantaat met expositie van het implantaatoppervlak
fenestratie	buccaal of linguaal botdefect in de niet-cervicale regio van een implantaat met expositie van het implantaatoppervlak
suprastructuur	volledige prothetische constructie op één of meer implantaten
mesostructuur	onderdeel van de suprastructuur dat is bevestigd op implantaten om een overkappingsprothese retentie, steun en stabiliteit te geven
staaf-hulsmesostructuur	mesostructuur in de vorm van een staaf die aan twee of meer implantaten is verbonden en waaraan hulzen ('clips') in een overkappingsprothese aangrijpen
drukknopmesostructuur	mesostructuur in de vorm van drukknoppen die op implantaten zijn bevestigd en waaraan matrixdelen van de drukknoppen in een overkappingsprothese retentie vinden
diagnostisch sjabloon	individueel vervaardigde plaat van transparante kunsthars die dient voor het verschaffen van inzicht in de locatie van de toekomstige kunstelementen ten opzichte van de implantaten en de suprastructuur
boorsjabloon	individueel vervaardigde massieve kunststofplaat waarin een kanaal of groef voor de geleiding van een implantaatboor is gemaakt
implantaatopbouw	permucosaal onderdeel van de suprastructuur dat is bevestigd op een implantaat en dient als connectie tussen implantaat en mesostructuur of kroon
genezingsopbouw	onderdeel van een implantaatsysteem dat op een implantaat wordt bevestigd om genezing van de peri-implantaire weefsels te geleiden
afdrukstift	stift die bevestigd wordt op een implantaat of een implantaatopbouw om bij de afdrukprocedure de positie van het implantaat over te brengen naar het gipsmodel waarop de prothetische constructie wordt vervaardigd
implantaatanaloog	onderdeel van een implantaatsysteem waarvan de vorm aan de bovenzijde exact overeenstemt met de bovenzijde van het implantaat en waarop in een tandtechnisch laboratorium de prothetische constructie wordt vervaardigd
torquesleutel	instrument van een implantaatsysteem waarmee met een gedoceerde kracht een implantaat of een onderdeel van de suprastructuur kan worden vastgezet
peri-implantaire mucositis	reversibele ontstekingsreactie van de zachte weefsels die een implantaat en een deel van de suprastructuur omgeven
peri-implantitis	destructieve ontstekingsreactie die het botweefsel aantast dat geosseo-integreerde implantaten omgeeft

10 Restauratieve behandelingen

10.1 Inleiding

De te onderscheiden restauratieve behandelingen zijn de vervaardiging van adhesieve restauraties met plastische materialen, fineerrestauraties, adhesieve indirecte restauraties, geslepen, gegoten of geperste indirecte restauraties, frameprothesen, telescoopkronen, overkappingsprothesen op natuurlijke pijlers en implantaten, partiële plaatprothesen en volledige gebitsprothesen. Een restauratieve behandeling heeft als doel het herstel van functie, mandibulaire stabiliteit en esthetiek. Alvorens de diverse restauratieve behandelingen aan de orde te stellen, wordt in dit hoofdstuk eerst aandacht besteed aan de bij de behandelingen te gebruiken roterende instrumenten, het maken van een afdruk, het gebruik van rubberdam, de esthetische aspecten en een indeling van mutilaties van gebitselementen.

De kwaliteit van een restauratie berust onder andere op de bij een bepaalde indicatie passende materiaalkeuze en de adequate verwerking van het materiaal. De beslissing over het te gebruiken restauratiemateriaal moet door de patiënt worden genomen na voorlichting door de tandarts over mogelijke risico's en alternatieven. Hierbij moeten voor- en nadelen van materiaal en restauratietechniek worden uitgelegd, bijvoorbeeld met betrekking tot kleur, esthetiek, kosten, duurzaamheid en benodigde opoffering van weefsel.

Het verloop van een uitgebreide restauratieve behandeling is weergegeven in figuur 10.1.

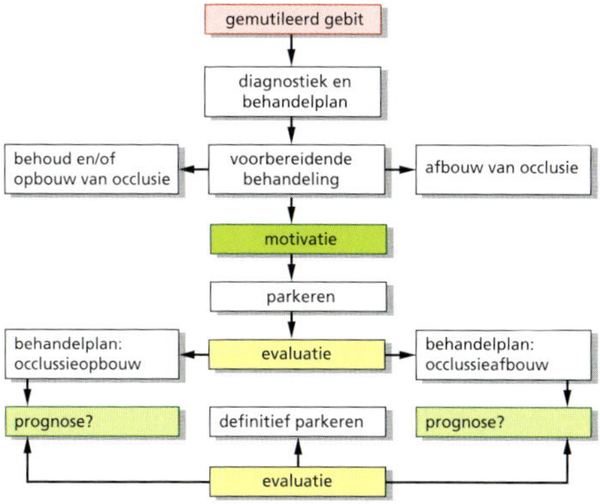

Figuur 10.1 Schema behandelverloop van een uitgebreide restauratieve behandeling.

10.2 Roterende instrumenten

10.2.1 Inleiding

Elk bij de restauratieve behandeling te gebruiken roterend instrument heeft zijn eigen veiligheidsvoorschriften, die staan vermeld in de bijsluiter van de fabrikant. Bovendien zijn alle roterende instrumenten, ook wel boren genoemd, ontwikkeld en gemaakt met een specifiek doel. Voor de toepassing van een boor geldt een aantal algemene regels.

- Incorrect gebruik kan weefsels beschadigen, vroegtijdige slijtage of beschadiging van de boor veroorzaken, en de gebruiker, de patiënt of anderen in gevaar brengen.
- Men dient een boor altijd eerst te laten proefdraaien alvorens hem in contact te brengen met gebitsweefsel.
- Een boor dient alleen te worden gebruikt op de individueel aanbevolen rotatiesnelheid;
- Een lange, puntige boor heeft de neiging tot oscilleren bij een grotere dan de aanbevolen rotatiesnelheid.
- Als de diameter van het werkende gedeelte van een boor groter is dan die van de schacht, kunnen grote centrifugale krachten optreden die de schacht kunnen buigen of breken;
- Overdreven druk kan de werkvlakken van een boor beschadigen en/of doen afbreken, kan de warmteontwikkeling vergroten en bij oververhitting de pulpa van het desbetreffende gebitselement irriteren.
- Om ongewenste opwarming te voorkomen, is goede koeling noodzakelijk met minstens 50 ml water per minuut; ‘friction grip’ instrumenten langer dan 22 mm of met een werkzaam deel groter dan 2 mm in doorsnee hebben nog meer koeling nodig.
- Een botte en/of beschadigde boor werkt minder efficiënt, met verhoogde druk en opwarming tot gevolg.

10.2.2 Duurzaamheid

De gemiddelde duurzaamheid van de diverse boorsoorten is als volgt (× = aantal keren gebruik):

staal	4×
tungstencarbide	15×
diamant	25×
polijstpunten	10×
nylonborstels	10×
keramisch	10×

10.2.3 Desinfectie, reiniging en sterilisatie

Nieuwe boren worden niet steriel verpakt. Ze moeten vóór gebruik en altijd direct na gebruik worden gedesinfecteerd, gereinigd en gesteriliseerd. Ultrasone reiniging en desinfectie, gevolgd door spoeling met water en onmiddellijke droging, is noodzakelijk alvorens te steriliseren. Boren die niet tegen corrosie zijn bestand, moeten worden behandeld met corrosiewerende desinfectantia en reinigingsmiddelen. Tungstencarbide boren zijn niet bestand tegen waterstofperoxide en een sterilisatietemperatuur van minimaal 180°. Dit vermindert hun hardheid.

10.2.4 Soorten boren en polijstinstrumenten

Diamantboren
De korrelgrootte van diamantboren wordt aangeduid met een kleurcode, gaande van zwart (grof) tot wit (ultrafijn). Deze boren worden gebruikt voor allerlei preparaties van gebitselementen. In tandtechnische laboratoria worden ze gebruikt voor modelpreparatie, voor de vervaardiging van kronen en bruggen en voor fineer- en keramiektechnologie.

Hardmetalen boren
Hardmetalen boren worden gebruikt voor cariësexcavatie, fissuurbewerking, verwijdering van gegoten restauraties, decapitatie en afwerking.

Polijstinstrumenten
Polijstinstrumenten zijn gemaakt van siliconen of nylon. Ze kunnen worden gebruikt voor het polijsten van gebitselementen en restauraties, cariësexcavatie en afwerking van preparaties. Besmeurd met bloed, speeksel en reinigingspasta kunnen ze niet manueel of machinaal worden gereinigd en daarom zijn ze alleen geschikt voor eenmalig gebruik.

Schijven
Schijven zijn gemaakt van diamant, carborundum of siliconen. Ze worden gemonteerd op een mandrel en zijn geschikt voor separeren, strippen en polijsten.

Abrasieve boren
Abrasieve boren worden gebruikt voor het afwerken van plastische restauratiematerialen en voor correcties van gebitselementen om preventieve redenen.

10.2.5 Boorkeuze

Een afwerkboor moet altijd een gladder oppervlak en een grotere diameter hebben en met een grotere snelheid worden gebruikt dan de boor waarmee is geprepareerd.

Tabel 10.1 In acht te nemen parameters voor de boorkeuze.

kenmerk boor	in acht te nemen parameter
vorm en maat	afhankelijk van preparatievorm
type instrument	afhankelijk van te verwerken materiaal (voor hard materiaal een slijpende boor en voor zacht materiaal een frees)
uitvoering (type en korrelgrootte)	afhankelijk van werkfase (grof, fijn, extra fijn)
soort schacht	afhankelijk van werkfase (toerental, hand- of hoekstuk)
zelflimiterend	niet-snijdend (glad) deel om overmatig verwijderen van materiaal te voorkomen (fineerrestauratie, gingivaprotectie)
lengte schacht	afhankelijk van toepassingsgebied

Tabel 10.2 Instrumentvormen en hun toepassingsgebied. Van de belangrijkste instrumenten zijn hieronder afbeeldingen te zien.

instrumentvorm	toepassingsgebied	
peer	preparatie plastische restauraties	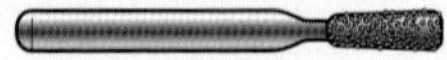
kogel	preparatie plastische restauraties, cariësexcavatie	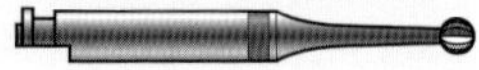
omgekeerde kegel	preparatie ondersnijding	
diabolo	preparatie ondersnijding	
torpedo	chamferpreparatie	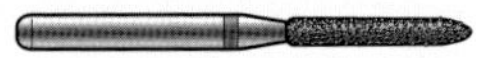
cilinder, afgeronde hoeken	schouderpreparatie	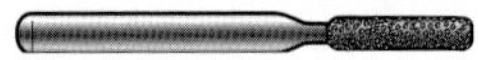
cilinder, rechte hoeken	schouderpreparatie	
cilinder, alleen kopsnijdend	box- en bodempreparatie	
kegel, afgerond	separeren, schouderbevelpreparatie	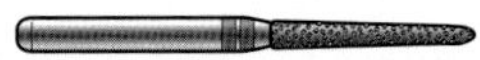
dakje	interdentaal, preparatiegroeven	
spits	separatie	
knop, ei	preparatie linguale vlakken, afschuinen	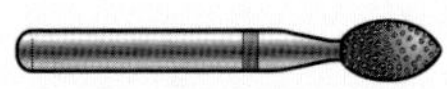
vlam	preparatie buccale vlakken restauraties	
granaat	afwerken linguale en/of occlusale vlakken	
kegel	boxpreparatie gegoten restauratie	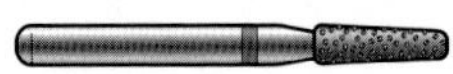
wiel	preparatie linguale vlakken	
zelflimiterend	randpreparatie in moeilijk te observeren gebieden	
dieptemarkeerder	preparatie fineerrestauratie	
schijf	polijsten, strippen, afwerken, separatie	
proxoshape	verwijdering van approximale overhang	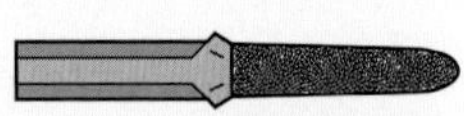
cavishape	fineren boxpreparatie	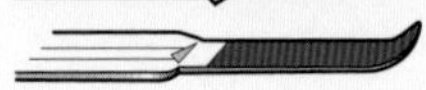
bevelshape	afschuining randen, vormgeving fineerpreparatie, fineren chamferpreparatie	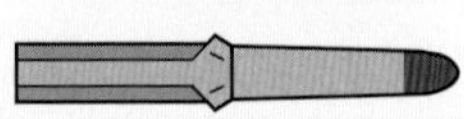

Tabel 10.3 Internationale aanduiding van de korrelgrootte (kan variëren per fabrikant).

kenmerk	diameter korrels
supergrof (zwarte ring)	150 µm
grof (groene ring)	120-125 µm
middel (geen aanduiding of dubbele groen/rode ring)	80-100 µm
normaal (blauwe ring)	80 µm
fijn (gele ring)	25-40µm
extrafijn (gele ring)	15 µm
ultrafijn (witte of roze ring)	8 µm
ultrafijn (witte of roze ring)	8 µm

ISO-maatsysteem

Het ISO-maatsysteem geeft door internationaal geldende identificatienummers informatie over het materiaal van werkzaam deel (A), soort schacht (B), totale lengte (C), vorm en uitvoering werkzaam deel (D) en doorsnede werkzaam deel (E). Het iso-nummer dient meestal ook als bestelnummer figuur 10.2).

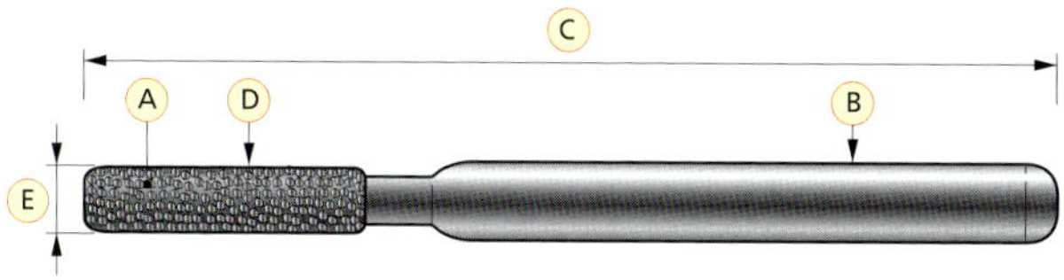

A: materiaal van het werkzame deel diamant	B en C: soort schacht en totale lengte friction grip (FG)	D: vorm en uitvoering cylindrisch, afgeronde kanten, korrel medium	E: nominale grootte (ISO 2157) grootste ø van het werkzame deel in 1/10 mm
ISO: 806	314	157 524	014

Figuur 10.2 ISO-nummering. (was 10.1)

Tabel 10.4 Materialen werkzaam deel: 1e-3e cijfer ISO-nummer.

diamant	806	veredeld carborundum, roze	625
sinterdiamant	807	arkansassteen, wit	635
staal	310	siliciumcarbide, groen	655
roestvrij staal	330	siliciumcarbide, siliconenverbinding	658
hardmetaal	500	oxidokeramiek	660

Tabel 10.5 Soort schacht: 4e-6e cijfer ISO-nummer.

handstuk (H) 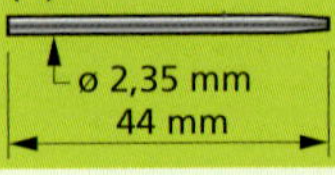 ø 2,35 mm 44 mm		hoekstuk (W = Winkelstück) 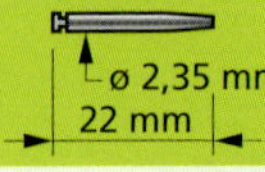 ø 2,35 mm 22 mm		friction grip (FG) 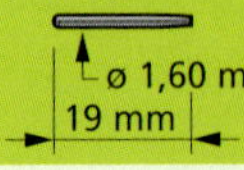 ø 1,60 mm 19 mm	
ISO	aanduiding/ lengte	ISO	benaming/ lengte	ISO	benaming/ lengte
103	H kort 34 mm	202	W Min 16 mm	313	FG kort 16 mm
104	H 44 mm	204	W 22 mm	314	FG 19 mm
105	H L 66 mm	205	W L 26 mm	315	FG L 21 mm
		206	W XL 34 mm	316	FG XL 25 mm

Tabel 10.6 Grootte (grootste doorsnede van het werkzame deel): 13e-15e cijfer van het iso-nummer (schaal van de afbeelding 1:1).

005	006	007	008	009	010	011	012	013
○	○	○	○	○	○	○	○	○
014	**015**	**016**	**018**	**020**	**021**	**023**	**025**	**027**
○	○	○	○	○	○	○	○	○
029	**030**	**031**	**033**	**035**	**037**	**040**	**042**	**045**
○	○	○	○	○	○	○	○	○

10.2.6 Koeling

Water- en luchtkoeling is het meest effectief bij 32° C. Bij prepareren moet het water in contact komen met zowel de boor als het gebitselement. Preparaties voor retentie en pinnen moeten op lagere rotatiesnelheid worden uitgevoerd omdat het water niet tot de boorpunt kan reiken.

10.3 Afdrukken

Primaire voorwaarde voor een goede afdrukprocedure is dat de zachte weefsels gezond en onbeschadigd zijn. Zo niet, dan kan beter eerst een goed passende tijdelijke restauratie worden geplaatst om de weefsels te laten genezen. Op een later tijdstip, na zes tot tien dagen, kunnen de weefsels gezond zijn en dan kan de afdruk worden gemaakt. De tweede voorwaarde is dat de preparatiegrens door gingivaretractie goed kan worden geëxposeerd om een afdruk te kunnen maken die moet reiken tot voorbij de preparatiegrens.

10.3.1 Gingivaretractie

Gingivaretractie kan door mechanische of chemisch-mechanische verwijding van de sulcus gingivalis met gedraaide of gevlochten retractiedraad of met een pasta. Een derde mogelijkheid is elektrochirurgie, die wel voorzichtig moet worden uitgevoerd om een te grote beschadiging van de gingiva met definitieve gingivaretractie te voorkomen. Zowel retractiedraden als pasta bezitten adstringerende en hemostaserende eigenschappen door de compressie na het plaatsen. Bij verwijdering blijft de sulcus droog en open zodat een correcte afdruk kan worden genomen. Als wordt geopteerd voor verwijding van de sulcus zonder chemische producten, kan een specifieke retractiedraad, die op voorhand is bevochtigd met water, in de sulcus worden gebracht. Daarmee kan beschadiging van het parodontium worden vermeden.

Na drooglegging van de preparatie wordt de retractriedraad of de pasta in de sulcus gebracht. Beide kunnen met lokaal werkende hemostatica (aluminium- of ijzerzouten) of sympathicolytica (epinefrine, xylometazoline) zijn of worden geïmpregneerd. Bij gebruik van sympathicolytica kan een systemische werking in de vorm van bijvoorbeeld tachycardie optreden bij daarvoor gevoelige patiënten of patiënten met cardiovasculaire problemen. Dit kan vooral voorkomen bij overdadig gebruik of als meerdere pijlers tegelijk worden afgedrukt.

Het voor het aanbrengen van de draad gebruikte instrument wordt schuin tegen de ingebrachte draad gezet en licht in apicale richting gebogen om de epitheliale aanhechting niet te beschadigen.

Enkele draadmethode

Bij de enkele draadmethode wordt een retractiedraad, waarvan de dikte is gekozen afhankelijk van de sulcusdiepte, in de sulcus aangebracht met een overschot aan het uiteinde van 2 mm. Na het aanbrengen van de draad moet de gehele preparatiegrens van occlusaal af zichtbaar zijn. Vlak voor het nemen van de afdruk wordt de retractiedraad verwijderd (figuur 10.3a en b).

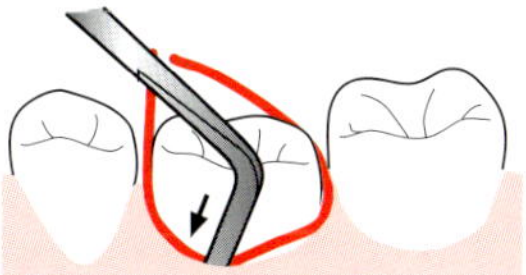
a

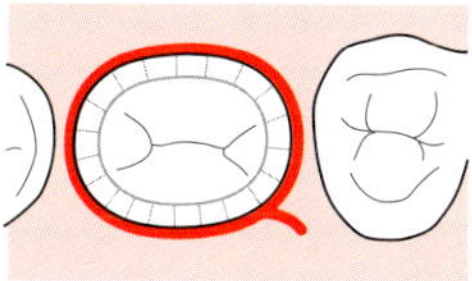
b

Figuur 10.3a-b Enkele draadmethode.

Dubbele draadmethode

Met de dubbele draadmethode wordt eerst een fijne retractiedraad, half zo dik als de sulcusdiepte, volledig in de sulcus aangebracht. Deze dient goed te worden bevochtigd om de fragiele weefsels niet te beschadigen. Een tweede retractiedraad ter dikte van de sulcusdiepte wordt erboven aangebracht met aan het uiteinde een overschot van 2 mm. De retractiedraad dient minimaal vijf minuten ter plaatse te blijven. Voor het nemen van de afdruk wordt de bovenste draad verwijderd. Na het nemen van de afdruk wordt de tweede retractiedraad verwijderd.

Pasta

Een pasta moet langzaam in de sulcus worden geïnjecteerd door af te steunen op het gebitselement (2 mm/sec). Het uiteinde van de canule moet een gesloten ruimte vormen tussen het gebitselement en de gingivarand. De pasta moet twee minuten ter plaatse blijven en wordt vlak voor het nemen van de afdruk verwijderd met een lucht- en waterspray onder gelijktijdige afzuiging. Overvloedig spoelen is noodzakelijk.

Tabel 10.7 Afdrukmaterialen en toepassingsgebieden.

irreversibel, vast		**reversibel, vast**	
gips	vastleggen intraorale registratie	thermoplastische materialen	functionele opbouw van randen gebitsprothesen
zinkoxide-eugenolcement	rebasen gebitsprothesen	guttapercha	obturator in kaakdefect
	onderlaag		
	altered-castmethode		
kunststofpasta	onderlaag	was	directe inlay
	tijdelijke onderlaag		beetbepaling
restloos uitbrandbare kunststof	directe opbouw		
irreversibele elastische		**reversibele elastische**	
hydrocolloïd (alginaat)	eenvoudig gipsmodel	hydrocolloïd (agar-agar)	gegoten restauratie functieanalyse
elastomeer • polysulfide • siliconen • condensatiesiliconen (siloxanen) • additiesiliconen (polyvinylsiloxanen) • polyether	alle doeleinden	consistentie (uithardingsfase) van elastomeer	
		• spuitbaar, dunvloeibaar	light-bodied
		• spuitbaar, vloeibaar	regular-bodied
		• dikvloeibaar	heavy-bodied
		• kneedbaar	putty

Tabel 10.8 Afdrukmethoden.

methode	werkwijze
reguliere afdruk	afdrukmateriaal wordt met een afdruklepel in de mond gebracht
gespoten afdruk	afdrukmateriaal wordt met een spuit op bijvoorbeeld een geprepareerd gebitselement aangebracht en daaroverheen komt de afdruklepel met afdrukmateriaal
correctieafdruk	hoogviskeus afdrukmateriaal wordt met een afdruklepel ingebracht; na uitharding wordt in het gebied van een specifiek object een ruimte uitgesneden; de afdruk wordt met dunvloeibaar correctiemateriaal gevuld en weer nauwkeurig gepositioneerd; bij het uitharden bindt het correctiemateriaal zich aan het primaire afdrukmateriaal
situatieafdruk	op basis van een voorafgaande gespoten afdruk worden stompen uitgegoten waarop overdrachtskappen worden vervaardigd; na plaatsen van de overdrachtskappen wordt met een individuele lepel een gespoten situatieafdruk gemaakt over de paskappen en de dentitie
optische afdruk intraoraal	van een preparatie wordt met een intraorale scanner een afdruk gemaakt
optische afdruk van klassieke afdruk	een gemaakte afdruk wordt optisch gescand door conoscopische holografietechnologie die ook het scannen van ondersnijdingen en steile kantelingen mogelijk maakt
scanafdruk van gipsmodel	een gipsmodel wordt door een fijne naald of door een (laser)straal afgetast waardoor een driedimensionaal virtueel preparatiemodel wordt verkregen

Tabel 10.9 Materialen, verwerking en eigenschappen.

materiaal	consistentie	mengtijd (min)	uithardingstijd (min)	tijd voor maximale uitharding (min)	voor- en nadelen	aandachtspunten
alginaat	normaal hardend	0,5	3,5	1,5	• snel en voordelig • niet als werkmodel bruikbaar • onvoldoende details	• koud water gebruiken • mengapparaat gebruiken • onmiddellijk uitgieten
alginaat	snelhardend	0,5	2,5	1	• supersnel en handige kleurcode • onvoldoende details voor werkmodel	• koud water gebruiken • geen mengapparaat gebruiken • kleurverandering geeft uithardingsfase aan • onmiddellijk uitgieten
additie siliconen	regular-bodied en light-bodied	0,25	3,75	2	• aangenaam materiaal • dimensioneel stabiel • automix aangeraden • hydrofoob • moeilijk te bevochtigen • lange wachttijd voor uitgieten (3 uur)	• niet onmiddellijk uitgieten • luchtbelvorming bij uitgieten • cartridge gebruiken
polysulfide		0,75	0,25	6	• grote treksterkte en scheurvastheid • gemakkelijk uitgieten • vuil, stinkt, maakt vlekken • lange uithardingstijd • weinig stabiel	• opletten voor vlekken • uitgieten tussen 10 en 60 min na verwijderen afdruk

materiaal	consistentie	mengtijd (min)	uithardingstijd (min)	tijd voor maximale uitharding (min)	voor- en nadelen	aandachtspunten
polyether	vloeibaar	0,75	6	3,25	• accuraat • korte uithardingstijd • dimensioneel stabiel • imbibitie • stug • korte verwerkingstijd • lange wachttijd voor uitgieten (3 uur)	• moeilijk mengbaar • mengapparaat gebruiken • beschadiging model bij verwijdering van afdruk na uitgieten
polyether	dunvloeibaar en vast	0,5	6	3	• accuraat • korte uithardingstijd • dimensioneel stabiel • imbibitie • stug • korte verwerkingstijd • lange wachttijd voor uitgieten (3 uur)	• cartridge gebruiken • mengapparaat gebruiken
zinkoxide-eugenolcement	vast			5	• direct uitgieten is mogelijk	
(reversibel) hydrocolloïd	afdrukspuit: dunvloeibaar; afdruklepel: vloeibaar	1. Materiaal voor afdruklepel en -spuit 15 min. op 99 °C verhitten (bad 1), dan in bewaarbad (bad 2) van 65 °C plaatsen (verblijfsduur minimaal 10 min.) 2. Lepelmateriaal 5 min. voor het nemen van de afdruk in bad (bad 3) van 45 °C leggen. 3. Afdrukspuit uit bad 2 nemen, geprepareerd gebitselement aan alle kanten bespuiten en afdruklepel vullen. 4. Afdruklepel inbrengen, waterkoeling inschakelen, 5 min. verhardingstijd in de mond. 5. Afdruk uitnemen, na neutralisatie in K2SO4 (5 min.) meteen uitgieten!				

10.3.2 Desinfectie

Desinfectie van afdrukken is nodig om:

- infecties bij patiënten, kliniekmedewerkers en medewerkers van het tandtechnisch laboratorium door overdracht van pathogene micro-organismen te voorkomen;
- transmissie van infectieziekten als hepatitis-B, hepatitis-C, tuberculose, herpes en hiv te vermijden.

Er bestaat geen consensus in de literatuur over de mogelijke degradatie of vervorming en verkleuring van een afdrukmateriaal door desinfectie.

Materialen en methoden

- Handschoenen, beschermkleding en beschermbril dragen, zowel ter bescherming tegen de micro-organismen als tegen het agressieve karakter van de desinfecteermiddelen.
- Afdruk afspoelen onder stromend water verwijdert 90% van de micro-organismen.
- Sterilisatie van een afdruk met de huidige technieken is bijna onmogelijk.
- Een veelbelovende nieuwe techniek is het gebruik van microgolven, waarbij geen grote dimensionele veranderingen optreden.
- De meest voorkomende desinfectieproducten voor afdrukken zijn: natriumhypochloriet, glutaaraldehyde, iodofor en fenolen; elk product heeft zijn eigen verwerkingseigenschappen, stabiliteit en (biologische) afbreekbaarheid; niet biologisch afbreekbare producten dienen apart te worden verwerkt door een specialistische dienst.
- Er zijn twee methoden van desinfectie: sprayen (afdruk en model) en immersie (afdruk).

Aandachtspunten

- Eén tablet chloor opgelost in 1,5 liter water geeft 1000 ppm actief chloor en dat is voldoende voor inactivatie van virussen.
- Actief chloor is instabiel; dus elke dag een nieuwe oplossing maken.
- Afdruk volledig ondergedompeld houden in oplossing gedurende vijf minuten.
- Daarna afdruk uitnemen en laten afdruppelen.
- Spoelen van afdruk onder stromend water.
- Inpakken van afdruk en verpakking voorzien van sticker met de tekst 'gedesinfecteerd'.
- Modellen worden beter gedesinfecteerd met een spray dan door immersie.
- Irreversibele hydrocolloïden zijn lastig te desinfecteren met een spray doordat ze hydrofiel en poreus zijn, waardoor micro-organismen gemakkelijk hechten; desinfectie door immersie is effectiever.

10.4 Rubberdam

Rubberdam is een beproefd middel om een enkele of een groep gebitselementen volledig droog te leggen. Het vaak gehoorde argument dat het gebruik van rubberdam tijdverlies is, geldt alleen voor wie niet gewend is om dit middel te gebruiken.

Tabel 10.10 Indicaties en contra-indicaties voor het gebruik van rubberdam.

indicaties	contra-indicaties
• endodontische behandeling (asepsis, bescherming tegen ingestie of aspiratie van instrumenten en spoelvloeistof) • adhesieve restauraties • restauratieve behandeling bij infectierisico (hbv, hiv) • bleken • intraorale röntgenopname met contrastproduct	• benauwdheid door longziekte (COPD, astma) • claustrofobie • epilepsie • latexallergie (rubberdam van siliconen gebruiken) • noodzaak afdruk zachte weefsels

10.4.1 Materialen

Klemmen

Klemmen die cervicaal op een gebitselement worden geplaatst om een lap rubberdam aan te brengen, zijn er in vele vormen, vervaardigd van metaal en kunststof. Een standaardset klemmen voldoet in zeker 90% van de gevallen. Door de vleugels van een klem iets te beslijpen, is ook in lastige gevallen houvast te verkrijgen. Er zijn klemmen met vleugels (*winged*) en zonder vleugels (*wingless*) en klemmen om extra weefselretractie te bewerkstelligen (*Brinker tissue retractors*). Voorbeelden van rubberdamklemmen staan in tabel 10.11.

Tabel 10.11 Voorbeelden van rubberdamklemmen.

incisief, cuspidaat, kleine premolaar	incisief, cuspidaat ('vlinderklem')
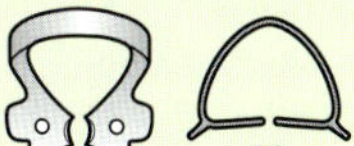 00	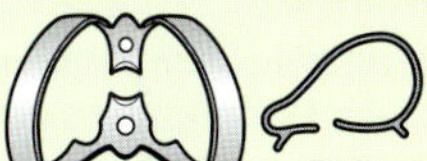 211
premolaar	molaar
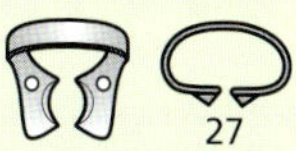 27	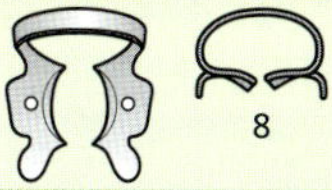 8

Frames

Frames om een rubberdam mee te spreiden en aan te bevestigen zijn er van metaal en kunststof, in zowel U-vorm als in ringvorm.

Rubber

Het klassieke rubber bestaat uit rechte vellen in verschillende maten, kleuren, sterkten en smaken, te kiezen op basis van het te isoleren gebied. Om scheuring te voorkomen, is in de praktijk de sterkte 'medium' (0,20 mm), in een contrasterende kleur, bijna universeel bruikbaar.

Driedimensionaal voorgevormde rubberen lappen hebben aan de gebitselemen-

ten gelieerde uitstulpingen die volgens de te isoleren gebitselementen worden weggeknipt. Ze zijn heel gemakkelijk te plaatsen en door de uitstulpingen minder gevoelig voor scheuren. Het gebruik van een frame, klemmen, draad en zonodig elastieken blijft echter noodzakelijk.
Een tweede type driedimensionale lappen heeft voorgeprinte plaatsen voor het ponsen van gaten. Deze bestaan uit twee interne ringen die de taak van het frame en de klemmen overnemen. Alleen draadjes en wiggen zijn nodig ter stabilisatie.

Ponstang
De functie van een ponstang is het ponsen van gaten in het rubber voor de gebitselementen. De grootte wordt gekozen in relatie tot het te overtrekken gebitselement (figuur 10.4). Het gat mag niet te groot zijn, want het rubber moet cervicaal strak om het gebitselement sluiten.

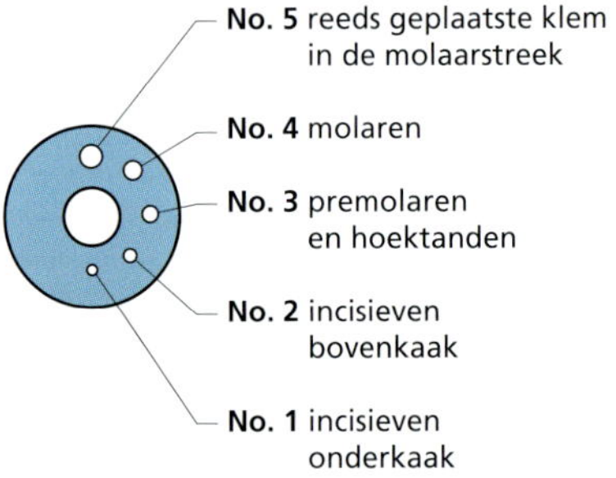

Figuur 10.4 Diverse grootten voor de te overtrekken gebitselementen.

10.4.2 Procedure
Men kan eerst de klem aanbrengen en dan de rubberlap eroverheen trekken en aanspannen. Ook kan men eerst de rubberlap over het gebitselement trekken en dan met de klem vastzetten. Een derde mogelijkheid is de (vleugel)klem en rubberlap gelijktijdig aan te brengen. De procedure van de derde methode is hieronder beschreven en in beeld gebracht.

Tabel 10.12 Methode van het gelijktijdig aanbrengen van (vleugel)klem en rubberlap.

1. Het te isoleren gebitselement wordt van tandsteen ontdaan en daarna wordt met tandzijde getest of er ruimte is tussen de gebitselementen.
2. Klem selecteren en op het element 'passen'.

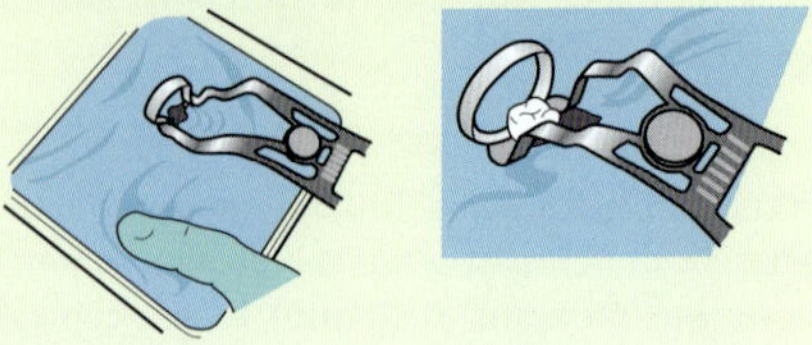

3. Het rubber moet niet te strak op het frame worden gespannen, de klem rekt het geponste gat uit. Dan de klem over het te isoleren gebitselement schuiven en cervicaal op de juiste plaats brengen en de tang voorzichtig ontspannen.

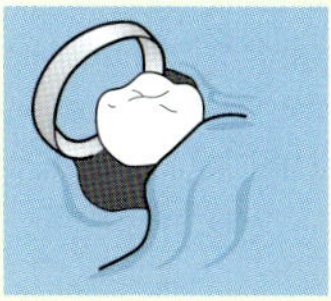

4. Met een spatel de rubberlap over de vleugels trekken.

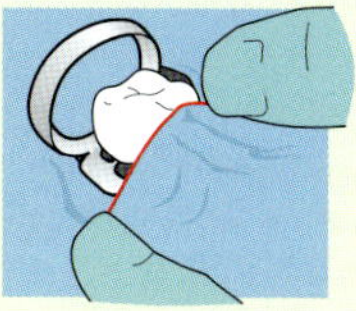

5. Met tandzijde de rubberlap over de contactpunten schuiven.

Bij isolatie van meerdere gebitselementen kan een tweede klem hinderlijk zijn. Het is dan handiger om een stuk strakgespannen rubber door het approximale contact te trekken. Extra stabilisatie met wiggen of elastieken voorkomt het terugschuiven van de rubberdam bij konische gebitselementen en/of lichte contactpunten.

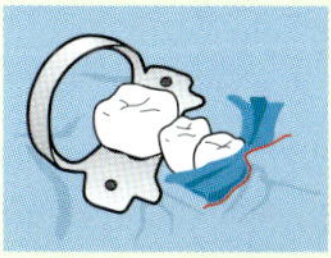

Bij slechte aansluiting van de rubberdam tegen de gebitselementen en bij lekkage kan een sealer worden aangebracht.

10.5 Esthetiek

Esthetiek is niet te objectiveren, niet meetbaar. Een tandarts en een patiënt kunnen bijvoorbeeld heel verschillend oordelen over de kwaliteit van een restauratie. Als grondbeginselen van de uiterlijke aantrekkelijkheid van het aangezicht gelden: harmonische verhoudingen, visueel evenwicht en (dynamische) symmetrie. Dat laatste wil zeggen dat de aangezichtshelften niet volmaakt elkaars spiegelbeeld zijn. De schoonheid van een gebitselement of een restauratie wordt door zes parameters bepaald: vorm, grootte, stand, oppervlaktestructuur, kleur en translucentie.

10.5.1 Kleur

Aan kleur worden drie dimensies toegekend:

- toon ('hue'): basiskleur of tint, bijvoorbeeld geel;
- verzadiging ('chroma'): intensiteit respectievelijk concentratie van de toon; meer of minder wit;
- helderheid ('value'): relatieve helderheid; grijswaarden.

De kleur van een gebitselement wordt bepaald door het doorschemeren van het dentine door het transparante, relatief kleurloze glazuur. Afhankelijk van de dikte van de glazuurlaag komt de kleur van het dentine meer of minder goed uit. In het cervicale gebied is de kleur donkerder, of beter: is het chroma sterker. De incisale rand is grauwer door een mindere helderheid en de translucentie is

te verklaren uit het ontbreken van dentine, waardoor de donkere achtergrond van de mondholte erdoorheen schemert.
De waarneming van kleuren wordt bepaald door de volgende factoren.

- Lichtomstandigheden: kleuren kunnen worden bepaald bij natuurlijk licht of bij kunstlicht 4500-5500 K, zeker niet bij klassieke kamerverlichting. Gunstige omstandigheden zijn: daglicht bij licht bewolkte hemel of raam op het noorden rond 10-11 en 14-15 uur. Bij verandering van kleurwaarneming door verschillende belichting dienen de omstandigheden te worden gekozen die voor de patiënt het gunstigst zijn.
- Omgevingskleuren, ruimtelijk contrast: vermijd versterking van contrast door omgevende intense kleuren te vermijden. Een patiënt moet worden verteld dat hij om de beste kleur te kunnen bepalen beter geen felgekleurde make-up, lippenstift of kleding kan dragen.
- Eerder waargenomen kleurprikkels, tijdcontrast: kleuraanpassing vermijden door maximaal 5-7 seconden naar de gebitselementen te kijken en tussen de waarnemingsperioden het oog tot rust laten komen door naar een blauw voorwerp te kijken.
- Vorm en oppervlaktestructuur van het object: een ruw oppervlak heeft minder chroma dan een glanzend, gepolijst of vochtig oppervlak. Het is aan te bevelen het gebitselement en het kleurmonster te bevochtigen om de oppervlaktestructuur van beide op elkaar af te stemmen.

Kleurbepaling
Alvorens een kleurbepaling uit te voeren, moet een gebitselement:

- een schoon oppervlak hebben;
- niet uitgedroogd zijn door een voorafgaande behandeling waarbij het is drooggelegd of van rubberdam is voorzien;
- worden bekeken met inachtname van de regionale verschillen en kenmerken, zoals verkleuringen van het glazuur.

Kleurbepalingssystemen, kleursleutels genoemd, kunnen bij composietmaterialen productspecifiek zijn. Dat wil zeggen dat ze uit ongewapende kunststof bestaan en de composietkleur niet nauwkeurig treffen. Meestal worden ze gratis met het materiaal meegeleverd. Productidentieke kleursleutels zijn van de originele composiet gemaakt. Ze zijn leverbaar maar kunnen ook in de praktijk zelf worden gemaakt in de vorm van een smal, dun uitlopend staafje dat glad wordt gemaakt. Inmiddels worden echter zowel composietmaterialen als keramische materialen op dezelfde kleurbepalingssystemen afgestemd. Een dergelijk systeem heet een universele kleursleutel. De kleurringen van de drie meest gebruikte systemen zijn geordend naar kleurtoongroepen (*hue*).
De aanpak voor deze kleursleutels is als volgt:

1. bepaling van de kleurtoongroep (geelachtig, grijsachtig, roodachtig);
2. bepaling van de kleurintensiteit: alleen de stalen van de gekozen kleurtoongroep gebruiken;
3. transparantieverloop van de incisale rand tekenen;
4. bijzonderheden over de kleur van het cervicale gebied aanduiden;

5. aantekeningen maken over eventuele effecten: barsten, verkleuringen, insluitsels, restauraties.

Met de klassieke kleursleutelsystemen, geordend volgens tint, is niet steeds nauwkeurig een correcte weergave van de kleur te geven. Daarom zijn kleurschalen ontwikkeld die zowel naar tint (*hue*), verzadiging (*chroma*) als helderheid (*value*) een rangschikking en keuze toelaten. Hierbij is de aanpak als volgt:

- de value bepalen volgens zes keuzemogelijkheden met een neutrale hue;
- volgens de gekozen value de overeenstemmende gids voor chroma-hue nemen om tint en verzadiging vast te leggen;
- transparantieverloop van de incisale rand tekenen;
- bijzonderheden over de kleur van het cervicale gebied aanduiden;
- aantekeningen maken over eventuele effecten: barsten, verkleuringen, insluitsels, restauraties.

Een goede kleurbepaling vereist ervaring. In moeilijke gevallen is het ideaal als de tandtechnicus de patiënt kan zien om de kleur en de bijkomende bijzonderheden voor de (indirecte) keramieke restauraties te kunnen vastleggen. Is dat niet mogelijk, dan dient hij alle nodige gegevens te krijgen. Het is aan te bevelen een gedetailleerde schets te maken en foto's met referentie mee te geven.

10.5.2 Correcties

Esthetische correcties van verkleuringen, in combinatie met bleken, vormafwijkingen en de stand van gebitselementen, zijn vaak goed mogelijk met composiet. Om deze correcties voorspelbaar te maken, wordt geadviseerd eerst op een gipsmodel een proefopbouw met composiet te maken. Deze methode wordt ook aangeraden bij esthetische behandelingen met keramieke materialen. Naast een modelanalyse en een proefopbouw kan ook een computersimulatie van het uiterlijk van een patiënt een hulpmiddel zijn, zowel bij de diagnostiek en de indicatiestelling als bij het opstellen van een behandelplan. De simulatie kan ook worden gebruikt voor communicatie met de patiënt en de tandtechnicus. Tegenwoordig kunnen afbeeldingen eenvoudig worden gedigitaliseerd en met tekenprogramma's kan een simulatie worden gemaakt. Door het visualiseren van de mogelijkheden kan worden getest of het haalbare resultaat overeenkomt met de verwachtingen van de patiënt.

10.5.3 Bleken

De cosmetische belasting van verkleurde gebitselementen, vooral in het front, kan worden opgelost met behulp van relatief invasieve restauraties als kronen en fineerrestauraties. In veel gevallen kan echter het bleken van een verkleurd gebitselement al volstaan, eventueel in combinatie met kleine correcties met behulp van composiet. Wel moet tevoren zorgvuldig de oorzaak van een verkleuring worden vastgesteld omdat niet elke verkleuring met bleken oplosbaar is.
Bleken behoort inmiddels tot de basisbehandelingen en kan bestaan uit reiniging met specifiek witmakende tandpasta's, externe bleking van vitale gebitselementen en interne bleking van avitale gebitselementen en een combinatie van interne en externe bleking. Voor elke behandeling moet het desbetreffende

gebitselement zorgvuldig worden gereinigd en gepolijst. Bij alle bleekmethoden worden oxidantia gebruikt. Aanbevolen wordt iets sterker te bleken dan voor een acceptabele kleuraanpassing nodig is omdat meestal een kleine kleurterugval wordt waargenomen.

Witmakende tandpasta's

Witmakende tandpasta's bevatten polijstende en chemische bestanddelen als azijn- of fosforzuur om een oppervlakkige aanslag gemakkelijk te verwijderen. Soms behoort titaniumoxide tot de bestanddelen omdat een dunne laag titaniumoxide de gebitselementen tijdelijk witter doet lijken. Eigenlijk is er geen sprake van bleken maar van schuren, etsen of het aanbrengen van een laag. Witmakende tandpasta's met carbamideperoxide zijn handig om gebleekte gebitselementen mooi te houden.

Tabel 10.13 Intern bleken

indicatie	avitaal, sterk verkleurd, redelijk intact gebitselement; eventueel gevolgd door een fineerrestauratie
contra-indicaties	slechte endodontische afsluiting, verkleuring door metalen, niet goed gemotiveerde patiënt
risico's	fractuur gebitselement, wortelresorptie
bleekmiddel	pastamengsel van natriumperboraat, carbamideperoxide en waterstofperoxide
procedure	1 radiologische evaluatie van de wortelkanaalbehandeling. Het kanaal dient over de hele lengte volledig afgesloten te zijn om apico-coronale migratie van micro-organismen of bleekproducten te voorkomen; zonodig eerst herbehandeling wortelkanaal 2 reiniging gebitselement met puimsteen (niet met fluoridepasta). 3 verwijdering restauraties, carieus, necrotisch en sterk verkleurd dentine uit het gebied van de pulpakamer 4 verwijdering wortelkanaalvulling tot 1-2 mm onder de glazuur-cementgrens; toegang tot wortelkanaal afsluiten met glasionomeercement of zinkoxide-eugenolcement om perforatie van bleekproducten te vermijden 5 aanbrengen rubberdam 6 reiniging pulpakamer om de smeerlaag te verwijderen 7 bleekmiddel aanbrengen in de pulpakamer, dit bedekken met watten en de toegang afsluiten met een tijdelijke restauratie 8 na 3 tot 5 dagen controle van de opheldering; eventueel bleekmiddel vernieuwen en procedure 2-4 keer herhalen tot een bevredigend resultaat is bereikt 9 na het bereiken van een bevredigend resultaat minimaal 7 dagen wachten om adequate hechting van een definitieve restauratie mogelijk te maken 10 definitieve restauratie aanbrengen: grondige interne reiniging, etsen, bonding aanbrengen, laagsgewijs lichthardende composiet aanbrengen.

Tabel 10.14 Zelf bleken

indicatie	verkleuring van vitale gebitselementen
contra-indicatie	sterke erosie, niet goed afsluitende restauratie, melkgebit, slechte mondhygiëne, geëxposeerd worteloppervlak, translucent gebitselement, avitaal sterk verkleurd gebitselement, vitale grote pulpa, gingivitis, zwangerschap
risico's	irritatie van de pulpa of de gingiva, systemische toxiciteit, ontoereikend resultaat
bleekmiddel	glycerinegel met 10-15% carbamideperoxide
procedure	1 informatie en instructie patiënt 2 vitaliteitstest, radiografie, kleurbepaling 3 alginaatafdruk voor de vervaardiging van een flexibele dieptrekplaat 4 passen van de dieptrekplaat, bleekmiddel meegeven, dieetinstructies 5 dragen van dieptrekplaat met bleekmiddel, minimaal 2 uur per etmaal of de gehele nacht 6 regelmatige inspectie door tandarts, bleekmiddel meegeven, polijsten en fluoride appliceren.

Tabel 10.15 Bleken in tandartspraktijk
Applicatie van een hoge concentratie waterstofperoxide, meestal gecombineerd met een warmte- of lichtbron.

indicatie	verkleuring van vitale en avitale gebitselementen waarbij zelf bleken te lang gaat duren; mechanische of chemische irritatie bij het dragen van een dieptrekplaat voor het zelf bleken
contra-indicatie	slechte mondhygiëne, niet goed afsluitende restauratie, grote pulpakamer, grote glazuurbarsten, geëxposeerd worteloppervlak, sterke erosie, translucent gebitselement
risico's	vitaal gebitselement: irritatie van de pulpa en de gingiva avitaal gebitselement: wortelresorptie, vooral bij toepassing van perhydrol in combinatie met hitte resultaat niet volledig voorspelbaar, overmatige of ondermaatse bleking door het ontbreken van een evaluatiemoment, relatief duur door professionele inzet
bleekmiddel	voornamelijk 35-40% waterstofperoxide, maar ook wel zuur
procedure	verschillende mogelijkheden: ten dele met etsing van glazuur, microabrasieve techniek (zuur + puimsteen, airblasting), hitteapplicatie met halogeenlamp, plasmalamp, polymerisatielamp of LED-lamp of met laser 1 reinigen met puimsteen en borsteltje 2 plaatsen van rubberdam en/of siliconenbarrière 3 etsen glazuur of microabrasie oppervlak 4 aanbrengen bleekmiddel 6 applicatie hitte of licht 7 materiaal verwijderen 8 polijsten en fluoride appliceren. De benodigde tijd is afhankelijk van de mate van verkleuring en wordt bepaald door het aantal behandelsessies en de hitte- of lichtbron. De toepasbaarheid en de risico's afwegend, is deze methode niet echt aan te bevelen. Bij stijging van meer dan 4°C van de temperatuur in het pulpakanaal is er een verhoogd risico op pulpanecrose. Bij gebruik van Argon- of KTP-laser (groen licht spectrum) komen vrije radicalen vrij die in hoge concentraties carcinogeen voor de weke weefsels kunnen zijn.

10.6 Indeling mutilaties gebitselementen

Voor de mutilaties van gebitselementen is een indeling gemaakt door Black. Hij maakte onderscheid in vijf klassen (tabel 10.16).

Tabel 10.16 Indeling van mutilaties van gebitselementen volgens Black.

klasse I: centraal weefselverlies in het occlusale vlak van premolaren en molaren 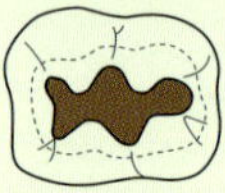		klasse II: approximaal weefselverlies in premolaren en molaren 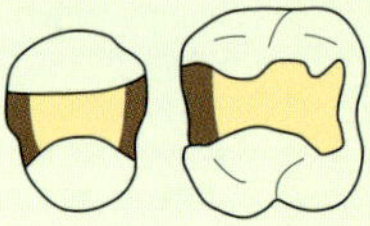
klasse III: approximaal weefselverlies in frontelementen met intacte incisale rand 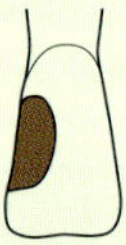	klasse IV: weefselverlies incisale rand van frontelementen 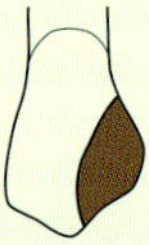	klasse V: weefselverlies in de hals van gebitselementen 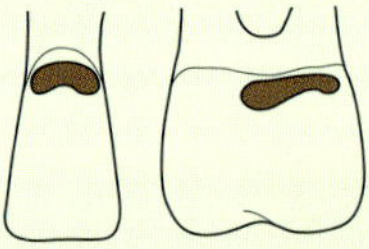

10.7 Classificatie mutilaties tandboog

10.7.1 Classificatie volgens Kennedy

De topografische indeling van een gemutileerde tandboog volgens Kennedy is de oudste classificatie en ook het wijdst verbreid, vooral in de Angelsaksische wereld. De classificatie heeft zijn beperking omdat deze slechts informatie geeft over 1 tandboog, maar is wel bruikbaar voor het ontwerpen van frameprothesen.

Tabel 10.17

klasse I	**klasse I, mod 1**	**klasse I, mod 2**	**klasse I, mod 3**
bilateraal verkorte tandboog = basisklasse	basisklasse + 1 onderbreking tandboog	basisklasse + 2 onderbrekingen tandboog	basisklasse = 3 onderbrekingen tandboog
klasse II	**klasse II, mod 1**	**klasse II, mod 2**	**klasse II, mod 3**
unilateraal verkorte tandboog (basisklasse)	basisklasse + 1 onderbreking tandboog	basisklasse + 2 onderbrekingen tandboog	basisklasse + 3 onderbrekingen tandboog

klasse III	klasse III, mod 1	klasse III, mod 2	klasse III, mod 3
1 onderbreking van de tandboog in een zijdelings deel	2 onderbrekingen van de tandboog	3 onderbrekingen van de tandboog	4 onderbrekingen van de tandboog

klasse IV
1 onderbreking van de tandboog in het front

10.7.2 Andere classificaties

De descriptieve classificatie volgens Wild (1949). Categorie I: verkorte tandboog; categorie II: onderbroken tandboog; categorie III: combinatie van onderbroken en verkorte tandboog.

De classificatie volgens Eichner die is gebaseerd op aanwezigheid van antagonistisch contact (1955). Groep A: antagonistisch contact in alle 4 zijdelingse delen; groep B: niet in alle 4 zijdelingse delen antagonistisch contact; groep C: geen antagonistisch contact; verdere onderverdelingen.

Voor het uitwerken van behandelstrategieën is een combinatie van classificaties nodig. Voor inventarisatie op populatieniveau zijn recent classificaties ontwikkeld die zijn gebaseerd op het kunnen uitoefenen van de orale functies.

10.8 Adhesieve restauraties met plastische materialen

10.8.1 Inleiding

De adhesieftechniek kan worden gedefinieerd als spleetvrije micromechanische verankering van kunststofmaterialen (composieten) in glazuur dat is voorbehandeld door etsen met fosforzuur, of in dentine dat is voorbehandeld met speciale middelen (primers en bondings). Een effectieve isolatie van het werkterrein is een absolute voorwaarde. De behandeling kent een aantal fasen:

- reinigen van het gebitsoppervlak met puimsteen;
- preparatie waarbij alleen carieus weefsel wordt verwijderd, terwijl gezond gebitsweefsel wordt gespaard (minimaal invasieve techniek); ook niet ondersteund glazuur wordt zo veel mogelijk behouden, de glazuurranden worden afgeschuind (bevel) en men ziet af van macromechanische retentie-elementen, zoals zwaluwstaarten, groeven en parapulpaire pinnen;
- etsen van het glazuur met 35-40% fosforzuur gedurende 15 seconden en spoelen met water gedurende 5-15 seconden waardoor dwars op de glazuurprismata een retentielaag van 10-30 μm ontstaat; 5 seconden droogblazen;
- aanbrengen hechtmiddel (primer, bonding, hechtlak) dat in de geëtste laag penetreert;
- aanbrengen geschikte composiet (tegenwoordig voornamelijk lichtuithardend, microfijn, hybride composiet die röntgenologisch zichtbaar is en kan

worden gepolijst) geordend naar toepassingsgebied, materiaaleigenschappen en esthetische eigenschappen.

10.8.2 Classificatie van composieten

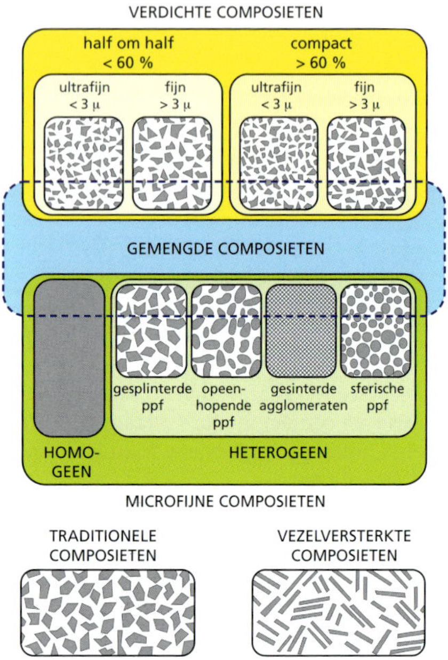

Figuur 10.5 Schematische weergave van een classificatiesysteem voor composieten op basis van vulstofgrootte en vulstofgehalte.

10.8.3 Classificatie van adhesieven

De classificatie van adhesiefsystemen op basis van het moment dat ze op de markt zijn gebracht (generatie) is ongelukkig. Een generatie zegt immers niets over het werkingsmechanisme, noch over de klinische verwerking. Verder is het zo dat vaak de jongste systemen als de betere worden gezien en dat gaat voor adhesieven zeker niet op. De nieuwste generaties zijn zeker gebruiksvriendelijker (minder stappen) maar in effectiviteit moeten ze duidelijk onderdoen voor de oudere generaties.

Er zijn drie groepen (figuur 10.6):

- ets en spoelsystemen (totaal-etssystemen) bestaan in twee vormen:
  - 3-stappensysteem;
  - 2-stappensysteem (ook “one-bottle” genoemd);
- zelfetssystemen: twee stappen met onderscheid in:
  - milde zelfets (pH = 2);
  - zelfets (pH = 1,5);
  - agressieve zelfets (pH = 1 of lager);

- glasionomeersystemen:
  - de glasionomeermatrix zorgt voor de hechting aan glazuur en dentine, de kunstharsbasis voor chemische hechting aan de composiet.

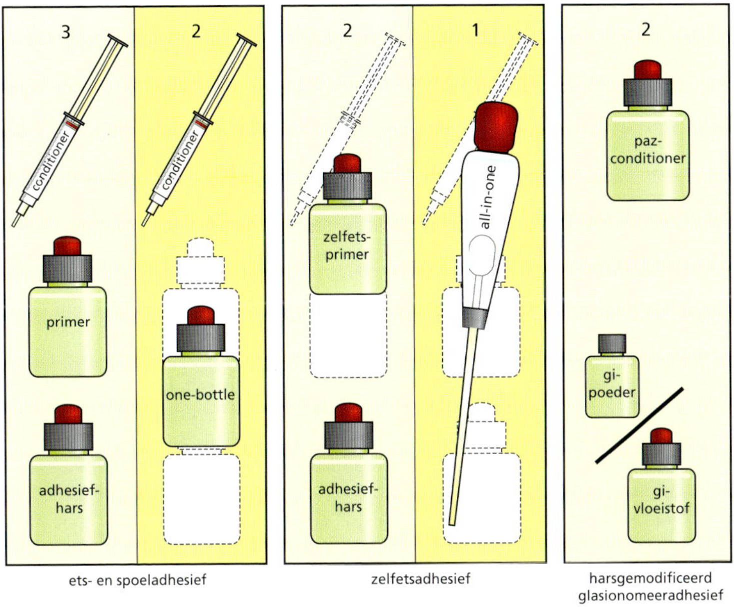

Figuur 10.6 Classificatie van verschillende adhesiefsystemen.

10.8.4 Hechting aan dentine

Dentinehechting berust net als hechting aan glazuur op micromechanische verankering. De indeling gebeurt op basis van het hechtmechanisme aan dentine (de wijzigingen die de smeerlaag ondergaat) en het aantal applicatiestappen. Voor hechting aan dentine kan de smeerlaag gemodificeerd behouden blijven. Dat kan door de smeerlaag te impregneren met twee applicatiestappen van primer en bonding (figuur 10.7).

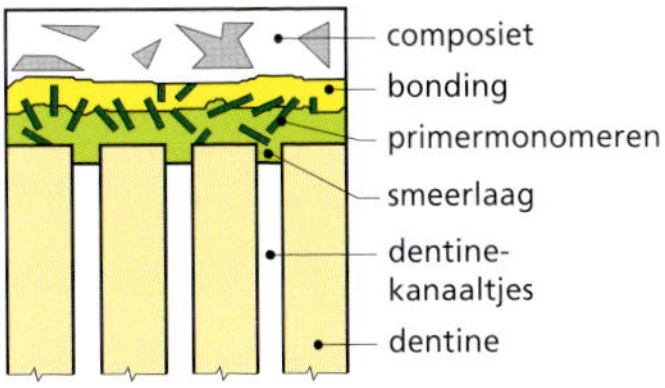

Figuur 10.7 Dentinehechting bij behoud smeerlaag.

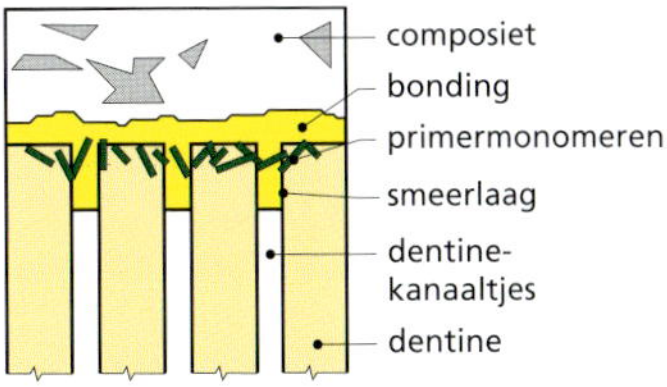

Figuur 10.8 Dentinehechting bij verwijdering smeerlaag.

Een andere methode voor hechting aan dentine is het verwijderen van de smeerlaag met conditioners of smeerlaagoplossende adhesieven en het daarna aanbrengen van intratubulaire kunststofvlokken ('tags') en een kunststof-dentinehybridelaag in twee of drie applicatiestappen (figuur 10.8).

10.8.5 Hechting aan restauratiematerialen

Hechting aan een oppervlak van composiet, porselein, metaal, kunsthars of glasionomeercement kan macromechanisch, micromechanisch of chemisch van aard zijn. De beste resultaten worden verkregen met een combinatie van de drie mogelijkheden, afhankelijk van het substraat. Er is wel een tendens naar vereenvoudiging. Een voorbeeld hiervan is een universele primer voor alle typen restauratieoppervlakken.

Macromechanische retentie wordt verkregen door preparatie van ondersnijdingen, groeven of putjes. Dit is alleen mogelijk als de restauratie voldoende volume heeft.

Micromechanische retentie kan worden verkregen door opruwen met een boor of etsen van het oppervlak. Etsen kan met fosforzuur voor glasionomeercement en waterstoffluoride voor porselein, composiet of glasionomeercement. Daarnaast is zandstralen mogelijk met aluminiumoxide korrels (50 μm) en vertinnen van edelmetaal voor oppervlaktevergroting en het creëren van een actieve oxidelaag.

Chemische retentie kan ontstaan door applicatie van silaniseermiddelen, speciale primers of hechtlakken. Silaniseren heeft slechts zin als het te behandelen oppervlak voldoende oxiden bevat, zoals de glasdeeltjes in composiet, glasionomeercement, porselein, onedele metalen of vertinde oppervlakken van edele metalen.

Succesvolle adhesie kan alleen ontstaan onder diverse voorwaarden:

- etsmiddelen en conditioners zijn zure vloeistoffen en/of gels die na inwerking op het oppervlak moeten worden weggespoeld;
- primers mogen niet worden weggespoeld;
- hechtlakken (bondings) zorgen voor een snelle en effectieve bevochtiging van het geëtste of met (zelfetsende) primer behandelde oppervlak;
- de te gebruiken meerfunctiespuit mag geen water of olie lekken;
- na contaminatie van een geëtst oppervlak met speeksel of bloed dient men opnieuw 5 seconden te etsen;
- bij gebruik van een zelfetsende primer of andere conditioners dan fosforzuur verbetert het etsresultaat door het glazuur eerst te beslijpen;
- totaal-etssystemen maken eenzelfde voorbehandeling van glazuur en dentine mogelijk en bestaan uit een conditioner, een primer en een hechtlak; bij sommige systemen vormen de primer en de hechtlak één component;
- voor het bereiken van een goede hechting aan dentine mag het dentine niet excessief worden drooggeblazen;
- door applicatie van een speciale kunststofprimer of monomeer kan een oud kunstharsoppervlak worden geactiveerd en dus worden voorbereid voor bedekking met composiet.

10.8.6 Polymerisatie

Er zijn zelfpolymeriserende, chemisch uithardende en lichtuithardende composieten.

Chemische uitharding. De chemisch uithardende composieten bestaan uit twee componenten: een base en een katalysator. Bij menging reageren de initiator en de katalysator met elkaar waardoor de polymeriseringsreactie op gang wordt gebracht. Deze composieten worden nog maar beperkt toegepast vanwege een aantal nadelen. Dit zijn bijvoorbeeld: geen homogene menging door insluiting van luchtbellen, beperkte manipulatietijd, geen stabiele kleur, lage polymerisatiegraad en lange wachttijd voor afwerking. Ze worden nog wel gebruikt bij cementeren van niet-lichtdoorlatende restauraties en in casussen waarbij de chemische uitharding heel langzaam dient te verlopen (minder polymerisatiekrimp).

Lichtuitharding. Voor licht- of fotochemische uitharding van composieten maakte men oorspronkelijk gebruik van ultraviolet licht (250 nm). Dit had als nadelen de opwarmtijd van de lichtbron, de wisselende kwaliteit van het licht en de geringe uithardingsdiepte. Daarnaast dient frequent oogcontact te worden vermeden. Tegenwoordig gebruikt men zichtbaar licht met een golflengte tussen 420 en 480 nm, het blauwe gedeelte van het spectrum.

Zowel chemisch als lichtuithardende uitharding. 'Dual-cure' systemen zijn adhesieven en composieten die zowel chemisch als onder invloed van licht uitharden. Het zijn vooral de composietcementen die van deze techniek gebruikmaken.

Tabel 10.18 Factoren die het polymeriseringsproces beïnvloeden.

belichtingslamp	belichtingsprocedure	composietrestauratie
lichtintensiteit	belichtingstechniek	dikte composietlaag
golflengte	afstand tot het oppervlak	caviteitsvorm
penetrerend vermogen lichtstraal	toegankelijkheid van restauratie	bondingsysteem
stralenbundel (divergent/ convergent)	belichtingstijd	ratio vulstof/monomeer
degradatielamp	grootte belichtingstip	vulstoftype
degradatiefilter	omgevingslicht	tint en opaciteit composiet
zuiverheid belichtingstip	omgevingstemperatuur	structuur gebitselement
netspanning		hoeveelheid foto-initiator in composiet
sterilisatieproblemen		

Polymerisatielampen. Zie tabel 10.15 voor een lijst van verkrijgbare polymerisatielampen.

Tabel 10.19 Polymerisatielampen die op de markt zijn.

	halogeenlamp	plasmalamp	(argon)laser	LED-lamp (*light emitting diode*)
intensiteit	laag: 250 mW/cm^2 gemiddeld: 550 mW/cm^2 hoog: 950 mW/cm^2	1000-2000 mW/cm^2	1000 mW/cm^2	1000-2000 mW/cm^2
polymerisatiediepte	goed - zeer goed	goed	beperkt	zeer goed
golflengte	400-500 nm	370-450 nm	488-514 nm	470 nm
polymerisatietijd	10-40 sec.	3-6 sec.	4-10 sec.	3-5 sec.
kostprijs	500-1600 euro	3000-5500 euro	niet enkel voor polymerisatie	800-2000 euro
manipuleerbaarheid	goed	goed	zwaar (10 kg)	lichtgewicht
voordelen	voor elke toepassing	korte belichtingstijd		voor elke toepassing; duurzaam (10.000 uren)
		verminderde krimpspanning	grote krimp	grote toekomstmogelijkheden
soorten composiet	alle	alleen composiet met camphorquinone als initiator	alleen composiet met camphorquinone als initiator	alle
nadelen		grote temperatuursstijging	oogprotectie nodig	

10.8.7 Adhesieve plastische restauraties in het front

Tabel 10.20 Preparatievormen.

klasse III	klasse IV	kroonfractuur

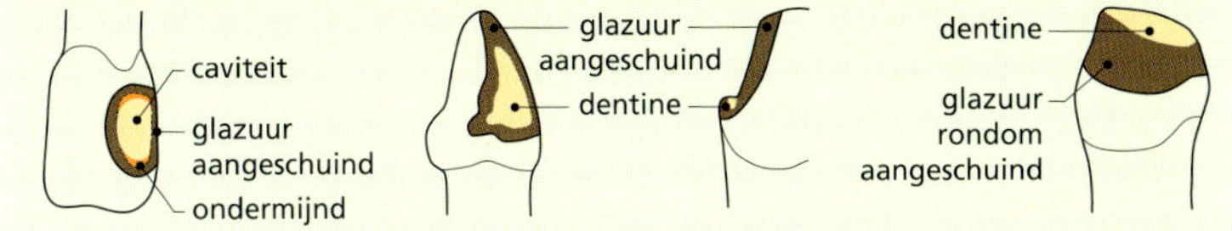

Tabel 10.21 Problemen en fouten bij adhesieve plastische restauraties in het front.

Een glanslijn ontstaat bij het afwerken van een composietvulling door expositie van een rand van het afgeschuinde glazuur. Dit is te vermijden door een deel van de buitenkant van het glazuur weg te slijpen of te bevelen.	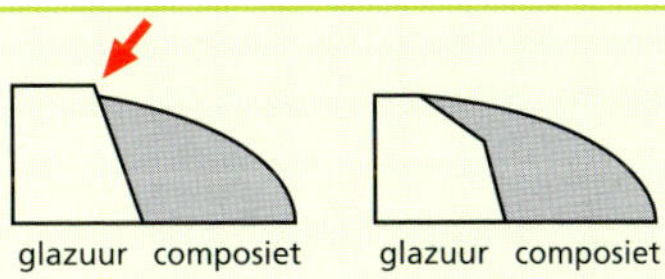
Bij restauratie van caviteiten in buurelementen moet eerst het vlak met de grootste ronding worden hersteld. Daarna wordt de gewenste contour gemaakt. Dan pas wordt de tweede restauratie uitgevoerd.	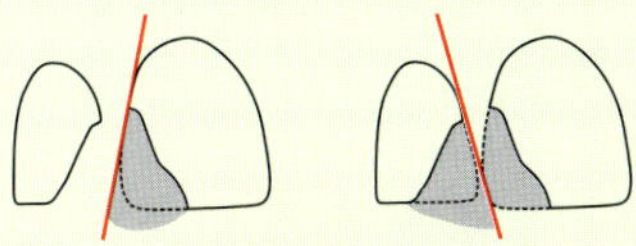
Bij een enkele laag transparante, microgevulde composiet wordt het invallende licht niet gereflecteerd; de donkere mondholte schijnt erdoor. Met de laagtechniek en een 'dentinekern' van een meer opake composiet en een glazuurlaag van transparante composiet kan men dieptewerking krijgen.	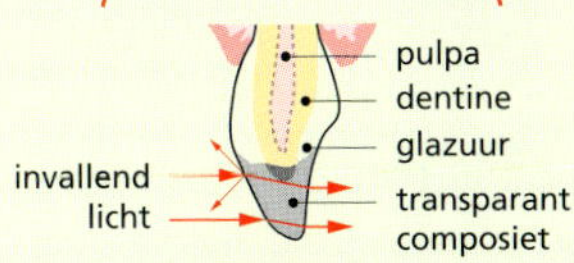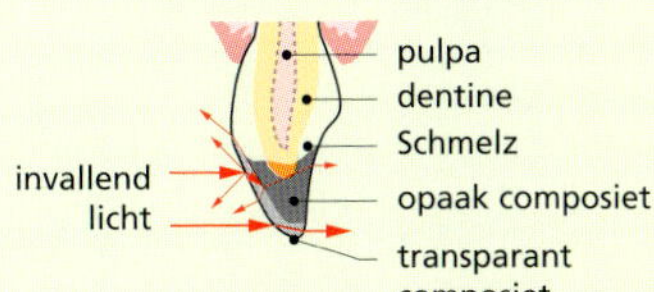
Oneffenheden leiden tot plaqueaccumulatie en daarna tot verkleuring.	Dit kan met microfijne composieten zonder insluiting van luchtbellen en door polijsten worden vermeden.
Onvoldoende polymerisatie leidt doorgaans op termijn tot kleurverandering.	Composiet in lagen aanbrengen, belichten met een goede polymerisatielamp en optimaal uitharden kunnen dit voorkomen.

10.8.8 Adhesieve plastische restauraties in zijdelingse delen

Preventieve klasse-I-restauratie
Indicatie: sondeerbare/zichtbare cariës in de fissuur, kleine occlusale laesies.
Behandeling:
- exposeren cariës, geen extensie in de fissuren;
- preparatie met air abrasion;

- preparatie met laser;
- verwijderen cariës;
- etsen preparatie en fissuren;
- bonding, aanbrengen composiet, lichtuitharding.

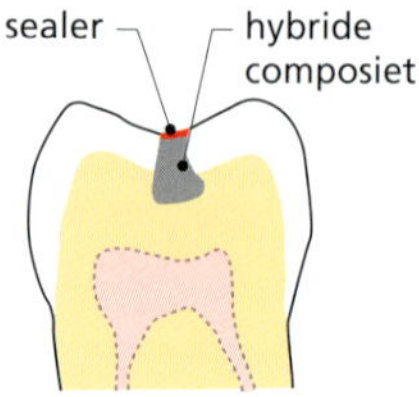

Figuur 10.9 Schematische weergave van een preventieve klasse-I-restauratie.

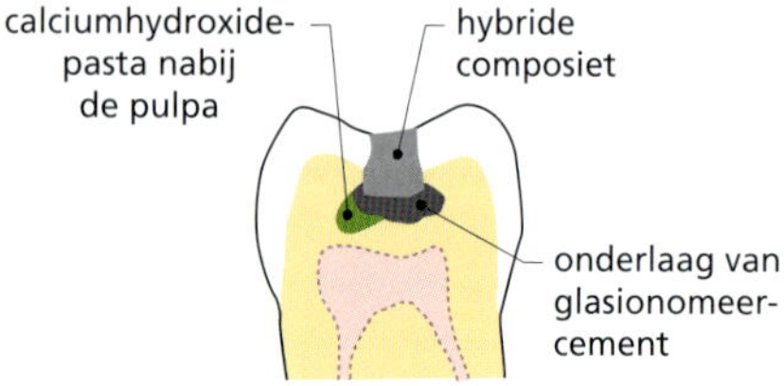

Figuur 10.10 Schematische weergave van een klasse-I-composietrestauratie.

Klasse-I-composietrestauratie
Indicatie: kleine occlusale cariëslaesies.
Behandeling:
- minimale preparatie; handhaving ondermijnd glazuur en behoud dwarslijsten;
- cariës verwijderen;
- eventueel calciumhydroxidepasta aanbrengen op pulpadak;
- onderlagen aanbrengen vanwege reductie van het composietvolume en daardoor van krimp;
- glazuur etsen.
- bonding, kleine lagen hybride composiet, lichtuitharding.

Klasse-II-composietrestauratie
Indicatie: kleine approximale cariëslaesies.
Behandeling: aanbrengen matrix en wig:
- minimale preparatie, benodigd voor volledige verwijdering van de cariës;
- eventueel onderlaag;
- glazuur etsen, dentineadhesief om postoperatieve sensibiliteit te vermijden;
- bonding, kleine lagen hybride composiet, lichtuitharding;
- afwerken en polijsten.

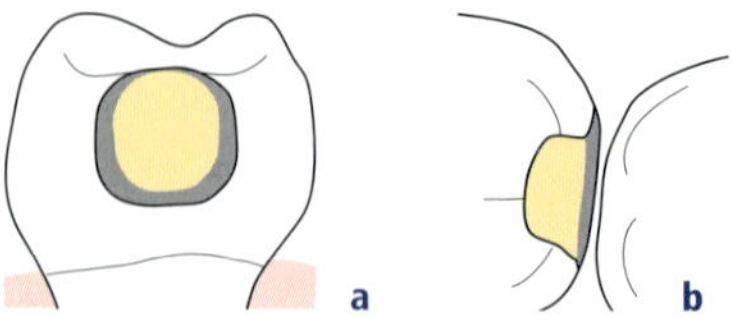

Figuur 10.11a-b Schematische weergave van een preventieve klasse-II-composietrestauratie.

10.8.9 Adhesieve inlays

Een adhesief bevestigde inlay is een metaalvrije, esthetisch fraaie restauratie waarvoor geen macromechanische retentie nodig is en die zorgt voor stabilisatie van resterend gebitsweefsel.

Indicaties:

- middelgrote en grote, tot het glazuur beperkte cariëslaesies;
- beperkt gemutileerd avitaal gebitselement met knobbeloverkapping.

Contra-indicaties:

- subgingivale uitbreiding (moeilijk droog te leggen);
- weinig glazuuroppervlak (voor adhesie);
- beperkt gemutileerd avitaal gebitselement zonder knobbeloverkapping.

Behandeling (twee behandelsessies):

- preparatie; occlusaal: licht divergerende, rechthoekige, scherpe randen zonder afschuining, occlusale ruimte van minimaal 1,5-2 mm (afhankelijk van restauratiemateriaal), istmus minimaal 1 mm, dunne buitenwanden niet verlagen; approximaal: licht divergerend rechthoekig, scherp gesneden randen zonder afschuining, zonder ondersnijding bij de approximale randen, geen macroretenties, approximale ruimte 150 μm, approximale overgang naar oppervlak gebitselement meer dan 60º;

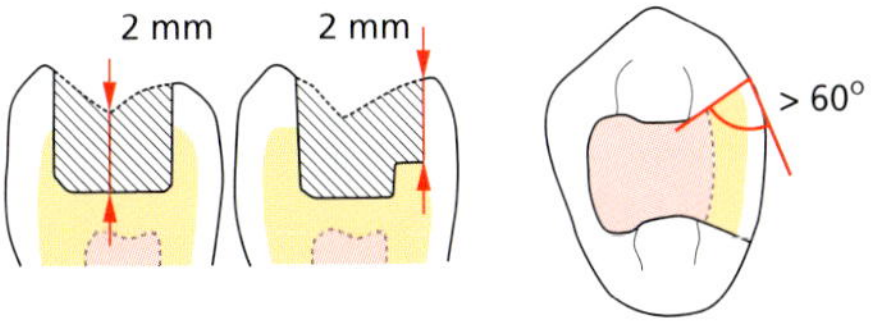

- verwijderen cariës;
- onderlaag; bij ruimtegebrek adhesieflaag;
- afdruk;
- tijdelijke restauratie; cement niet noodzakelijk voor retentie maar wel voor afdichting tegen bacteriële infiltratie;
- inlay vervaardigen van keramiek of composiet in tandtechnisch laboratorium;
- verwijderen tijdelijke restauratie, rubberdam, preparatie reinigen;
- inlay passen;
- voorbehandelen inlay:
  - keramiek: etsen binnenzijde inlay met fluorwaterstofzuur (5% gedurende 20 seconden en 3% gedurende 2 minuten) afspuiten, drogen, 2 minuten silaniseren en drogen;
  - composiet: reinigen binnenzijde inlay, activeren met primer of silaanoplossing, afspuiten, drogen, dentine behandelen met adhesief (eventueel bonding);

- plaatsen inlay:
  - ultrasone techniek: sterk viskeus composiet op preparatie, inlay aanbrengen, met ultrasone golven op de inlay viscositeit van de composiet verminderen en inlay op preparatie laten glijden;
  - zonder ultrasone techniek: separatie buurelementen, minder viskeus composietcement op preparatie en binnenzijde inlay;
- verwijderen overtollige composiet;
- applicatie van glycerinegel en lichtuitharding;
- controle en eventueel corrigeren occlusie en articulatie;
- afwerken en polijsten randen;
- fluoridering.

10.8.10 Fineerrestauraties

Fineerrestauraties behoren tot de innovatieve adhesieve restauraties. Het zijn composieten of keramische schildjes voor de frontelementen die in het kader van de esthetische verzorging van frontelementen steeds belangrijker worden. Klinische rapporten wijzen op slagingspercentage van boven de 90% over vijf jaar gemeten en een patiënttevredenheid van tussen de 80 en 100%. Als materiaal voor een fineerrestauratie wordt tegenwoordig vooral keramiek gebruikt omdat het esthetisch en biologisch superieur is aan kunststof. De vervaardiging kan direct of indirect.

Indicaties en contra-indicaties

Tabel 10.22 Indicaties en contra-indicaties voor fineerrestauraties.

indicaties	contra-indicaties
1 anatomische misvorming 2 kleine ongecompliceerde kroonfractuur 3 verlenging incisale rand 4 verkleuring (eventueel na bleken) 5 defecte of esthetisch onbevredigende restauratie 6 glazuurhypoplasie bij voldoende hoeveelheid glazuur 7 malpositie 8 diasteem 9 geëxpandeerde pulpa (jeugdigen)	1 ontoereikende hoeveelheid glazuur bij: a uitgebreide carieuze laesie b grote of multipele restauratie c uitgebreide glazuurhypoplasie d grote kroonfractuur 2 moeilijke occlusale omstandigheid, bruxisme, fronto-incisaal contact 3 parafunctie 4 extreme verkleuring 5 veel geëxposeerd dentine 6 randen apicaal van de glazuur-dentinegrens 7 extreme malpositie

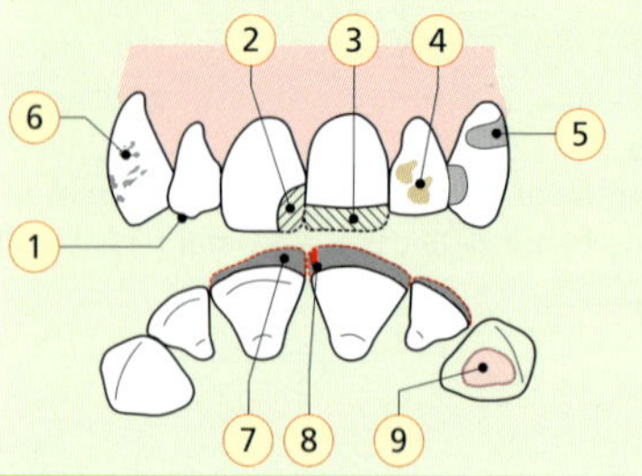

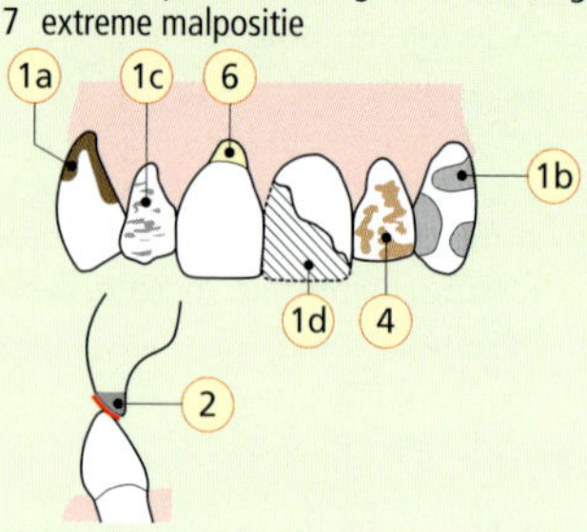

Tabel 10.23 Preparatievormen bij fineerrestauraties.

lengtedoorsnede		dwarsdoorsnede
zonder vervanging incisale rand	met vervanging incisale rand	
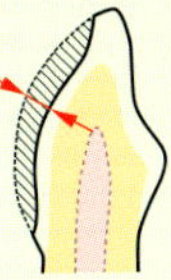	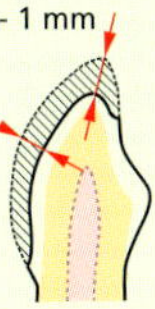	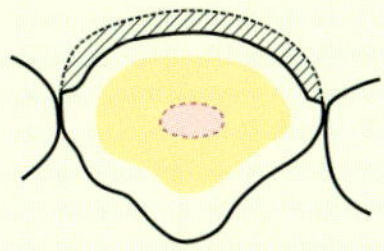
vensterpreparatie	overlappende preparatie	behoud van de approximale contacten

Tabel 10.24 Behandeling.

eerste behandelsessie	
voorbereiding	• situatiemodel • siliconensleutel • bij verkleuring eerst bleken • eventueel proefopstelling maken op situatiemodel • verwijderen van restauraties en carieus weefsel • kleur bepalen • ondersnijdingen opvullen met composiet
preparatie	• glazuurreductie van 0,3-0,7 mm • effening; behoud approximale contacten • randafwerking; isomarginale chamfer; geen overextensie naar cervicaal • eventueel incisaal verlagen
afdruk	
definitieve kleurbepaling	
tijdelijke restauratie	• composiet op twee kleine geëtste punten met een druppel bonding
tweede behandelsessie	
voorbereiding	• verwijderen tijdelijke restauratie • reinigen met reinigingspasta zonder fluoride
passen	• beoordelen randaansluiting, vorm, kleur, contactpunten • fixeren, bijvoorbeeld met glycerinegel in juiste kleur
voorbehandelen binnenzijde	• reinigen, etsen met 3% fluorwaterstofzuur gedurende twee minuten en silaniseren
voorbehandelen gebitselement	• rubberdam • beschermen buurelementen • etsen glazuuroppervlak • schoonspuiten en droogleggen • dentineadhesief aanbrengen

plaatsen	• bonding appliceren op restauratie en glazuur • lichtuithardende hechtcomposiet aanbrengen op binnenzijde restauratie • restauratie voorzichtig positioneren • positie restauratie controleren, kort fixeren door middel van smalle lichtgeleider • overtollig composiet verwijderen • randen bedekken met glycerinegel • lichtuitharding
afwerken	
controleren occlusie	
fluoridering	

10.8.11 Adhesieve indirecte restauraties

De adhesiefbrug is een wetenschappelijk erkende behandeling die zich nog steeds ontwikkelt, onder andere door het gebruik van keramiek en vezelversterkte composiet. Bij goede indicatie is het vooral bij jeugdigen een zinvolle en adequate vorm van restauratie. In het kader van een prothetisch behandelplan verdient ook deze behandeling met zijn voor- en nadelen een zorgvuldige overweging.

Tabel 10.25 Nomenclatuur.

begrip	definitie
adhesiefbrug	brug die met composiet aan met etszuur behandelde glazuuroppervlakken van pijlerelementen is bevestigd
marylandbrug	brug met metalen basisstructuur die is voorzien van composiet of porselein
keramiekbrug	brug met keramieke basisstructuur (oxidekeramiek) die is voorzien van veldspaatporselein; langetermijnresultaten zijn niet bekend
vezelversterkte composietbrug	brug van vezelversterkte composiet met klassieke bevestiging, zoals bij composietinlays; langetermijnresultaten zijn niet bekend
adhesieve bevestiging	verbinden van materialen met gebruik van een metaalvrije substantie (hechtmiddel) die werkzaam is door hechting van de oppervlakken en intrinsieke sterkte (adhesie en cohesie)
preparatie van een metaaloppervlak	voorbehandeling van een metaaloppervlak om een kunststof-metaalverbinding te bewerkstelligen; er zijn macromechanische, micromechanische en mechanisch-chemische verankeringsmethoden, zoals silanisering en vertinning
silanisering	aanbrengen van een silaanoxidelaag van glaskeramiek op metaal door middel van pyrolyse (Silicoater®), inbranden (Silicoater® MD) of zandstralen (Rocatec®) en daarna van een hechtsilaan
vertinning	elektrolytisch aanbrengen van tin op een edelmetaaloppervlak (onedel metaal heeft al een actief oxideoppervlak); het tinoppervlak wordt geoxideerd en kan zo chemische reactief worden
preparatie van een keramiekoppervlak	voorbehandeling van een keramiekoppervlak om een kunststof-keramiekverbinding te bewerkstelligen door zandstralen met 30-50 µm korrels aluminiumoxide; vervolgens etsen met 5% waterstoffluoride gedurende twee minuten (HF heeft bij zirkonia en 3y-TZP enkel een reinigend effect en gezien de causticiteit kan beter fosforzuur worden gebruikt). daarna een silicalaag aanbrengen (bijv. *cojet-sand*) en tot slot silaniseren; sommigen ontraden zandstralen door het risico van beschadiging van de rand of het creëren van haarscheurtjes in de keramiek

Tabel 10.26 Indicaties en contra-indicaties voor adhesieve indirecte restauraties.

parameter	indicatie	contra-indicatie
pijlerelementen	• vrij van cariës • geen gebitsslijtage • glazuur kwalitatief en kwantitatief toereikend	• uitgebreide cariëslaesie(s) • glazuur kwalitatief en kwantitatief niet toereikend • korte klinische kroon • malpositie • kipping • elongatie • verschil in mobiliteit
grootte diasteem	• één frontelement in de bovenkaak • twee tot vier frontelementen in de onderkaak • één premolaar in de boven- of onderkaak • grootte diasteem = grootte te vervangen gebitselement	• te groot diasteem • diasteem groter of kleiner dan de breedte van het te vervangen gebitselement • vrij-eindigende brug
occlusie		• diepe beet • parafunctie
tijdstip behandeling	• na voltooide doorbraak van de gebitselementen en groei van de processus alveolaris (orthodontische retentieperiode dient te worden gerespecteerd)	• vóór doorbraak van aangrenzende gebitselementen • tijdens en direct na een orthodontische behandeling
medewerking	• coöperatieve patiënt • goede mondhygiëne	• niet-coöperatieve patiënt • contactsporten

Behandeling:

- diagnostische preparatie aan de hand van een studiemodel, zonodig met gebruik van een parallellometer;
- oppervlakken van de pijlerelementen kleuren met waterdichte, niet-giftige kleurstof;
- markeren van de occlusiecontacten met occlusiefolie;
- montage van de parallellometer;
- parallelliseren van de approximale en eventueel de proximale gebitsvlakken met een fijnkorrelige, cilindrische diamantboor;
- aanbrengen van approximale retentiegroeven met een fijnkorrelige, licht conische separatiediamantboor;
- in geval van frontelementen steunnis en/of retentiepin aanbrengen met een cilindrische en/of conische diamantboor (figuur 10.12);
- in geval van premolaren en molaren occlusale steunvlakken aanbrengen met de fijnste kogeldiamantboor zonder ondersnijdingen te creëren; de diepte van de nis moet kleiner zijn dan de diameter van de boor (figuur 10.13); bij het passen van de brug dient deze stabiel te liggen tegen de geprepareerde gebitselementen; de retentiepin in het front verhoogt de stabilisatie en controle van de pasvorm;

- de procedure van het plaatsen van de brug is afhankelijk van de gebruikte hechtcomposiet; de gebruiksaanwijzing hiervan moet nauwkeurig worden gevolgd; gebruik van rubberdam is noodzakelijk, maar dient de preparatiegrenzen aan alle kanten toegankelijk te laten door gebruik van ligaturen en strak en spanningsvrij aan te liggen in het gebied van de pontic (figuur 10.14).

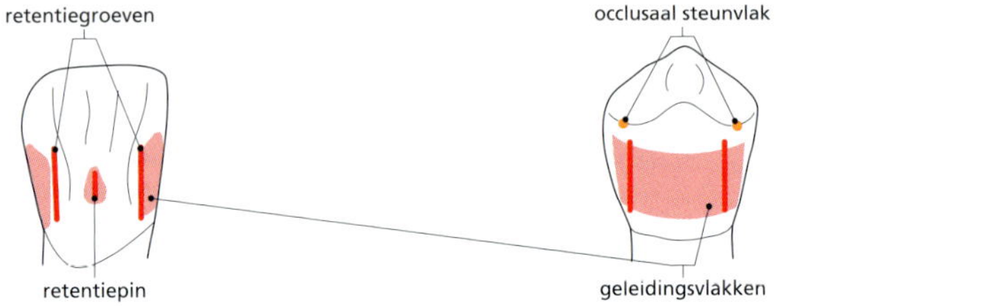

Figuur 10.12 Preparaties voor een adhesieve indirecte restauratie aan een incisief.

Figuur 10.13 Preparaties voor een adhesieve indirecte restauratie aan een premolaar.

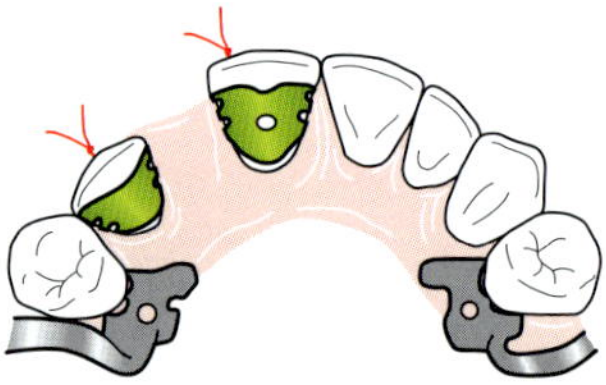

Figuur 10.14 Procedure voor het plaatsen van een adhesieve indirecte restauratie.

Tabel 10.27 Controlelijst: behandelingsverloop adhesief bevestigde brug.

praktijk	laboratorium
planning: diagnostische preparatie preparatie van de pijlerelementen, afdruk maken, face-bow registratie, bepaling van de kaakrelatie	
	vervaardiging van het werkmodel vervaardiging van het frame van de adhesief bevestigde brug
passen in metaal, kleurkeuze	
	veneer (ongeglazuurd)
passen in bisciut	
	afwerking
passen van de definitieve brug	
	aanpassen van het metalen frame
cofferdam, conditioning van de pijlerelementen, adhesief bevestigen ('plakken'), controle en definitieve afwerking van de randen	
nazorg	

10.9 Stiftverankering en -opbouw

10.9.1 Principe

Het principe van stiftverankering en -opbouw is het beschermen van kroonweefsel van een endodontisch gebitselement tegen fractuur respectievelijk het opbouwen van een endodontisch gebitselement en/of het voorbereiden van een dergelijk gebitselement voor restauratie met een kroon.

10.9.2 Directe en indirecte methode

Een direct in de mond vervaardigde stiftopbouw is geïndiceerd bij een goed bereikbaar gebitselement met een in elkaars verlengde liggende kroon- en wortelas en een met betrekking tot de lengte geringe verankeringsmogelijkheid.
Een indirecte stiftopbouw is geïndiceerd bij een sterke deviatie van de kroon- en wortelas, bij een groot kanaallumen en bij het tegelijk vervaardigen van meerdere stiftopbouwen (parallelliteit).

10.9.3 Algemeen

De retentie van een indirecte stiftopbouw is primair afhankelijk van zijn vorm en oppervlak. De mate van retentie neemt af van een cilindrische naar een cilindrisch-konische en een konische vorm, terwijl de mate van retentie toeneemt van glad naar ruw naar gegroefd naar schroefvormig. Een cilindrische stift komt echter niet overeen met de anatomie van een wortelkanaal en dit houdt een groot risico van perforatie in en veel verlies van apicaal weefsel. Een schroefstift kan fracturen in het dentine veroorzaken. Een konische stift wordt aanbevolen bij een sterk geruimd wortelkanaal en bij vervanging van een bestaande wortelstift. Het te gebruiken materiaal moet corrosiebestendig zijn, bijvoorbeeld titanium, glasvezel en composiet. Voor een vezelversterkte composietstift is geen verbreding van het pulpakanaal nodig ter versteviging. Verder is de retentie van een stiftopbouw afhankelijk van zijn lengte in het wortelkanaal en niet van zijn diameter. Een vergroting van de diameter leidt juist tot verzwakking van de wortel. Het risico van een wortelfractuur is bij een kortere stift groter dan bij een lange stift door de hefboomwerking. De stift moet daarom binnen het kanaal zo lang mogelijk zijn zonder de apicale afsluiting te beschadigen. Vuistregel is: stiftlengte = 2/3 van de wortellengte. Om wigwerking uit te schakelen, wordt de stiftopbouw op het worteloppervlak afgesteund en tegelijkertijd met het deel in het kanaal tegen torsie beveiligd.
Een ferrule is een omarmende ring of kap rond het kroongedeelte van een gebitselement. Toepassing van een ferrule als deel van een stiftopbouw zorgt voor indirecte weerstand tegen niet-axiale krachten met een verminderde kans op fractuur van de wortel, maar gaat ten koste van de kroon-wortelverhouding en heeft een biologische prijs. Een onvoldoende ferrule geeft bij een flexibel materiaal risico op marginale lekkage en loskomen van de restauratie. Bij de combinatie van een onvoldoende ferrule en een rigide materiaal is het risico op lekkage veel minder, maar is het risico op fractuur van de wortel groter.
Als opbouwmateriaal wordt amalgaam afgeraden.

10.9.4 Typen

De keuze voor een type stiftverankering of -opbouw hangt af van het type gebitselement en de mate van verlies van kroonweefsel.

Tabel 10.28

	mate van verlies/behoud van kroonweefsel	restauratie
front	• gering • behoud van minder dan de helft van de omvatting uitgebreid	• composietrestauratie • vezelversterkte adhesiefstift met composiet en kroon indirecte stiftopbouw en kroon
zijdelingse delen	• behoud van knobbels • behoud van proximale wanden • behoud van minder dan de helft van de omvatting • uitgebreid (premolaar) • uitgebreid (molaar) • nagenoeg volledig verlies	• adhesiefinlay • onlay • vezelversterkte adhesiefstift met composiet en kroon • indirecte opbouw en kroon • wortelstift met composiet • indirecte opbouw en kroon

10.9.4 Procedure directe stiftopbouw

1 Keuze van de geschikte maat confectiewortelstift aan de hand van een röntgenfoto (de nieuwere systemen hebben overeenkomende sjablonen die op de röntgenfoto kunnen worden gelegd).
2 Kanaalingang vrijleggen en eerste verbreding.
3 Kanaal verbreden met standaard beginboor.
4 Preparatie van een steunpunt in het dentine en preparatie met overeenkomstige precisieboren.
5 Controle van de preparatie met behulp van een meetblok.
6 Cementeren of hechten van de wortelstift met behulp van een stiftsleutel.
7 Vervaardigen van een opbouw met composiet rond de wortelstift.

10.9.5 Procedure indirecte stiftopbouw

Methode 1

Na preparatie en isolatie van het gebitselement wordt de stiftopbouw direct in de mond gemodelleerd met een was of een kunststof. De gemodelleerde stiftopbouw wordt vervolgens in het tandtechnisch laboratorium in metaal gegoten.

Methode 2

Van het geprepareerde wortelkanaal kan men met behulp van een uitbrandbare plastic stift een afdruk met wasopbouw maken, waarna de stiftopbouw aan de hand van het wasmodel in het laboratorium kan worden vervaardigd.

Methode 3
Het kanaal wordt verbreed met een precisieboor die overeenkomt met een standaard gegoten wortelstift. De stift mag geen speling hebben. Na isolatie wordt de stift in het kanaal gebracht en wordt daaroverheen modelleerkunststof aangebracht die kan worden uitgehard. Vervolgens kan de stiftopbouw worden geprepareerd en uitgenomen en in het tandtechnisch laboratorium worden vervaardigd uit metaal.

Methode 4
Ook met een gewalste wortelstift kan een afdruk worden gemaakt, waarna de opbouw in het tandtechnisch laboratorium aan de hand van dit model wordt vervaardigd. Deze methode is geschikt voor een smal kanaal waarbij een dunne gegoten stift kans op breuk geeft.

10.10 Metalen en volkeramische inlays, onlays, kronen en bruggen

10.10.1 Inlay en onlay

Met een inlay wordt een gegoten restauratie bedoeld die het occlusale vlak van een gebitselement gedeeltelijk bedekt. Bij een onlay is het gehele occlusale vlak vervangen en zijn bovendien ten minste de dragende knobbels overkapt.

Tabel 10.29 Indicaties

inlay	onlay
• middelgrote defecten in het occlusale gebied • grotere defecten in het approximale gebied • subgingivale randen • allergie voor bestanddelen van plastische restauratiematerialen • vermijden van galvanische verschijnselen (buurelement met gegoten restauratie) • parafuncties als bruxisme en klemmen	• uitgebreide defecten in het occlusale en approximale gebied zonder cervicale glazuurgrens die met andere restauraties niet duurzaam zijn te restaureren zijn (alternatief voor kroon) • reconstructie van het kauwvlakgebied • bruganker

Tabel 10.30 Contra-indicaties

• kleine defecten • door ernstige beschadiging is geen adequate retentie mogelijk • korte klinische kroon waarbij geen approximale verankering mogelijk is • circulaire laesies in het cervicale gebied • het esthetische gebied, vooral premolaren in de bovenkaak • hoog cariësrisico • voor inlay: endodontisch behandeld gebitselement

10.10.2 Belangrijkste preparatievormen

Tabel 10.31 Belangrijkste preparatievormen.

preparatievorm	voordelen/nadelen	opmerkingen
schouderloze of lange rechte bevel of slicepreparatie 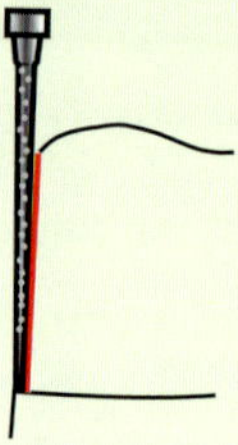	+ maximaal tandweefselsparend + eenvoudig uit te voeren + bij slechte pasvorm of fout bij het cementeren kleine cementspleet – preparatiegrens moeilijk te zien – risico op overcontourering	preparatievorm voor metalen inlays en onlays en volledige metalen kronen; ook als een klinische 'kroonverlenging' is uitgevoerd, is de rechte bevel geïndiceerd; niet geschikt voor metaal-porseleinkronen en voor volledig keramieke kronen
chamferpreparatie 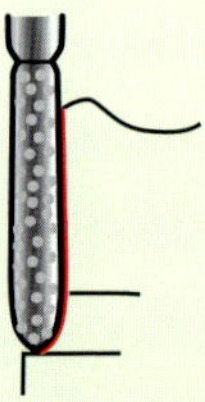	+ duidelijke preparatiegrens + goede vloeibaarheid van de afdruk-, model- en bevestigingsmaterialen + spaart relatief veel gebitsweefsel – niet eenvoudig uit te voeren: de chamferboor moet dubbel zo breed zijn als de breedte van de afschuining (opstaand randje bij slechte preparatie met slecht passende boor tot gevolg) – retentieproblemen bij korte klinische kroon; minder goede randaanpassing door volumetrische krimp bij opbakken van porselein	voorgeschreven preparatievorm voor metaal-porseleinkronen, maar uitgesproken chamfer noodzakelijk om overcontourering te vermijden; minder geschikt voor volledig keramieke kronen
schouderpreparatie 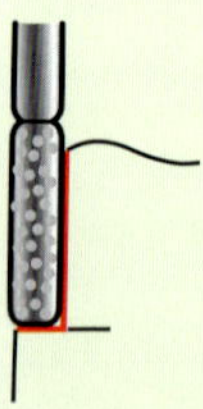	+ eenduidige preparatiegrens + door voldoende ruimte optimale esthetiek mogelijk + gering risico van cervicale overcontourering – groot verlies van gebitsweefsel – risico van pulpabeschadiging; de binnenhoek dient afgerond te zijn om spanningen in het keramiek te verminderen – bij slechte pasvorm of fout bij het cementeren grote cementspleet	preparatievorm voor volledig keramieke restauraties en geschikt voor metaal-keramiekkronen met schouderporselein; niet geschikt voor metalen kronen

preparatievorm	voordelen/nadelen	opmerkingen
schouder-bevelpreparatie 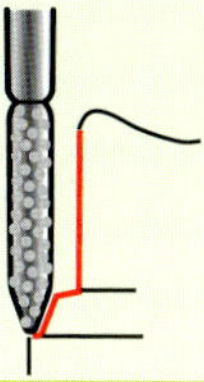	+ eenduidige preparatiegrens + gering risico van cervicale overcontourering + uitstekende randaanpassing; bij slechte pasvorm of fout bij het cementeren ontstaat slechts kleine cementspleet – moeilijk uit te voeren – verlies van gebitsweefsel – cervicaal zichtbare goudrand	geschikt voor metaal-porseleinkronen bij gebitselementen die cervicaal niet zichtbaar zijn zoals de premolaren in de onderkaak en de molaren

10.10.3 Biologische breedte

De biologische breedte is de gemiddelde som van de sulcusdiepte en de lengte van de epitheel- en de bindweefselaanhechting (figuur 10.15). Deze kan per gebitselement verschillen. Beschadiging van de biologische breedte door een restauratieve behandeling leidt tot apicale verschuiving van de dentogingivale verbinding en dit leidt tot recessies, voornamelijk in het front, of tot verdiepte pockets, voornamelijk in de zijdelingse delen. Beide processen leiden tot verlies van parodontale aanhechting. Daarom is het bij de preparatie vereist een afstand van minimaal 3 mm tussen de rand van de restauratie en de processus alveolaris aan te houden. Soms is dit alleen te bereiken door een 'kroonverlenging' of orthodontische extrusie.

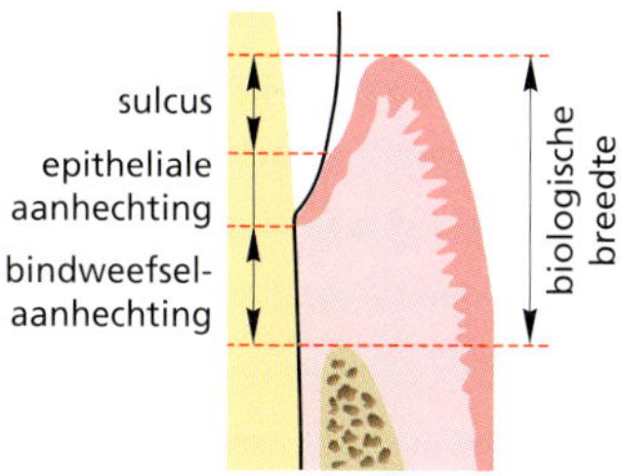

Figuur 10.15 Schematische weergave van het concept biologische breedte.

10.10.4 Preparatiegrens

Uit esthetisch oogpunt bestaat de verleiding de preparatiegrens subgingivaal te leggen. Dit betekent zeker geen preventie van (wortel)cariës en het vergroot sterk het risico van aanhechtingsverlies van parodontale weefsels. Een supragingivale preparatiegrens vereenvoudigt bovendien het maken van een afdruk en maakt betere controle van de randaansluiting van de restauratie mogelijk. Bij korte klinische kronen is preparatie van retentiegroeven mogelijk, subgingivale cariës kan door een 'kroonverlenging' of door orthodontische extrusie naar het supragingivale gebied worden verplaatst. In het gebied van zichtbare kroonranden, zoals bij de frontelementen en de premolaren in de bovenkaak, is een geringe subgingivale (isogingivale) ligging van de preparatiegrens aanvaardbaar, mits de biologische breedte niet wordt aangetast. Toepassing van volledig keramieke kronen of vervaardiging van een keramieke schouder, zoals schouderporselein bij metaal-keramiekkronen, maken ook hier vaak supragingivale preparatie mogelijk (geen onesthetische rand zichtbaar).

Tabel 10.32 Controlelijst van preparaties.

reductie van gebitsweefsel occlusaal/incisaal, afhankelijk van geplande statische of dynamische occlusie	• volledig gegoten restauratie: 1-1,5 mm • keramieke restauratie: 1,5-2,5 mm • dragende knobbels: 2 mm
reductie van gebitsweefsel axiaal Van de uitgangssituatie of van het diagnostische opwasmodel wordt een siliconensleutel vervaardigd; deze kan in lengte- en dwarsdoorsnede de omvang van de reductie zichtbaar maken.	• bij schouderpreparatie in het bovenfront: 1,2-1,5 mm 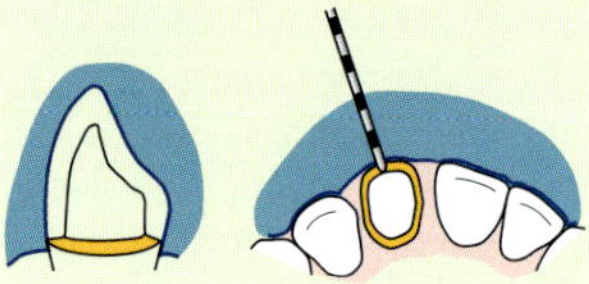
preparatiehoek/ondersnijding De beoordeling gebeurt visueel door met één oog te kijken van circa 30 cm afstand; de preparatiegrens moet ook overal onbelemmerd zichtbaar zijn.	convergentie van tegenover elkaar liggende axiale gebitsvlakken ten opzichte van de as van het gebitselement moet kleiner zijn dan 10° (ideaal 6°) 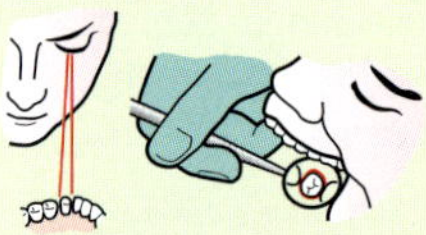
retentiehoogte	• minimaal 3 mm; parallelle retentiegroeven verhogen de retentie; geen retentiegroeven bij keramieke restauraties vanwege te grote spanning
preparatierand	• moet duidelijk zichtbaar, regelmatig en glad zijn; afstand tot processus alveolaris minimaal 3 mm
preparatieoppervlak	• geen groeven, scherpe randen en hoeken • ondersnijdingen uitgeblokt • keramieke restauratie: geen scherpe onregelmatigheden; alle overgangen moeten afgerond en gepolijst zijn
inzetrichting brugpijlers De eerste pijler wordt in de spiegel gecentreerd, de gehele preparatiegrens moet met één oog zichtbaar zijn; daarna wordt de spiegel zonder verandering van de hoek verschoven tot de tweede pijler gecentreerd is; als hier de hoek van de spiegel moet worden veranderd om de preparatiegrens te kunnen zien, moet de preparatie van een of beide pijlers worden aangepast; voor een brug op meerdere pijlers dient een controleafdruk te worden overwogen.	identieke inzetrichting van brugpijlers 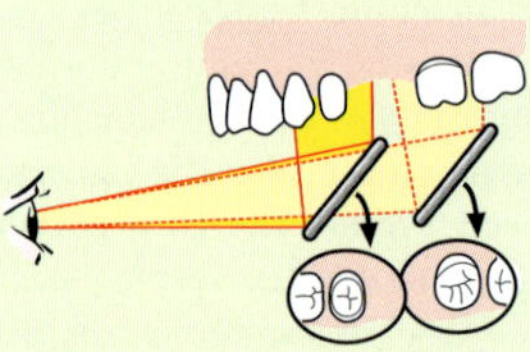

10.10.5 Passen basisstructuur

Het passen van de in een tandtechnisch laboratorium vervaardigde basisstructuur voor een vaste restauratie kent de volgende stappen:

- controle van de pasvorm op het model;
- de tijdelijke restauratie(s) verwijderen, het cement van de preparaties voorzichtig verwijderen en desinfecteren (met chloorhexidine);
- controle van statische en dynamische occlusiecontacten met occlusiefolie zonder de basisstructuur in situ;
- de gedesinfecteerde basisstructuur voorverwarmen in warm water en passen;
- controle van de approximale contacten door te vragen of de patiënt spanning voelt en met behulp van articulatiepapier en tandzijde;
- controle van de pasvorm, randlengte en dikte van de basisstructuur:
  - controle van de binnenzijden en lokalisatie van klemmende punten met een siliconenmassa of met een spray als kleurindicator of met parijsrood opgelost in chloroform;
  - sondering met een fijne sonde langs de marginale rand: te lange randen kunnen worden ingekort, bij te korte of afstaande randen moet een nieuwe basisstructuur worden gemaakt;
  - te dikke randen moeten dunner worden gemaakt om overcontourering te voorkomen;
- controle van de vormgeving van de interdentale ruimte op locatie van het approximale contact, reinigbaarheid en mogelijke voedselretentie;
- controle van de occlusie en articulatie met occlusiefolie van andere kleuren om te kunnen zien of de contacten met en zonder basisstructuur identiek zijn;
- controle van de ruimtelijke verhoudingen voor het aanbrengen van het fineermateriaal op de basisstructuur;

Een metaal-porseleinbrug moet bij ontoereikende pasvorm van de basisstructuur worden gesepareerd met een carborundumschijf; bij goede pasvorm van de aparte onderdelen volgt blokverankering door middel van restloos uitbrandbare, autopolymeriseerbare kunststof, eventueel extra gestabiliseerd met een gipsslot. Als de basisstructuur van een volledig keramieke brug wel past op het model maar niet op de preparaties in de mond, moet een nieuwe afdruk worden gemaakt omdat de doorgezaagde basisstructuur, in tegenstelling tot een metalen basisstructuur, niet kan worden gesoldeerd.
Bij bruggen moet de aansluiting van de ondervlakken van de verbindingsstukken op de processus alveolaris worden gecontroleerd.

10.10.6 Passen ongeglazuurde keramieke restauratie

Vooral voor omvangrijke keramieke restauraties en keramieke restauraties in de esthetische zone is het aanbevelenswaardig de restauratie voor het glazuren nogmaals te passen. Daardoor kan de restauratie voor de definitieve afwerking worden geperfectioneerd. Naast functionele criteria zoals approximale contacten, draagvlak van verbindingsstukken, occlusie, overgangen van metaal naar keramiek en reinigbaarheid, wordt vooral de esthetiek beoordeeld (figuur 10.16).

Het dertiende criterium is de basistint van de kleur. De punten 3 en 4 kunnen niet tandtechnisch worden gecorrigeerd. Sommige andere aspecten kunnen door beslijpen worden gecorrigeerd. Ontbrekend fineermateriaal kan met was worden gemarkeerd.

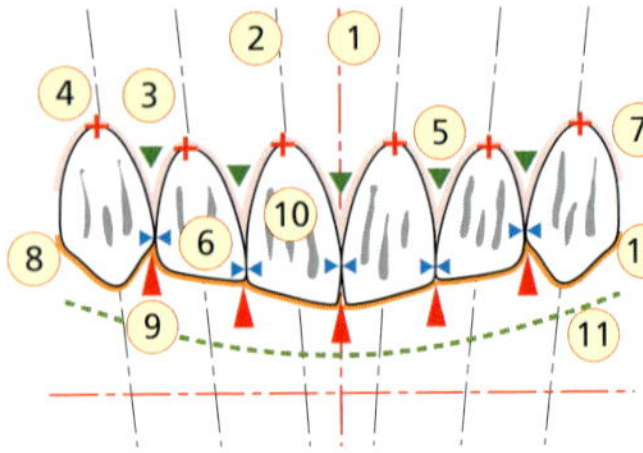

1 middellijn/symmetrieas
2 tandas
3 gingivaverloop
4 hoogste punt van de gingivazoom +
5 interdentaal trigonum
6 interdentaal contact
7 tandvorm
8 incisale rand
9 hoek tussen incisieven
10 groeven fissuren
11 lachlijn (verloop van de onderlip)
12 verloop van de incisale randen

Figuur 10.16 Controlepunten bij passen ongeglazuurde keramieke restauratie.

10.10.7 Plaatsen

Soorten cementen voor het plaatsen zijn:

- zinkoxide-eugenolcement (ZnOE);
- zinkfosfaatcement (ZnPO4);
- polycarboxylaatcement (pcx);
- glasionomeercement (gi);
- kunstharsversterkt glasionomeercement (khgi);
- kunstharscement (kh);
- zelfhechtend cement (zhc);

In tabel 10.33 is weergegeven welke cementsoorten geïndiceerd zijn bij de verschillende typen restauraties.

Tabel 10.33 Indicatie cementsoort.

restauratie	ZnOE	$ZnPO_4$	pcx	gi	khgi	kh	zhc
metalen kroon	+	+	+	+	+	+	+
kroon met weinig retentie	–	–	–	–	–	+	–
metalen kroon met porselein	+	+	–	+	+	+	+
(glas)keramiek	+	+	+	+	+	+	+
keramieke inlay	–	–	–	–	–	+	+
keramisch facet	–	–	–	–	–	+	–

+ = geïndiceerd; – = niet geïndiceerd

10.10.8 Tijdelijke restauraties

Tabel 10.34 Methoden voor vervaardiging tijdelijke restauraties.

directe methoden	indirecte methoden
• gebruik van een voor de preparatie vervaardigde (siliconen) situatieafdruk; • gebruik van op situatiemodellen vervaardigde dieptrekfolie; • gebruik van siliconensleutels van een in het laboratorium vervaardigd opwasmodel; • gebruik van voorgevormde kunstharskronen; • gebruik van voorgevormde metaalkronen die als schild worden gebruikt tijdens het uitharden van kunsthars; • opnieuw prepareren van oude kronen/bruggen; • gebruik van voorgevormde noodrestauraties in kneedbare, lichtuithardende composiet.	• vervaardiging van tijdelijke fineerrestauraties in het laboratorium die klinisch worden voorzien van een basislaag; • vervaardiging van tijdelijke restauraties met behulp van een tweede preparatiemodel; • vervaardiging kroon van onedel metaal met kunststof bedekking.
voor- en nadelen	**voor- en nadelen**
+ weinig bewerkelijk, relatief goedkoop + betere service geen extra behandelsessie + bij composiet geen reukhinder + excellente pasvorm bij rechtstreekse aanpassing	+ individuele kleurkeuze mogelijk
– reukhinder bij kunsthars – aanwezigheid van zuurstofinhibitielaag bij (meestal) automix composietmateriaal	+ goede pasvorm, goede stabiliteit
– relatief lange behandeltijd door afdruk + relatief korte behandeltijd bij geprefabriceerde kronen	+ relatief korte behandeltijd, wel tweede behandelsessie – relatief duur

Tips bij vervaardiging tijdelijke restauraties

- Gebruik van een siliconensleutel of dieptrekfolie van een opwasmodel maakt in de praktijk de vervaardiging van bevredigende tijdelijke restauraties zonder al te veel moeite mogelijk.
- Het sulcusgebied van de pijlerelementen moet met een scherpe frees uit de siliconensleutel worden verwijderd om een spanningsvrije pasvorm van de tijdelijke restauratie in het gebied van de preparatiegrens mogelijk te maken.
- Een koudpolymeer, die verkrijgbaar is in diverse kleuren, is het meest geschikt.
- Als het plastische materiaal taai is geworden, wordt de mal met de tijdelijke restauratie van de pijler gehaald en in warm water uitgehard.
- Bij de afwerking worden interdentale delen van bruggen beslepen zonder de verbindingen te verzwakken. Overtollig kunststof aan de rand voorzichtig wegslijpen om overcontourering te vermijden.
- Bij gebruik van voorgevormde composietkronen is in de plastische fase de adaptatie van randen, occlusie en articulatie eenvoudig. Na lichtuitharding

kan overtollig composiet worden weggeslepen. Voordeel: geen vette inhibitielaag.
- De tijdelijke restauratie wordt gepast, daarna gepolijst en met zinkoxidepasta zonder eugenol of calciumhydroxidecement vastgezet. Tot slot moet overtollig cement worden verwijderd.

10.11 Partiële en volledige gebitsprothesen

10.11.1 Frameprothese

Een frameprothese is een partiële gebitsprothese die bestaat uit een metalen frame dat door onderdelen van het frame wordt verankerd aan pijlergebitselementen en dat wordt voorzien van kunstelementen.

Tabel 10.35 Nomenclatuur met betrekking tot frameprothesen.

begrip	omschrijving
meetlijn	de grootste omvang van een gebitselement met betrekking tot de gemeenschappelijke inzetrichting van alle starre delen van de frameprothese
niet-ondersneden gebied	gebied van een gebitselement coronaal van de meetlijn
ondersnijding	gebied van een gebitselement apicaal van de meetlijn (retentiegebied)
zadel	deel van de frameprothese dat tegen de mucosa van de tandeloze kaakdelen aanligt; een zadel bestaat uit een metalen raster, kunststof van de prothesebasis en prothese-elementen
schakelzadel	prothesezadel dat aan beide zijden van een tandeloos kaakdeel een pijlerelement heeft
vrij-eindigend zadel	prothesezadel dat slechts aan één zijde een pijlerelement heeft
anker	verankeringselement van en voor het metalen frame; er zijn gegoten ankers en zogenoemde precisieankers
inframeetlijnanker	omvat een pijlerelement voor weerstand tegen horizontale krachten; de retentieve ankerarm kruist de meetlijn en eindigt in de ondersnijding
suprameetlijnanker	omvat een pijlerelement via een driepuntscontact en biedt weinig weerstand tegen horizontale krachten; de retentieve ankerarm komt vanuit het zadel en eindigt in de ondersnijding zonder de meetlijn te kruisen
retentiearm; elastische of verende ankerarm	elastisch onderdeel van het metalen frame waarvan het verende einde passief tegen de ondersneden gebieden van een pijlerelement ligt om weerstand te bieden aan verticale krachten (retentie)
geleidearm; stugge of stabiliserende ankerarm	stug onderdeel van het metalen frame dat coronaal ligt van de meetlijn en aldus een steunpunt is als bij het inzetten en uitnemen van de frameprothese een retentiearm over de grootste omvang van het gebitselement heen moet en dat weerstand biedt tegen horizontale krachten (stabiliteit)
ankerschouder	onderdeel van het metalen frame dat de retentie- en de geleidearm verbindt en het anker stabiliseert tegen horizontale en verticale krachten

begrip	omschrijving
steun	occlusaal deel van een ankerschouder dat zorgt voor de parodontale afsteuning van de frameprothese en voor exacte positionering van het anker
minor connector	onderdeel van het metalen frame dat de prothesebasis en een anker verbindt en de uitgeoefende krachten overbrengt op het anker; dient steeds de marginale rand in een hoek van 90° te kruisen
major connector	hoofdverbinding van de frameprothese die zorgt voor stabilisatie en stevigheid, die de zadels en de ankers verbindt; in de bovenkaak is het een hoefijzervormige of compacte palatumplaat en in de onderkaak een linguaal tegen de processus alveolaris (en gebitselementen) aanliggende plaat

Ankers voor molaren en premolaren

Meetlijn-I-anker of -E-anker (akers-klem)

Klassieke vorm van een gegoten anker; het is het meest gebruikte anker en heeft veel toepassingsmogelijkheden; het is bij een vrij-eindigend zadel open aan de kant van het zadel en bij een schakelzadel gesloten aan de kant van het zadel.

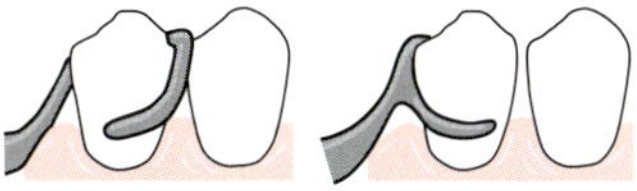

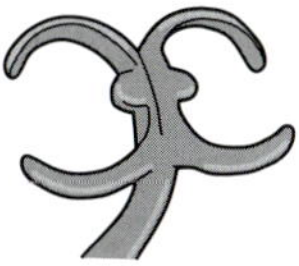

Samengesteld meetlijn-I-anker of bonwill-anker

Grote retentieve potentie, maar vaak is veel preparatie van de pijler nodig; het is het gebruikelijke anker bij kennedy-klasse II aan de contralaterale zijde en bij kennedy-klasse IV.

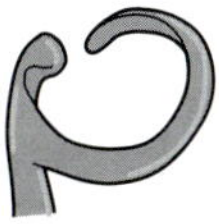

Back-action-anker

De steun en de minor connector vergroten de functie van het zadel; het anker wordt toegepast op afstand van het zadel en is daarmee geschikt voor kennedy-klasse I en II.

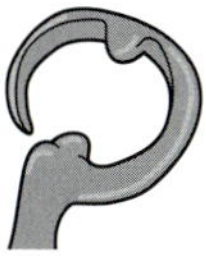

Open-ring-anker

Geringe retentieve potentie; grote omarming voor axiale belasting; toepassing bij gekipte molaren om de axiale belasting te vergroten.

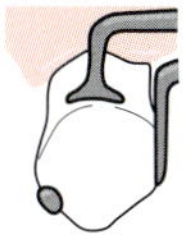

Roach-T-anker

Nauwelijks omarming met kleine kans op plakaccumulatie; goede retentie en esthetisch acceptabel doordat het retentiedeel zich onder de meetlijn bevindt.

Preparaties voor ankers in molaren en premolaren

Occlusale steunen

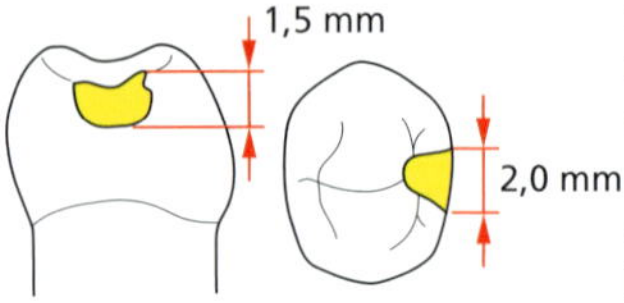

Occlusale steunen worden met een kogeldiamantboor aangebracht; ze moeten lepelvormig zijn in mesiodistale en buccolinguale richting en ongeveer 2 mm breed en 1,5 mm diep en in het glazuur of een restauratie liggen; het diepste punt moet het meest axiaal liggen zodat de frameprothese zelfcentrerend wordt belast.

Geleidingsvlakken

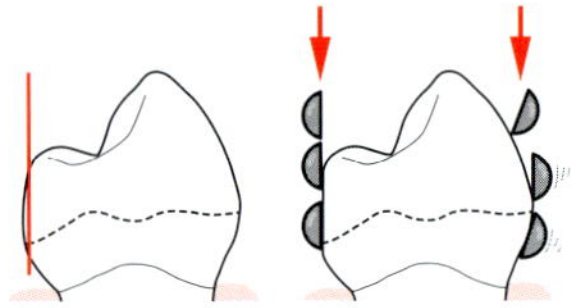

Om harmonisch invoegen van een geleidingsarm mogelijk te maken, moeten sterke bollingen van het pijlerelement worden gecorrigeerd volgens de inzetrichting van de frameprothese. Vaak is dit linguaal in de onderkaak noodzakelijk. Proximaal naast het zadel zorgen geleidingsvlakken voor extra frictie (indirecte steun) van de frameprothese.

Ankers voor frontelementen

Ankers in het frontgebied vormen esthetisch een probleem. Meestal worden meetlijn-I-ankers gebruikt. De steunen worden met een cilindrische diamantboor trogvormig in het gebied van de incisale rand of balkonvormig in het gebied van het cingulum aangebracht; ankervormen als de vork- of teruggrijpankers hebben geringe retentieve potentie, vormen een parodontaal probleem en zijn daarom alleen in uitzonderingsgevallen aan te bevelen; inframeetlijnankers, zoals de verschillende roach-ankers, hebben meer retentieve potentie en zijn esthetisch gunstiger omdat ze onmiddellijk onder de meetlijn eindigen.

Tabel 10.36 Nomenclatuur met betrekking tot het ankerontwerp.

begrip	omschrijving
steunlijn	verbindingslijn tussen twee occlusale steunen
steunpolygoon of parodontaal steunvlak	vlak dat wordt gevormd door verbinding van alle steunlijnen
belastingslijn	verbindingslijn van alle centrische stops van een kaakdeel, die zo mogelijk op of binnen de steunlijn moet liggen om loskomen van de frameprothese aan de contralaterale zijde te verhinderen
positieve rotatieas	steunlijn waaromheen de frameprothese kan roteren bij positieve belasting buiten het steunpolygoon
negatieve rotatieas	steunlijn waaromheen de frameprothese kan roteren bij negatieve belasting buiten het steunpolygoon
star ontwerp	alle op de frameprothese inwerkende krachten worden alleen parodontaal opgevangen
krachtbrekend ontwerp	alle op de frameprothese inwerkende krachten worden parodontaal en mucosaal opgevangen

Krachtberekening
De berekening van de krachtinwerking gebeurt vanuit het grootste zadel. Afhankelijk van het aantal en de distributie kunnen occlusale belastingsgebieden zich buiten het steunoppervlak bevinden. Dit is het geval bij kennedy–klasse I, II en IV. Bij belasting van de prothese-elementen buiten het steunoppervlak kan langs de hefboomarm (H) rotatie om de positieve rotatieas (R) optreden als een voldoende lange weerstandsarm (W) ontbreekt. De lengte van H is afhankelijk van het aantal opgestelde prothese-elementen. Met lengte H1 door opstelling van één molaar en met extra ankers vóór de rotatieas die een verlenging van de weerstandsarm realiseren, wordt een star ontwerp gerealiseerd (figuur 10.17). Met lengte H2 door opstelling van twee molaren en zonder extra ankers vóór de rotatieas wordt een krachtbrekend ontwerp gerealiseerd (figuur 10.18). Maximale extensie van de prothesezadels, al dan niet met prothese-elementen, vergroot het steunpolygoon en helpt axiale krachten te compenseren.

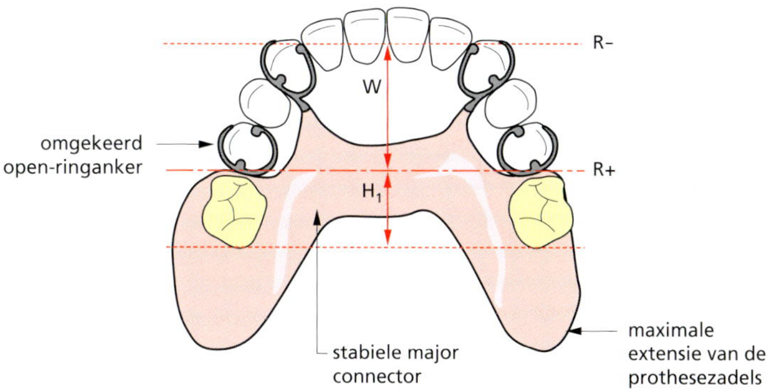

Figuur 10.17 Star ontwerp frameprothese.

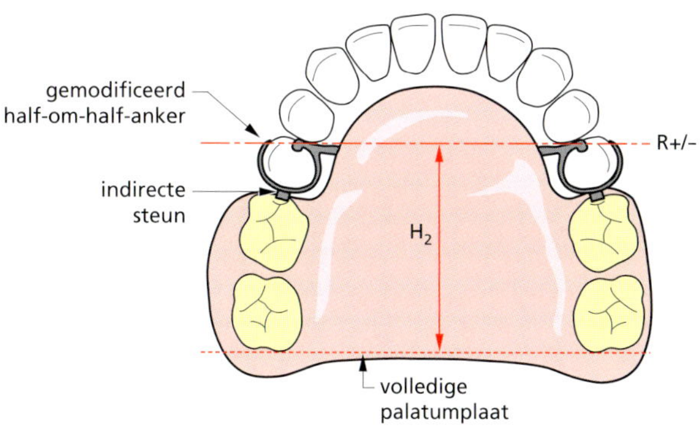

Figuur 10.18 Krachtbrekend ontwerp frameprothese.

Tabel 10.37 Tips voor het plannen van de constructie.

principe	• overtollige constructies vermijden • altijd vooraf ontwerp plannen en constructietekening maken
schakelzadel	• steunvlak zo groot mogelijk nemen • aan contralaterale kant retentieve ankerarmen gebruiken • anker zo dicht mogelijk bij zadel
unilateraal vrij-eindigend	• aan de betande zijde zo groot mogelijk steunvlak en retentieve ankers aan de anterieure kant • aan de onbetande zijde steun ver van het zadel met back-action-anker • maximale extensie van het zadel • niet meer prothese-elementen dan strikt noodzakelijk
minor connectors	• zo weinig mogelijk • in rechte lijn met major connectors en minstens 5 mm lang • minstens 5 mm van elkaar om voedselretentie te vermijden • tussen de gebitselementen laten afstaan tanden van de gingivarand
major connector in de vorm van linguale plaat	• druppelvormig of eenzijdig afgevlakt profiel met ovale doorsnede (halve peer) • afstand tot gingivarand 5 mm; bij vlakke mondbodem minimaal 3 mm • inzetrichting verticaal bij diepe mondbodem; bij vlakke mondbodem schuin tot horizontaal • afstand tussen major connector en slijmvlies: 0,2 tot maximaal 0,7 mm • afstand aanpassen aan star of krachtbrekend ontwerp

'Altered-cast-model'

Met een 'altered-cast-model' vindt een speciale secundaire vorming van de zadels plaats bij kennedy-klasse I en II. Hierbij worden de zadelgedeelten van het werkmodel geperfectioneerd ('altered cast' = gewijzigd model).

- afdruk met gesloten metalen rimlock-lepel;
- uitgieten afdruk in gips;
- vervaardigen metalen frame;
- passen metalen frame;
- aanpassen metalen frame ter hoogte van de zadelrasters met kunststof, omgevormd tot een individuele lepel voor de plaats van de zadels;
- delen van de vrij-eindigende zadels uit het gipsmodel zagen;
- kunststof randen ter plaatse van de zadels individueel opbouwen en compressieafdruk maken;
- secundaire afdruk op het met het zadeldeel verkleinde werkmodel repositioneren; werkmodel spoelen en van retentiegroeven voorzien; zadelgebieden metalen frame voorzien van wasmanchet en met gips vullen;
- wasmanchet en metalen frame verwijderen en frame van lepelmateriaal ontdoen; dan resteert het 'altered-cast-model' dat de verhoudingen van de weke delen in een licht gecomprimeerde toestand optimaal nabootst.

Tabel 10.38 Behandelschema.

praktijk	tandtechnisch laboratorium
eerste afdrukken met gesloten metalen rimlock-lepel en eenvoudige beetrelatiebepaling; planning en ontwerp door modelanalyse in parallellometer: keuze pijlerelementen, opzoeken ondersnijdingen, positie occlusale steunen, ankers, uitbreiding; bij twijfel over ruimte of esthetiek een voorlopig frame passen alvorens te prepareren en af te drukken	gipsmodellen belijnen van gipsmodellen vervaardigen van individuele lepel met stops
prepareren occlusale steunen, aanpassen meetlijn, polijsten, fluorideren, individuele afdruk met individuele lepel eventueel na tracen edentate delen, vorm en kleur prothese-elementen bepalen	
	werkmodel
	registratiesjablonen
(face-bowregistratie en) beetrelatiebepaling	
	vervaardiging metalen frame
passen metalen frame; eventueel compressie-afdruk van de zadels controle beetrelatie	
	eventueel 'altered-cast-model'
	opstellen prothese-elementen
passen in was	
	persen en afwerken
plaatsen	
nazorg	

10.11.2 Frameprothesen met (semi-)precisieverankering

Bij precisieverankering van een frameprothese wordt gebruikgemaakt van precisieankers. Dit zijn machinaal vervaardigde ankers bestaande uit een matrix en een daarin exact passende patrix. Het ene deel maakt onderdeel uit van een kroon en het andere is bevestigd in de frameprothese. Precisieverankering biedt een meer esthetische en comfortabele oplossing dan het gebruik van gewone ankers. Wanneer het slijtbare deel van een precisieanker vervangbaar is, is de duurzaamheid van precisieverankering vergelijkbaar met die van gewone ankers.
Precisieverankering is vooral zinvol als het sowieso nodig is pijlerelementen van een kroon te voorzien. Een typisch voorbeeld is een beiderzijds vrij-eindigende tandboog waarin kronen nodig zijn. Het plaatsen van extra pijlers in de vorm van implantaten is te overwegen.

Tabel 10.39 Nomenclatuur met betrekking tot frameprothesen met precisieverankering

begrip	omschrijving
precisieanker	machinaal vervaardigd anker met slechts één inzetrichting bestaande uit een omsluitend buitendeel (matrix) en een omsloten binnendeel van dezelfde geometrische vorm (patrix); kan tijdens functie star zijn of rotatie- en/of translatie toelaten
primair deel	aan het pijlerelement verbonden deel van het precisieanker
secundair deel	met de frameprothese verbonden deel van het precisieanker
frictie	wrijving van in elkaar grijpende parallelle delen
wiggen	wrijving van in elkaar grijpende conische delen
klemmen	klemmen door partiële overdimensionering van in elkaar grijpende delen
retentie	actieve weerstand tegen dislocatie door veerkracht
semi-precisieanker	deel van een precisieanker, machinaal vervaardigd van restloos verbrandbare kunststof, dat tegelijk met de kroon wordt gegoten
intracoronair anker	patrix en matrix bevinden zich binnen de contouren van de klinische kroon
extracoronair anker	patrix en matrix bevinden zich buiten de contouren van de klinische kroon
staaf-hulsanker	metalen staaf met ronde, ovale of cilindrische doorsnede die twee of meer pijlerelementen verbindt en fungeert als patrix, terwijl een in de frameprothese bevestigde huls als matrix fungeert
knopanker	de patrix is een bol of cilinder die op een pijler is gefixeerd of is gesoldeerd op een gegoten kap, terwijl een matrix in de frameprothese is bevestigd
vrijheidsgraden	de toegelaten rotaties en translaties in het frontale, horizontale en sagittale vlak

Tabel 10.40 Voorwaarden en consequenties van precisieverankering.

voorwaarden	consequenties
gezonde dentitie en goede mondhygiëne	benodigde conserverende behandelingen uitvoeren
parodontale afsteuning en stabiele occlusie van de frameprothese	modelanalyse in articulator na beetregistratie
gunstige positie pijlerelementen en één inzetrichting mogelijk	modelanalyse in parallellometer; zorgvuldig ontwerp frameprothese
gelijke frictie, retentie en vrijheidsgraden van alle ankers; mogelijkheid tot activeren of vernieuwen van alle geleidende of retentieve delen	weloverwogen combinatie van ankers (bijvoorbeeld niet retentieve gegoten ankers combineren met gelijdende precisieankers; bij krachtbrekend ontwerp alleen precisieankers met dezelfde vrijheidsgraden gebruiken als het ontwerp dit toelaat
frameprothese kan worden aangepast of uitgebreid bij verlies gebitselementen	

Tabel 10.41 Behandelschema bij precisieverankering van een frameprothese.

praktijk	tandtechnisch laboratorium
eerste afdrukken met gesloten metalen rimlock-lepel en eenvoudige beetrelatiebepaling planning en ontwerp door modelanalyse in parallelometer: keuze pijlerelementen, opzoeken ondersnijdingen, positie occlusale steunen, ankers, uitbreiding	gipsmodellen belijnen gipsmodellen, individuele lepel met stops
kleur bepalen, prepareren van pijlerelementen, afdrukken met individuele lepel, tijdelijke verzorging van de pijlerelementen	gezaagd werkmodel registratiesjabloon
eventueel face-bowregistratie; beetrelatie-bepaling	kronen en bijbehorende primaire delen individuele lepel
passen primaire delen situatieafdruk	definitief gipsmodel registratiesjablonen
eventueel face-bowregistratie; beetrelatiebepaling	metalen frame met secundaire delen keramiek op primaire delen
passen metalen frame kleur keramiek controleren bij kennedy-klasse i en ii eventueel compressieafdruk zadel(s)	eventueel 'altered-cast-model' prothese-elementen opstellen
metalen frame en wasopstelling controleren	persen afwerken
gehele constructie plaatsen	
Nazorg	

Semi-precisieverankering met telescoopkronen

Een telescoopkroon bestaat in principe uit twee kronen, een binnen- en een buitenkroon. De binnenkroon wordt vastgezet op het pijlerelement. Andere aanduidingen zijn: primair deel telescoopkroon, binnenkant telescoopkroon of binnenkant conuskroon. Aan de buitenkroon is het uitneembare deel van de frameprothese bevestigd. Andere aanduidingen zijn: secundair deel telescoopkroon, buitenkant telescoopkroon en buitenkant conuskroon. Telescoopkronen behoren tot de restauraties met semi-precisieverankering. De bekendste vormen zijn de telescopen met parallelle (a) en conische wanden (b). In telescoopkronen met conische wanden kunnen extra retentieve onderdelen worden aangebracht, zoals verende bouten (c).

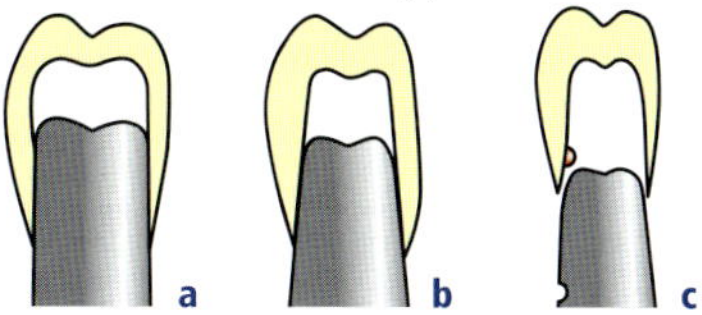

Figuur 10.19 Schematische weergave van het principe van de bekendste vormen van telescopen.

Een typische indicatie voor telescoopkronen met conische wanden zijn vitale gebitselementen met lange klinische kronen en gereduceerde parodontale aanhechting. Vitale gebitselementen met korte klinische kronen zijn meer geschikt voor telescoopkronen met parallelle wanden.

Vergeleken met gegoten ankers en veel van de precisieankers zijn de volledig fysieke vormgeving van de pijlers en de geïntegreerde steun, retentie, geleiding en krachtverdeling zeker een voordeel. De pijlerelementen hebben een maximale axiale belasting. Vaak blijft het resultaat echter esthetisch onbevredigend omdat overcontourering nauwelijks te vermijden is en vanwege de tandkleurige kunststof laag op de buitenkroon. Voordeel is dat er geen ankers zichtbaar zijn. Door het concept van kroon in kroon is het een dure restauratie.

Tabel 10.42 Behandelschema bij telescoopkronen.

praktijk	tandtechnisch laboratorium
eerste afdrukken met gesloten metalen rimlock-lepel en eenvoudige beetrelatiebepaling planning en ontwerp door modelanalyse: keuze pijlerelementen	gipsmodellen
kleur bepalen pijlerelementen prepareren afdrukken tijdelijke restauraties	gezaagd gipsmodel binnenkronen individuele lepel
passen binnenkronen afdruk met individuele lepel over binnenkronen	gipsmodel registratiesjabloon
eventueel face-bowregistratie bepaling kaakrelatie	opstellen prothese-elementen wasmodellen buitenkronen
opstelling passen	buitenkronen metalen frame buitenkronen solderen aan metalen frame buitenkronen vestibulair keramiek verzetten van de wasvorm naar de frameconstructie
buitenkroon, metalen frame en wasopstelling passen	polymeriseren afwerken
cementeren binnenkronen met buitenkronen en frameprothese in situ frameprothese plaatsen	
nazorg	

10.11.3 Overkappingsprothesen

Een overkappingsprothese is een volledige of partiële gebitsprothese die steunt op een of meer wortels van gebitselementen en op de mucosa van edentate kaakdelen.

Voor- en nadelen

Ten opzichte van een conventionele gebitsprothese heeft een overkappingsprothese een aantal voor- en nadelen (tabel 10.36).

Tabel 10.43 Voor en nadelen van de overkappingsprothese.

voordelen	nadelen
• behoud van de processus alveolaris • vooral in de onderkaak veel meer behoud van steunoppervlak • betere stabiliteit en retentie • betere functie • behoud van proprioceptie via het parodontale ligament • behoud van natuurlijke gebitselementen	• duurder, vooral met gegoten kappen op de wortels voor (semi-)precisieverankering • vaak endodontische behandeling pijlers nodig • pijlers relatief fractuurgevoelig • groter cariësrisico • tijdrovende behandelingen • intensieve nazorg nodig

Gegoten kap op pijler

- Inkorten pijler tot ongeveer 2 mm boven gingivaniveau;
- preparatie voor gegoten stiftopbouw;
- plaatsen van een standaardstift;
- circulaire chamferpreparatie parallel aan de as van de stift;
- standaardstift verwijderen en ovale of triangulaire seat met afgeronde hoeken prepareren ter voorkoming van rotatie;
- controle van de omvatting (ferrule);
- reponeren van de stift en coronaal van retentiemateriaal voorzien;
- gespoten afdruk met (individuele) lepel;
- tijdelijke restauratie.

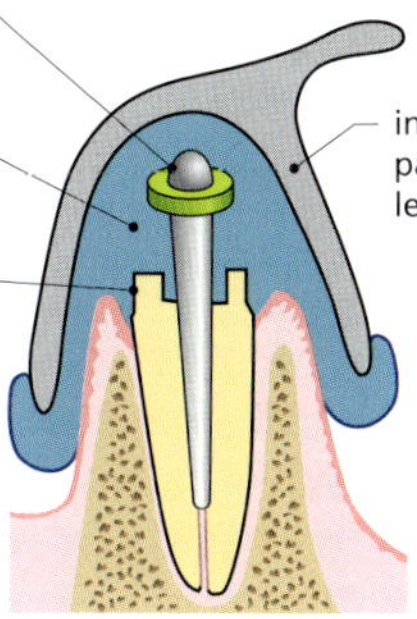

Figuur 10.20 Schematische weergave van de afdrukmethode voor een gegoten kap op een pijler van een overkappingsprothese.

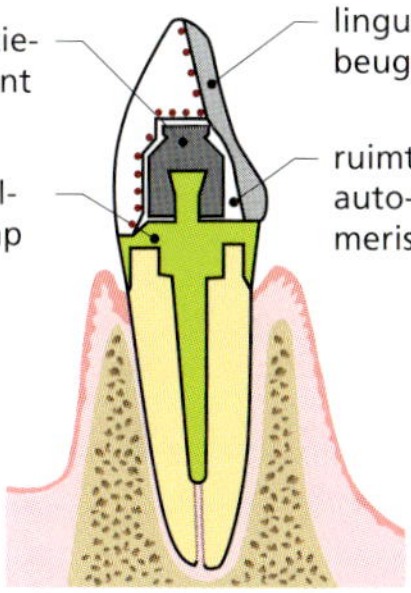

Figuur 10.21 Schematische weergave van een pijler van een overkappingsprothese met een precisieverankering.

Basisvormgeving

De basisvormgeving volgt de principes van een conventionele gebitsprothese tot aan het gebied van de pijlers; de prothesebasis mag niet strak tegen de pijlers aansluiten vanwege het breukrisico door de weerstand van de mucosa in de edentate kaakdelen; soms is het gewenst op deze plaatsen de gebitsprothese met metaal te versterken.

Tabel 10.44 Behandelschema voor de overkappingsprothese.

praktijk	tandtechnisch laboratorium
planning standaardafdrukken met alginaat	gipsmodellen belijnen modellen individuele lepels gezaagd gipsmodel
kleur en vorm prothese-elementen bepalen prepareren pijlerelementen afdrukken pijlerelementen tijdelijke restauraties	wortelkappen
passen wortelkappen passen individuele lepel (uitsparing ter plaatse van wortelkappen) individuele randopbouw lepels individuele afdrukken	gipsmodel met uitneembare stompen registratiesjablonen
eventueel facebowregistratie beetrelatiebepaling	opstellen prothese-elementen
passen in was	
	vastleggen opstelling prothese-elementen, keuze en aanbrengen van de retentie-elementen op de kappen, vervaardiging van het metalen deel van het frame, overbrenging van de wasopstelling op het frame
passen in was (frame en wasopstelling samen)	
	polymeriseren en afwerken
laatste keer passen, cementeren van wortelstiftkap plaatsen secundaire delen in het frame en vastpolymeriseren in het frame**	
nazorg	

* *Het vervaardigen van de wortelkap wordt voorafgegaan door een wasopstelling als er risico is op ruimtegebrek.*

** *Het is bij een krachtbrekend concept verstandig om de secundaire delen pas in de gebitsprothese te plaatsen na het 'indragen' van de gebitsprothese.*

10.11.4 Partiële plaatprothesen

De partiële plaatprothese is de eenvoudigste vorm van een partiële gebitsprothese. Prothese-elementen zijn aangebracht op een kunststofplaat die volledig mucosaal wordt gedragen.

Tabel 10.45 Voor- en nadelen van de partiële plaatprothese.

voordelen	nadelen
• snelle service voor de patiënt • relatief goedkoop • kan esthetisch fraai zijn • goede tijdelijke constructie • gemakkelijk aan te passen en uit te breiden • geschikt voor elke tandeloos deel van een gebitsboog • aanbrengen extra retentiemiddelen is mogelijk	• volledig mucosaal gedragen • geen definitieve oplossing • resultaten op lange termijn niet goed • kunststof ligt tegen de gebitselementen aan • induceert resorptie van de processus alveolaris • veel nazorg nodig: dient regelmatig te worden aangepast

Spoondenture

Een spoondenture is een specifieke partiële plaatprothese in de vorm van een lepel, ter vervanging van één gebitselement in het front van de bovenkaak. Door het definitieve gipsmodel ter plaatse van de indrukbare mucosa te raderen, kan de spoondenture in de passieve situatie op zijn plaats blijven zonder extra retentiemiddelen.

10.11.5 Volledige gebitsprothesen

Voor de vervaardiging van volledige gebitsprothesen zijn er verschillende concepten die zich onderscheiden naar methoden van afdrukken, relatiebepaling, keuze van de prothese-elementen, opstelling van de prothese-elementen en hun esthetische vormgeving. In het vervolg worden niet deze specifieke concepten, maar slechts enkele algemeen geldende aanwijzingen gegeven.

Voor het vervaardigen van nieuwe volledige gebitsprothesen bij een ervaren prothesedrager dient de mond gezond te zijn. Voorbehandelingen zijn nodig bij een ontstoken en hyperplastische mucosa. De voorbehandelingen kunnen bestaan uit chirurgische correctie van de hyperplasieën, het verbeteren van de pasvorm door het uitvoeren van een directe *relining* en eventueel het uitvoeren van een relatieherstel.

Relining

- Instructie geven over mondverzorging en reiniging van de gebitsprothese.
- Binnenzijde gebitsprothese opruwen, ondersnijdingen opheffen, eventueel oud reliningmateriaal verwijderen en te lange randen inkorten.
- Adhesief aanbrengen aan de binnenzijde van de gebitsprothese.
- Reliningmateriaal of *tissue conditioner* in de geschatte benodigde hoeveelheid mengen en aanbrengen aan de binnenzijde van de gebitsprothese.
- De gebitsprothese in de mond plaatsen en functionele bewegingen (laten) uitvoeren.
- Na uitharding de gebitsprothese uit de mond nemen en overtollig materiaal verwijderen.

Tabel 10.46 Behandelschema bij volledige gebitsprothesen.

praktijk	tandtechnisch laboratorium
eerste afdrukken in alginaat met standaard afdruklepels voor edentate kaken	vervaardigen gipsmodellen, gipsmodellen belijnen voor individuele afdruklepels en vervaardigen individuele afdruklepels
passen en eventueel aanpassen individuele afdruklepels; functionele randopbouw individuele lepels met thermoplastisch materiaal; individuele afdrukken	vervaardigen individuele gipsmodellen; vervaardigen registratiesjablonen met waswallen
bepalen vlak van oriëntatie; bepalen en vastleggen verticale dimensie; bepalen en vastleggen relatie boven-/onderkaak met guided-closure-methode of intraorale registratie; uitzoeken vorm en kleur van prothese-elementen	gipsmodellen in articulator monteren
opstelling prothese-elementen bovenfront	opstelling overige prothese-elementen
passen opstelling prothese-elementen; evaluatie esthetiek en functie; dorsale begrenzing op gipsmodel bovenkaak raderen; eventueel torus palatinus en/of torus mandibularis markeren	opstelling in was afwerken en gebitsprothesen persen in kunststof
gebitsprothesen passen; alles controleren en eventueel correcties uitvoeren; gebitsprothesen plaatsen	
controle na 1 dag: correctie drukplaatsen en occlusie/articulatie	
verdere nazorg naar bevind van zaken; eventueel *remounting* en correctie occlusie/articulatie	
nazorg na drie maanden	
nazorg in principe één keer per twee jaar	

11 Orale kinesiologie

De orale kinesiologie is de discipline die zich richt op de basale en klinische aspecten van de normale en verstoorde bewegingsfuncties van het kauwstelsel. De voornaamste klinische problemen die deel uitmaken van de orale kinesiologie zijn musculoskeletale stoornissen van het kauwstelsel, (slaapgerelateerde) orale bewegingsstoornissen en gebitsslijtage. Door deze klinische problemen onder één noemer te brengen, wordt recht gedaan aan het feit dat het geen geïsoleerde klinische problemen zijn, maar aandoeningen die een grote onderlinge samenhang vertonen. Klachten van het kauwstelsel kunnen immers het gevolg zijn van orale bewegingsstoornissen zoals klemmen en knarsen, en deze schadelijke mondgewoonten kunnen ook aanleiding zijn tot overmatige gebitsslijtage.
Alvorens apart in te gaan op musculoskeletale stoornissen, orale bewegingsstoornissen en gebitsslijtage, wordt eerst een aantal kernbegrippen beschreven.

11.1 Kernbegrippen

11.1.1 Temporomandibulair gewricht

Het temporomandibulaire gewricht bestaat uit het tuberculum articulare, de fossa mandibularis, de condylus of caput mandibulae, de discus articularis en het gewrichtskapsel. Het linker en rechter gewricht zijn door de mandibula star met elkaar verbonden. Doordat beide gewrichten kunnen roteren en transleren, zijn complexe bewegingen van de mandibula mogelijk. De condylus kan roterende bewegingen maken ten opzichte van de discus, terwijl tegelijkertijd het complex van discus en condylus langs het tuberculum articulare kan bewegen. De binnenzijde van het gewrichtskapsel scheidt het synoviale vocht af, dat fungeert als een soort glijmiddel. Tussen het temporale deel van het gewricht en de condylus bevinden zich de discus articularis en de bilaminaire zone. De discus articularis verdeelt de intracapsulaire ruimte in een bovenste en een onderste gewrichtscompartiment. De discus wordt onderverdeeld in de anterieure band, de intermediaire zone en de posterieure band. Het losmazige retrodiscale weefsel, de bilaminaire zone, is geïnnerveerd en rijk gevasculariseerd.

11.1.2 Referentievlakken en -lijnen

- De Frankfurter horizontale is een oriëntatievlak van de schedel dat wordt bepaald door de bovenzijde van de porus acusticus externus en het laagste punt van de orbita (or) (figuur 11.1).
- Het vlak van Camper wordt bepaald door de bovenzijde van de porus acusticus externus en de spina nasalis anterior. Omdat dit vlak nagenoeg parallel

loopt aan het occlusievlak, wordt het bij de vervaardiging van een volledige gebitsprothese gebruikt als oriëntatievlak voor het occlusievlak (figuur 11.1).

- Het occlusievlak wordt bepaald door het incisiefpunt en het verticale middelpunt van het trigonum retromolare (figuur 11.1).
- De curve van Spee is de sagittale curve die verloopt over de incisale randen van de frontelementen en de knobbelpunten van de (pre)molaren in de onderkaak (figuur 11.2).
- De curve van Wilson of transversale compensatiecurve is de transversale curve die verloopt over de knobbelpunten van de (pre)molaren in de onderkaak (figuur 11.3).
- De intercondylaire as of scharnieras verbindt de middelpunten van de capita mandibulae (figuur 11.4).
- De driehoek van Bonwill wordt bepaald door de middelpunten van de capita mandibulae (intercondylaire as) en het incisiefpunt. De lengte van de zijden van de nagenoeg gelijkzijdige driehoek bedraagt ongeveer 10 cm. Deze driehoek vormt de grondslag voor het monteren van gipsmodellen van de kaken in een middenwaarde-articulator (figuur 11.4).

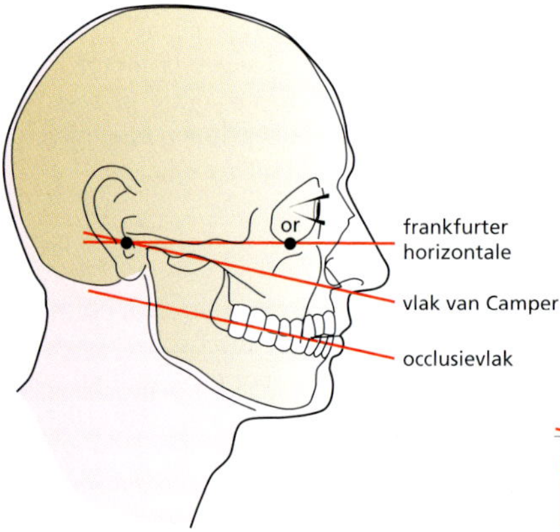

Figuur 11.1 Referentievlakken van het onderste deel van de schedel.

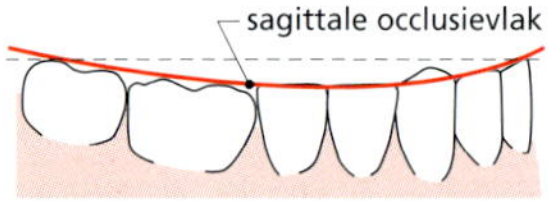

Figuur 11.2 Verloop van de curve van Spee ten opzichte van het sagittale occlusievlak.

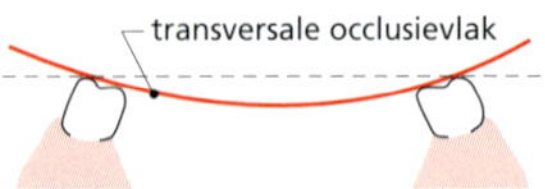

Figuur 11.3 Verloop van de curve van Wilson ten opzichte van het transversale occlusievlak.

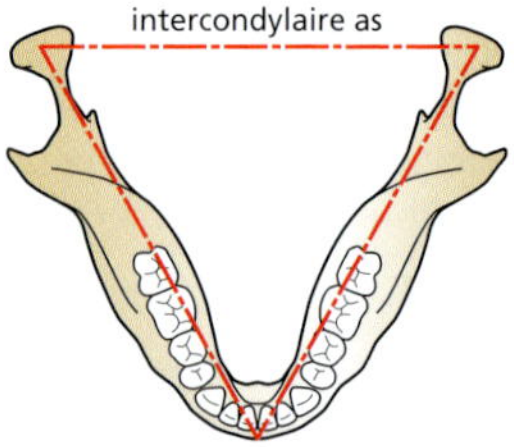

Figuur 11.4 Intercondylaire as en driehoek van Bonwill.

11.1.3 Occlusie

De definities van occlusie staan weergegeven in tabel 11.1.

Tabel 11.1 Definities occlusie.

term	definitie
occlusie	contact tussen antagonerende gebitselementen
statische occlusie	contact tussen antagonerende gebitselementen zonder beweging van de mandibula
dynamische occlusie	contact tussen gebitselementen in functie
habituele occlusie	gebruikelijke en subjectief comfortabele occlusiepositie in rust
maximale interdigitatie	statische occlusie in maximale contactpositie
centrale relatie	positie van de mandibula ten opzichte van de schedel zonder laterale en sagittale excursie bij een fysiologische relatie van de condyli mandibulae ten opzichte van de disci articulares en fossae mandibulares
scharnieras	stabiele denkbeeldige as die bepalend is voor de habituele open- en sluitbewegingen van de mandibula
centrische scharnieras	scharnieras van de mandibula in centrale relatie
centrische occlusie	maximale interdigitatie die wordt bereikt in centrale relatie
intercuspidale positie (figuur 11.5)	positie van de condyli bij maximale interdigitatie
geretrudeerde contactpositie	statische occlusie in de meest dorsale positie van de mandibula

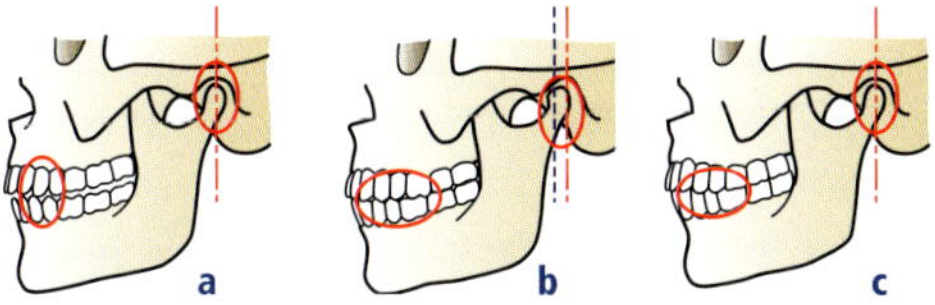

Figuur 11.5 Schematische voorstelling van de positie van het caput mandibulae in drie posities: a centrale relatie, b maximale interdigitatie en c centrische occlusie.

Het caput van de condylus mandibulae bevindt zich bij habituele occlusie normaalgesproken in de centrale relatie (figuur 11.6a). Een vernauwing van de gewrichtsspleet wordt daarbij aangeduid als compressie (figuur 11.6b) en een vergroting van de gewrichtsspleet als distractie (figuur 11.6c). Het caput kan ook zijn verplaatst in ventrale richting, anterieure verplaatsing genoemd (figuur 11.6d), of in dorsale richting, posterieure verplaatsing genoemd (figuur 11.6e).

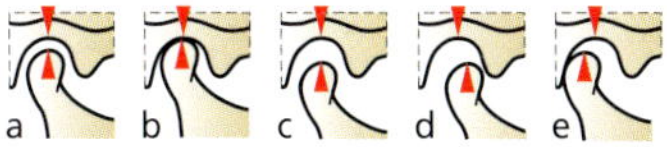

Figuur 11.6 Schematische voorstelling van de mogelijke posities van het caput mandibulae in habituele occlusie.

11.1.4 Occlusieconcepten en -verstoringen

Tabel 11.2 Occlusieconcepten en -verstoringen.

term	definitie
centrische occlusie	maximale interdigitatie die wordt bereikt in centrale relatie
lang-centrische occlusie	sagittaal traject van de mandibula is mogelijk vanuit de centrale relatie zonder wijziging van de verticale dimensie
breed-centrische occlusie	transversaal traject van de mandibula is mogelijk vanuit de centrale relatie zonder wijziging van de verticale dimensie
vrij-centrische occlusie	sagittaal en transversaal traject van de mandibula zijn mogelijk vanuit de centrale relatie zonder belemmering en zonder wijziging van de verticale dimensie
afglijden	afglijden van de mandibula vanuit centrale relatie naar maximale interdigitatie
centrale stops	occlusale contacten tussen antagonerende gebitselementen bij maximale interdigitatie
prematuur contact	voortijdig contact bij de sluitbeweging van de mandibula in centrale relatie die aanleiding geeft tot afglijden
centrische knobbel	knobbel van gebitselement die contact maakt met een antagonerend gebitselement; in de bovenkaak de palatinale en in de onderkaak de buccale knobbels
niet-centrische knobbel	knobbel van gebitselement die geen contact maakt met een antagonerend gebitselement; in de bovenkaak de buccale en in de onderkaak de linguale knobbels

11.1.5 Horizontale bewegingsmogelijkheden mandibula

Basisbegrippen

- De werk- of actieve zijde is de zijde van de mandibula die bij laterale beweging van het mediaanvlak af beweegt.
- De balans- of inactieve zijde is de zijde van de mandibula die bij laterale beweging naar het mediaanvlak toe beweegt.
- De bennett-beweging is de zijdelingse verplaatsing van de condylus mandibulae naar de werkzijde bij articulatie. Deze kan direct na het begin van een laterale beweging plaatsvinden of gelijkmatig in een laterale beweging overgaan.
- De hoek van Bennett is de horizontale hoek die wordt gevormd door het mediaanvlak en een rechte lijn die het begin en het einde van de condylusbaan verbindt.

Pijlpuntregistratie

Om de laterale en protrale grensbewegingen van de mandibula in het horizontale vlak te registreren, wordt de zogenoemde intraorale pijlpuntregistratie uitgevoerd. Daarbij wordt een schrijfpin op een basisplaat in de bovenkaak aangebracht met daartegenover in de onderkaak een schrijftafel. Door de stift uit te draaien wordt de mond precies zo ver geopend dat de schrijfstift zonder occlusaal contact tussen de gebitselementen over de schrijftafel kan glijden. De re-

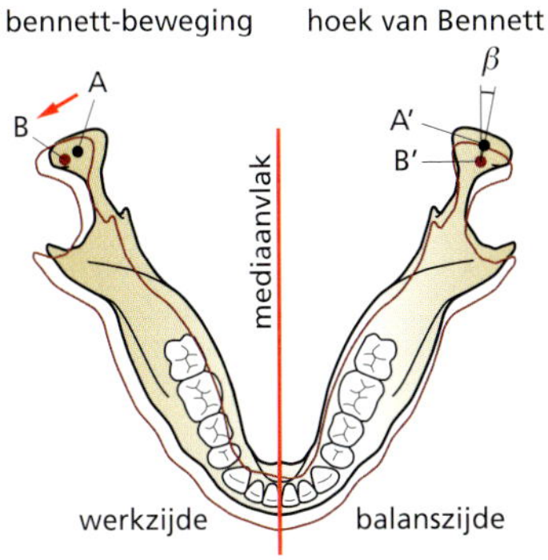

Figuur 11.7 Schematische weergave van de bewegingsmogelijkheden van de mandibula.

sulterende registratiefiguur wordt vanwege zijn vorm pijlpunt of gotische boog genoemd. De punt van de pijl markeert in het ideale geval de positie van de mandibula waarbij de condyli zich in centrische positie bevinden. Laat men nu de patiënt enige keren snel achter elkaar de mond openen en sluiten, dan ontstaat voor de punt van de pijl een veld van vlak bij elkaar liggende punten die corresponderen met de centrale relatie. Als de maximale occlusie in sagittale richting maximaal 1 mm voor de pijlpunt ligt, spreekt men van lang-centrische occlusie (figuur 11.8a). Valt de maximale interdigitatie samen met de pijlpunt, dan spreekt men van centrische occlusie (figuur 11.8b). De registratie kan ook een aanwijzing geven over een verandering in het temporomandibulaire gewricht (figuur 11.8c) of een bewegingsbeperkingen (figuur 11.8d). Als de pijlpunt niet scherp is, dan zijn de bewegingen waarschijnlijk vanuit een afwijkende habituele positie gemaakt (figuur 11.8e). Een verlenging voorbij de pijlpunt kan worden geïnterpreteerd als een geforceerde geretrudeerde contactpositie (figuur 11.8f).

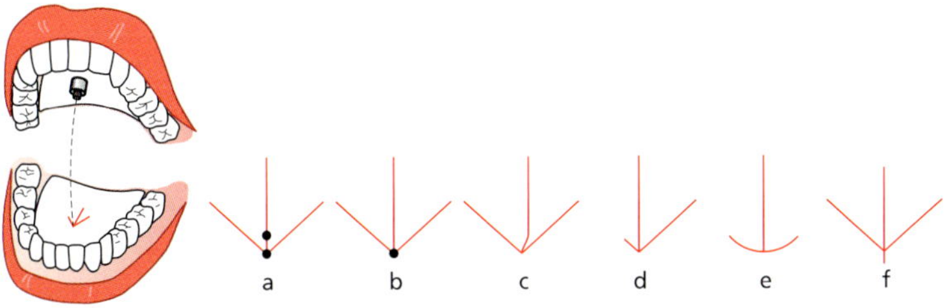

Figuur 11.8 Pijlpuntregistratie.

11.1.6 Sagittale bewegingsmogelijkheden mandibula

Geregistreerd vanuit het incisiefpunt in de mandibula kan de mandibula in een gezonde situatie een karakteristiek maximaal bewegingspatroon maken, dat wordt weergegeven in de zogenoemde figuur van Posselt (figuur 11.9).

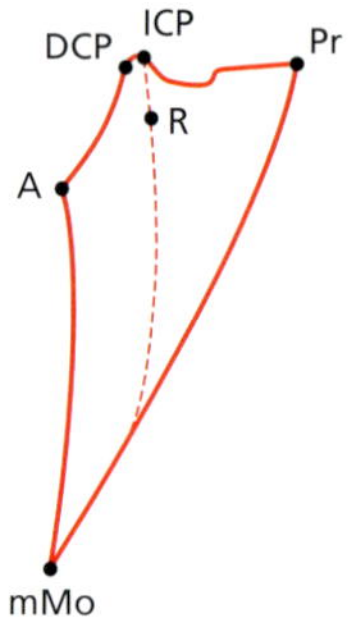

Figuur 11.9 Figuur van Posselt.
I = incisiefpunt in occlusie; R = rustpositie; G = maximale geretrudeerde positie; P = maximale protrusiepositie; O = maximale mondopening; E = eindpunt van de openingsbaan.

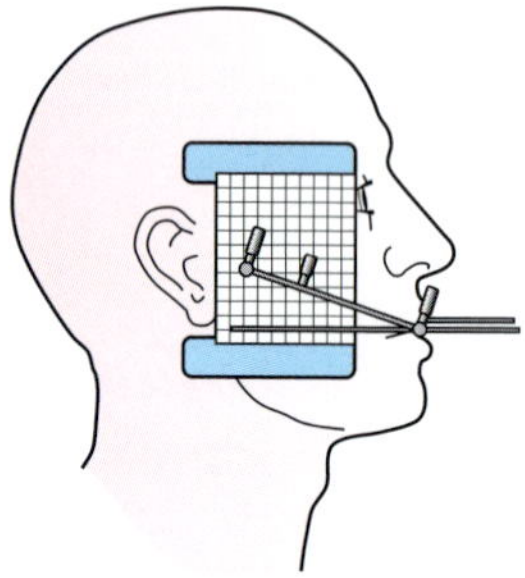

Figuur 11.10 Sagittale condylusbaan met hellingshoek.

Het traject I-G-E-O komt overeen met de openingsbeweging, waarbij G-E overeenkomt met een rotatie om de scharnieras van E-O, die verder in een gecombineerde draai- en glijbeweging overgaat. De gearceerde lijn geeft de normale sluitbeweging aan.
De sagittale condylusbaan beschrijft de beweging van de condylus in het sagittale vlak. Deze baan kan door middel van extraorale registratie worden vastgelegd. Door een lijn te trekken door het begin- en eindpunt van de baan, en de hoek met een van de schedelvlakken te bepalen, krijgt men de hellingshoek van de condylusbaan. Deze is ten opzichte van het vlak van Camper circa 33° en ten opzichte van de Frankfurter horizontale circa 40-45°.

11.1.7 Dynamische occlusie

De dynamische occlusie kent een aantal verschijningsvormen: incisiefgeleiding, cuspidaatgeleiding, unilaterale balans en bilaterale balans.

Incisiefgeleiding. Bij anterieure en laterale contactbewegingen hebben alleen de frontelementen contact. Alle overige gebitselementen gaan onmiddellijk uit occlusie, de zogeheten disclusie.

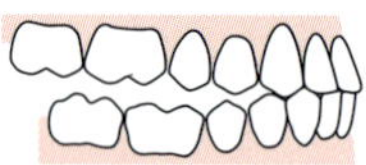

Figuur 11.11 Schematische weergave van incisiefgeleiding.

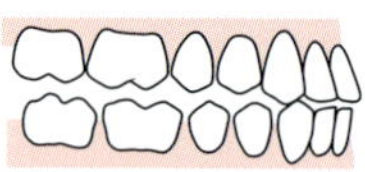

Figuur 11.12 Schematische weergave van cuspidaatgeleiding.

Cuspidaatgeleiding. Bij anterieure en laterale contactbewegingen hebben alleen de cuspidaten contact. Alle overige gebitselementen discluderen onmiddellijk.

Unilaterale balans. Bij laterale contactbewegingen maken alle gebitselementen aan de werkzijde contact, terwijl alle overige gebitselementen discluderen. Deze dynamische occlusale contacten aan de werkzijde worden aangeduid als groepsgeleiding.

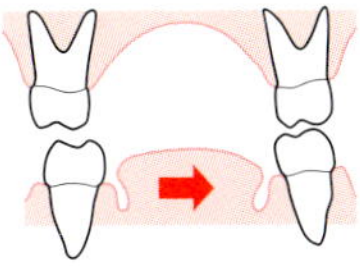

Figuur 11.13 Schematische weergave van unilaterale balans.

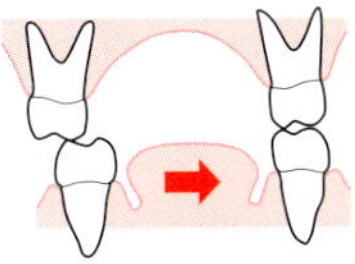

Figuur 11.14 Schematische weergave van bilaterale balans.

Bilaterale balans. Bij laterale contactbewegingen treden zowel aan de werk- als aan de balanszijde contacten op. Deze vorm van dynamische occlusie wordt alleen toegepast bij volledige gebitsprothesen om een betere stabiliteit bij contactbewegingen te bereiken.

11.1.8 Knobbel-fossarelatie

Een knobbel-fossarelatie treft men aan in een gave dentitie met een ideale occlusie. De knobbels, knobbelhellingen en randlijsten van de gebitselementen dienen om voedsel fijn te malen. Fissuren vormen afvoerkanalen voor het vermalen van voedsel en aanvoerkanalen voor de knobbels van de antagonisten. De lijnen in figuur 11.15a en b tonen de protrale (P), laterale (L) en mediale (M) banen van de respectievelijke antagonistische knobbels. De contactpunten liggen niet op de knobbelpunten maar op de knobbelhellingen. Om axiale belasting te verkrijgen, is ten minste een verbinding van het contactpunt B met een contactpunt A of C vereist (figuur 11.15c). Een combinatie van de contactpunten A en C leidt tot excentrische belasting (figuur 11.15d).

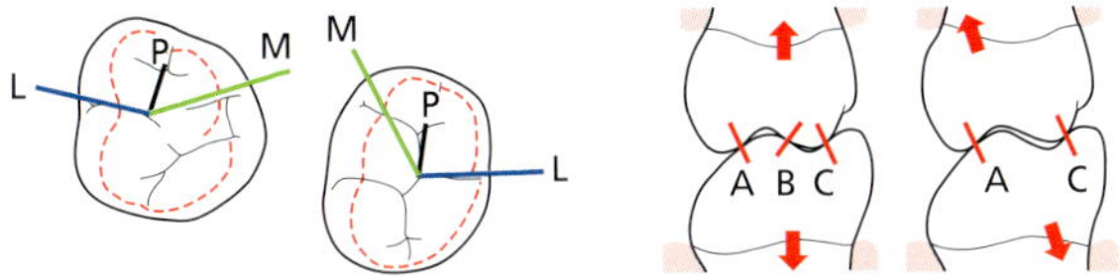

Figuur 11.15 Schematische weergave van de knobbel-fossarelatie.

11.1.9 Articulatoren

Een articulator is een apparaat waarmee aan de hand van daarin gemonteerde gipsmodellen de ruimtelijke relatie van de kaken en de bewegingen van de mandibula kunnen worden nagebootst. Geen enkele articulator is echter in staat de natuurlijke situatie volledig na te bootsen. Articulatoren kunnen worden onderscheiden naar de wijze van instelbaarheid.

Niet-instelbare articulator. Een niet-instelbare articulator, ook wel middenwaarde-articulator genoemd, laat weliswaar het overbrengen van schuifbewegingen over starre standaardbanen toe, maar de parameters van de functie van het temporomandibulaire gewricht, de gewrichtshelling en de hoek van Bennett zijn niet instelbaar. Die zijn volgens statistische gemiddelde waarden ingesteld. Een op de schedel afgestelde modelmontage door middel van een facebowregistratie is mogelijk, maar niet vereist.

Gedeeltelijk instelbare articulator. Een gedeeltelijk instelbare articulator maakt een individuele instelling van de sagittale condylusbaan mogelijk en in de regel ook van de hoek van Bennett en de helling van de frontgeleiding. Een op de schedel afgestelde modelmontage door middel van een facebowregistratie is vereist.

Volledig instelbare articulator. Een volledig instelbare articulator biedt een bij benadering individuele weergave van de bewegingen van de mandibula door gebruik te maken van een klinische driedimensionale analyse van het kauwstelsel. Deze registratiemethoden zijn erg ingewikkeld.

11.2 Musculoskeletale stoornissen

11.2.1 Inleiding

Musculoskeletale stoornissen van het kauwstelsel zijn aandoeningen of stoornissen van het bewegingsapparaat van het kauwstelsel die, zoals de naam al aangeeft, niet van dentoalveolaire oorsprong zijn. In de internationale literatuur worden deze stoornissen aangeduid met de term 'temporomandibular disorders' (TMD) of 'craniomandibular disorders' (CMD). Ook in het Nederlandse taalgebied worden deze afkortingen gebruikt, waarbij de D staat voor disfuncties. Om aan te sluiten bij de internationaal meest gangbare term, wordt in dit hoofdstuk de term temporomandibulaire disfunctie gebruikt. De meest voorkomende temporomandibulaire disfuncties zijn temporomandibulaire pijn en mandibulaire functiestoornissen.

Temporomandibulaire pijn vormt de belangrijkste oorzaak van chronische, niet-dentale pijn in het orofaciale gebied. Deze pijn komt bij ongeveer 1-5% van de volwassen bevolking voor en wordt, evenals andere musculoskeletale pijn zoals lage rugpijn, vaker gerapporteerd door vrouwen dan door mannen en dan vooral in de leeftijdscategorie van 18-45 jaar. Kenmerkend voor temporomandibulaire pijn is dat deze kan worden geprovoceerd door bewegingen in het kauwstelsel, bijvoorbeeld tijdens kauwen, spreken of openen van de mond. In de meeste gevallen doet temporomandibulaire pijn zich voor in de kauwspieren, de zogenoemde myogene temporomandibulaire pijn. Maar de pijn kan zich ook voordoen in het temporomandibulaire gewricht en wordt dan artrogene temporomandibulaire pijn genoemd. Myogene temporomandibulaire pijn is meestal een doffe, zeurende, niet-kloppende pijn die doorgaans al geruime tijd aanwezig is en de neiging heeft te fluctueren. Soms wordt naast de pijn ook een gevoel van spiervermoeidheid of spierstijfheid gerapporteerd. Artrogene temporomandibulaire pijn uit zich doorgaans als een scherpe, stekende pijn in of vlak voor het oor. Andere, niet-dentale, orofaciale pijnen zijn diverse (neuropathische en neurovasculaire) hoofdpijnen en pijnen als gevolg van trauma, kanker, infectie of systeemziekten.

Onder mandibulaire functiestoornissen vallen diverse stoornissen die zich klinisch op twee manieren kunnen openbaren. In de eerste plaats als verstoringen in normaalgesproken vloeiend verlopende bewegingen van de onderkaak, zoals bewegingsbeperking, slingerende beweging, onregelmatige beweging en slotverschijnselen. Als tweede kunnen de stoornissen zich uiten in de vorm van knappen en crepiteren van het temporomandibulaire gewricht. Circa 30-50% van de bevolking heeft een mandibulaire functiestoornis, terwijl slechts een enkeling behandeling behoeft. Een mandibulaire functiestoornis is doorgaans het gevolg van afwijkingen in de vorm of positie van de intra-articulaire weefsels van het temporomandibulaire gewricht of van afwijkingen van het synovium of het gewrichtskraakbeen. Tevens kunnen pijnlijke of stijve kauwspieren van invloed zijn op de bewegingsfunctie (myogene bewegingsbeperking). De meest voorkomende morfologische gewrichtsafwijkingen zijn anterieure discusverplaatsing en luxatie van het temporomandibulaire gewricht. Bij een anterieure discusverplaatsing bevindt de discus zich, bij gesloten mond, anterieur en vaak ook mediaal van de condylus mandibularis. Afhankelijk van de vraag of tijdens de mondopening herstel optreedt van de relatie tussen de discus en de condylus, wordt onderscheid gemaakt tussen een anterieure discusverplaatsing met en zonder reductie. Bij een verplaatsing met reductie schiet de discus bij het openen van de mond met een knappend geluid op de condylus, terwijl de discus bij het sluiten van de mond, vlak voor occlusie, weer van zijn plek schiet. Anterieure discusverplaatsing met reductie is een veelvoorkomend, weinig problematisch fenomeen dat meestal tijdens de adolescentie ontstaat. Kenmerkend voor een anterieure discusverplaatsing zonder reductie is dat tijdens het openen en sluiten van de mond de discus zijn anterieure/mediale positie ten opzichte van de condylus handhaaft. In de beginfase kan dit gepaard gaan met pijn en een beperkte, asymmetrische mondopening, maar als het langer bestaat is het vaak symptoomloos. Een symptomatische subluxatie van het temporomandibulaire gewricht, hypermobiliteit genoemd, is klinisch waarneembaar wanneer de bewegingen gepaard gaan met knappende geluiden en een schokkend verloop hebben. Deze symptomen zouden het gevolg zijn van een dislocatie van de condylus voorbij de eminentia articularis bij maximale mondopening. De condyluspositie is echter niet bij iedereen verantwoordelijk voor deze symptomen. Soms laat het anatomische beeld een dislocatie zien, terwijl het gewricht toch volledig symptoomvrij beweegt; dan is er sprake van een asymptomatische subluxatie van het temporomandibulaire gewricht. Ook de symptomatische subluxatie is meestal geen bron van ernstige klachten, behalve als myogene temporomandibulaire pijn ontstaat wanneer de mond tijdelijk niet meer kan worden gesloten. Een pijnvrije anterieure discusverplaatsing zonder reductie of een asymptomatische subluxatie van het temporomandibulaire gewricht kan overigens jarenlang bestaan zonder neiging tot progressie of het manifest worden van degeneratieve veranderingen.
Relevante, maar minder vaak voorkomende gewrichtsafwijkingen zijn artrosis deformans, adhesieve (ankyloserende) intra-articulaire verstoringen en reumatoïde artritis. Artrosis deformans door artrose, ook wel osteoartritis genoemd, is een degeneratieve gewrichtsaandoening met verlies van kraakbeen en sub-

chondraal bot. Adhesieve (ankyloserende) intra-articulaire verstoringen zijn het gevolg van fibreuze of benige vergroeiing van de gewrichtsoppervlakken. Reumatoïde artritis is een auto-immuunziekte die leidt tot destructie van het kraakbeen, het subchondrale bot en de ligamenten. Dit veroorzaakt pijn en verlies van beweeglijkheid.

In tabel 11.3 worden de klinische kenmerken en de voornaamste behandelmogelijkheden van de meest voorkomende TMD-diagnosen weergegeven. De afwijkingen kunnen een uiting zijn van lokale pathologie van de spieren en het gewricht of ze kunnen een uitgebreidere pathologische achtergrond hebben, bijvoorbeeld reumatoïde artritis, groeistoornissen, neuromusculaire ziekten en fibromyalgie. Aangezien meerdere temporomandibulaire stoornissen tegelijk aanwezig kunnen zijn, kunnen ook meerdere klinische diagnosen tegelijk worden gesteld.

[1] *Andere (meer zeldzame) aandoeningen kunnen vergelijkbare symptomen vertonen.*

[2] *Niet alle kenmerken hoeven tegelijk aanwezig te zijn; zij hebben dus niet de status van criteria.*

[3] *De aangegeven therapeutische opties zijn direct gerelateerd aan de klinische, somatische diagnose. Bij het bepalen van het uiteindelijke behandelbeleid dienen de psychosociale bevindingen te worden betrokken.*

[4] *Deze therapeutische opties dienen slechts na multidisciplinair overleg te worden overwogen.*

Tabel 11.3 Klinische kenmerken en voornaamste behandelmogelijkheden van de meest voorkomende TMD-diagnosen.

klinische diagnose[1]	klinische kenmerken[2]	therapeutische opties[3]
• myogene temporomandibulaire pijn (pijn van de kauwspieren) ∘ A: ≤ 6 maanden bestaand ∘ B: > 6 maanden bestaand	• pijn bij palpatie van kauwspieren (masseter en temporalis) • rekpijn • contractiepijn masseter en temporalis • statische pijn > dynamische pijn	• counseling bij A: • medicatie: NSAID, diazepam • Oefentherapie in rustiger fase bij B: • fysiotherapie • stabilisatieopbeetplaat • psychologische zorgverlening • medicatie: amitriptyline
• myogene bewegingsbeperking (bewegingsbeperking uitgaande van de kauwspieren)	• beperkte mondopening • evident verschil tussen actief en passief openen (> 5 mm)	• counseling • fysiotherapie
• artrogene temporomandibulaire pijn (pijn van het temporomandibulaire gewricht) ∘ A: 0-12 weken bestaand ∘ B: > 12 weken bestaand	• rapportage pijn in de regio van het gewricht • gewrichtspijn bij palpatie en functie • verdwijnen van pijn na lokale anesthesie van het kaakgewricht • dynamische pijn > statische pijn	• counseling bij A: • medicatie: NSAID (evaluatie 7-10 dgn) • eventueel vervolg: medicatie combineren met anesthesie, stabilisatieopbeetplaat, artrocentese bij B: • stabilisatieopbeetplaat • fysiotherapie • psychologische zorgverlening • artrocentese[4]
• anterieure discusverplaatsing met reductie (tijdelijke discusluxatie)	• reproduceerbare knap bij translatie (openen, protraal, contralateraal) • openingsknap vindt bij grotere graad van mondopening plaats dan de sluitknap • openen vanuit protrusie elimineert knap • lichte tegendruk bij sluiten verergert de sluitknap	• behoeft doorgaans geen actieve behandeling • counseling bij sterke sociale beperking: • artrosenthese[4] • chirurgische therapie zoals artrocentese[4] of gemodificeerde condylotomie[4]
• anterieure discusverplaatsing met reductie en semipermanent blokkeren	• zie discusluxatie met reductie • periodiek optreden van blokkeren; patiënt is gewoonlijk in staat de blokkade zelf op te heffen	• zie discusluxatie met reductie • fysiotherapie (mobiliseren en oefenen)

klinische diagnose[1]	klinische kenmerken[2]	therapeutische opties[3]
• anterieure discusverplaatsing zonder reductie (permanente discusluxatie) ◦ A: ≤ 1 maand bestaand ◦ B: > 1 maand bestaand	bij A: • veelal in combinatie met myogene en/of artrogene pijn • plotseling optredende translatiebeperking • knapt niet meer • deviatie onderkaak naar aangedane zijde • rapportage pijn in de gewrichtsregio • patiënt is niet in staat de blokkering zelf op te heffen bij B: • beperkte translatie (openen, proaal, contralateraal) • beperking afnemend in tijd (tenzij adhesief) • overeenkomstige deviatie mandibula	• counseling bij A: • manueel reponeren, eventueel in combinatie met opbeetplaat • eventueel pijnbestrijding met analgetica bij B: • acceptatie veranderde discuspositie • vergroten van de mondopening door rekoefeningen, eventueel in combinatie met pijnbestrijding • eventueel chirurgische therapie zoals artroscopische chirurgie[4] of discusextirpatie[4]
• luxatie (hypermobiel temporomandibulaire gewricht) ◦ A: incidenteel ◦ B: recidiverend (habitueel)	• (vooral bij A) veelal in combinatie met myogene en/of artrogene pijn • onderkaak 'slingert' tijdens de maximale open/sluitbeweging • knappend geluid bij maximaal openen • dislocatie vaak ook extraoraal zichtbaar	bij A: • behoeft doorgaans geen actieve behandeling • counseling (mond niet wijd openen) bij B: • counseling en advies geven over reponeren • chirurgische behandeling indien de kaak herhaald luxeert in combinatie met pijn of wanneer de mond tijdelijk niet meer kan worden gesloten (artroscopie: verstijving retrodiscaal[4] of eminectomie[4])
• artrosis deformans (artrose of osteoartritis)	• remodelling/degeneratieve veranderingen • crepitatie	• counseling
• adhesievorming/ ankylosering (verkleving, verstijving) ◦ A: fibreus ◦ B: benig	bij A en B: • anamnese met (geleidelijk toenemende) translatiebeperking • ontsteking, eventueel trauma in anamnese • beperkte of ontbrekende translatie • overeenstemmende deflectie mandibula bij A: • diagnostische artrocentese/artroscopie duidt op volumeverkleining respectievelijk fibreuze adhesies bij B: • röntgenologisch zichtbare verbening	• counseling • eenvoudige fysiotherapeutische oefeningen of verwijzing naar fysiotherapeut • chirurgische therapie zoals artrocentese[4], artroscopische chirurgie[4] of artroplastiek[4]

11.2.2 Etiologie

Temporomandibulaire pijn

Volgens de huidige inzichten bestaat er niet één oorzaak voor het ontstaan en/of instandhouden van temporomandibulaire pijn, maar is er vaak sprake van een combinatie van meerdere factoren. In alle gevallen is er een ongunstige verhouding tussen de belasting van de kauwspieren en/of de articulerende gewrichtsoppervlakken en de belastbaarheid van die structuren. Trauma, bijvoorbeeld na extractie van een derde molaar, parafuncties zoals klemmen en knarsen, en verkeerde mondgewoonten zoals tongpersen, lipbijten, kauwgom kauwen, nagelbijten en bijten op gebruiksvoorwerpen kunnen voor overbelasting zorgen. Endogene en exogene factoren zoals aandoeningen van het afweersysteem, reumatische aandoeningen, slijtage en infecties, en psychologische factoren zoals stress, angst en depressie kunnen de belastbaarheid verlagen. Overigens is het niet wetenschappelijk bewezen dat occlusale factoren een rol spelen bij het ontstaan en/of instandhouden van temporomandibulaire pijn.

Mandibulaire functiestoornissen

Een anterieure discusverplaatsing met reductie ontstaat waarschijnlijk bij aanwezigheid van meerdere risicofactoren. Recent is bewezen dat de mate van parafunctionele activiteiten en de toename van de leeftijd tot 18 jaar van invloed zijn op het ontstaan van discusverplaatsingen. Andere vermeende factoren zijn een verhoogde wrijving als gevolg van degeneratieve veranderingen van de articulerende oppervlakken en een ruimteprobleem in het gewricht, waardoor de condylus en de discus niet samen in de fossa mandibularis passen. Voor symptomatische luxaties zijn mogelijke risicofactoren een extreme mondopening, bijvoorbeeld tijdens gapen of afbijten van voedsel, een verhoogde flexibiliteit van het temporomandibulaire gewrichtskapsel, vrouwelijk geslacht en systeemziekten, bijvoorbeeld syndroom van Ehlers-Danlos. Een condyluspositie buiten de fossa mandibularis en anterosuperieur van de eminentia articularis is op zich niet verantwoordelijk voor symptomatische luxaties. Mogelijk zijn symptomen van hypermobiliteit pas waarneembaar in combinatie met andere, tot nu toe onbekende factoren.

De kraakbeenbekleding van het gewricht wordt aangetast door gewrichtsaandoeningen, zoals artrose en reumatoïde artritis, met ankylose, crepiterende geluiden en/of beperkte bewegingen van de onderkaak als mogelijke gevolgen. Ook afwijkingen in structuren die normaalgesproken niet interfereren met de bewegingen van de mandibula, zoals uitgegroeide gebitselementen en een afwijkende vorm van de processus coronoideus, kunnen tot bewegingsbeperkingen leiden.

11.2.3 Diagnostiek

Om tot een adequaat behandelplan te komen, is het noodzakelijk alle relevante gegevens over de patiënt, de klachten, het beloop daarvan, de medische conditie en de psychosociale omstandigheden nauwkeurig vast te stellen en te documenteren. Dit gebeurt in een onderzoeksprocedure die algemeen wordt aangeduid als uitgebreid functieonderzoek (UFO), bestaande uit anamnese, lichamelijk onderzoek en eventueel aanvullend onderzoek.

Anamnese
Een belangrijk onderdeel van het UFO wordt gevormd door de anamnese. Naast de hulpvraag worden, eventueel met behulp van een vragenlijst, gegevens in kaart gebracht over de algemene gezondheid, de klacht en eventuele psychosociale factoren. Ook de medische voorgeschiedenis, de medicatie en de eventueel doorgemaakte trauma's maken deel uit van de anamnese. De vraag of de patiënt een eigen idee heeft over het ontstaan van de klacht geeft de behandelaar inzicht in de mogelijke etiologie en de manier waarop met de klacht wordt omgegaan.
Temporomandibulaire pijn wordt nader gekarakteriseerd naar locatie, intensiteit, duur en de mate van beïnvloedbaarheid, bijvoorbeeld het optreden van pijn tijdens kauwen, bij bewegingen van het hoofd of bij emotionele belasting. De meeste pijnen met een relatief korte pijnhistorie, korter dan drie maanden, zijn in de regel gemakkelijk te diagnosticeren. Bij langer bestaande pijnen is de anamnese meestal minder eenduidig en dient een behandelaar meer zicht te krijgen op de lijdensdruk en de beleving van de klachten. In dit verband is het belangrijk te beoordelen, of de wijze waarop de patiënt met de klacht omgaat doet vermoeden dat andere dan fysieke factoren in het spel zijn. Diverse factoren kunnen als aanknopingspunt dienen om interfererende psychosociale factoren te herkennen, zoals de invloed van de pijn op het dagelijks functioneren, tekenen van 'ziektewinst', arbeidsverzuim en deelname aan sociale activiteiten.
Mandibulaire functiestoornissen worden gekarakteriseerd naar de bewegingsfunctie van de onderkaak. Een te stellen vraag is of de patiënt een beperkte maximale mondopening, een slingerende kaakbeweging of een blokkade tijdens het sluiten ervaart. In geval van temporomandibulaire gewrichtsgeluiden kan worden geïnformeerd naar de aanwezigheid of plotselinge afwezigheid hiervan. Ook hier is het belangrijk voldoende aandacht te besteden aan de psychosociale aspecten van de klacht. Het kan voorkomen dat 'bewegingsangst' is ontstaan als gevolg van het (herhaald) optreden van een functiestoornis.

Lichamelijk onderzoek
Tijdens het lichamelijk onderzoek worden objectieve symptomen opgespoord en geregistreerd. Dit gebeurt door directe waarneming en door het uitvoeren van klinische tests. In tabel 11.3, over klinische kenmerken en de voornaamste behandelmogelijkheden van de meest voorkomende TMD-diagnosen, zijn van elke diagnose diverse klinische kenmerken weergegeven die met het lichamelijk onderzoek kunnen worden verkregen. Niet alle kenmerken hoeven tegelijk aanwezig te zijn; zij hebben dus niet de status van criteria.
Bij temporomandibulaire pijn wordt tijdens de extraorale inspectie onder andere gelet op asymmetrieën of zwellingen, bijvoorbeeld door masseterhypertrofie of littekens na een trauma of een operatie. Bij de intraorale inspectie wordt gelet op tekenen van parafuncties en mondgewoonten die mogelijk in verband kunnen worden gebracht met overbelasting van het kauwstelsel. Om dentoalveolaire oorzaken uit te sluiten, dient te worden gelet op odontogene afwijkingen, afwijkingen van het parodontium en aanwijzingen voor pathologische veranderingen van de mucosa. Kenmerkend voor temporomandibulaire pijn is de nauwe relatie van de pijn met bewegingen en belasting van de mandibula, en het innemen van bepaalde kaakposities, de zogenoemde bruxoposities. Een

belangrijk aspect van het lichamelijk onderzoek is of de voor de patiënt herkenbare pijn kan worden geprovoceerd. Eenvoudig bruikbare provocatiemethoden zijn het (maximaal) actief openen van de mond en de passieve verlenging daarvan (figuur 11.16). Laterale en dorsale palpatie van het gewricht (figuur 11.17) en palpatie van de musculus temporalis en de musculus masseter (figuur 11.18) leveren informatie over de oorsprong van de pijn (gewrichtspijn of spierpijn), in combinatie met de dynamische en statische pijnprovocatietest. Bij de dynamische pijnprovocatietest voert de patiënt open-sluit- en protrusiebewegingen uit tegen lichte manuele weerstand van de onderzoeker in (figuur 11.19). Bij de statische pijnprovocatietest oefenen de kauwspieren bij deze bewegingen een flinke kracht uit tegen een blokkerende weerstand van de onderzoeker (figuur 11.20). Aangezien ook gerefereerde pijn vanuit omringende structuren zoals de nek kan uitstralen naar de orofaciale regio, kan een actief bewegingsonderzoek van de nek worden uitgevoerd. Wanneer dit onderzoek de oorzaak van de specifieke pijn oplevert, is verder onderzoek van de nek door een fysiotherapeut of manueel therapeut te overwegen.

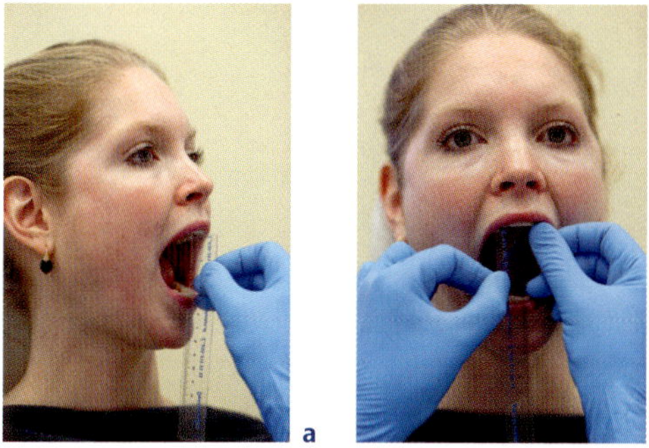

Figuur 11.16 Het meten van de actieve maximale mondopening (a) en de passieve verlenging daarvan (b).

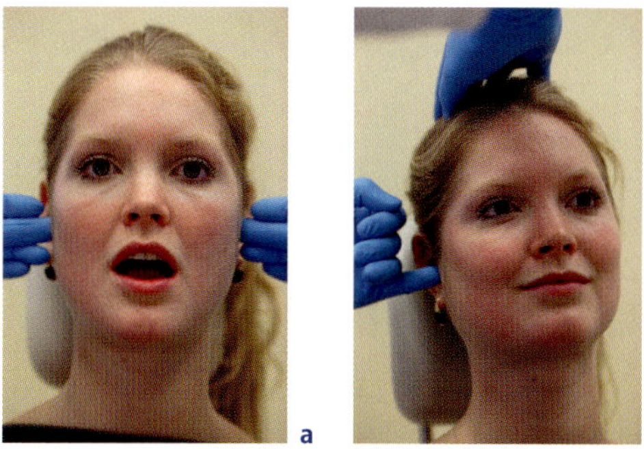

Figuur 11.17 Laterale (a) en dorsale palpatie (b) van het temporomandibulaire gewricht.

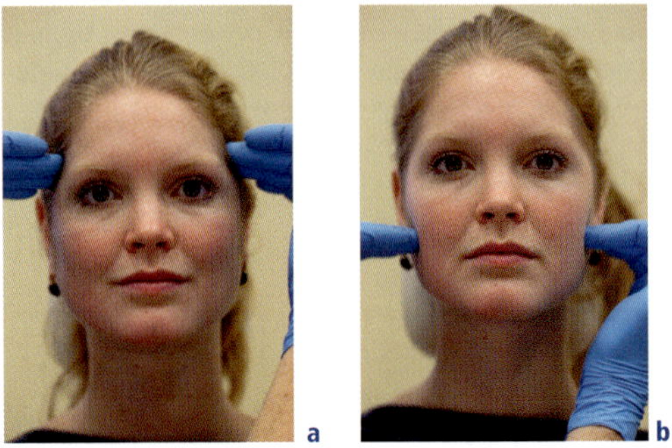

Figuur 11.18 Palpatie van de musculus temporalis (a) en de musculus masseter (b).

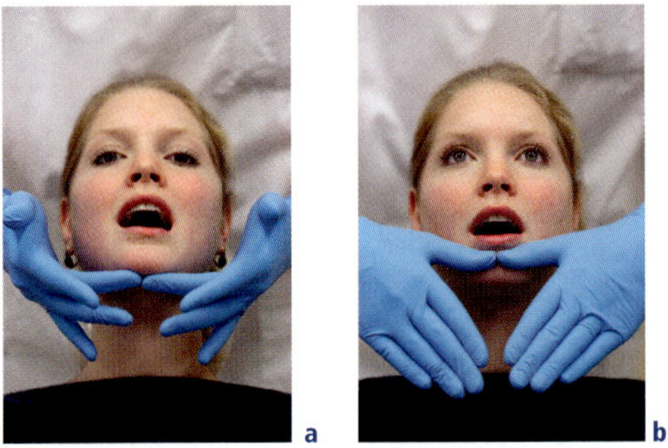

Figuur 11.19 Het uitvoeren van de dynamische pijnprovocatietest. De handen van de onderzoeker bieden lichte tegendruk tijdens het uitvoeren van de open- (a) en sluitbeweging (b).

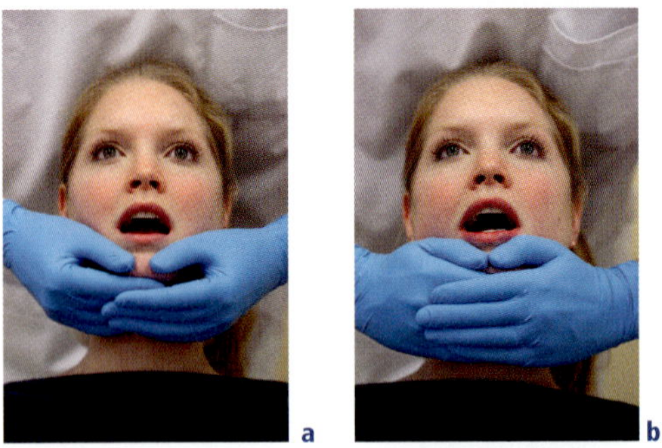

Figuur 11.20 Het uitvoeren van de statische pijnprovocatietest. De patiënt moet proberen de manuele weerstand tegen te gaan, zonder dat de onderkaak beweegt. Openen (a), sluiten (b).

Bij mandibulaire functiestoornissen worden het mandibulaire bewegingspatroon en de stoornissen daarin beoordeeld en worden de maximale bewegingsuitslagen gemeten en vastgelegd. Daarbij valt te denken aan deviatie bij maximale mondopening en protrusie, knappen of crepitatie tijdens bewegen. Het (maximaal) actief openen van de mond en het passief verlengen leveren daarnaast informatie over zowel de beweeglijkheid van het caput mandibulae binnen het gewricht, als over het (pijnvrij) functioneren van de kauwspieren. Een maximale mondopening kleiner dan 35 mm kan als beperkt worden beschouwd. Het passieve verlengen van de actieve maximale mondopening is in een gezonde situatie gewoonlijk pijnloos uit te voeren over een traject van 1-3 mm. De beoordelaar ervaart daarbij een elastisch eindgevoel. In geval van een myogene bewegingsbeperking zal de behandelaar deze beperking bij passieve verlenging meestal kunnen overwinnen tot een afstand groter dan 5 mm en zal het eindgevoel eveneens elastisch zijn. Bij adhesieve (ankyloserende) intra-articulaire verstoringen of bij een permanente discusverplaatsing zonder reductie is het eindgevoel eerder hard of blokkerend bij een verlengingsafstand kleiner dan 1-2 mm. Laterale deviaties bij een normale open-sluitbeweging kunnen duiden op een permanente discusverplaatsing zonder reductie, of op adhesies/ankylose.

Aanvullend onderzoek
In die gevallen waarin nog geen eenduidige diagnose kan worden gesteld, is aanvullend onderzoek noodzakelijk. Voor welk soort aanvullend onderzoek wordt gekozen, hangt mede af van de klacht.
Bij het vermoeden van temporomandibulaire pijn is het gewenst een panoramische röntgenopname en eventueel andere röntgenfoto's beschikbaar te hebben om dentoalveolaire en andere orale oorzaken van de pijn uit te sluiten. Aanvullend beeldvormend onderzoek is noodzakelijk op indicatie of bij verdenking op een maligniteit. Als het lichamelijk onderzoek onvoldoende aanknopingspunten biedt, kan proefanesthesie (van perifeer naar centraal) meer duidelijkheid verschaffen. Als een ernstige vorm van bruxisme als oorzakelijke factor wordt vermoed, kan een (nachtelijke) slaapregistratie worden uitgevoerd, polysomnografie genoemd. Als er sprake is van chronische pijn waarvoor de patiënt al meerdere behandelingen heeft ondergaan zonder het gewenste resultaat, kan de patiënt in overweging worden gegeven zich tot een psycholoog te wenden.
Indien een mandibulaire functiestoornis het gevolg is van een probleem van het temporomandibulaire gewricht waarvan de oorzaak onduidelijk is, kan aanvullend röntgen- of beeldvormend onderzoek van de harde delen van het gewricht geïndiceerd zijn. Als de discus articularis en andere weke delen zichtbaar moeten worden gemaakt, kan een MRI-onderzoek ('magnetic resonance imaging') worden verricht. Deze vormen van beeldvormend onderzoek zijn pas geïndiceerd als het gewrichtsprobleem zo veel hinder veroorzaakt dat een chirurgische behandeling wordt overwogen.
Bij het vermoeden van een systemische aandoening kan laboratoriumonderzoek noodzakelijk zijn.

11.2.4 Behandelbeleid

Als zowel de somatische als de psychische bevindingen zijn vastgesteld, moet worden besloten of behandeling (al) zinvol is, of dat eerst nog aanvullende diagnostiek nodig is. Uitgangspunt hierbij is dat de behandelmogelijkheden die een tandarts-algemeen practicus kan bieden, bestaan uit counseling, (eenvoudige) medicatie, een (stabilisatie)opbeetplaat en (eenvoudige) fysiotherapie. De tandarts moet dus op voorhand bepalen of deze behandelmogelijkheden voldoende zullen zijn om de klachten te verhelpen. In bepaalde gevallen is verwijzing voor aanvullende diagnostiek en/of behandeling naar een andere zorgverlener te adviseren (tandarts-kinesioloog, tandarts-gnatholoog, kaakchirurg, orofaciaal fysiotherapeut, psycholoog).

Redenen om een patiënt te verwijzen naar een andere zorgverlener zijn:
- chronische orofaciale pijn die langer dan drie à zes maanden bestaat en waarvoor geen eenduidige diagnose en/of etiologie kan worden geformuleerd;
- geschiedenis van persisterende of recidiverende klachten, ondanks therapie;
- geschiedenis van conflictsituaties met vorige zorgverleners;
- vermoeden dat psychosociale factoren een grote rol spelen, bijvoorbeeld stress, depressieve gevoelens, ziektewinst;
- systemische en/of diffuse pijnaandoeningen, bijvoorbeeld reumatoïde artritis of fibromyalgie;
- vermoeden van een complexe of pijnlijke temporomandibulaire gewrichtsaandoening, zoals artrogene bewegingsbeperking ten gevolge van een (acute) discusverplaatsing zonder reductie of adhesie;
- acute klachten als gevolg van een ernstig trauma.

Recente wetenschappelijke publicaties wijzen overigens uit dat er weinig verschil in effectiviteit bestaat tussen de mogelijke behandelingen. Wellicht vormt het placebo-effect hiervoor een verklaring: wanneer een patiënt weet dat behandeling van zijn pijn zal plaatsvinden en ook geloof hecht aan het effect van die behandeling, treedt in de hersenen een soort beloningssysteem in werking. Vermoedelijk activeert dit beloningssysteem vervolgens het netwerk voor pijnonderdrukking. Hierbij geldt echter wel dat chronische pijn vaak moeilijker te behandelen is dan acute pijn.
Een richtlijn bij de keuze om te gaan behandelen, is de aanwezigheid van pijn. Pijnvrije temporomandibulaire gewrichtsgeluiden als knappen en crepiteren worden veelal als hinderlijk ervaren, maar kunnen in principe na enige counseling onbehandeld blijven. Acute discusverplaatsing zonder reductie, symptomatische luxatie waarbij de mond open blijft en pijn in rust of tijdens functie vormen de belangrijkste uitgangspunten voor behandeling. Behandelingen door een tandarts-algemeen practicus dienen reversibel te zijn en moeten met regelmaat worden geëvalueerd om ongewenste of te langdurige behandelingen te vermijden. De evaluatiemomenten kunnen ertoe leiden dat de behandeling wordt aangepast, maar kunnen ook aanleiding geven tot heroverweging van de gestelde (klinische) diagnose, aanvullend onderzoek, consultatie van of verwijzing naar een andere zorgverlener.

Counseling

Counseling vormt een essentieel onderdeel van elke TMD-behandeling. Elke therapie start met counseling en omvat het geruststellen, informeren en adviseren (zie tabel 11.4) van de patiënt met betrekking tot de bevindingen, de klinische diagnose en de instandhoudende factoren. Daarbij wordt uitleg gegeven over de aard van de afwijking(en) en over het gebruik van de kaak, waarbij speciale aandacht wordt besteed aan het vermijden van overbelasting door kauwgewoonten, parafunctionele activiteit en andere belastende gedragspatronen. De adviezen zijn ook gericht op het reduceren van een eventueel aanwezige bewegingsangst. Verder wordt de relatie tussen belasting en belastbaarheid besproken.

Tabel 11.4 Adviezen bij myogene en artrogene pijn.

myogeen	artrogeen
vermijd parafunctionele activiteiten en schadelijke mondgewoonten	blijf de kaak bewegen, maar vermijd pijnlijke of zware belasting
vermijd afbijten/kauwen van hard/taai voedsel	vermijd ver openen van de mond
beperk stresssituaties	kauw aan de pijnlijke zijde

Medicatie

Geneesmiddelen worden meestal voorgeschreven om acute pijn of ontstekingen te bestrijden, ter voorkoming van het ontwikkelen van chronische klachten. Daarnaast kan medicatie dienen ter overbrugging van eventuele wachttijden of ter ondersteuning van een andere behandeling. Bij de behandeling van acute pijn kan men gebruikmaken van analgetica en spierrelaxantia. Pijnbestrijding kan in de regel het beste plaatsvinden in de volgende volgorde: paracetamol (1e keus)/NSAID (2e keus); combinatie van paracetamol/NSAID met codeïne; opioïden (tramadol, morfine). Bij het voorschrijven van pijnmedicatie is het ter preventie van sensitisatie en dus chroniciteit belangrijk dat de dosering voldoende hoog is en 'de klok rond' wordt gegeven. Daarnaast moet men bij langdurig gebruik van NSAID's extra maatregelen nemen om beschadiging van de maag te voorkomen. Ook moet men bij ouderen of medisch gecompromitteerden letten op de bijwerkingen van deze middelen op maag, lever, nieren en bloedstolling. Eventueel kunnen spierrelaxantia zoals diazepam worden toegepast bij patiënten met acute spierkramp, bijvoorbeeld als gevolg van een injectie voor mandibulaire anesthesie. Ook wordt diazepam, in uitzonderingsgevallen, gebruikt vanwege de stress- en angstreducerende werking. Bij het bestrijden van (acute) ontstekingen van het temporomandibulaire gewricht, bijvoorbeeld artrogene temporomandibulaire pijn als gevolg van artritis, kan worden overwogen intra-articulair corticosteroïden te injecteren. Bij chronische myogene temporomandibulaire pijn kan als adjuvante medicatie een tricyclisch antidepressivum of een anti-epilecticum worden gegeven.

Stabilisatieopbeetplaat

Een stabilisatieopbeetplaat, ook wel (stabilisatie)spalk, (stabilisatie)splint of kortweg opbeetplaat genoemd, is een harde kunstharsplaat die bij voorkeur in de bovenkaak over alle gebitselementen wordt geplaatst (figuur 11.21). Een zachte opbeetplaat heeft als nadeel dat bruxisme kan worden versterkt. Het plaatsen van de plaat in de bovenkaak verdient de voorkeur vanwege een betere retentie dan bij plaatsing in de onderkaak. Tevens is dan de vorm van de plaat beter bestand tegen breuk en is het eenvoudiger alle gebitselementen in de boven- en de onderkaak af te dekken ter preventie van uitgroei. Wanneer echter veel gebitselementen in de onderkaak ontbreken, wordt de plaat in de onderkaak geplaatst met opvulling van de diastemen. Met een stabilisatieopbeetplaat worden een of meer van de volgende doelen beoogd:

- verminderen van parafunctionele activiteit, zoals bruxisme;
- verhinderen van verkeerde mondgewoonten, zoals nagelbijten;
- stimuleren van een andere belasting van spieren en gewrichten;
- placebo-effect.

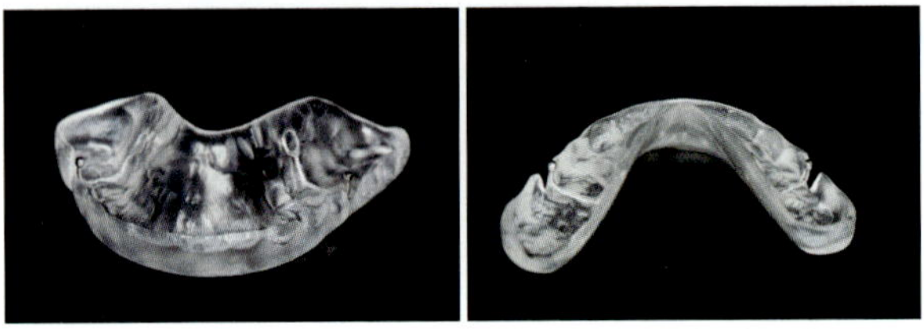

Figuur 11.21 Frontaal (a) en dorsaal (b) aanzicht van een harde stabilisatieopbeetplaat.

Een stabilisatieopbeetplaat moet worden beschouwd als een niet-specifieke, ondersteunende behandeling en niet als causale therapie. In de literatuur bestaat echter voldoende wetenschappelijke ondersteuning om het gebruik ervan te rechtvaardigen. De stabilisatieopbeetplaat kan ook worden toegepast voor gebitsbescherming bij bruxisme. Het is overigens op grond van een gunstig beloop van een behandeling niet gerechtvaardigd de occlusale verhoudingen van de stabilisatieopbeetplaat over te brengen naar het gebit. Afgezien van het feit dat voor de effectiviteit van deze irreversibele behandeling weinig of geen wetenschappelijk bewijs bestaat, wordt hiermee onherstelbare schade aan de gebitselementen aangericht.
Gewoonlijk duurt de therapie bij myogene pijn twee tot drie maanden en bij artrogene pijn zes maanden tot twee jaar. Voor gewenning kan een stabilisatieopbeetplaat gedurende de eerste week 24 uur per etmaal worden gedragen, met uitzondering van de eet- en drinkmomenten. Na die week kan, afhankelijk van de mogelijke oorzaak van de pijn, worden volstaan met alleen 's nachts dragen om nachtelijk bruxisme te bestrijden, of moet het dragen gedurende de dag worden geconsolideerd in geval van verkeerde mondgewoonten overdag. Het therapeutische effect moet geregeld worden gecontroleerd. Tevens moeten dan de occlusie en articulatie, de pasvorm en de retentie worden bekeken. Bij het bereiken van het gewenste resultaat moet de stabilisatieopbeetplaat nog gedurende de stabilisatiefase enkele weken worden gedragen voordat aan de afbouwfase wordt begonnen. Tijdens de afbouwfase wordt het dragen geleidelijk afgebouwd totdat de stabilisatieopbeetplaat alleen incidenteel nog wordt gedragen, bijvoorbeeld in tijden van toegenomen stress. Een verdere nabehandeling is in de meeste gevallen niet nodig. Bij het ontbreken van een positief resultaat moet de behandeling worden heroverwogen.

Richtlijnen voor de vervaardiging van een stabilisatieopbeetplaat zijn:

- vervaardigen van harde, warm-gepolymeriseerde, transparante kunststof;
- twee knopankers aanbrengen voor retentie;

- dikte ter plaatse van de achterste molaren circa 1 mm maken;
- symmetrische en gelijkelijk verdeelde contacten aanbrengen in de cuspidaat-, premolaar- en molaarstreek en lichte contacten in het front;
- cuspidaatgeleiding met disclusie aan de mediotrusieve zijde aanbrengen en disclusie van de zijdelingse delen bij frontgeleiding;
- habituele occlusie in of voor de geretrudeerde contactpositie realiseren;
- contactplaatsen van de antagonerende knobbels vlak maken of ruime, ondiepe impressies geven ('freedom in centric').

Fysiotherapie

Het doel van fysiotherapie kan bestaan uit mobilisering van de temporomandibulaire gewrichten, verbetering van het houdings- en bewegingsgevoel, versterking van de spieren, het bereiken van lokale en algehele ontspanning, beïnvloeding van afwijkend mondgedrag, demping van de pijn en verbetering van de lichamelijke conditie. Diverse fysiotherapeutische handelingen kunnen, zeker na enige oefening, door een tandarts-algemeen practicus succesvol worden uitgevoerd.

Massage van de kauwspieren heeft pijnvermindering tot doel. De pijnvermindering zou berusten op een verbetering van de doorbloeding en het metabolisme van de spier en op strekking van de spiervezels. De musculus masseter en de musculus temporalis kunnen met de in de fysiotherapie gebruikelijke massagetechnieken worden behandeld. De musculus masseter kan ook worden gemasseerd door de spier intra- en extraoraal tussen duim en wijsvinger te nemen.

Repositie van de discus articularis is aan de orde wanneer de bewegingsbeperking van de onderkaak het gevolg is van een anterieure discusverplaatsing zonder reductie. Repositietechnieken zijn het meest succesvol bij een pas recent van zijn plaats geschoten discus. Het opnieuw vangen van de discus wordt bereikt door het uitoefenen van een naar caudaal gerichte tractie van de condylus tegelijkertijd met het bewegen van de kinpunt van de patiënt naar de niet-aangedane zijde (figuur 11.22). Deze beweging vergroot de voorwaartse translatie van de condylus in het aangedane gewricht en verhoogt zo de kans dat de condylus weer onder de discus geplaatst kan worden.

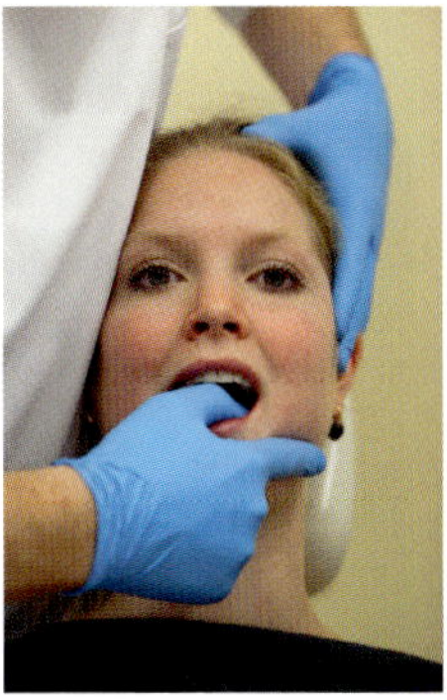

Figuur 11.22 Repositie van de discus articularis in geval van een (acute) anterieure discusverplaatsing zonder reductie.

Repositie van de condylus wordt toegepast als de mond plotseling niet meer kan worden gesloten ten gevolge van een luxatie. Bij repositie wordt de onderkaak naar caudaal bewogen en tevens naar dorsaal geroteerd. Repositie dient bij voorkeur zo spoedig mogelijk na het optreden van de luxatie te geschieden om langdurige overrekking van het gewrichtskapsel en de gewrichtsbanden te voorkomen. Soms is reponeren dan ook alleen mogelijk na het toedienen van spierrelaxantia of onder algehele anesthesie. Bij recidiverende luxaties kan een chirurgische behandeling geïndiceerd zijn. De patiënt moet wel worden verteld dat na de repositie myogene reacties kunnen optreden, secundaire myogene temporomandibulaire pijn genoemd.
Herstel of verbetering van spier- en gewrichtsfuncties is bij uitstek het werkterrein van een orofaciaal fysiotherapeut. Naast de eerder genoemde behandelingen zijn er nog enkele andere. Dit zijn de mobilisatietechniek waarbij de maximale mondopening wordt vergroot, de hold-relaxtherapie in geval van spierverkorting, de myofeedback ter bestrijding van parafuncties en verkeerde mondgewoonten en fysische therapie in engere zin, zoals koude- en warmteprikkels. Voor het gebruik van interferentie, softlaser en fysiotechniek met ultrageluid als primaire behandeling bestaat geen wetenschappelijke ondersteuning.
Bij chronische klachten richt een fysiotherapeut zich meer op het bestrijden van beperkingen in activiteiten en participatie. Via een deels cognitieve benadering wordt de patiënt gewezen op de bewegingsmogelijkheden die bestaan, ondanks de continue pijn.

Psychologische zorgverlening

Psychosociale factoren, zoals chroniciteit van klachten, pijn, psychische stress, angst, ongerustheid en lijdensdruk, zijn vaak van invloed op klachten van het temporomandibulaire gewricht. Beperking van deze invloed en het aanreiken van copingstrategieën bij residuale of niet of moeilijk behandelbare symptomen zijn heel belangrijk. Psychologische zorgverlening vormt dan ook een belangrijk aspect van de behandeling. Het kan wenselijk zijn de behandeling gedeeltelijk te laten ondersteunen of geheel te laten overnemen door een psycholoog, afhankelijk van de aard en de omvang van de problematiek.

Invasieve therapie

De meeste temporomandibulaire disfuncties hebben een gunstig natuurlijk beloop en een niet-invasieve behandeling is in veel gevallen voldoende effectief. Afhankelijk van de aard en de ernst van de afwijking kan echter invasieve therapie noodzakelijk zijn. Door de aard van de problematiek, zowel somatisch als psychisch, kan het nodig zijn reeds in een relatief vroeg stadium invasieve therapie te overwegen. Onderscheid kan worden gemaakt tussen minimaal invasieve en chirurgische therapie.
Tot de minimaal invasieve therapie behoren artrocentese en het spoelen van het gewricht. Artrocentese is een gewrichtspunctie en houdt in dat met een infuusnaald synoviale ontstekingsvloeistof uit het gewricht wordt geaspireerd en dat daarna via de naald een medicament in het gewricht wordt gebracht om de genezing te bevorderen, bijvoorbeeld een corticosteroïd. Deze behandeling is te overwegen in geval van een permanente discusluxatie met veel pijn, die

niet of onvoldoende reageert op andere, daartoe geëigende behandelingen. Minimaal invasieve technieken, in het bijzonder artrocentese, zijn door een geoefend medisch specialist relatief eenvoudig uit te voeren onder lokale anesthesie en kenmerken zich door weinig complicaties en een snel herstel. Zij kunnen dan ook relatief vroeg in het beloop worden toegepast.
De chirurgische therapie kan bestaan uit artroscopische chirurgie, condylectomie, eminectomie, discectomie, artroplastiek en coronoïdectomie. Deze therapieën zijn slechts zelden geïndiceerd. Alleen patiënten met een zorgvuldig gediagnosticeerde artrogene vorm van TMD die resistent is voor de gangbare, niet-invasieve therapieën, kunnen daarmee worden geholpen.

11.3 Orale bewegingsstoornissen

11.3.1 Inleiding

Orale bewegingsstoornissen kenmerken zich door abnormale activiteiten van de kauwspieren. Van alle orale bewegingsstoornissen komt bruxisme het meest voor. Bruxisme is het krachtig klemmen van de kaken en/of tandenknarsen. Zowel tijdens waken als tijdens slapen kan bruxisme optreden. Bruxisme is een parafunctionele activiteit. Dat wil zeggen dat het geen fysiologische functie heeft zoals kauwen, spreken of slikken. Een scala van problemen is toegeschreven aan bruxisme, zoals gebitsslijtage en dan vooral attritie, hypertrofie van de kauwspieren en breuk en/of falen van restauraties en implantaten. Ook is bruxisme in verband gebracht met spierspanningshoofdpijn en pijnlijke vormen van TMD. Bruxisme komt veel voor onder patiënten met temporomandibulaire pijn. Er is echter een niet te verwaarlozen groep mensen met bruxisme die ernstige attritie en hypertrofische kauwspieren heeft, maar geen TMD-pijn heeft of heeft gehad. Dit suggereert dat deze mensen over goed getrainde kauwspieren beschikken die niet bevattelijk zijn voor spierpijn. Andere vormen van verkeerde mondgewoonten zijn nagelbijten, vacuümzuigen met de tong, bijten op een voorwerp en overmatig kauwgom kauwen.

11.3.2 Etiologie

Volgens de huidige inzichten zijn morfologische factoren als occlusale discrepanties en afwijkingen in de anatomie van het orofaciale gebied niet of nauwelijks betrokken bij het doen ontstaan en het instandhouden van bruxisme. Daarentegen lijkt er wel een rol weggelegd voor psychosociale factoren als stress en voor neurofysiologische factoren als verstoringen in de centrale dopaminehuishouding. Ook roken, alcohol- en drugsgebruik en bepaalde aspecten van de slaapkwaliteit en -architectuur kunnen betrokken zijn bij de etiologie van bruxisme.

11.3.3 Diagnostiek

De anamnese is van belang voor de diagnostiek van bruxisme, terwijl ook het klinisch onderzoek door inspectie van de weke delen en de dentitie informatie kan opleveren. Voor het volledig documenteren van ernstig bruxisme tijdens de slaap is echter slaapregistratie of polysomnografie nodig. Het in kaart brengen van de gebitsstatus en het klinisch beoordelen van de occlusie en articulatie leveren belangrijke informatie over de mate van attritie. Bij de diagnostiek van bruxisme dient men ook rekening te houden met een aantal aandoeningen waarbij overmatig parafunctioneel gedrag frequent optreedt, waaronder spasticiteit, tetanus, het syndroom van Down, mentale retardatie en oromandibulaire distonie. Ook posttraumatische of vasculaire hersenbeschadiging en verschillende soorten medicamenten kunnen bruxisme tot gevolg hebben. Tot die medicamenten behoren antipsychotica, antiparkinsonmiddelen en sommige antidepressiva. Bij een vermoeden van causale pathologie dient contact te worden opgenomen met de behandelend neuroloog om patiënten samen meer gericht te kunnen onderzoeken en behandelen.

11.3.4 Behandelbeleid

Behandeling van bruxisme is slechts geïndiceerd als een patiënt een of meer van de eerder genoemde mogelijke gevolgen van bruxisme vertoont. Voor een zo veilig mogelijke, terughoudende en reversibele behandeling van bruxisme kan de zogenoemde triple-P-benadering worden toegepast: 'Peptalk', 'Platen' en 'Pillen'. 'Peptalk' staat voor counseling, een gedragstherapie waarmee onder andere gewerkt wordt aan bewustwording, ontspanning en verandering van bepaalde aspecten van de levensstijl. Met betrekking tot bruxisme overdag kunnen diverse adviezen worden gegeven die variëren van 'voorkom dat u uw tanden en kiezen op elkaar geklemd houdt als u iets inspannends doet', tot het plakken van stickers op vaak bezochte plaatsen ter herkenning van een bepaalde gewoonte of een bepaald gedragsaspect. Indien slaapgebonden bruxisme wordt vermoed, is het belangrijk te weten of de 'slaaphygiëne' goed is.
De volgende adviezen kunnen worden gegeven voor een goede slaaphygiëne:

- een goed bed en een rustige, goed geventileerde, donkere kamer;
- ontspannen voor het slapen gaan; de dag afbouwen en minimaal een uur voor het slapen gaan geen inspannende geestelijke en lichamelijke activiteiten ondernemen;
- ouders met kleine kinderen laten proberen tenminste één nacht per week door te slapen;
- geen zware maaltijden nuttigen na 19.00 uur;
- gebruik cafeïne vermijden na 19.00 uur (koffie, thee, cola, chocola);
- alcohol niet als 'slaapmutsje' gebruiken; 1-2 glazen verdeeld over de avond kan doorgaans geen kwaad.

'Platen' staat voor stabilisatieopbeetplaten. Een opbeetplaat is altijd een goede keuze, onafhankelijk van het wel of niet effectief zijn in het doen afnemen van bruxisme; de gebitsbeschermende werking blijft immers altijd over als behandeluitkomst.
'Pillen' staat voor medicamenten, waarbij vooral moet worden gedacht aan centraal werkende middelen zoals benzodiazepinen en dopaminen. Medicatie is echter slechts geïndiceerd als counseling en een stabilisatieopbeetplaat onvoldoende effectief zijn. Daarbij dient te worden aangetekend dat medicatie slechts wordt aanbevolen voor korte, afgebakende perioden en bij patiënten met bruxismegerelateerde pijn of een sterk verminderde levenskwaliteit. In uitzonderlijke gevallen, namelijk bij een patiënt met forse asymmetrie als gevolg van extreme

hypertrofie van de kauwspieren, kan een intramusculaire injectie met botulinetoxine zorgen voor lokale demping van een overactieve spier.

Milde vormen van slaapapneu, het herhaald optreden van gehele of gedeeltelijke onderbrekingen van de ademhaling van langer dan tien seconden die aanzienlijke gevolgen voor de algehele gezondheid kunnen hebben, en snurken kunnen worden behandeld met een mandibulair repositieapparaat. Hiermee wordt de onderkaak gedurende de slaap in een voorwaartse stand gebracht. Op deze wijze wordt de luchtweg in de keel vrij gehouden waardoor symptomen van slaapapneu en/of snurken minder worden en soms zelfs verdwijnen.

11.4 Gebitsslijtage

11.4.1 Inleiding

Aangezien mensen langer leven en ook steeds langer hun dentitie behouden in vergelijking met vroeger, wordt gebitsslijtage een steeds belangrijker klinisch probleem. Gebitsslijtage is een multifactoriële aandoening die leidt tot verlies van glazuur en dentine. Gebitsslijtage kan worden onderverdeeld in mechanische en chemische slijtage. Tot de mechanische typen behoren attritie, abrasie en abfractie. Erosie is chemische slijtage. Attritie wordt gedefinieerd als een voortschrijdend verlies van harde tandweefsels van die vlakken die in contact komen met andere gebitselementen, zonder tussenkomst van lichaamsvreemde stoffen. Abrasie wordt gedefinieerd als een voortschrijdend verlies van harde tandweefsels ten gevolge van mechanische afslijting door extrinsieke factoren. Meestal betreft het een foutief gebruik van tandenborstel en tandpasta. Afgezien van laboratoriumonderzoek is er momenteel weinig bewijs dat abfractie bestaat, anders dan een hypothetische component van cervicale slijtage. De definitie van erosie is: voortschrijdend verlies van harde tandweefsels ten gevolge van chemische invloeden, zonder tussenkomst van bacteriën. Erosie kan een extrinsieke herkomst hebben door bijvoorbeeld voedingsmiddelen, of een intrinsieke door bijvoorbeeld reflux van maagzuur. Ongeacht het type kan voortschrijdende gebitsslijtage leiden tot pijn, verlies van functie en esthetische klachten.

11.4.2 Diagnostiek

De diagnose van de verschillende typen gebitsslijtage wordt bemoeilijkt doordat de verschillende typen tegelijk en/of na elkaar kunnen optreden, hetgeen een moeilijk te herkennen slijtagepatroon oplevert. Toch is het herkennen van de verschillende vormen noodzakelijk om de patiënt adequaat te behandelen, zowel met betrekking tot voorlichting en instructie ter preventie van voortgaande gebitsslijtage als wat betreft het restauratieve herstel.

Tabel 11.5 Klinische tekenen van attritie, abrasie en erosie ten behoeve van de diagnostiek.

type gebitsslijtage	klinische tekenen
attritie	glimmende facetten
	glazuur en dentine slijten in dezelfde mate
	bruxopositie protraal, rechts-lateraal en/of links-lateraal
abrasie	meestal aanwezig in de cervicale delen van de gebitselementen
	laesies zijn eerder breed dan diep
	meestal zijn premolaren en cuspidaten aangedaan
erosie	occlusale en incisale groeven en kraters
	slijtage op niet-occluderende oppervlakken
	restauraties steken boven de gebitsweefsels uit
	brede concaviteiten in glad glazuur
	toegenomen incisale translucentie
	schoon, mat uiterlijk van amalgaamrestauraties
	behoud van de glazuurrand ter hoogte van de sulcus gingivalis
	geen plaque
	hypersensibiliteit

Gebitsslijtage kan worden gedocumenteerd door middel van gebitsmodellen, (digitale) foto's en eventueel röntgenfoto's. Voor klinisch gebruik zijn er veel indices geponeerd. Een op betrouwbaarheid geteste index die geschikt is voor alle typen gebitsslijtage is een vijfpuntenschaal (tabel 11.6). Deze schaal beperkt zich tot de occlusale en incisale vlakken. De behandelaar kan kiezen voor het noteren van de slijtagegraad per sextant door de hoogste score te noteren, of voor het registeren van de slijtagegraad per gebitselement.

Tabel 11.6 Vijfpuntenschaal voor occlusale en incisale gebitsslijtage.

0	geen (zichtbare) slijtage
1	zichtbare slijtage alleen in het glazuur
2	geëxposeerd dentine en verlies van meer dan een derde van de klinische kroonhoogte
3	verlies van een tot twee derde van de klinische kroonhoogte
4	verlies van meer dan twee derde van de klinische kroonhoogte

11.4.3 Behandeling

Voordat tot behandeling van gebitsslijtage wordt overgegaan, is het nodig de oorzaak vast te stellen. Zo kan herstel van veronderstelde erosieve laesies met composiet mislukken wanneer de laesies geen exclusieve erosieve oorzaak hebben maar (mede) het gevolg zijn van onopgemerkt bruxisme. In de meeste gevallen is het niet moeilijk de oorzaak of oorzaken van gebitsslijtage klinisch vast te stellen. Bij twijfel is uitgebreidere diagnostiek nodig, bijvoorbeeld speeksel- of polysomnografisch onderzoek.

De belangrijkste criteria voor restauratief herstel zijn de slijtagegraad, de aangedane vlakken (occluderend of niet-occluderend) en het aantal aangedane gebitselementen. Doorslaggevend voor de slijtagegraad is geëxposeerd dentine, slijtagegraad 2. Het liefst wil men immers de slijtage beperken tot het glazuur omdat dan de beschermende werking van het glazuur nog intact is en omdat dan de hechtsterkte van restauratiematerialen beter is. Als op incisale, occlusale en palatinale vlakken van het bovenfront dentine is geëxposeerd, treedt verlies van verticale dimensie op; bij voortschrijdende slijtage wordt dit steeds moeilijker te restaureren. Ook het aantal gebitselementen dat nog juist niet slijtagegraad 2 vertoont, dient te worden meegewogen in de besluitvorming. Een voorbeeld is attritie waarbij in de vier cuspidaten het dentine is geëxposeerd, maar waarbij door cuspidaatgeleiding de incisieven en premolaren nog zijn beschermd tegen slijtage. Preventief restauratief herstel van de cuspidaten is dan geboden om te voorkomen dat bij voortschrijdende slijtage nog meer gebitselementen worden aangedaan. Andere criteria die een rol spelen bij de beslissing tot restaureren zijn de snelheid van het slijtageproces, de leeftijd van de patiënt en de etiologie van de gebitsslijtage. Hoe sneller het slijtageproces lijkt te verlopen, hoe jonger de patiënt is en hoe ingewikkelder de etiologie is, des te eerder dient restauratie te worden overwogen.

Normaalgesproken wordt bij het herstel van gebitsslijtage uitgegaan van het dynamisch behandelconcept dat zich richt op weefselbesparing. De steeds betere adhesieve technieken en composietmaterialen maken weinig invasieve behandeling steeds beter mogelijk. Daarnaast hebben composietmaterialen het voordeel dat ze zuurbestendig zijn en dat is bij continuering van zuurinwerking een groot voordeel. Verder zijn composietrestauraties bij uitstek geschikt voor reparatie en ook dit past in het dynamisch behandelconcept. Eventueel kan in een later stadium alsnog worden overgegaan tot een meer invasieve en irreversibele behandeling, meestal in de vorm van kronen en bruggen.

Vervaardiging van een harde stabilisatieopbeetplaat kan raadzaam zijn. Door deze 's nachts te dragen worden de restauraties beschermd tegen attritie door bruxisme.

12 Kindertandheelkunde

12.1 Inleiding

Mondzorg voor en bij kinderen vraagt veel van een tandarts. Hij heeft vaak veel creativiteit en geduld nodig om een kind zover te krijgen dat het meewerkt aan de beoogde zorgverlening. Voorts is het belangrijk dat een tandarts voldoende kennis heeft van specifieke aspecten van het melk- en wisselgebit, zoals de anatomie van melkelementen, de doorbraak- en wisselvolgorde en de stadia van wortelafvorming van blijvende gebitselementen. Preventie is essentieel, evenals het tijdig herkennen en het (na verwijzing laten) behandelen van (dreigende) orthodontische afwijkingen. Als laatste moet een tandarts goed beseffen dat ouders of verzorgers een belangrijke informatiebron zijn en een duidelijke taak kunnen vervullen bij de aanbevolen preventieve maatregelen. De kans van slagen van een strategie is groter als de ouders of verzorgers deze strategie begrijpen en bereid zijn het ingestelde beleid te ondersteunen.

12.2 Adviezen

Algemene adviezen voor de omgang met kinderen om goede mondzorg mogelijk te maken, zijn hieronder samengevat.

- Het kind behandelen en niet alleen de mond.
- Altijd eerlijk zeggen wat er gedaan gaat worden en alleen doen wat is aangekondigd.
- Communiceren op het niveau van het kind.
- Het kind zelf keuzes laten maken, maar alleen als er echt iets te kiezen valt.
- Geen vragen stellen waarop het kind eenvoudig 'nee' kan antwoorden ('Mag ik in je mond kijken?').
- Als behandeling nodig is, de eenvoudigste verrichting als eerste uitvoeren.
- Het kind bij de behandeling betrekken, bijvoorbeeld door het iets te laten vasthouden.

12.3 Anamnese

Gegevens over de algemene gezondheid van het kind behoren tot de te verzamelen basale informatie. Daarna moet bij elk bezoek worden nagevraagd of er wijzigingen in de gezondheid zijn opgetreden. Om een goede indruk van het totale functioneren van het kind te krijgen, is informatie nodig over zijn plaats in het gezin, de sociale achtergrond van het gezin, zijn ontwikkelingsniveau (schooltype en vorderingen op school) en zijn temperament. Tevens dient men te vragen naar recente en vroegere pijnklachten in de mond, naar de dagelijkse methoden van mondverzorging en de daarbij gebruikte hulpmiddelen als tandenborstel en tandpasta, naar afwijkende mondgewoonten (fopspeen, duimen, tongfunctie, lipinterpositie) en naar opgedane ervaringen met mondzorgverleners.

12.4 Onderzoek

De gehele mond en specifiek de dentitie moet worden beoordeeld op hygiëne en afwijkingen als cariës, gingivitis, pulpitis, wortelresten, fistels, abcessen, ontwikkelingsstoornissen, agenesieën, inadequate restauraties, gebitsslijtage, endodontisch behandelde gebitselementen, orthodontische afwijkingen, verkleuringen en trauma's. Het is daarnaast nodig te beoordelen of de vordering van de gebitsontwikkeling overeenstemt met de leeftijd van het kind en wat de oorzaken zijn van een mogelijke vertraging in die ontwikkeling. Wezenlijk is ook het in kaart brengen van een mogelijke orthodontische afwijking door het profiel en de occlusie te beoordelen (mesio- of disto-occlusie, open beet, diepe beet, kruisbeet), de beschikbare ruimte in verhouding tot de grootte van de gebitselementen en de positie en de stand van de gebitselementen. Voor adequate diagnostiek zijn recente bitewing-röntgenopnamen onmisbaar. Wanneer de dentitie hiertoe aanleiding geeft, kunnen andere intraorale röntgenopnamen worden gemaakt, of een panoramische röntgenopname.

12.5 Psychologische technieken

Bij de omgang met en behandeling van kinderen kunnen een paar eenvoudige principes uit de leertheorie worden aangehouden. Zoals al eerder aangegeven, is begrijpelijk communiceren op het niveau van de ontwikkeling van het kind een voorwaarde voor een goed contact. Belangrijk daarbij is de juiste woordkeuze. In tabel 12.1 staat de eenvoudige 'kindvertaling' van een aantal kernbegrippen uit de mondzorg.

Tabel 12.1 Kernbegrippen uit de mondzorg en hun kindvertaling.

kernbegrip	'kindvertaling'
operatielamp	lichtje
luchtblazer	wind
mondonderzoek	tanden tellen
waterspray	tanden douchen
afzuiger	(kleine en grote) stofzuiger
hoekstuk met boor	(elektrische) kiezenborstel
wattenrol	watje
excavator	schepje, lepeltje
cariës	gaatje
boren	borstelen/schoonmaken

kernbegrip	'kindvertaling'
rubberdam	regenjas
rubberdamklem	ringetje
vulling	kiezen- of tandenklei
onderlaag	zalfje
matrixband	vormpje, muurtje metselen
anesthesie-injectie	tand laten slapen, kinderprikje
extractietang	kies- of tandwiebelaar of -plukker
etsvloeistof	kiezen- of tandenshampoo
sealant	laklaagje, kiezenlakje

12.5.1 Methoden van gedragsbeïnvloeding

Operante conditionering met positieve bekrachtiging

Het uitgangspunt van operante conditionering met positieve bekrachtiging is dat eenmaal vertoond gedrag eerder zal worden herhaald als het een prettig effect heeft. Alleen is het gedrag dat wordt aangeleerd geen willekeurig gedrag, maar van tevoren duidelijk omschreven, gewenst gedrag. Wanneer het gewenste gedrag wordt vertoond, volgt onmiddellijk een beloning (positieve bekrachtiger). Ongewenst gedrag wordt genegeerd en niet beloond, maar in principe ook niet bestraft. De achterliggende gedachte is dat gedrag dat niet wordt beloond, op den duur uitdooft. Voor een succesvol verloop van deze methode van gedragsbeinvloeding moet worden voldaan aan een aantal eisen:

- Het gewenste gedrag moet kort en duidelijk worden omschreven.
- Het goede gedrag moet direct worden beloond.
- Ongewenst gedrag, dus ook het uitblijven van gewenst gedrag, mag niet worden bestraft, maar dient te worden genegeerd.
- Een beloning kan tastbaar zijn, maar ook sociaal (schouderklopje, glimlach) of verbaal.
- Aanvankelijk zal het gewenste gedrag elke keer moeten worden bekrachtigd, later zal het gedrag afwisselend wel en niet moeten worden beloond. Zo behoudt het zijn zeldzaamheidswaarde. Het is niet gewenst een beloning van tevoren aan het kind te beloven. Het kind raakt hierdoor gealarmeerd en de beloning verandert zo in een straf als het kind het gewenste gedrag niet kan waarmaken.

Operante conditionering met negatieve bekrachtiging

Operante conditionering is versterking van een bepaald gedrag door een negatieve bekrachtiging. Een negatieve bekrachtiging bevestigt het voorgaande gedrag omdat als resultaat van het gedrag iets vervelends ophoudt. Dat is bijvoorbeeld aan de orde bij een kind dat bang is voor een grote hond in een bepaalde straat. Door niet meer door deze straat te lopen, vermindert de angst voor de hond op dat moment (negatieve bekrachtiging). Doordat de strategie succes heeft, wordt echter de angst zelf bevestigd.

Aversieve conditionering
Aversieve conditionering is een snelle manier om een bepaald gedrag af te leren. Dit gebeurt als het resultaat van het gedrag dermate vervelende gevolgen heeft dat het kind vanzelf afleert om het nog een keer te doen. Aversieve conditionering ligt gevaarlijk dicht bij straf. Bijvoorbeeld: de vingers branden, of pijn tijdens een behandeling.

12.5.2 Methoden om nieuw gedrag op te bouwen

Nieuw gedrag opbouwen kan via model-leren, dat berust op onbewuste imitatie. Kinderen kunnen het gewenste gedrag van bijvoorbeeld de ouders of een ouder broertje of zusje overnemen. Het model dat als voorbeeld dient, mag niet lager in hiërarchie zijn, want dan bestaat de kans dat gevoelens van frustratie gaan overheersen.
Een tweede methode is 'shaping': leren in stapjes. Ieder stapje dat goed wordt aangeleerd, wordt bekrachtigd. Wanneer een stap te moeilijk is, wordt de vorige fase herhaald voordat de volgende opnieuw wordt geoefend.
De 'tell-show-do'-methode wordt gehanteerd voor het aanleren van nieuw, onbekend gedrag en het handhaven van bestaand gedrag terwijl de omstandigheden moeilijker worden:

- 'tell': de tandarts legt uit wat hij wil gaan doen;
- 'show': de uit te voeren handeling wordt gedemonstreerd;
- 'do': de inmiddels vertrouwde handeling wordt uitgevoerd.

12.5.3 Methoden om gedrag af te zwakken

Een methode om gedrag af te zwakken levert maar een kortdurende gedragsverandering op. In de mondzorg zou deze methode kunnen worden gebruikt bij kinderen met wie de communicatie tijdelijk is verstoord, bijvoorbeeld door een driftbui. Onmiddellijk erna zal het wel gewenste gedrag moeten worden bekrachtigd.
Straf moet altijd worden gecombineerd met uitleg over de reden voor de straf. Een tandarts kan straf maar zeer spaarzaam toepassen. De methode is zeer gevoelig voor uitdoving en kan aversie tegen de volledige behandeling veroorzaken.
'Time-out' is een combinatie van uitdoving van gedrag en straf. Het kind moet hierbij op een plek worden gezet waar het vrij is van prikkels en geen contact aangeboden krijgt.

12.5.4 Voorspelbaarheid en betrouwbaarheid

Ongeacht de toegepaste methode van gedragsbeïnvloeding is het altijd verstandig voorspelbaar en betrouwbaar te zijn, belastende verrichtingen zo mogelijk ruim van tevoren aan te kondigen, aan te geven hoe lang een behandeling (nog) duurt en een (behandel)sessie altijd positief af te sluiten.

12.6 Chronologische ontwikkeling melkdentitie

Tabel 12.2 Ontwikkelingsstadia van alle gebitselementen van de melkdentitie, weergegeven op de diverse ontwikkelingsmomenten en leeftijden.

	start ontwikkeling hard weefsel	einde ontwikkeling glazuur	doorbraak	einde wortelvorming	begin wortelresorptie	wortelresorptie ongeveer 50%	exfoliatie
centrale incisief bovenkaak	4 maanden in utero	1,5 maanden	7,5 maanden	1,5 jaar	4 jaar	5,25 jaar	6,5 jaar
laterale incisief bovenkaak	4,5 maanden in utero	2,5 maanden	9 maanden	2 jaar	4,5 jaar	6 jaar	6,5 jaar
cuspidaat bovenkaak	5 maanden in utero	9 maanden	18 maanden	3,25 jaar	7,5 jaar	9,5 jaar	10,5 jaar
eerste molaar bovenkaak	5 maanden in utero	6 maanden	14 maanden	2,5 jaar	7 jaar	8,5 jaar	9,5 jaar
tweede molaar bovenkaak	6 maanden in utero	11 maanden	24 maanden	3 jaar	7 jaar	8,5 jaar	10,5 jaar
centrale incisief onderkaak	4,5 maanden in utero	2,5 maanden	6 maanden	1,5 jaar	3,5 jaar	5 jaar	6 jaar
laterale incisief onderkaak	4,5 maanden in utero	3 maanden	7 maanden	2 jaar	4 jaar	4,75 jaar	6,5 jaar
cuspidaat onderkaak	5 maanden in utero	9 maanden	16 maanden	3,25 jaar	6,5 jaar	8,5 jaar	9,5 jaar
eerste molaar onderkaak	5 maanden in utero	5,5 maanden	12 maanden	2,5 jaar	6,5 jaar	8,5 jaar	9,5 jaar
tweede molaar onderkaak	6 maanden in utero	10 maanden	20 maanden	3 jaar	6,75 jaar	8 jaar	10,5 jaar

In figuur 12.1 zijn de ontwikkelingstadia van alle gebitselementen van de melkdentitie schematisch weergeven op de diverse ontwikkelingsmomenten en leeftijden.

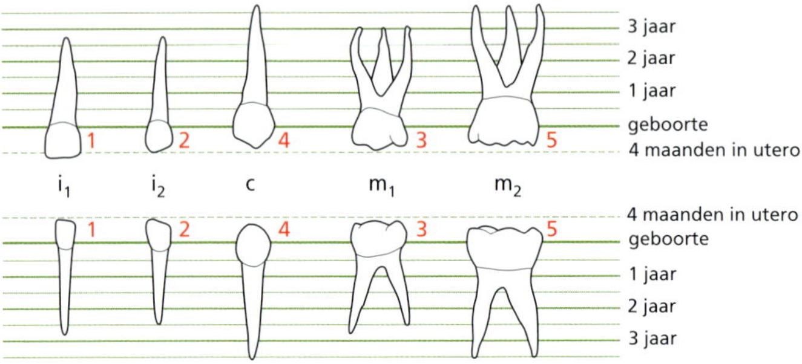

Figuur 12.1 Ontwikkelingstadia van de gebitselementen van de melkdentitie.

12.7 Chronologische ontwikkeling blijvende dentitie

Tabel 12.3 Ontwikkelingstadia van alle gebitselementen van de blijvende dentitie weergegeven op de diverse ontwikkelingsmomenten en leeftijden.

	start ontwikkeling harde weefsels	einde ontwikkeling glazuur	doorbraak	einde wortelvorming
centrale incisief bovenkaak	3-4 maanden	4-5 jaar	7-8 jaar	10 jaar
laterale incisief bovenkaak	10-12 maanden	4-5 jaar	8-9 jaar	11 jaar
cuspidaat bovenkaak	4-5 maanden	6-7 jaar	11-12 jaar	13-15 jaar
eerste premolaar bovenkaak	1,5-1,75 jaar	5-6 jaar	10-11 jaar	12-13 jaar
tweede premolaar bovenkaak	2-2,25 jaar	6-7 jaar	10-12 jaar	12-14 jaar
eerste molaar bovenkaak	0 jaar	2,5-3 jaar	6-7 jaar	9-10 jaar
tweede molaar bovenkaak	2,5-3 jaar	7-8 jaar	12-13 jaar	14-16 jaar
derde molaar bovenkaak	7-9 jaar	12-16 jaar	17-21 jaar	18-25 jaar
centrale incisief onderkaak	3-4 maanden	4-5 jaar	6-7 jaar	9 jaar
laterale incisief onderkaak	3-4 maanden	4-5 jaar	7-8 jaar	10 jaar
cuspidaat onderkaak	4-5 maanden	6-7 jaar	9-10 jaar	12-14 jaar
eerste premolaar onderkaak	1,75-2 jaar	5-6 maanden	10-12 jaar	12-13 jaar
tweede premolaar onderkaak	2,25-2,5 jaar	6-7 jaar	11-12 jaar	13-14 jaar

	start ontwikkeling harde weefsels	einde ontwikkeling glazuur	doorbraak	einde wortelvorming
eerste molaar onderkaak	0 jaar	2,5-3 jaar	6-7 jaar	9-10 jaar
tweede molaar onderkaak	2,5-3 jaar	7-8 jaar	11-13 jaar	14-15 jaar
derde molaar onderkaak	7-9 jaar	12-16 jaar	17-21 jaar	18-25 jaar

In figuur 12.2 zijn de ontwikkelingstadia van alle gebitselementen van de blijvende dentitie schematisch weergegeven op de diverse ontwikkelingsmomenten en leeftijden.

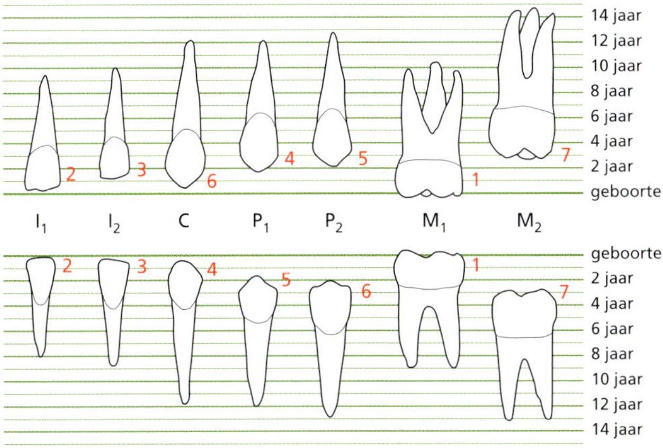

Figuur 12.2 Ontwikkelingstadia van de gebitselementen van de blijvende dentitie.

12.8 Doorbraak gebitselementen

12.8.1 Gebitselementen bij pasgeborenen

Al bij de geboorte kunnen gebitselementen van de melkdentitie doorgebroken zijn en ook in de eerste maand kunnen ze nog doorbreken, meestal als eerste centraal in het onderfront. Dit verschijnsel doet zich zelden voor. Het wijkt af van het normale patroon en is dus een 'afwijking', die ook niet kan worden verklaard. Het betreft meestal de reguliere gebitselementen, dus geen overtallige. Bekend is dat deze 'afwijking' enigszins familiair bepaald is.
Problemen die zich kunnen voordoen, zijn mobiliteit van een gebitselement door een onvolgroeide wortel, exfoliatie gevolgd door aspiratie of ingestie, en tepelbeschadiging bij de moeder. Afhankelijk van de ernst van de problemen kan extractie onder lokale anesthesie worden overwogen, maar dat betekent wel dat de gebitselementen daarna ontbreken, met de mogelijke consequenties van dien.

12.8.1 Doorbraak melkdentitie

De doorbraak van de melkdentitie gaat soms gepaard met pijn, slecht slapen, koorts, diarree, dehydratie, huiduitslag en hypersialie. Lokaal werkende preparaten, de zogenoemde 'middelen bij het tanden krijgen', bevatten meestal plantaardige aftreksels zoals kamille en toegevoegde stoffen die lokaal anesthetisch werken, bijvoorbeeld Dentinox®. Het gebruik van een bijtring is aan te bevelen omdat frequent bijten door de uitgeoefende druk de doorbraak kan stimuleren. Bij het voorkomen van de eerder genoemde problemen zijn het toedienen van voldoende vocht en liefdevolle aandacht de beste therapie.

12.8.2 Eruptiecyste

Een doorbraak- of eruptiecyste bestaat uit een ophoping van vocht in een uitstulping van de follikel van een doorbrekend gebitselement. Een blauwe verkleuring door bloed is mogelijk. Meestal breekt het gebitselement spontaan door en verdwijnt daarmee de cyste.

12.8.3 Doorbraakvolgorde en -tijd

De volgorde en het tijdstip van doorbraak van de blijvende gebitselementen zijn genetisch bepaald en ook zijn etnische verschillen aangetoond. Meisjes hebben een zekere voorsprong op jongens in de gebitsontwikkeling. Om vertraagd doorbreken te kunnen beoordelen, is de biologische leeftijd belangrijker dan de kalenderleeftijd. Onderbrekingen van de normale volgorde van het doorbreken en asynchroon doorbreken van het contralaterale gebitselement met een verschil van meer dan zes maanden vereisen nader diagnostisch onderzoek. De mogelijke oorzaken hiervan kunnen worden verdeeld in systemische en lokale oorzaken.

Tabel 12.4 Systemische en lokale oorzaken van onderbrekingen in doorbraakvolgorde en -tijd.

systemisch	Lokaal
ernstige ziekten	meer dan 1,5 jaar voortijdig verlies van een melkelement
stofwisselingsstoornis (rachitis)	agenesie
endocriene stoornis	ruimtegebrek in de kaak
ondervoeding	verplaatsing van de kiem van een gebitselement
dysostosis cleidocranialis	retentie of impactie
idiopathische fibreuze hyperplasie van de gingiva (fibromatosis gingivae)	overtallige gebitselementen
dilaceratie of posttraumatische stoornissen	

12.8.4 Vroegtijdige exfoliatie

Vroegtijdige exfoliatie is verlies van een gebitselement van de melkdentitie meer dan 1 jaar vóór het doorbreken van het blijvende gebitselement. Mogelijke oorzaken zijn: cariës (meest voorkomend), trauma (front), iatrogeen en ondermijnende resorptie. Zeldzame oorzaken zijn: parodontitis voor de puberteit, hypofosfatemie, syndroom van Papillon-Lefèvre en morbus Hand-Schüller-Christian.

Gevolgen
Mogelijke gevolgen zijn:

- verlies van sagittale steun (lokale versmalling van de processus alveolaris);
- verlies van verticale steun (slechte occlusale relatie, elongatie van de antagonisten, articulatieproblemen);
- bemoeilijkte kauw- en spraakfunctie;
- ontwikkeling van dyskinesie;
- groeiremmingen;
- invloed op het doorbreken van de blijvende gebitselementen:
  - versnelling bij het uiteenvallen van het periost boven de kiem van het blijvende gebitselement (apicale parodontitis met osteolyse);
  - vertraging bij verlies meer dan anderhalf jaar vóór de verwachte doorbraak van het blijvende gebitselement.

12.8.5 Ondermijnende resorptie

Ondermijnende resorptie is resorptie van de wortel van een melkelement, niet door het desbetreffende blijvende gebitselement maar door een blijvend gebitselement ernaast. Dit probleem komt meer voor in de boven- dan in de onderkaak en meer bij jongens dan bij meisjes. Het gebitselement kan vroegtijdig verloren gaan en daardoor treedt versmalling op van de processus alveolaris (steunzone).

Locaties:

- distale wortel tweede melkmolaar in de bovenkaak door eerste blijvende molaar;
- wortel laterale incisief bij brede blijvende centrale incisief;
- wortel cuspidaat door blijvende laterale incisief of eerste premolaar.

12.8.6 'Lelijk eendje'

Van een 'lelijk eendje' (*ugly duckling*) wordt gesproken als de laterale incisief in de bovenkaak naar distaal is gekanteld en opgeschoven door het ontbreken van de nog niet doorgebroken blijvende cuspidaat. Dit is een normale variant van de gebitswisseling die spontaan corrigeert in het verdere verloop van wisseling en doorbraak (figuur 12.3).

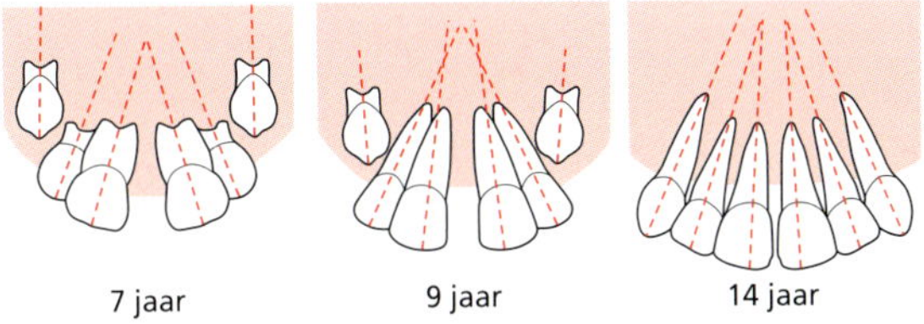

Figuur 12.3 Schematische weergave van het ontstaan van een 'lelijk eendje'.

12.9 Anatomie melkdentitie

Tussen een melkmolaar en een blijvende molaar bestaan acht kenmerkende verschillen in anatomie (figuur 12.4). Een melkmolaar heeft:

1 een ongeveer de helft dunnere glazuurlaag;
2 een grotere pulpakamer met uitgesproken pulpahoorns; hierdoor bereikt cariës sneller de pulpa en wordt bij het excaveren van cariës de pulpa sneller geëxposeerd;
3 een grotere cervicale insnoering; bij een diepe cariëslaesie bestaat een relatief grote kans op een expositie van de pulpa;
4 een grotere convergentie van de kroon vanaf de meetlijn naar het occlusale vlak; hierdoor is het gevaar van knobbelondermijning relatief groot;
5 een dunnere bodem van de pulpaholte; accessoire pulpakanalen veroorzaken relatief sneller interradiculaire symptomen bij pulpanecrose;
6 relatief lange wortels die in mesiodistale richting zijn afgevlakt;
7 meer vertakkingen van de pulpakanalen; hierdoor is volledige reiniging van het wortelkanaalsysteem lastiger.

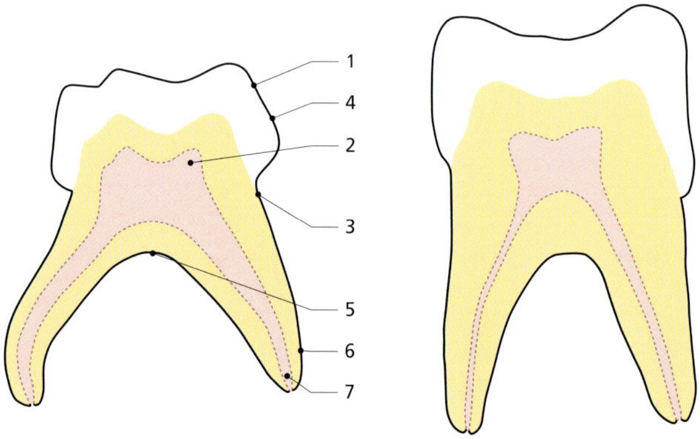

Figuur 12.4 Buccolinguale dwarsdoorsnede van een melkmolaar en van een blijvende molaar.

Daarnaast dient men nog met twee kenmerken rekening te houden. Ten eerste zijn de approximale contacten van melkelementen breder waardoor de diagnostiek van approximale cariës moeilijker is. Ten tweede is de permeabiliteit van het alveolaire bot rond melkelementen relatief groot waardoor in de onderkaak ook, tot ongeveer 6 jaar, de sensibiliteit van eerste melkmolaren met infiltratieanesthesie kan worden uitgeschakeld.

12.10 Ontwikkelingsstoornissen

Een aantal ontwikkelingsstoornissen zal hierna worden besproken.

12.10.1 Hyperodontie

Hyperodontie is boven- of overtalligheid van gebitselementen. Het is vaak geassocieerd met cheilognathopalatoschisis, het syndroom van Klippel-Feil en dysostosis cleidocranialis en vermoedelijk is het autosomaal dominant erfelijk.

Frequentie
Melkgebit: 0,2-2%; meer bij jongens dan bij meisjes; meestal in de regio van de laterale incisief en cuspidaat in de bovenkaak.
Blijvende dentitie: 0,1-4%; meer bij jongens dan bij meisjes; veel meer in de boven- dan in de onderkaak; in de bovenkaak meestal in de regio van de centrale incisieven en molaren, in de onderkaak meestal in de regio van de premolaren.

Morfologie:
Eutypisch (supplementair) of atypisch (rudimentair; bijvoorbeeld kegeltand).

Lokalisatie:
- mesiodens, de meest frequente vorm van hyperodontie, meestal palatinaal tussen de centrale incisieven in de bovenkaak gelokaliseerd en in 75% van de gevallen geretineerd;
- distomolaar, distaal van de derde molaar, meestal eenwortelig;
- paramolaar, buccaal van de interdentale ruimten van de molaren.

12.10.2 Anodontie
Anodontie is het in aanleg ontbreken van alle gebitselementen. Het komt extreem zelden voor en is vaak geassocieerd met syndromen zoals ectodermale dysplasie.

12.10.3 Hypodontie
Hypodontie is het in aanleg ontbreken van één of meer gebitselementen. Bij 50% van alle individuen met hypodontie ontbreekt meer dan één gebitselement. Het is vaak geassocieerd met ectodermale dysplasie, acrodentale dysplasie (Weyers), downsyndroom en cheilognathopalatoschisis en het is polygeen autosomaal dominant erfelijk.

Frequentie
Melkgebit: zeldzaam, overwegend ontbreken van de centrale incisieven in de bovenkaak en de centrale en laterale incisieven in de onderkaak; vaak is ook het opvolgende gebitselement van de blijvende dentitie niet in aanleg aanwezig.
Blijvende dentitie: 2-10% (derde molaren niet meegerekend); het vaakst ontbreken de derde molaren (tot 35%), gevolgd door de tweede premolaren in de onderkaak (1-5%), de laterale incisieven in de bovenkaak (0,5-3%), de tweede premolaren in de bovenkaak (1-2,5%) en laterale incisieven in de onderkaak (0,5%).

12.10.4 Oligodontie
Oligodontie is een ernstige vorm van hyperodontie en kan zelfstandig autosomaal dominant erfelijk zijn. Het betreft bijvoorbeeld alle blijvende molaren, de tweede molaren van de melkdentitie, of de tweede premolaren van de blijvende dentitie.

12.10.5 Amelogenesis imperfecta
Amelogenesis imperfecta is hereditaire, genetisch bepaalde dysplasie van het glazuur van gebitselementen. Er is een onderverdeling in vier typen met talrijke verschillende vormen.

Type I

Hypoplasie: Het glazuur is lokaal of algemeen minder dik dan normaal, met normale radiodensiteit.

I.A	Kleine putjes in rijen of kolommen met bruin verkleurde bodems (autosomaal dominant).
I.B	Putjes en groeven in horizontale banden op middelste eenderde deel van de kroon (autosomaal dominant).
I.C	Putjes en groeven in horizontale banden op middelste eenderde deel van de kroon in ernstiger vorm, met ook lokale hypocalcificaties (autosomaal recessief).
I.D	Glad, glanzend dun glazuur, wit-bruin, en in 50% van de gevallen een open beet (autosomaal dominant).
I.E	Glad, uniform dun glazuur, geen approximale contacten, (geel-)bruin en meestal een open beet.
I.F	Ruw, korrelig, glasachtig dun, geen approximale contacten, hard en in 50% van de gevallen een open beet (x-overerving).
I.G	Ruw, korrelig, geel-bruin, hard, dun, geen approximale contacten, soms geen glazuur, meestal open beet (autosomaal recessief).

Type II

Hypomaturatie: het glazuur is pokdalig, zacht fondantachtig en brokkelig en de radiodensiteit is verminderd.

II.A	Gepigmenteerd agar-bruin, relatief zacht, normale dikte, brokkelig en vaak is er een open beet (autosomaal recessief).
II.B	Melkgebit glasachtig wit, blijvend gebit geel gevlekt, dun en glad (x-overerving).
II.C	Als het ware bedekt met een sneeuwlaag, ene kwart tot eenderde deel incisaal/occlusaal opaak wit (x-overerving).
II.D	Als het ware bedekt met een sneeuwlaag (autosomaal dominant).

Type III

Hypocalcificatie: snel verlies tot aan het dentine van erg zacht glazuur met een normale dikte en met een radiodensiteit die minder is dan die van dentine.

III.A	Geel-bruin tot oranje verkleurd, zacht, gevoelig (autosomaal dominant).
III.B	Geel-bruin tot oranje verkleurd, zacht, gevoelig, alles in ernstige vorm (aotosomaal recessief).

Type IV

Hypomaturatief-hypoplastisch met taurodonte molaren: radiodensiteit is plaatselijk gelijk aan die van dentine.

IV.A	Zacht, geel-bruin en opaak-wit gevlekt, met putten (autosomaal dominant).
IV.B	Dun, met hypomaturatieve gebieden (autosomaal dominant).

12.10.6 Molar Incisor Hypomineralisation (MIH)

Glazuurvorming bestaat uit een secretiefase en een maturatiefase. In de secretiefase wordt gedeeltelijk gemineraliseerd glazuur afgezet. Gaat hier iets mis, dan zal het glazuur dunner zijn (hypoplasie). In de maturatiefase wordt water en organisch materiaal onttrokken en worden extra mineralen afgezet. Een verstoring tijdens de maturatiefase zal leiden tot een hypomineralisatie, zichtbaar in de vorm van een opaciteit. Bij kaasmolaren worden begrensde opaciteiten, wit tot geel-bruin van kleur, gezien. Vanwege de kaaskleur wordt de naam kaasmolaren gebruikt. In de internationale literatuur wordt gesproken over Molar Incisor Hypomineralisation (MIH). Ook in het melkgebit doet zich een vergelijkbaar beeld voor: Deciduous Molar Hypomineralisation (DMH). In de opaciteiten is het glazuur poreuzer en zachter. Hierdoor kan glazuur van de kies afbreken of cariës optreden.

MIH komt voor bij ongeveer 10-14% van de kinderen in Nederland, DMH bij ongeveer 5%. Over MIH is meer bekend dan over DMH, maar aangenomen wordt dat ze dezelfde oorzaken hebben, waarbij DMH iets eerder optreedt dan MIH. Als oorzakelijke factoren wordt ondermeer gedacht aan: problemen tijdens de zwangerschap en rond de geboorte, ziekten vroeg in het leven, astma, antibiotica en dioxines.

12.10.7 Lokale stoornissen glazuurstructuur

Lokele stoornissen van de glazuurstructuur van blijvende gebitselementen kunnen ontstaan na een trauma of een infectie of geen bekende oorzaak hebben (idiopatisch).

Tabel 12.5 Oorzaken van lokale stoornissen in de glazuurstructuur.

oorzaak	specifieke oorzaak	mogelijke afwijking
trauma	• gering trauma melkelement • middelzware intrusie melkelement • zware intrusie melkelement	• bruine en/of witte verkleuringen en insnoeringen in het vestibulaire glazuur • dilaceratie (een via mineralisatie herstelde scheuring van kroon en wortel) van het blijvende opvolgende gebitselement
lokale infectie	apicaal granuloom melkelement	• bruine en/of witte verkleuringen en insnoeringen in het vestibulaire glazuur • turnergebitselement; in het bijzonder occlusaal en buccaal niet goed afgevormd gebitselement, vaak premolaar.
idiopatisch		glazuuropaciteit

12.10.8 Odontodysplasie

Odontodysplasie is een zeldzaam voorkomende, gelijktijdig optredende ontwikkelingsstoornis in de glazuur- en dentinestructuur van de gebitselementen, die ook wel 'ghost teeth' wordt genoemd. Het aantal aangedane gebitselementen kan variëren en de etiologie is onduidelijk. De geelbruine kronen zijn hypoplastisch en gehypomineraliseerd en staan op zwakke wortels. De pulpaholten zijn groot. Het betreft meestal maar enkele gebitselementen, die veelal niet doorbreken maar zich dan kunnen verraden door een ontsteking of zwelling van de gingiva. Röntgenfoto's zijn bij de diagnostiek noodzakelijk. De benaming 'ghost teeth' is te danken aan de vaagheid van de gebitselementen op een röntgenfoto. Het vaakst zijn de frontelementen in de bovenkaak getroffen. Als de gebitselementen toch doorbreken, kan men proberen ze door conserverende behandeling te behouden, maar een endodontische behandeling kan te problematisch zijn. Tegenwoordig lijkt vervanging door een implantaat een meer aangewezen oplossing.

12.10.9 Dentinogenesis imperfecta

Dentinogenesis imperfecta is hereditaire, genetisch bepaalde dysplasie van het dentine. De prevalentie is ongeveer 0,0125%. De differentiatie volgens Shields wordt ondanks nieuwe aanzetten tot classificatie wijdverbreid gebruikt. Shields-type I komt voor met osteogenesis imperfecta (autosomaal dominant of autosomaal recessief). Shields-type II wordt gekenmerkt door opalescent dentine (autosomaal dominant). Shields-type III, ook wel als 'brandywine-type' of 'schaaltanden' aangeduid, is uiterst zeldzaam en genoemd naar de plaats Brandywine in Maryland waar dit type in een geïsoleerde populatie voorkwam (autosomaal dominant).

12.10.10 Dentinedysplasie

Dentinedysplasie is hereditaire, genetisch bepaalde dysplasie van het dentine die typische veranderingen van het dentine rond de pulpaholte en van de wortelmorfologie tot gevolg heeft. Er zijn twee typen. Type I is radiculaire dentinedysplasie (autosomaal dominant) en type II is coronale dentinedysplasie (autosomaal dominant).

12.10.11 Macrodontie

Macrodontie is een aanmerkelijke overschrijding van de gemiddelde grootte van een of meer gebitselementen. Wanneer alle gebitselementen te groot zijn, spreekt men van gegeneraliseerde ware macrodontie. Wanneer de gebitselementen groot lijken door het kleine formaat van de kaken, noemt men het gegeneraliseerde relatieve macrodontie. Macrodontie komt niet vaak voor. Van de etiologie is weinig bekend; erfelijke factoren spelen wellicht een rol.

12.10.12 Microdontie

Microdontie is het tegenovergestelde van macrodontie. Gegeneraliseerde ware microdontie komt zelden voor en wordt voornamelijk bij enkele syndromen waargenomen. Microdontie kan zich tot enkele afzonderlijke gebitselementen beperken en is als zodanig niet zeldzaam. Te kleine gebitselementen kunnen gereduceerd zijn tot een kegeltand. Dit geldt vooral voor laterale incisieven in de bovenkaak en voor derde molaren. Deze laatste vorm van microdontie kan erfelijk te zijn.

12.10.13 Fusie en schisodontie

Fusie is het tijdens de vorming samengroeien van het dentine en het glazuur van twee gebitselementen tot één. Schisodontie is het ontstaan van twee al dan niet volkomen zelfstandige gebitselementen uit één tandkiem ten gevolge van een (gedeeltelijke) splitsing in een vroege fase van de vorming. Schisodontie wordt ook wel aangeduid als *twinning* of geminatie.

Het resultaat van fusie is een dubbeltand of -kies, een in mesiodistale zin breed gebitselement dat meestal door een groeve het ontstaan uit twee componenten verraadt.

Ook bij onvolledige schisodontie ontstaat een dubbelgebitselement. Bij volledige schisodontie onstaat een boventallig gebitselement en het resultaat is identiek aan dat van enkelvoudige hyperodontie.
Dubbeltanden en -kiezen komen voornamelijk voor in de melkdentitie, aanmerkelijk vaker in de onder- dan in de bovenkaak en vooral in het front. Gefuseerde gebitselementen in de melkdentitie worden geassocieerd met agenesie in de blijvende dentitie. Dat is niet het geval als er sprake is van schisodontie of van een fusie met een boventallig gebitselement.
Doorgebroken fusies en schisodonten zijn vaak esthetisch storend en veroorzaken doorgaans ruimtegebrek en/of malpositie.

12.10.14 Taurodontie

Taurodontie is een anomalie waarbij de pulpaholte aanzienlijk is vergroot en waarbij, in geval van meerwortelige gebitselementen, de furcatie aanzienlijk in apicale richting is verplaatst. Het meest zijn de molaren aangedaan, verder de premolaren en zelden de frontelementen. Taurodontie komt erfelijk voor, waarschijnlijk autosomaal dominant en rasgebonden. Bij de meeste volkeren is het in enkele tienden van procenten aanwezig. Taurodontie is zeer waarschijnlijk een verschijnsel dat behoort tot enkele syndromen. In combinatie met amelogenesis imperfecta wordt het tegenwoordig als een apart type van amelogenesis imperfecta beschouwd, namelijk type IV. De klinische relevantie van de afwijking is voornamelijk beperkt tot de endodontie omdat de ingangen van de pulpakanalen lastig te vinden zijn. Verder zouden de wortels minder bestand zijn tegen laterale krachten, waardoor zij minder geschikt zouden zijn als pijlerelementen voor prothetische constructies.

12.10.15 Dens evaginatus

Een dens evaginatus is een dun, ongeveer 3 mm lang, spits uitsteeksel dat zich occlusaal in of vestibulair van de centrale fissuur van vooral de tweede premolaar bevindt. In circa 50% van de gevallen is in het uitsteeksel ook een uitloper van de pulpa aanwezig, die dicht onder het glazuuroppervlak ligt. Het komt meestal bilateraal voor. Aan de palatinale zijde van de incisieven in de bovenkaak kan ook een uitsteeksel voorkomen, maar dat wordt dan talon genoemd. Dens evaginatus komt voornamelijk voor bij mongoloïde volkeren (1-4%).
Het uitsteeksel breekt door occlusie en articulatie gemakkelijk af, vrijwel zonder een zichtbaar spoor na te laten. Expositie van de pulpa kan hiervan het gevolg zijn, waarna pulpanecrose kan optreden. In geval van pulpanecrose bestaat de behandeling uit een endodontische behandeling, eventueel voorafgegaan door een apexificatie.
Preventief kan de evaginatie stapsgewijs worden afgeslepen en afgedekt of kan rondom de evaginatie restauratiemateriaal worden aangebracht. Waarschijnlijk biedt het in één keer verwijderen van de evaginatie gevolgd door een partiële pulpotomie de beste vooruitzichten.

12.10.16 Dens invaginatus

Dens invaginatus is een ontwikkelingsanomalie, vaak leidend tot een ernstig misvormd gebitselement, die zich meestal manifesteert als een zeer diep reiken-

de instulping van het linguale kroonvlak van vooral de incisieven. De invaginatie reikt soms alleen tot in het dentine (type 1), tot (ver) in de pulpaholte (type 2), of vrijwel tot aan de apex (type 3). Verder komen ook apicale en, uiterst zelden, laterale instulpingen vanaf de cervicale lijn naar de apex voor. De prevalentie is enkele procenten: 0,1 -7,7%.
Vanuit het oogpunt van pulpabeschadiging is behandeling gewenst. Preventieve afsluiting van de opening dient zo vroeg mogelijk plaats te vinden. In geval van pulpitis of pulpanecrose is een endodontische behandeling moeilijk of niet uit te voeren. Extractie, in vroeger jaren dé therapie, is ook tegenwoordig soms niet te vermijden.

12.10.17 Dilaceratie

Dilaceratie is de misvorming van een in ontwikkeling zijnd gebitselement als gevolg van een daarop inwerkend mechanisch trauma. Het manifesteert zich als een extreme kromming waardoor de kroon met een knik op de wortel staat, of de wortel een of meer knikken vertoont. De kroon staat hierbij vrijwel altijd in labiale richting. Dilaceratie wordt vrijwel altijd veroorzaakt door trauma in de melkdentitie. In de meeste gevallen betreft het de incisieven in de bovenkaak. Circa 3% van de melkdentitietrauma's zou resulteren in een dilaceratie.
Niet zelden blijft doorbraak in het geval van een dilaceratie achterwege, of is het gedilacereerde gebitselement esthetisch onacceptabel. Behandeling is geïndiceerd in geval van esthetische problemen en problemen met de occlusie en/of de articulatie.

12.10.18 Ontwikkelingsstoornissen door radiotherapie

Misvormingen van gebitselementen door radiotherapie kunnen ontstaan als bij kinderen met een maligne tumor in het hoofd-halsgebied de kiemen van gebitselementen in het bestralingsveld liggen. De lengtegroei van wortels stopt op het tijdstip van de radiotherapie. Doorbraak vindt plaats ondanks het uitblijven van verdere wortelgroei. Er vormt zich een desmodont. De gebitselementen zijn vitaal en vormen secundair dentine.

12.11 Lokale anesthesie

12.11.1 Inleiding

Lokale anesthesie bij kinderen wordt als een van de meest belastende onderdelen van een mondzorgbehandeling beschouwd. Voor een adequate procedure dient rekening te worden gehouden met een aantal punten.

- Uitleg aan het kind (over procedure en gevoel) en aan de ouder.
- Oppervlakteanesthesie gebruiken.
- Dunne (30 gauche) en korte naalden gebruiken: 11 mm voor bovenkaak en onderfront en 25 mm voor mandibulaire geleidingsanesthesie.
- De assistent actief laten participeren door het aangeven van de injectiespuit en door het kind te ondersteunen (bijv. hand vasthouden).
- Tijdens het inwerken van de anesthesie het kind water laten drinken en in een spiegel laten kijken.

- Uitleg aan kind en ouder, dat het kind in verband met het risico op een bijttrauma niet mag eten totdat de anesthesie geheel is uitgewerkt.

12.11.2 Dosering

Om het risico op een bijttrauma te minimaliseren, is het gewenst een anestheticum met een lage concentratie vasoconstrictor te gebruiken. Het gebruik van een vasoconstrictor is wel aan te bevelen gezien het verhoogde basaalmetabolisme. Met vasoconstrictor wordt het anestheticum langzamer in het bloed opgenomen waardoor de toxische piekbelasting minder is. De maximale dosering is afhankelijk van het lichaamsgewicht van het kind (zie hoofdstuk 17). In principe is één carpule voldoende en daarmee wordt de maximale dosering nooit overschreden.

12.11.3 Techniek

Bovenkaak

Bij de buccale infiltratie-anesthesie moet het kind de mond niet te ver openen. Injecteren in het diepste punt van de omslagplooi ter plaatse van de apex van het beoogde gebitselement.

Injecteer bij de palatinale infiltratie-anesthesie ter hoogte van de apex totdat het lokale slijmvlies anemisch is geworden; na inwerking van de buccale anesthesie kan door de gingivapapil heen worden geïnjecteerd. In het front kan in het foramen incisivum worden geïnjecteerd.

Onderkaak

Doordat de ramus mandibulae relatief kort is, bevindt het foramen mandibulae voor het geven van geleidingsanesthesie zich bij kinderen circa 1 cm lager dan bij volwassenen; injecteren op niveau van het occlusale vlak.

Anesthesie door middel van infiltratie-anesthesie in de onderkaak wordt in feite alleen toegepast in het onderfront; in de molaarstreek geeft deze methode geen betrouwbaar resultaat.

12.11.4 Carpulespuiten

Naast het gebruik van handgestuurde carpulespuiten bestaan twee andere technieken:

- intraossale anesthesie (Stabident®, Quicksleeper®): hierbij wordt een opening gemaakt in het corticale bot om zo direct in het spongieuze bot te kunnen injecteren;
- mechanische infiltratie-anesthesie (the Wand®, Sleeper One®): dit is een door een microprocessor gestuurde anesthesie waardoor de druk en de uitstroomsnelheid van de injectievloeistof laag zijn; bij jonge kinderen met meer permeabel kaakbot kan deze techniek ook intraossaal worden gebruikt.

12.11.5 Complicaties

Voorkomende complicaties zijn:

- bijttrauma;

- misselijkheid, door stress of soms vermoedelijk als gevolg van de lichte toxiciteit;
- hematoom, wanneer tijdens het geven van de anesthesie een bloedvat wordt gelaedeerd;
- hartkloppingen, door stress of wanneer het anestheticum met vasoconstrictor direct in de bloedbaan terechtkomt; ter preventie is aspireren met de carpulespuit noodzakelijk.

12.12 Restauratie cariëslaesies

Het doel van het aanbrengen van restauraties in de melkdentitie is het handhaven van de melkelementen tot het natuurlijke moment van exfoliatie en ervoor zorgen dat kinderen pijn- en ontstekingsvrij zijn en blijven. Bovendien moet het streven zijn een restauratieve behandeling zo prettig en ontspannen mogelijk te doen verlopen, zowel voor het kind als voor de zorgverlener. Om dit alles te bereiken, is het toepassen van de in elk individueel geval juiste methode van gedragsbeïnvloeiding van cruciaal belang.

12.12.1 Anesthesie

Bij de behandling van kinderen is het zaak voorspelbaar te werken. Het restaureren van cariëslaesies kan een pijnlijke aangelegenheid zijn. Het verdient dan ook aanbeveling lokale anesthesie en vooraf oppervlakte-anesthesie toe te dienen. Als een kind hierop goed wordt voorbereid, leidt dit niet tot veel problemen. Ook de verschillende anesthesietechnieken bieden veel mogelijkheden tot het maken van individuele keuzes.

12.12.2 Rubberdam

Na toediening van lokale anesthesie verdient het aanbeveling rubberdam te plaatsen. De rubberdam zorgt ervoor dat het werkveld overzichtelijk en droog blijft en dat het water en de materialen die worden gebruikt niet in de mond van het kind komen. Dit vermindert de prikkels van de behandeling en verhoogt ook het comfort voor het kind. Dit alles zorgt voor een beter verloop van de behandeling en een betere kwaliteit van het restauratieve werk. Voor kinderen is rubberdam verkrijgbaar in bonte kleuren en met smaakstoffen. Een rubberdamklem moet altijd met behulp van tandzijde worden vastgezet om te voorkomen dat het kind deze inslikt of aspireert als de klem onverhoopt van het gebitselement afglijdt (figuur 12.5). Voor melkelementen zijn aparte rubberdamklemmen verkrijgbaar, aangepast aan de vorm van de melkelementen.

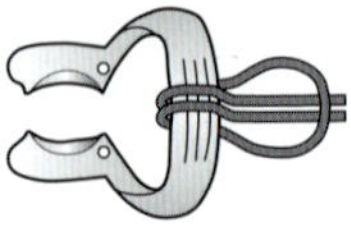

Figuur 12.5 Schematische weergave van de bevestiging van tandzijde aan een rubberdamklem.

12.12.3 Instrumenten

Rode hoekstukken van klein formaat zijn ideaal voor de behandeling van kinderen. Dit hoekstuk is te prefereren boven een airrotor omdat het meteen tot stilstand komt als de pedaal wordt losgelaten. Langzaam lopende hoekstukken zijn ook zonder waterkoeling toe te passen als bijvoorbeeld een kind problemen heeft met de afzuiging. Een kind kan op het prepareren worden voorbereid door op zijn nagel de trilling te laten voelen die het daarna in de mond zal gaan waarnemen. Voor de primaire preparatie zijn kleine, peervormige en cilindrische diamantslijpers (doorsnede 008 of 010) aan te bevelen. Cariësverwijdering moet worden uitgevoerd met de grootste ronde boor die in de caviteit past. Een handexcavator kan na de primaire preparatie goede diensten bewijzen.

Geschikte, kleine matrixspanners met matrixbanden die smal genoeg zijn, zijn meestal vereist. Eventueel kunnen de matrixbanden op maat worden geknipt. Zonder ankers werken het automatrixsysteem, het 'super mat'-systeem en de T-bandmatrixen. In het gebied van de frontelementen zijn stripkronen bij uitgebreide laesies een bijna onvervangbaar middel.

12.12.4 Restauratiematerialen

Hoewel amalgaam een vanouds beproefd restauratiemateriaal is en in veel landen nog steeds wordt gebruikt, moet de toepassing hiervan bij kinderen bijzonder zorgvuldig worden afgewogen. Standaardmateriaal voor de melkdentitie is composiet, compomeer of glasionomeercement. Bij zeer uitgebreide defecten is voor de melkmolaren een roestvrijstalen confectiekroon een mogelijke oplossing en voor de frontelementen een confectiekroon van polycarboxylaatcement.

12.12.5 Problemen

Tabel 12.6 Mogelijke problemen bij de restauratie van cariëslaesies.

Probleem	oorzaken	oplossingen
inadequate preparatie of cariësverwijdering met als gevolg cariësrecidief of verlies restauratie	• onvoldoende coöperatie van de patiënt • pijn bij weigering van anesthesie • onrust door lange duur behandeling	• eerst restauratieranden excaveren • bij preparatie die niet kan worden beëindigd tijdelijke restauratie aanbrengen en later opnieuw proberen
verlies (deel) restauratie	preparatievorm voldoet niet aan de eisen van het restauratiemateriaal	• preparatie vervolmaken • bij uitgebreid defect kroon overwegen
vochtige omstandigheden		adequaat droogleggen
restauratie te hoog		correctie occlusie restauratie

12.12.6 Restauratie frontelementen

De aantasting van frontelementen van de melkdentitie is een indicatie voor grote cariësactiviteit.

Bij erg jonge kinderen kan sprake zijn van zuigflescariës. Soortgelijke verschijnselen worden soms ook waargenomen bij langdurige borstvoeding. Omdat de

incisieven de eerste gebitselementen zijn die worden gewisseld, is het niet altijd nodig deze te restaureren. Door aan de ouders goede instructie over mondverzorging te geven, kan het cariësproces vaak tot aan de wisseling worden geremd. Esthetische aspecten worden minder belangrijk geacht.
Voorafgaand aan de restauratie moet zeker worden gesteld dat het frontelement te behouden is. Melkincisieven zijn minder belangrijk om ruimte voor een normale wisseling open te houden dan melkcuspidaten. Wanneer een van de melkcuspidaten niet te behouden is, dient te worden overwogen ook de contralaterale cuspidaat te extraheren, om een mediaanlijnverschuiving in de blijvend dentitie te voorkomen.

Klasse-III-restauraties
Voor incisieven kan vaak een labiale toegang worden gekozen. Voor cuspidaten is door de locatie van de cariës een toegang vanaf linguaal het meest aangewezen (figuur 12.6).

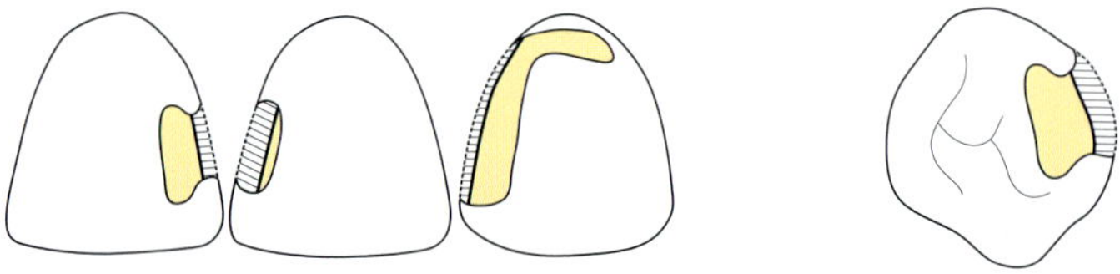

Figuur 12.6 Preparatievormen voor klasse-III-restauraties in frontelementen van de melkdentitie.

Klasse-IV-restauraties
Een restauratie die een hoek van een frontelement vervangt, is gevoelig voor fractuur. Restauratie met composiet door middel van een stripkroon is de eerste keuze. Bij grotere defecten kan gebruik worden gemaakt van een confectiekroon van polycarboxylaat.

12.12.7 Restauratie molaren

Klasse-I-restauraties
Bij diepe preparaties op de pulpale zijde van de preparatie in het dentine eventueel een onderlaag van een kunstharsgemodificeerd glasionomeercement aanbrengen. Na aanbrengen van de restauratie is zorgvuldige controle van de occlusie en articulatie noodzakelijk.

Klasse-II-restauraties
Bij approximale preparatie zonodig eerst een wig aanbrengen en een stukje matrixband ter bescherming van het buurelement. Is het gebitselement klachtenvrij, is er op een röntgenopname geen radiolucentie aanwezig die niet te wijten is aan fysiologische resorptie en is dicht bij de pulpa nog (inactieve) restcariës aanwezig, dan kan men cariësverwijdering verdeeld over twee tijdstippen overwegen. Een matrixband moet worden aangebracht tot juist voorbij de cervicale begrenzing van de preparatie en dient occlusaal circa 1 mm boven de marginale crista uit te steken. Interproximaal een wig aanbrengen zodat de matrixband

goed op het gebitselement aansluit. Gelet moet worden op een goed contact met een eventueel buurelement. Na aanbrengen van de restauratie is zorgvuldige controle van de occlusie en articulatie noodzakelijk.

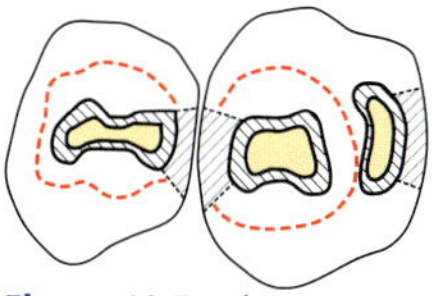

Figuur 12.7 Schets van preparatievormen in melkmolaren in de bovenkaak.

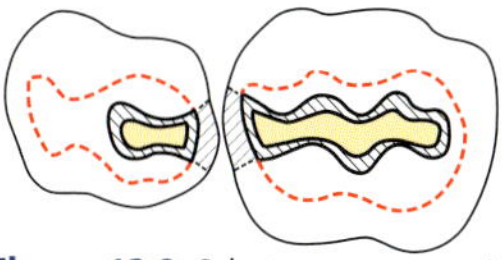

Figuur 12.8 Schets van preparatievormen in melkmolaren in de onderkaak.

Typische fouten

- De verzegeling van risicovolle fissuren en pitten ontbreekt.
- De preparatie volgt het verloop van de cariës niet.
- Het contact met het naastliggende gebitselement wordt niet hersteld.
- Er is geen absolute droogheid bij materiaalverwerking door ontbreken rubberdam.

12.12.8 Restauratie met stalen kronen

Restauratie van melkmolaren met stalen confectiekronen is een vanouds beproefde restauratievorm. De duurzaamheid van een melkmolaar met een correct vervaardigde stalen kroon is niet minder dan de natuurlijke duurzaamheid van een melkmolaar.

Indicaties

- sterk gemutileerde melkmolaren, vooral door aantasting van meerdere gebitsvlakken;
- endodontisch behandelde melkmolaren;
- melkmolaren van kinderen met hoge cariësactiviteit of onvoldoende mondverzorging;
- gefractureerde melkmolaren;
- melkmolaren met afwijkingen in vorm of structuur, bijvoorbeeld door hypoplasie of dentinogenesis imperfecta.

Doel

- herstel van occlusie en kauwfunctie;
- herstel van de mesiodistale dimensie, onder andere om ruimte te bewaren voor doorbraak van de blijvende opvolger;
- preventie van secundaire cariës.

Vervaardiging

- mesiodistale kroondoorsnede bepalen met passer;
- confectiekroon kiezen;
- cariës verwijderen;
- indien nodig hoogtereductie (1-1,5 mm) en daarbij het occlusale reliëf zo veel mogelijk behouden (figuur 12.9);

- approximale preparatie met separeerder om het buurelement te ontzien;
- afronden preparatieranden; linguale en buccale overgangen alleen in het occlusale derde deel afschuinen (figuur 12.10);
- gekozen kroon moet zonder aanpassingen net over het geprepareerde gebitselement passen; indien noodzakelijk de buccale en/of linguale glazuurlaag reduceren;
- lengte van de kroon met gebogen kronenschaar aanpassen; de rand moet net in de gingivale sulcus komen; bramen van de geknipte kroon glad maken;
- hoogte en occlusie controleren;
- approximale contacten aanpassen; kroon(rand) contoureren (figuur 12.11);
- cementeren;
- cementresten verwijderen uit de sulcus gingivalis;
- controleren occlusie en articulatie.

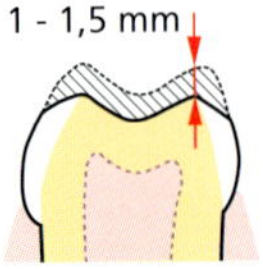

Figuur 12.9 Schematische weergave van de procedure van hoogtereductie.

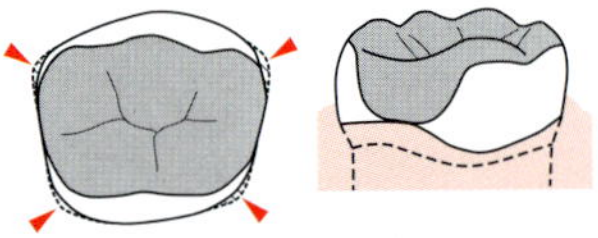

Figuur 12.10 Schematische weergave van het afronden van de preparatieranden.

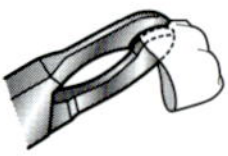

Figuur 12.11 Schematische weergave van het contoureren van de kroonrand.

12.13 Extracties om orthodontische reden

Extracties om orthodontische reden kunnen het beste in overleg met een orthodontist plaatsvinden.

12.13.1 Serie-extracties

Voor geleiding van de doorbraak van de blijvende gebitselementen kan een planmatige serie extracties worden uitgevoerd waarmee ernstig ruimtegebrek in het front kan worden opgeheven. Het doel hiervan is een orthodontische behandeling te voorkomen of te vereenvoudigen. Het indicatiegebied is een neutroocclusie (klasse I) met ruimtegebrek in het front. Een diepe beet is een contra-indicatie. Tegen het einde van de eerste wisselfase wordt met de behandeling begonnen.

Verloop

1. Extractie melkcuspidaat waardoor ruimtewinst in het front ontstaat.
2. Verwijdering eerste melkmolaar om doorbraak van de eerste premolaar te versnellen.
3. Voortijdige doorbraak en daarna extractie van de eerste premolaar.

4 Ongestoorde doorbraak van de tweede premolaar en cuspidaat in het diasteem; het diasteem sluit zich met de doorbraak van de blijvende tweede molaar.

Bij punt 3 moet het juiste tijdstip voor extractie worden gekozen. Dit tijdstip is afhankelijk van het moment waarop de doorbraak van de blijvende cuspidaat en de tweede premolaar wordt verwacht.
Als de tweede premolaar veel eerder dan de cuspidaat zal doorbreken, mag de eerste premolaar pas worden geëxtraheerd als de tweede premolaar is doorgebroken. De eerste premolaar houdt dan de ruimte voor de cuspidaat vrij. Als de doorbraak van de cuspidaat eerder wordt verwacht dan die van de tweede premolaar, moet de eerste premolaar zo snel mogelijk worden geëxtraheerd zodat de cuspidaat naar distaal kan migreren.

12.13.2 Extractie eerste blijvende molaren

Extractie van de eerste blijvende molaren gebeurt meestal als ze sterk zijn gemutileerd. Het moment van extractie is belangrijk voor een succesvolle opvulling van het diasteem.

Tabel 12.7 Kiezen van het moment voor extractie van de eerste blijvende molaren.

	voldoende ruimte molaargebied	te weinig ruimte molaargebied
bovenkaak	zo vroeg mogelijk zodat de kiem van de tweede blijvende molaar naar de ruimte kan migreren	indien mogelijk na doorbraak van de tweede blijvende molaar zodat de ruimte kan worden gebruikt ter compensatie van het ruimtegebrek
onderkaak	als de wortelformatie van de tweede premolaar tot twee derde is gevorderd, om migratie van de kiem naar distaal te voorkomen	zo vroeg mogelijk, om door migratie van de kiem van de tweede premolaar ruimtewinst naar distaal te krijgen

13 Traumatologie

In het hoofd-halsgebied kunnen zich allerlei trauma's voordoen. Het zou veel te ver voeren deze allemaal in dit boek te behandelen. Bewust is ervoor gekozen het terrein af te bakenen en te beperken tot de trauma's van de dentitie en de processus alveolaris. Eerst wordt in dit hoofdstuk een algemene maatregel na een fors trauma behandeld, de tetanusvaccinatie, daarna volgen de classificatie en frequentie van letsels van de dentitie en een gedetailleerde bespreking van de diverse letsels.

13.1 Tetanusvaccinatie

13.1.1 Inleiding

Tetanus is een ernstige ziekte die fataal kan aflopen. De ziekte wordt veroorzaakt door het toxine van de bacterie *Clostridium tetani*. Deze bacterie komt voor in allerlei vormen van straatvuil, aarde, mest en feces. Wanneer, bijvoorbeeld door een val of een snij-incident, een diepe huidwond is ontstaan die is gecontamineerd met dergelijk materiaal, kan na het genezen/sluiten van de wond een infectie door *Clostridium tetani* optreden. Onder deze anaerobe condities gaan de bacteriën zich namelijk vermenigvuldigen en hun toxine afgeven. Dit gebeurt niet bij oppervlakkige wonden, zoals schaafwonden, omdat dan geen anaerobe condities voor de bacterie ontstaan. Het toxine veroorzaakt spierkrampen, meestal beginnend in het hoofd en vervolgens afdalend naar de overige delen van het lichaam. Trismus en slikproblemen kunnen de eerste symptomen zijn, al vrij snel gevolgd door verkramping van de ademhalingsspieren. Dat laatste kan dodelijk zijn. Snel ingrijpen bij de eerste symptomen is geboden, door opname op een intensivecareafdeling van een ziekenhuis. Gelukkig komt de ziekte tegenwoordig nog maar erg weinig voor.

13.1.2 Preventie

Al in het eerste levensjaar worden kinderen gevaccineerd tegen tetanus en tegelijkertijd tegen difterie, kinkhoest en poliomyelitis (DKTP). De volledige vaccinatie bestaat uit vier achtereenvolgende injecties. Op 9-jarige leeftijd volgt een herhaling en dan is de vaccinatie tien jaar geldend. Dat geldt ook voor elke volgende vaccinatie. Na het 19e levensjaar moet dus bij elke risicovolle verwonding worden overwogen of tetanusvaccinatie nodig is. De vaccinatievloeistof bevat onwerkzaam gemaakte tetanusbacteriën die het lichaam aanzetten tot de vorming van een antistof, het tetanusimmunoglobuline. In de veilige periode van tien jaar herkent het lichaam bij een tetanusinfectie de bacterie en breekt deze af.

In een acute situatie wordt eerst tetanusimmunoglobuline geïnjecteerd en enige tijd later alsnog de vloeistof met onwerkzaam gemaakte tetanusbacteriën.

13.1.3 Indicatie voor vaccinatie

Een vaccinatie moet worden overwogen bij een erg vieze verwonding, een beet van een dier, vieze condities op de locatie waar de wond is ontstaan, het ontbreken van een snelle adequate reiniging van een diepe wond en als vaccinatie langer dan tien jaar geleden is. De vaccinatie moet intramusculair geschieden en zeker niet intraveneus.

13.2 Classificatie en frequentie van dento-alveolaire letsels

Tabel 13.1 Classificatie en frequentie van dento-alveolaire letsels.

fracturen gebitselementen				
glazuurfractuur, met of zonder materiaalverlies	kroonfractuur zonder pulpa-expositie	kroonfractuur met pulpa-expositie	wortelfractuur	kroon-wortel-fractuur
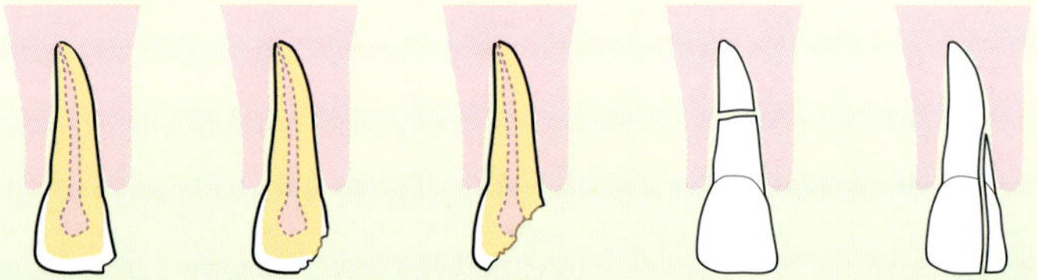				
laterale luxatie	intrusie	extrusie	avulsie	open wonden weke delen
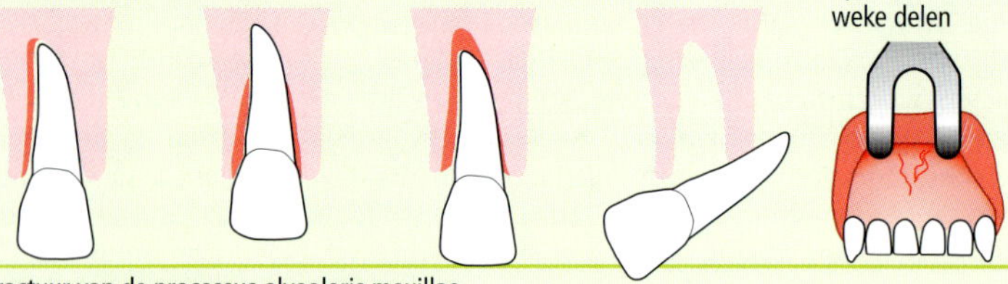				
fractuur van de processus alveolaris maxillae				
fractuur van de processus alveolaris mandibulae				

typen letsel blijvende dentitie	**frequentie**	**soorten gebitselementen blijvende dentitie**	**frequentie**
kroonfracturen	26-76%	centrale incisief bovenkaak	80%
luxaties	15-49%	centrale incisief onderkaak	10%
kroon-wortelfracturen	5%	laterale incisief bovenkaak	6%
avulsies	0,5-16%	laterale incisief onderkaak	3%
wortelfracturen	0,5-7%	cuspidaat bovenkaak	1%
		cuspidaat onderkaak	1%

aantal gebitselementen per ongeval	frequentie
1	75%
2	21%
3	2%
4	1%
meer	1%

Jongens lopen twee keer zo vaak letsels van de dentitie op als meisjes. De meeste letsels treden op in twee leeftijdsgroepen: 2-5 jaar en 8-12 jaar.

13.3 Kroonletsels

Een letsel van de kroon van een gebitselement is het meest voorkomende letsel van de blijvende dentitie. Er wordt onderscheid gemaakt tussen een glazuurbarst, een glazuurfractuur aan het oppervlak van de kroon, met geen of nauwelijks expositie van het dentine, een kroonfractuur met veel expositie van dentine maar zonder pulpa-expositie en een kroonfractuur met pulpa-expositie.

Frequentie
Een letsel van de kroon behelst in het melkgebit tot 38% en in de blijvende dentitie meer dan 70% van alle gebitsletsels.

Etiologie
Een letsel van de kroon ontstaat door een kort maar heftig inwerkende kracht op een deel van het oppervlak van een gebitselement.

Pathologie
Het gevolg van een kroonfractuur met pulpa-expositie is pulpanecrose; bij kroonfracturen zonder pulpa-expositie komt dit slechts voor in 1-2% van de gevallen.

13.3.1 Glazuurbarst

Een glazuurbarst is een onvolledige fractuur van het glazuur zonder verlies van weefsel, infractie genoemd.

Tabel 13.2 Bevindingen en therapie bij een glazuurbarst.

bevindingen	• positieve sensibiliteitstest • geen percussiegevoeligheid • normale mobiliteit • geen afwijkingen op röntgenopname waarneembaar • door tijdens het onderzoek de operatielamp ook parallel aan het labiale vlak in te stellen (andere lichtinval) zijn glazuurbarsten vaak pas goed zichtbaar
therapie	geen
nazorg	sensibiliteitstest bij volgende periodieke mondonderzoek

13.3.2 Glazuurfractuur

Een glazuurfractuur is een fractuur in het glazuurgebied met gering verlies van weefsel (hoeken, snijranden, knobbelpunten).

Tabel 13.3 Bevindingen en therapie bij een glazuurfractuur.

bevindingen	• positieve sensibiliteitstest • geen percussiegevoeligheid • normale mobiliteit • op een röntgenopname kan het defect zichtbaar zijn
therapie	kroonvorm herstellen: • selectief het glazuur beslijpen • scherpe fractuurranden glad maken • fluoridering bij uitgebreide glazuurfractuur • restaureren met composiet
nazorg	sensibiliteitstest bij volgende periodieke mondonderzoek

13.3.3 Kroonfractuur zonder pulpa-expositie

Een kroonfractuur zonder pulpa-expositie is een fractuur met verlies van glazuur en dentine zonder expositie van de pulpa, ook wel glazuur-dentinefractuur genoemd.

Tabel 13.4 Bevindingen en therapie bij een kroonfractuur zonder pulpa-expositie.

bevindingen	• sensibiliteitstest zeer positief • geen percussiegevoeligheid • mobiliteit gebitselement normaal • op een röntgenopname kan het defect zichtbaar zijn
therapie	afdekken dentine om gevoeligheid te voorkomen en kroonvorm herstellen: • dentine bedekken met glasionomeercement of composiet als tijdelijke maatregel • in later stadium composiet om de kroonvorm te herstellen • als een groot kroonfragment beschikbaar is, kan dit worden gereponeerd met de adhesieve techniek
nazorg	sensibiliteitstest bij volgend periodiek mondonderzoek

13.3.4 Kroonfractuur met pulpa-expositie

Een kroonfractuur met pulpa-expositie is een fractuur met verlies van glazuur en dentine en pulpa-expositie over een kleiner dan wel groter oppervlak, ook wel gecompliceerde kroonfractuur genoemd.

Tabel 13.5 Bevindingen en therapie bij een kroonfractuur met pulpa-expositie.

bevindingen	• sensibiliteitstest zeer positief • geringe percussiegevoeligheid is mogelijk • mobiliteit normaal • defect dat reikt tot de pulpaholte zichtbaar op röntgenopname
therapie	afhankelijk van: • grootte van de pulpa-expositie • ontwikkelingsfase van de wortel • posttraumatische tijdsinterval • vascularisatie van het gebitselement
• **therapie 1: directe overkapping:**	• geringe pulpa-expositie • kort posttraumatisch tijdsinterval (minder dan 24 uur) • voldoende vascularisatie (geen luxatie)
• **therapie 2: partiële pulpotomie:**	• grote pulpa-expositie • wortel niet volgroeid • lang posttraumatisch tijdsinterval (meer dan 24 uur) • beperkte vascularisatie (door luxatie)
• **therapie 3: apexificatie bij niet afgevormde wortel wortelkanaalbehandeling bij afgevormde wortel**	• necrotische pulpa en niet volgroeide wortel • pulpa-expositie over een breed oppervlak • lang posttraumatisch tijdsinterval • volgroeide wortel • beperkte vascularisatie (door luxatie)
• **directe overkapping**	• lokale anesthesie • rubberdam • eventueel eerst calciumhydroxide aanbrengen op pulpa-expositie • overkappen met restauratie; eventueel reponeren van een groot kroonfragment met de adhesieve techniek • sensibiliteitstest bij volgende periodieke mondonderzoek • in het vervolg op röntgenopname(n) situatie vergelijken met contralaterale gebitselement; tekenen van succes zijn: overbrugging expositie met hard weefsel en normale voortgang van de wortelgroei
• **partiële pulpotomie**	• lokale anesthesie • rubberdam • pulpadak geheel verwijderen • amputatie kroonpulpa • overkappen pulpawond met calciumhydroxide of *Mineral Trioxode Aggregate* (MTA) • afdichtende restauratie; eventueel reponeren van een groot kroonfragment met de adhesieve techniek • sensibiliteitstest bij periodieke mondonderzoeken gedurende 2 jaar • op röntgenopname(n) situatie vergelijken met contralaterale gebitselement; tekenen van succes zijn: overbrugging expositie met hard weefsel en normale voortgang van de wortelgroei

• **apexificatie**	○ necrotisch weefsel verwijderen uit pulpakanaal ○ kanaal reinigen en spoelen met natriumhypochloriet (figuur 13.1) • bij veel bloed of pus calciumhydroxide gecomprimeerd aanbrengen in wortelkanaal (figuur 13.2) • apicaal MTA aanbrengen (figuur 13.3) • na minimale uitharding onder vochtige condities tijdelijke afsluiting voor 24 uur (figuur 13.3) • wortelkanaal vullen en kanaalopening afsluiten met composiet (figuur 13.4) • voordeel: weinig behandelsessies

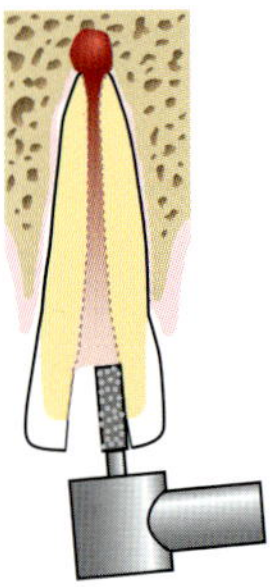

Figuur 13.1 Kanaal openen, reinigen en spoelen met natriumhypochloriet.

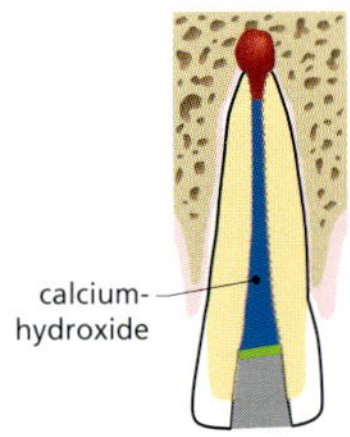

Figuur 13.2 Bij veel bloeding of pus eventueel eerst enige tijd calciumhydroxide insluiten.

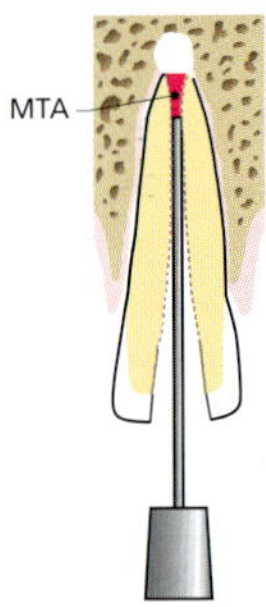

Figuur 13.3 Apicaal MTA aanbrengen.

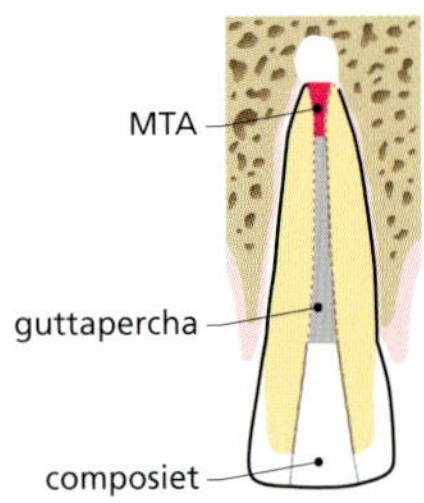

Figuur 13.4 Kanaal gevuld en opening gerestaureerd met composiet.

13.3.5 Reponeren groot kroonfragment

Het reponeren van een intact groot kroonfragment met de adhesieve techniek heeft als voordelen: goed esthetisch resultaat, slijtage blijft gelijk aan die van de buurelementen, eenvoudige controle van de sensibiliteit van het gebitselement. Voor de bevestiging moet het kroonfragment eventueel worden uitgehold om exacte repositie mogelijk te maken. De beste esthetische resultaten worden bereikt als het kroonfragment bij reponeren niet is uitgedroogd.

Tabel 13.6 Procedure voor reponeren kroonfragment.

een staafje was of ander materiaal aan de incisale rand van het kroonfragment bevestigen om het fragment gemakkelijk te kunnen hanteren

- na overkapping van een eventuele pulpa-expositie het kroonfragment op de plaats van de fractuur passen

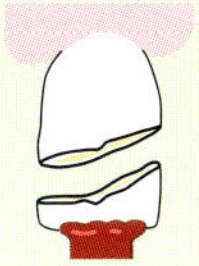

- beide fractuurvlakken etsen, afspoelen en drogen

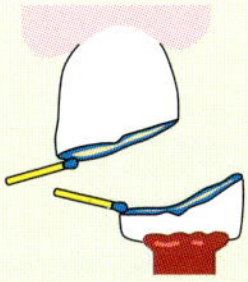

- op beide fractuurvlakken dentine-adhesief aanbrengen, maar niet uitharden in verband met de pasvorm

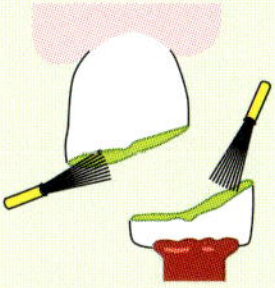

- een bij voorkeur gemakkelijk vloeibare composiet aanbrengen, het kroonfragment reponeren en de composiet uitharden

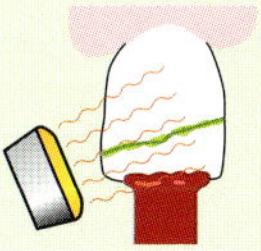

- overtollig composietmateriaal verwijderen, alles afwerken

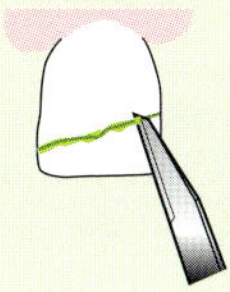

- eventueel gootvormige afschuining prepareren ter hoogte van de fractuurlijn

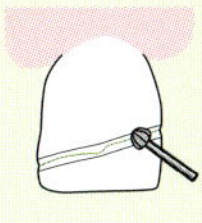

- etsen en fractuurlijn vullen met composiet
- afwerken en polijsten

13.4 Wortelfractuur

Een wortelfractuur komt relatief zelden voor.

Frequentie
Een wortelfractuur behelst in het melkgebit tot 4% en in de blijvende dentitie tot 7% van alle gebitsletsels.

Etiologie
Een wortelfractuur ontstaat door een korte maar heftige kracht die een gebitselement treft op een groot oppervlak.

Pathologie
Het gevolg van een wortelfractuur kan zijn: obliteratie van het wortelkanaal (69%), pulpanecrose (20-44%) en zelden wortelresorptie. Pulpanecrose treft in bijna alle gevallen alleen het coronale deel en zelden het apicale deel. Genezing is afhankelijk van de pulpanecrose in het coronale deel.

Genezingsverloop
De genezing kan op een aantal manieren verlopen (tabel 13.7).

Tabel 13.7 Verloop van de genezing van wortelfracturen.

vorming van gecalcificeerd weefsel (dentinecallus, cementappositie	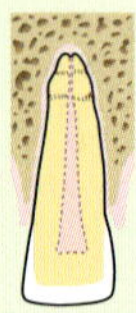
interpositie van bindweefsel	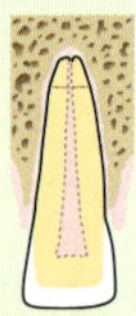
interpositie van bind- en botweefsel	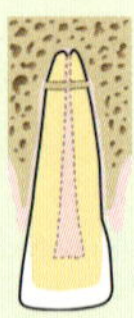
interpositie van granulatieweefsel (pulpanecrose in het coronale fractuurdeel)	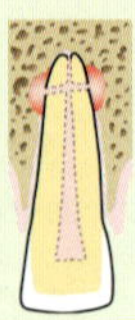

Prognose
Een gunstige prognose is te verwachten bij gebitselementen waarvan het coronale fragment een vitale pulpa houdt en waarvan de wortel nog onvolgroeid is. Een ongunstige prognose is te verwachten bij een avitale pulpa van het coronale deel.

Lokalisering fractuur
Om de positie van een wortelfractuur te lokaliseren, kan men voorzichtige de labiale mucosa in het gebied van de desbetreffende wortel met de wijsvinger van de ene hand palperen en voorzichtig de kroon tussen duim en wijsvinger van de andere hand bewegen (figuur 13.5). De mate van beweeglijkheid in labiolinguale of labiopalatinale richting is groter naarmate de fractuur zich dichter bij de gingiva bevindt. Bij een apicale fractuur is er meestal geen vergrote beweeglijkheid.

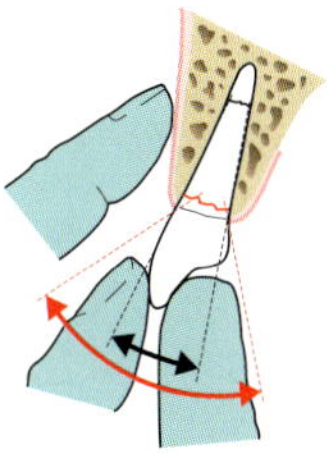

Figuur 13.5 Schematische weergave van de methode van lokaliseren van een wortelfractuur.

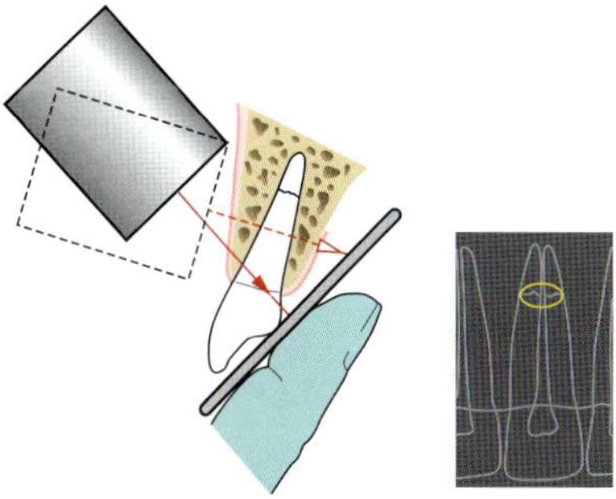

Figuur 13.6 Schematische weergave van de problematiek bij het weergeven van een wortelfractuur op een röntgenopname.

Röntgendiagnostiek
Of een wortelfractuur op een röntgenopname kan worden weergegeven, hangt af van de hoek die de centrale röntgenstraal met de fractuurlijn maakt. Daarom is het voor een juiste diagnostiek verstandig om minstens twee röntgenopnamen onder een verschillende verticale hoek te maken. Een schuine instelling van de centrale röntgenstraal ten opzichte van de fractuurlijn toont het typische beeld van een ellipsoïde dubbele fractuur, terwijl een steilere instelling parallel aan de fractuurlijn een exact beeld geeft (figuur 13.6).

Tabel 13.8 Bevindingen en therapie bij een wortelfractuur.

bevindingen	• resultaat sensibiliteitstest twijfelachtig • percussie kan (heftig) gevoelig zijn • vergrote mobiliteit van het gebitselement, afhankelijk van de locatie van de fractuur • fractuur zichtbaar op röntgenopname, eventueel met dislocatie
therapie	afhankelijk van: • mate van dislocatie • mate van mobiliteit • fase van wortelgroei • locatie fractuur • toestand pulpa 1 geen dislocatie en geen mobiliteit: controle sensibiliteit en röntgenopname na 2 weken, 1, 3 en 6 maanden en daarna bij periodieke mondonderzoeken; 2 geen dislocatie, wel mobiliteit: controle sensibiliteit en röntgenopname na 2 weken, 1, 3 en 6 maanden en daarna bij periodieke mondonderzoeken; 3 dislocatie en geen mobiliteit: reponeren coronaire deel; controle sensibiliteit en röntgenopname na 2 weken, 1, 3 en 6 maanden en daarna bij periodieke mondonderzoeken; 4 dislocatie en mobiliteit: reponeren coronaire deel; controle sensibiliteit en röntgenopname na 2 weken, 1, 3 en 6 maanden en daarna bij periodieke mondonderzoeken.
Opmerking	*Blijkt bij röntgencontrole het apicale deel avitaal (zeldzaam), dan is chirurgische verwijdering van het apicale deel noodzakelijk.*

13.5 Kroon-wortelfractuur

Een typische kroon-wortelfractuur loopt van het labiale vlak schuin in palatinale richting en eindigt onder de hals van het gebitselement. Naar analogie van de kroonfractuur spreekt men bij expositie van de pulpa van een gecompliceerde, bij een niet-geëxponeerde pulpa van een ongecompliceerde kroon-wortelfractuur.

Tabel 13.9 Bevindingen en therapie bij een kroon-wortelfractuur.

bevindingen	• sensibiliteitstest twijfelachtig • percussie kan (heftig) gevoelig zijn • mobiliteit, afhankelijk van de locatie van de fractuur (zeer) vergroot • fractuurlijn op röntgenopname coronaal meestal wel goed, maar linguaal moeilijk zichtbaar omdat de fractuurlijn meestal loodrecht op de centrale röntgenstraal verloopt
therapie	afhankelijk van: • uitbreiding fractuur • betrokkenheid pulpa • richting fractuur • lengte achtergebleven worteldeel

1. verwijderen coronaire fragment en supragingivale restauratie: bij oppervlakkige fractuur zonder pulpa-expositie;
2. verwijderen coronaire fragment en parodontaal-chirurgische behandeling: bij fractuur met zuiver oraal gelegen subgingivale begrenzing;
3 verwijderen coronaire fragment en chirurgische of orthodontische extrusie: bij fractuur met achtergebleven worteldeel van voldoende lengte;
4. extractie: bij fractuur in de lengterichting, splinterfractuur en diepe schuine fractuur met achtergebleven worteldeel van onvoldoende lengte.

Tabel 13.10 Varianten van behandeling.

1 supragingivale restauratie	lokale anesthesie; verwijderen coronale fragment; glad maken scherpe randen in subgingivale deel van de fractuur; tijdelijke supragingivale restauratie; na genezing van de gingiva definitieve restauratie • voordelen: korte behandeltijd; gemakkelijk uitvoerbaar • nadelen: resultaten op lange temijn twijfelachtig; irritatie gingiva of endodontium
2 supragingivale restauratie met parodontaal-chirurgische behandeling	lokale anesthesie; verwijderen coronale fragment; parodontaal-chirurgisch vrijleggen fractuurrand, bijvoorbeeld met elektrochirurgie; adhesieve restauratie of adhesief reponeren van kroonfragment; wortelkanaalbehandeling bij pulpanecrose; eventueel stiftopbouw en kroon • voordelen: korte behandeltijd • nadelen: esthetisch niet altijd fraai; soms stiftopbouw vereist; irritatie gingiva; pocketvorming
3a supragingivale restauratie met chirurgische extrusie	lokale anesthesie; verwijderen coronale fragment; extirperen pulpa; losmaken parodontale ligament; voorzichtig wortel luxeren; wortel extraheren; replanteren apicale fragment in de gunstigste en meer coronale positie; stabiliseren met draden en/of spalken; na 2-3 weken wortelkanaalbehandeling; calciumhydroxide inbrengen; tijdelijke restauratie; later adhesieve restauratie of stiftopbouw en kroon • voordelen: korte behandeltijd • nadelen: verlies vitaliteit; risico wortelresorptie en cervicaal botverlies bij beschadiging parodontium tijdens de extractie, (her)plaatsen wortel zonder apicale ondersteuning in het bot is moeilijk
3b supragingivale restauratie met orthodontische extrusie	lokale anesthesie; verwijderen coronale fragment; extirperen pulpa; losmaken parodontale ligament; voorzichtig wortel luxeren • indien pulpa niet geëxponeerd: overkappen dentine, bracket op het resterende glazuuroppervlak hechten; langzame extrusie van ongeveer 2-3 mm in 4-8 maanden (vuistregel maximaal 1 mm/maand met 100-200 g); • indien pulpa geëxponeerd: wortelkanaalbehandeling, schroef of haak in wortelkanaal bevestigen of bracket op resterende glazuuroppervlak hechten); geforceerde extrusie 3-6 weken; retentie 3-6 maanden; zonodig parodontaal-chirurgische correctie (gingivectomie); definitieve restauratie. • voordelen: meestal uitstekend esthetisch resultaat; breedte vaste gingiva blijft behouden; vitaliteit van de pulpa kan behouden blijven • nadelen: behandeling is langdurig en duur

13.6 Contusie

Van contusie wordt gesproken bij bloeding en oedeem in het parodontale ligament zonder afgescheurde parodontiumvezels.

Tabel 13.11 Bevindingen, therapie en nazorg bij contusie.

bevindingen	• sensibiliteitstest positief • percussiegevoeligheid • bij belasting gevoelig • normale mobiliteit • op röntgenopname geen afwijkingen waarneembaar
therapie	elimineren occlusale stoornissen
nazorg	sensibiliteit testen bij volgende periodieke mondonderzoek

13.7 Subluxatie

Van subluxatie wordt gesproken bij bloeding en oedeem in het parodontale ligament met afgescheurde parodontiumvezels.

Tabel 13.12 Bevindingen, therapie en nazorg bij subluxatie.

bevindingen	• sensibiliteitstest positief of negatief • (heftige) percussiegevoeligheid • vergrote mobiliteit • op röntgenopname kan verwijde parodontaalspleet waarneembaar zijn • geringe bloeding uit sulcus gingivalis
therapie	• elimineren occlusale stoornissen • eventueel gedurende 4 weken semi-rigide spalk ter stabilisering
nazorg	sensibiliteit testen bij volgende periodieke mondonderzoek

13.8 Laterale luxatie

Van laterale luxatie wordt gesproken als het gebitselement is verplaatst, als er afgescheurde parodontiumvezels zijn, als er een fractuur is van de alveolewand en als bij een volgroeide wortel de pulpa is afgescheurd.

Tabel 13.13 Bevindingen, therapie en nazorg bij laterale luxatie.

bevindingen	• sensibiliteitstest negatief of positief • geen of nauwelijks percussiegevoeligheid • normale mobiliteit • kroon naar palatinaal verplaatst • wortel naar labiaal verplaatst en palpeerbaar in omslagplooi • percussie geeft metaalachtig geluid • op röntgenopname is door orthoradiale projectie overlap van de wortel en de alveole waarneembaar • op opbeetopname zijn verplaatsing van het gebitselement en een verwijde parodontaalspleet waarneembaar

therapie	• voorzichtig manueel reponeren • semi-rigide spalk gedurende 4 weken • bij matige tot sterke dislocatie en voltooide wortelgroei vroegtijdig wortelkanaalbehandeling starten
nazorg	sensibiliteit testen na 14 dagen, na 1 maand bij het verwijderen van de spalk, na 3 maanden, na 6 maanden en daarna bij periodieke mondonderzoeken gedurende 2 jaar

13.9 Extrusie

Van extrusie wordt gesproken als een gebitselement gedeeltelijk is verplaatst uit zijn alveole, met afgescheurde parodontiumvezels en vaak ook met afgescheurd pulpaweefsel.

Tabel 13.14 Bevindingen, therapie en nazorg bij extrusie.

bevindingen	• sensibiliteitstest negatief of positief • geen of nauwelijks percussiegevoeligheid • extreem vergrote mobiliteit • gebitselement uit alveole gelicht • op röntgenopname is door orthoradiale projectie overlap van de wortel en de alveole waarneembaar en apicaal is er een lege ruimte in de alveole
therapie	• voorzichtig manueel reponeren onder constante druk in apicale richting • semi-rigide spalk gedurende 4 weken • bij voltooide wortelgroei vroegtijdig wortelkanaalbehandeling starten
nazorg	• na 4 weken spalk verwijderen en sensibiliteit testen • bij een (röntgen)signaal van pulpanecrose, interne resorptie of ontstekingsresorptie wortelkanaalbehandeling starten

13.10 Intrusie

Van intrusie wordt gesproken als een gebitselement gedeeltelijk in zijn alveole naar apicaal is verplaatst met afgescheurde parodontiumvezels, beschadigd parodontium en vaak ook met afgescheurd pulpaweefsel.

Tabel 13.15 Bevindingen en therapie bij intrusie.

bevindingen	• sensibiliteitstest negatief of positief • geen of nauwelijks percussiegevoeligheid • normale of verminderde mobiliteit • gebitselement staat in infrapositie ten opzichte van de buurelementen • bij percussie metaalachtig geluid • op röntgenopname verkleining of verlies van de parodontaalspleet waarneembaar en dislocatie in apicale richting

therapie	1 niet voltooide wortelgroei: a. geringe intrusie: • spontane eruptie afwachten • bij uitblijven spontane eruptie orthodontisch extruderen • bij tekenen van pulpanecrose, interne resorptie of ontstekings-resorptie wortelkanaalbehandeling uitvoeren • röntgenopname maken en sensibiliteit testen na 3 en 6 weken en na 3 en 6 maanden b. ernstige intrusie: • reponeren • semi-rigide spalk gedurende 4 weken • wortelkanaalbehandeling starten na 2 weken 2 voltooide wortelgroei: a. geringe intrusie: • spontane eruptie afwachten • bij tekenen van pulpanecrose, interne resorptie of ontstekings-resorptie na 2 weken wortelkanaalbehandeling starten b. ernstige intrusie: • reponeren • semi-rigide spalk gedurende 4 weken • wortelkanaalbehandeling starten na 2 weken

13.11 Differentiële diagnostiek

Voor de differentiële diagnostiek van contusie, subluxatie, luxatie, extrusie of intrusie kan het schema in tabel 13.16 behulpzaam zijn. Tussen haakjes betekent: komt zelden voor.

Tabel 13.16 Differentiële diagnostiek van contusie, subluxatie, luxatie, extrusie of intrusie.

bevindingen	contusie	subluxatie	luxatie	extrusie	intrusie
verhoogde mobiliteit	–	+	– (+)	+	– (+)
percussiegevoeligheid	+	+ (–)	– (+)	+/–	– (+)
percussiegeluid	normaal	dof	metaal-achtig	dof	metaalachtig
sensibiliteitstest	+/–	+/–	– (+)	– (+)	– (+)
dislocatie	–	–	+	+	+

13.12 Avulsie

Van avulsie wordt gesproken als een gebitselement volledig uit zijn alveole of zelfs volledig uit de mond is gelicht. Het is een complex letsel door de volledige losscheuring van het parodontium en de pulpa. De prognose hangt voornamelijk af van de duur en van de omstandigheden van de extra-alveolaire periode.

Frequentie
Een avulsie behelst in de melkdentitie tot 13% en in de blijvende dentitie tot 16% van alle gebitsletsels. De leeftijdsgroep waarin dit gebitsletsel het meest voorkomt is die van de 7-10-jarigen.

Etiologie

Een avulsie is meestal het gevolg van een heftige kracht die een gebitselement treft op een groot oppervlak door vallen, tijdens sportbeoefening, of bij een vechtpartij.

Pathologie

Het gevolg van het reponeren van een door een avulsie beschadigd gebitselement kan zijn: volledige genezing na reponeren (zeldzaam), of, in meer dan 75% van de gevallen, externe wortelresorptie in de vorm van oppervlakteresorptie, vervangingsresorptie of ontstekingsresorptie.

Genezingsverloop

In het gunstigste geval kan totale genezing optreden van zowel het parodontium als de pulpa.

Tabel 13.17 Voorwaarden voor volledige genezing.

parodontium	pulpa
• revascularisatie • aangroei afgesneden parodontiumvezels • vorming nieuwe gingivale aanhechting	• revascularisatie • doorgaande vorming harde weefsels • vorming nieuwe zenuwvezels
alleen te verwachten bij korte extra-alveolaire periode	zelden, alleen te verwachten bij wijdopen foramen apicale

In figuur 13.7 is het mogelijke genezingsverloop weergegeven van een gebitselement dat na avulsie is gereponeerd.

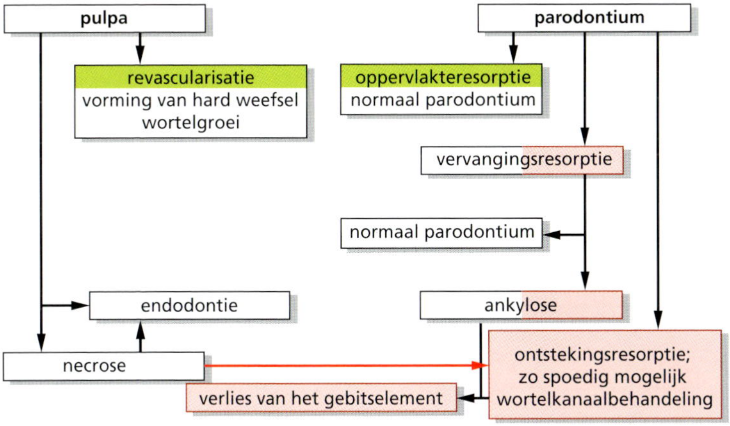

Figuur 13.7 Varianten van het genezingsverloop bij replantatie.

Prognose

Voor de prognose belangrijke parameters bij avulsie staan genoemd in tabel 13.18.

Tabel 13.18 Prognostische parameters voor avulsie.

parameter	gunstige prognose	ongunstige prognose
extra-alveolaire periode	korter dan 1/2 uur	langer dan 1/2 uur
medium waarin gebitselement is bewaard	de mond, melk, fysiologische zoutoplossing	droog, papieren servet, zakdoek, hand
besmetting	gering	sterk
toestand parodontium	ontstekingsvrij	matige of ernstige ontsteking
alveole	intact	versplinterd
foramen apicale	wijd	nauw

Contra-indicaties

Contra-indicaties voor reponeren na avulsie zijn:

- melkelement;
- reponeren moeilijk door beschadiging alveole;
- ruimtegebrek in de kaak;
- uitgebreide cariës;
- medisch gecompromitteerde patiënt;
- beschadigd parodontium;
- ernstige parodontitis;
- lange extra-alveolaire periode, vooral bij kinderen jonger dan 13 jaar;
- onjuiste bewaarmethode van het gebitselement.

Therapie

De directe of eerstehulpbehandeling is afhankelijk van de duur van de extra-alveolaire periode, het medium waarin het gebitselement is bewaard en de leeftijd van de patiënt. De volgende situaties zijn mogelijk.

1 Parodontaal weefsel vitaal, extra-alveolaire periode korter dan een 1/2 uur en een fysiologisch bewaarmedium

Het doel is genezing van het parodontium.

Methode:

- gebitselement bewaren in een oplossing van 0,9% NaCl;
- zonodig gebitselement reinigen door voorzichtig afspoelen met water;
- onderzoek van de alveole;
- reponeren van het gebitselement en pressie met de vingers;
- hechten letsels weke delen;
- röntgenologische controle van de positie van het gebitselement;
- semi-rigide spalken van het gebitselement gedurende 4 weken;
- tetanusprofylaxe (indien nodig).

2 Parodontaal weefsel avitaal, extra-alveolaire periode korter dan een 1/2 uur en een niet-fysiologisch bewaarmedium

Het doel is behoud van de processus alveolaris om later implantatie mogelijk te maken.

Methode:

- verwijdering parodontale weefsel;
- verwijdering pulpa;
- gebitselement gedurende 20 minuten in een oplossing van 2,4% natriumfluoride leggen die is gebufferd op pH = 5,5;
- wortelkanaalbehandeling;
- reponeren gebitselement;
- hechten letsels weke delen;
- röntgenologische controle van de positie van het gebitselement;
- spalken gedurende 6 weken;
- tetanusprofylaxe (indien nodig).

Contra-indicatie: Patiënten < 13 jaar, omdat dan de groei kan worden belemmerd door ankylose.

Vervolgbehandeling
De vervolgbehandeling is afhankelijk van het groeistadium van de wortel.

1 Wortelgroei voltooid
Het doel is vermijden van ontstekingsresorptie.

Methode:

- verwijdering pulpaweefsel;
- wortelkanaalbehandeling na 2 weken; eventueel eerst calciumhydroxide
- verdere endodontie volgt later;
- röntgenologische controle;

2 Wortelgroei niet voltooid
Het doel is revascularisatie pulpa, bevorderen wortelgroei, vermijden ontstekingsresorptie (zeldzaam).

Methode:

- röntgenologische controle na 2, 4 en 6 weken en 3 en 6 maanden;
- bij symptomen van ontstekingsresorptie: onmiddellijke verwijdering necrotisch pulpaweefsel en apexificatie met MTA en calciumhydroxide.

13.13 Fractuur van de processus alveolaris

Van een fractuur van de processus alveolaris wordt gesproken als een deel van de processus alveolaris een botfractuur vertoont. Een dergelijke fractuur treedt meestal op in het front, vaak in combinatie met letsel van de lippen en/of de wangen. Er is vaak een occlusiestoornis door dislocatie van het gefractureerde deel van de processus alveolaris. Behalve de botfractuur ziet men meestal ook een afgescheurde pulpa van betrokken gebitselementen. Hoe eerder het gefractureerde deel wordt gereponeerd, hoe gunstiger de prognose voor de pulpa's van de gebitselementen is.

Frequentie

Een fractuur van de processus alveolaris behelst in de melkdentitie tot 7% en in de blijvende dentitie tot 16% van alle gebitsletsels.

Etiologie

Een fractuur van de processus alveolaris is meestal het gevolg van een vechtpartij of een auto-ongeval.

Pathologie

De gevolgen voor de gebitselementen die bij een fractuur van de processus alveolaris zijn betrokken, kunnen zijn: pulpanecrose (75%), obliteratie van het pulpakanaal (15%), externe wortelresorptie (11%), verlies van marginaal bot (13%).

Tabel 13.19 Bevindingen, therapie en nazorg bij een fractuur van de processus alveolaris.

bevindingen	• abnormale mobiliteit processus alveolaris in fractuurregio • hematoom in gebied aangrenzende gingiva of mucosa • occlusiestoornis door dislocatie botfragmenten • meerdere gebitselementen mobiel • op een röntgenopname is de gehele fractuurlijn niet altijd zichtbaar; meestal zijn meerdere röntgenopnamen nodig; bij verschillende verticale instellingen 'verschuift' de fractuurlijn niet zoals bij een wortelfractuur
therapie	• lokale anesthesie • voorzichtig manueel reponeren; als de apex van een gebitselement is ingeklemd in de cortex van de processus alveolaris eerst voorzichtig naar incisaal bewegen en daarna reponeren • röntgenologische controle van de repositie • semi-rigide spalk gedurende 4 weken • hechten letsels weke delen
nazorg	• zo nodig binnen 2 weken starten met wortelkanaalbehandeling • spalk verwijderen en sensibiliteitstest van de betrokken gebitselementen • wortelkanaalbehandeling van avitale gebitselementen

13.14 Externe wortelresorptie na gebitsletsel

Tabel 13.20 Typen externe wortelresorptie na gebitsletsel.

typen	oorzaak	verloop
oppervlakteresorptie	beperkt, plaatselijk letsel parodontium	zelflimiterend, reversibel
vervangingsresorptie (ankylose)	botvorming in het avitale parodontium en aan het worteloppervlak (rigide fixatie)	ankylose kan tijdelijk en reversibel zijn of progressief en niet reversibel
ontstekingsresorptie	resorberend granulatieweefsel door geïnfecteerd en necrotisch pulpaweefsel	progressief, niet reversibel

Tabel 13.21 Verschillen tussen vervangings- en ontstekingsresorptie.

symptomen	vervangingsresorptie	ontstekingsresorptie
klinisch	• geringe mobiliteit • geen percussiegevoeligheid • heldere percussieklank • infrapositie	• vergrote mobiliteit • percussiegevoelig • doffe percussieklank • extrusie
röntgenologisch	• eerste symptomen twee maanden na repositie/letsel • parodontaalspleet niet meer te constateren • inhomogene wortelstructuur	• eerste symptomen twee maanden na • repositie/letsel • meerdere, schotelvormige resorptie-defecten • voortschrijdende resorptie gevolgd door radiolucentie
therapie	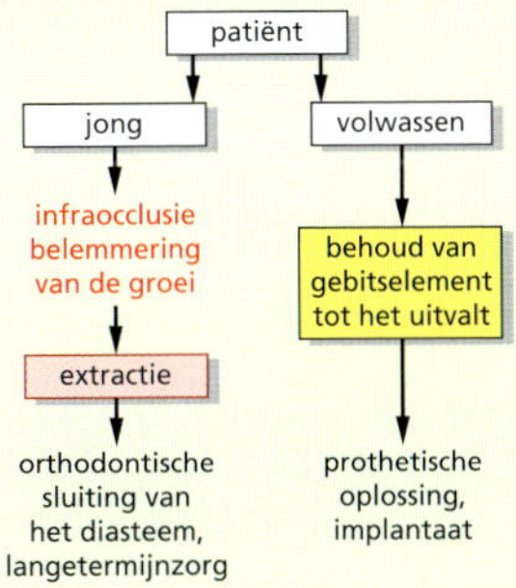	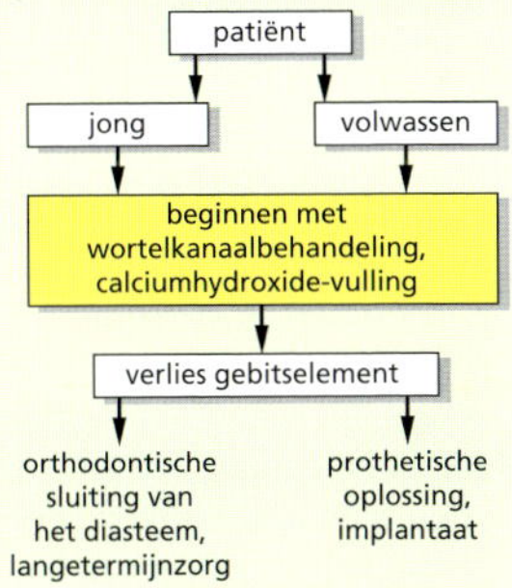

13.15 Interne wortelresorptie

Interne wortelresorptie treedt vooral op bij frontelementen en is progressief. Het gebitselement is pijnvrij. De laesie is zichtbaar op een röntgenopname.

Frequentie
Interne wortelresorptie komt zelden voor, ongeveer bij 2% van de door contusie, subluxatie, luxatie, intrusie, extrusie en avulsie getroffen gebitselementen.

Etiologie
De etiologie van interne wortelresorptie is bacteriële infectie/necrose van een deel van de pulpa na een mechanisch trauma.

Pathologie
De gevolgen van interne wortelresorptie kunnen zijn: het lokaal ontstaan van granulatieweefsel dat zich perifeer uitbreidt, resorptie van de pulpale dentinewand, eventueel gevolgd door een spontane wortelfractuur of wortelperforatie.

Bevindingen
Klinisch is een roze doorschemering waarneembaar in het gebied van de kroon van het gebitselement en op een röntgenopname ziet men een ovale tot kogelvormige symmetrische opheldering die scherp is begrensd.

Therapie
De therapie bij interne wortelresorptie is een wortelkanaalbehandeling, of, bij een te groot defect, extractie.

13.16 Spalken

Als regel geldt dat voor alle typen gebitsletsel een semi-rigide spalk gedurende vier weken *in situ* blijft.

Doelstelling en richtlijnen:
- passieve immobilisatie van het gebitselement in de juiste positie;
- voldoende stabiliteit;
- direct, ongecompliceerd aan te brengen;
- atraumatische acceptatie;
- geen occlusie- en articulatiestoornis;
- geen schade aan het parodontium veroorzakend door plaqueretentie;
- goed reinigbaar;
- andere behandelingen gewoon mogelijk (bijvoorbeeld endodontie);
- gemakkelijk verwijderbaar;
- esthetisch acceptabel.

Methode:
- aanbrengen aan de labiale zijde; in de onderkaak kan het soms linguaal;
- getraumatiseerde gebitselementen goed op hun plaats stabiliseren;
- niet-beschadigde buurelementen erbij betrekken;
- occlusie en articulatie controleren;
- röntgencontrole van de positie van de getraumatiseerde gebitselementen;
- instructies patiënt: mondhygiëne;
- bevestigen met composiet; niet interdentaal etsen.

13.17 Preventie orofaciaal trauma

Orthodontie
Mensen met uitgesproken protrusie van de frontelementen in de bovenkaak hebben een twee- tot driemaal groter risico op traumatisch gebitsletsel dan mensen met een normale frontrelatie. Vroegtijdige orthodontische behandeling is een preventief middel voor gebitsletsel.

Mondbeschermer
Een mondbeschermer wordt zonder meer geadviseerd bij het uitoefenen van contactsporten als boksen, (ijs)hockey, vechtsporten, voetbal en American football. Het beste advies is een individuele mondbeschermer te laten maken, be-

staande uit een binnenlaag van zachte kunsthars, een buitenlaag van harde kunsthars en een bedekking van de gebitselementen en de gingiva tot en met de eerste molaren.

Helm, veiligheidsgordel en kinderzitje

Het overeenkomstig de wettelijke verplichting gebruiken van helm, veiligheidsgordel en kinderzitje vermindert het risico op aangezichts- en gebitsletsels bij brommer-, motor- en auto-ongevallen.

14 Orthodontie

14.1 Inleiding

De orthodontie houdt zich bezig met de preventie en behandeling van afwijkingen van de dentitie en van onjuiste posities van gebitselementen. Vorm, functie en esthetiek van de dentitie moeten een 'individueel optimum' bereiken. De realisatie van dit complexe doel wordt via verschillende uitgangspunten of concepten ('scholen') nagestreefd.

Een orthodontist is een tandarts-specialist. Om ethische en forensische redenen moet een tandarts-algemeen practicus alleen orthodontische behandelingen uitvoeren als hij hiervoor de theoretische en praktische competentie heeft. Typische fouten en risico's die zich in de algemene praktijk voordoen, zijn onterecht geïndiceerde en zonder behandelplan uitgevoerde extracties, expansie van een tandboog bij niet onderkende agenesieën van gebitselementen, overexpansie tot en met een buitenbeet en het induceren van nieuwe afwijkingen door het gebruik van onjuist geïndiceerde orthodontische apparatuur. Een nogal eens voorkomend voorbeeld van onterechte extracties betreft geretineerde cuspidaten, terwijl deze door agenesie van andere gebitselementen nog uitstekend zouden kunnen functioneren,

In de context van een optimale zorgverlening voor zijn jonge patiënten moet een tandarts bij periodieke mondonderzoeken niet alleen letten op een adequate preventief gerichte conservering van de dentitie, maar moet hij ook de dentoalveolaire, occlusale en orofaciale ontwikkeling beoordelen en eventuele afwijkingen vroegtijdig onderkennen.

Tijdige verwijzing naar een orthodontist is altijd aan te raden als afwijkingen van de normale gebitsontwikkeling worden gevreesd. Daarbij is het adequaat verstrekken van informatie tussen tandarts en orthodontist van grote betekenis. Misverstanden kunnen tot fouten en schade leiden, bijvoorbeeld extractie van een verkeerd gebitselement of onterechte vroegtijdige extractie van een melkelement, waardoor de doorbraak van het opvolgende blijvende gebitselement wordt vertraagd. Daarom moet een orthodontist het verzoek tot het verrichten van een extractie uitsluitend schriftelijk doen, eventueel vergezeld van een röntgenfoto.

14.2 Periodiek orthodontisch onderzoek

Een periodiek orthodontisch onderzoek kent diverse onderdelen:

- in kaart brengen van ontwikkelingsstoornissen van de dentitie (aantal, vorm, grootte en structuur van de gebitselementen);

- tijdstip, volgorde en eventuele belemmering van de doorbraak van gebitselementen;
- slechte gewoonten, bijvoorbeeld duim- en vingerzuigen, mondademhaling, tandenknarsen en parafuncties van de tong;
- spraakstoornissen;
- proporties van het aangezicht, profielverloop en dynamiek van de weke delen zoals lippenhouding en lippentonus;
- controle van de occlusie op kruisbeet, overjet, overbeet en dwangbeet;
- maxillomandibulaire verhoudingen; ruimtegebrek of -overschot;
- de prognose op lange termijn van de eerste molaren;
- vervaardiging panoramische röntgenopname op de leeftijd van ongeveer 9 jaar om de aanleg en ligging van (de kiem van) de blijvende gebitselementen te beoordelen;
- op de leeftijd van 9 jaar en ouder beiderzijds de omslagplooi in de bovenkaak palperen om de positie van de blijvende cuspidaten vast te stellen.

14.3 Mogelijke behandelingen na periodiek orthodontisch onderzoek

Behoud van melkelementen:
- preventie van cariës;
- restauratie van melkelementen;
- aanbrengen van een *space maintainer*.

Preventie van verkeerde ontwikkelingen:
- inslijpen van melkelement bij dwangbeet;
- onderkennen en tegengaan van slechte gewoonten.

14.4 Behandelnoodzaak en verwijzing naar orthodontist

Voor het beoordelen van de orthodontische behandelnoodzaak en het tijdstip van verwijzen wordt in West-Europa de Index Of Treatment Need (IOTN) gehanteerd. Deze index is samengesteld uit een Dental Health Component (DHC) op basis van occlusie en aspect van de tandbogen, plus een Aesthetic Component (AC) die wordt gerelateerd aan een serie van tien standaard mondfoto's. De IOTN kent vijf graderingen, van graad 1, geen behandeling nodig, tot graad 5, extreme behandelnoodzaak.
Als aanvulling op de IOTN wordt de Index of Complexity, Outcome, and Need (ICON) gehanteerd. Deze index is gebaseerd op al dan niet gedigitaliseerde modellen van de tandbogen en kent 5 gradaties: 'none, little, moderate, high, very high'.

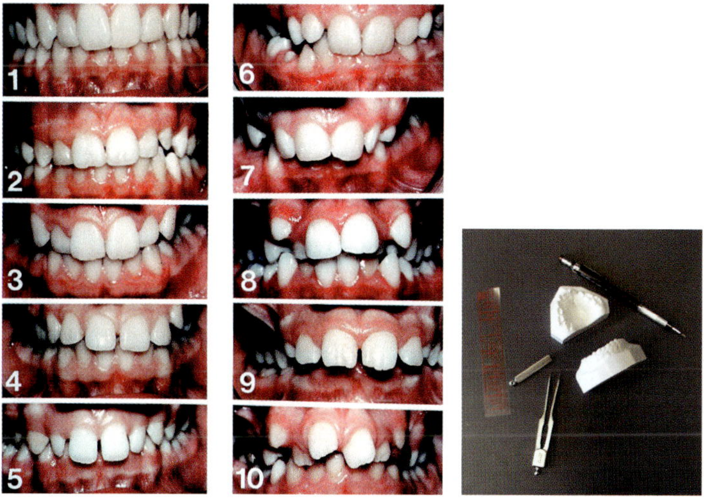

Figuur 14.1 De benodigde hulpmiddelen voor de Dental Health Component (DHC) en de foto's van de Aesthetic Component (AC) van de Index Of Treatment Need (IOTN).

14.4.1 Overleg en verwijzing door orthodontist

Maatregelen op initiatief van de orthodontist die nodig kunnen zijn in het kader van een orthodontische behandeling zijn:

- extracties (van melkelementen), waaronder serie-extractie;
- overleg met/verwijzing naar een mond-, kaak- en aangezichtschirurg, bijvoorbeeld in verband met doorbraakstoornissen, afwijkende kaakgroei en/of aangezichtsafwijkingen;
- overleg met/verwijzing naar een medisch specialist, zoals een KNO-arts of een logopedist.

14.4.2 Informed consent

Voor een orthodontische behandeling is motivatie vereist en minimaal drie jaar medewerking, waarvoor de *informed consent* nodig is van de patiënt en zijn ouders/verzorgers. Bovendien kunnen tijdens een orthodontische behandeling iatrogene effecten ontstaan zoals wortelresorptie, pulpaletsels, demineralisaties, gingiva- en parodontiumletsels, glazuurdefecten, temporomandibulaire disfunctie, immunologische reacties, pijn, ongemak en problemen met de gebruikte orthodontische apparatuur.

14.4.3 Tijdstip start orthodontische behandeling

Op vroege kinderleeftijd is orthodontische behandeling alleen geïndiceerd in geval van aangeboren afwijkingen (schisis), laterognathie met dwangbeet of kruisbeet, extreme propositie van het bovenfront en progene dwangbeet.
Een zogenoemde tweefasenbehandeling, bestaande uit een eerste behandelfase in het vroege wisselgebit en een tweede behandelfase aan het einde van de gebitswisseling, biedt bij Angle-klasse-II-afwijkingen geen enkel voordeel.

14.5 Nomenclatuur

14.5.1 Orthodontische oriëntatievlakken

Sagittaal
Het mediane of sagittale vlak wordt bepaald door twee anatomische oriëntatiepunten op de raphe palati:
- de tweede rugae palatinae van de raphe palati;
- het middelpunt tussen de foveolae palatinae op de raphe palati ter hoogte van de overgang van palatum durum naar palatum molle.

Transversaal
Referentievlakken voor transversale beoordeling van de positie van de gebitselementen zijn het tubervlak en het occlusievlak.
Het tubervlak of transversale vlak staat in een rechte hoek ten opzichte van het mediaanvlak en verloopt door de tubera maxillae. Het is een referentievlak voor de sagittale beoordeling van de positie van de gebitselementen.

Horizontaal
Het occlusievlak of horizontale vlak staat loodrecht op zowel het mediaanvlak als het tubervlak en verloopt door de buccale knobbelpunten van de eerste premolaren en de mesiobuccale knobbelpunten van de eerste molaren. Het is een referentievlak voor beoordeling van de verticale positie van de gebitselementen.

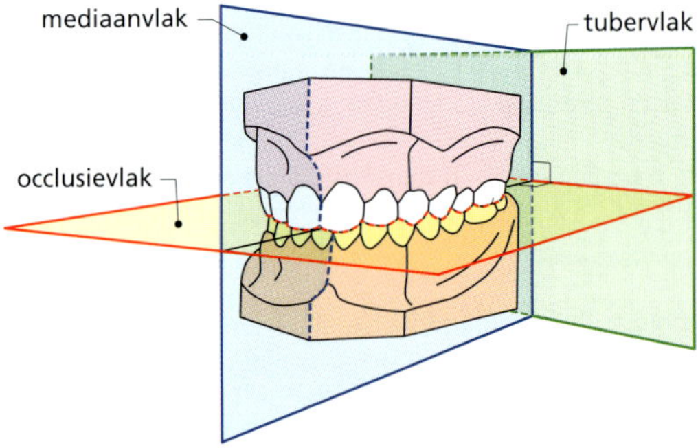

Figuur 14.2 Schematische weergave van de orthodontische referentievlakken.

14.5.2 Classificatie van malposities

Tabel 14.1 Classificatie van malposities.

malposities	sagittale vlak	transversale vlak	horizontale vlak
afzonderlijke gebitselementen	• eversie/inversie • pro-/retropositie • transpositie • rotatie	• eversie/inversie • bucco-/palatopositie • linguopositie	• suprapositie • infrapositie • retentie

malposities	sagittale vlak	transversale vlak	horizontale vlak
groepen gebitselementen	• pro-/retrusie • ruimtegebrek/-overschot	• ruimtegebrek/crowding • diastemen/spacing	• supranositie • infrapositie • retentie
occlusieafwijkingen	• disto-/mesio-occlusie • sagittale overbeet • frontale kopbeet • omgekeerde sagittale overbeet	• enkel- of dubbelzijdige-kruisbeet • binnenbeet • buitenbeet • knobbelbeet • mediaanlijnverschuiving	• open beet of infra-occlusie • end-to-end- of knobbelbeet • diepe beet • dekbeet

Overjet of sagittale overbeet

Overjet duidt de sagittale positie van de frontelementen in de bovenkaak aan ten opzichte van de frontelementen in de onderkaak. Het is te definiëren als de afstand tussen de labiale vlakken van de centrale incisieven in de onderkaak en de incisale randen van de centrale incisieven in de bovenkaak. Meting vindt plaats parallel aan het occlusievlak (figuur 14.3).

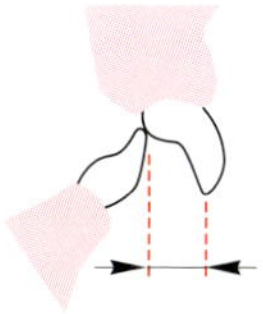

Figuur 14.3 Overjet.

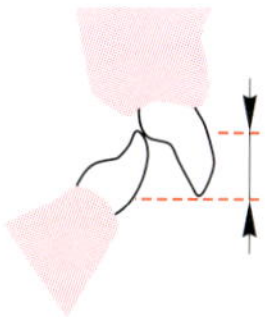

Figuur 14.4 Overbite.

Overbite of verticale overbeet

Overbite duidt de verticale positie van de frontelementen in de bovenkaak aan ten opzichte van de frontelementen in de onderkaak (figuur 14.4). Het is te definiëren als de afstand tussen de incisale randen van de centrale incisieven in de onderkaak en de incisale randen van de centrale incisieven in de bovenkaak. Meting vindt plaats loodrecht op het occlusievlak. Bij een open beet wordt de verticale afstand tussen de snijranden van de centrale incisieven in de boven- en de onderkaak gemeten.

Diepe beet

Bij een diepe beet is de overbite groter dan 3 mm (5 mm in de Amerikaanse literatuur).

Dekbeet

Van een dekbeet wordt gesproken bij een diepe beet met steile stand van het bovenfront op een brede apicale basis met gingivacontact.

Open beet

Bij een open beet ontbreekt het contact tussen de tanden (frontale open beet) en/of de kiezen (laterale open beet) in maximale occlusie, met verticale ruimte tussen de incisale randen/occlusievlakken.

Kruisbeet

In het jargon van tandartsen-algemeen practici wordt het begrip kruisbeet vaak gemakshalve voor alle transversale occlusieafwijkingen gebruikt. Desalniettemin kan een nauwkeuriger onderscheid worden gemaakt tussen neutro-occlusie, gekruiste non-occlusie, gekruiste knobbelbeet, kruisbeet, dubbele knobbelbeet, enkelvoudige knobbelbeet en enkelvoudige non-occlusie (figuur 14.5).

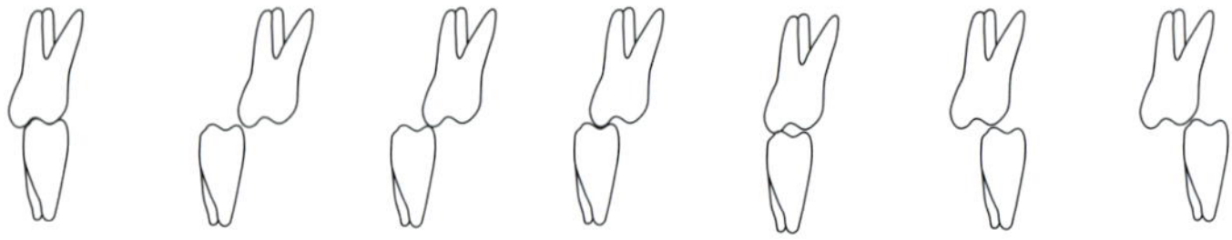

Figuur 14.5 Schematische weergave van alle transversale occlusieafwijkingen.

14.5.3 Crowding

Crowding kan worden onderscheiden naar etiologische aspecten (ziet tabel 14.2).

Tabel 14.2 Indeling van crowding naar etiologische aspecten.

soort crowding	etiologie	symptomen
primaire crowding	genetisch bepaalde onjuiste verhouding tussen de grootte van gebitselementen en kaak	onregelmatige stand van de frontelementen: persistentie van de positie van de kiemen van de gebitselementen; ondermijnende resorptie
secundaire crowding	verworven crowding door mesiale migratie van de kiezen na ruimteverlies in de apicale basis	onregelmatige stand van de frontelementen, vaak met verschuiving van de mediaanlijn en ruimtegebrek in de apicale basis, ectosteme positie van de cuspidaten, mesiale kipping van premolaren, mesio-axiale rotatie van de eerste molaren en een regelmatige tandboog bij agenesie of frontale protrusie van gebitselementen
tertiaire crowding	omstreden etiologie: • doorbraak van derde molaren • verbening van de synchondrosis spheno-occipitalis, met als gevolg: mesiale migratie gebitselementen onderkaak, frontale dwangbeet en extrusie frontelementen onderkaak	vanaf het 16e levensjaar optredend in het gebied van het onderfront

Crowding kan ook worden onderscheiden naar de breedteverhouding tussen tandboog en apicale basis.

Bij een grote apicale basis met coronaal ruimtegebrek is expansie van de tandboog mogelijk (figuur 14.6). Een kleine apicale basis met apicaal ruimtegebrek is een contra-indicatie voor expansie van de tandboog (figuur 14.7).

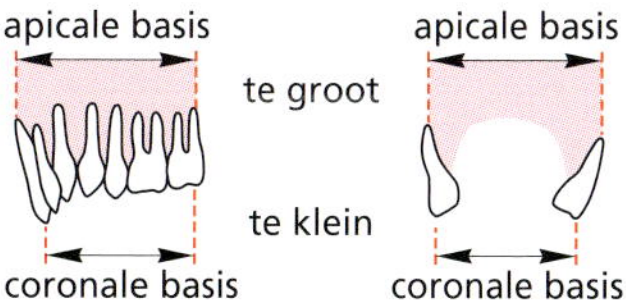

Figuur 14.6 Grote apicale basis met coronaal ruimtegebrek.

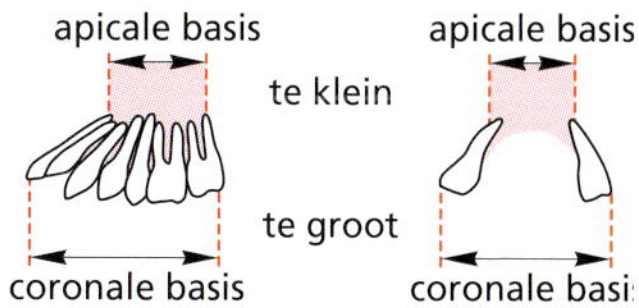

Figuur 14.7 Kleine apicale basis met apicaal ruimtegebrek.

14.5.4 Mediaanlijnverschuiving

Een mediaanlijnverschuiving kan zich voordoen op dento-alveolair of skelettaal niveau.

Op dento-alveolair niveau wijkt het midden van de tandboog af van het midden van de kaak. Kenmerken zijn:

- klinisch: het middelpunt van de centrale incisieven in de bovenkaak correspondeert niet met het mediane vlak van de bovenkaak;
- klinisch: het middelpunt van de centrale incisieven in de onderkaak correspondeert niet met het mediane vlak van de onderkaak;
- gipsmodel van de bovenkaak: duidelijke afwijking van het middelpunt van de centrale incisieven;
- gipsmodel van de onderkaak: afwijking van het middelpunt van de centrale incisieven niet duidelijk te bepalen; het verloop van het centrale lip- respectievelijk tongfrenulum en kanteling van de incisieven wijzen wel in die richting.

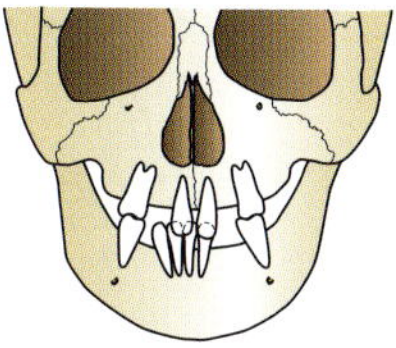

Figuur 14.8 Schematische weergave van een dento-alveoaire mediaanlijnverschuiving in de onderkaak.

Een skeletale mediaanlijnverschuiving is een afwijkende positie van het midden van de onderkaak ten opzichte van het midden van de bovenkaak, waarbij het midden van de bovenkaak wel de juiste positie heeft. Het is dus een afwijking ten opzichte van het mediane schedelvlak. Functioneel kunnen latero-occlusie en laterognathie worden onderscheiden.

Bij latero-occlusie ligt in rustpositie het midden van de onderkaak op het mediane schedelvlak, maar in maximale occlusie bestaat een laterale afwijking. Het is een dentale dwangbeet met een relatief gunstige behandelprognose (figuur 14.9).

Bij laterognathie bestaat er in rustpositie en bij maximale occlusie een laterale afwijking van het midden van de onderkaak ten opzichte van het mediane schedelvlak. Het aangezicht is duidelijk asymmetrisch en de behandelprognose is relatief ongunstig (figuur 14.10).

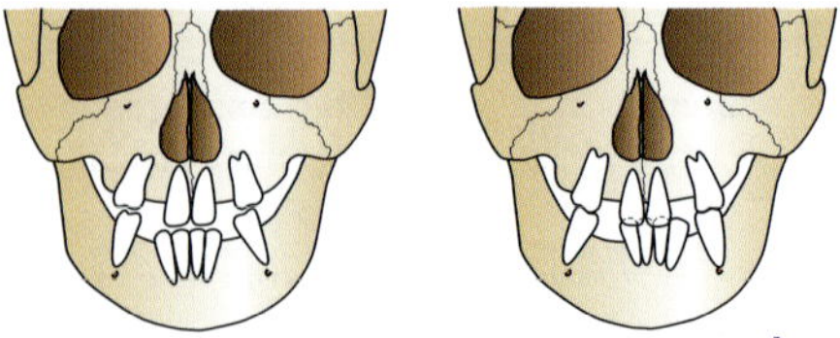

a b

Figuur 14.9 Schematische weergave van een latero-occlusie in rust (a) en in occlusie (b).

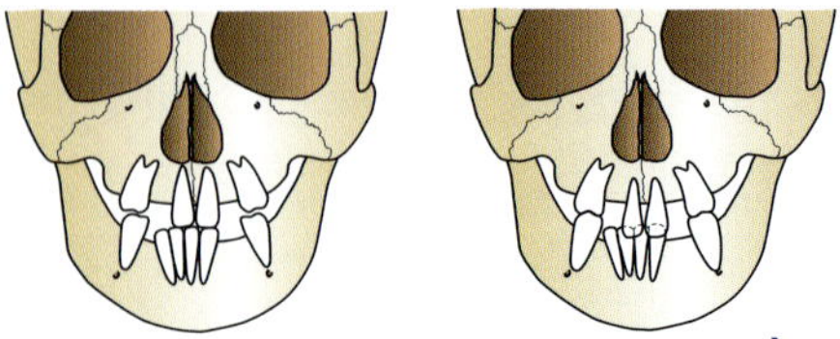

a b

Figuur 14.10 Schematische weergave van een laterognathie in rust (a) en in occlusie (b).

14.5.5 Angle-classificatie

De classificatie van de occlusie volgens Angle is de klassieke onderverdeling van sagittale occlusieafwijkingen gebaseerd op de relatie tussen de eerste molaren. De eerste molaren in de bovenkaak vormen de sleutel van de occlusie; een eerste molaar in de bovenkaak die het verst distaal staat, staat per definitie goed.
Bij de beoordeling van sagittale occlusieafwijkingen moeten maxillomandibulaire afwijkingen in de stand van de gebitselementen en dysgnathie worden onderscheiden.

Angle-klasse I (neutro-occlusie)

Bij Angle-klasse I grijpt de mesiobuccale knobbel van de eerste molaar in de bovenkaak in de groef tussen de mesiobuccale en de mesiodistale knobbel van de eerste molaar in de onderkaak. De cuspidaat in de bovenkaak ligt een halve premolaarbreedte achter de cuspidaat in de onderkaak, tussen de cuspidaatpunt en de knobbelpunt van de eerste premolaar in de onderkaak. Elk gebitselement heeft twee antagonisten, met uitzondering van de centrale incisief in de onderkaak en de derde molaar in de bovenkaak (figuur 14.11).

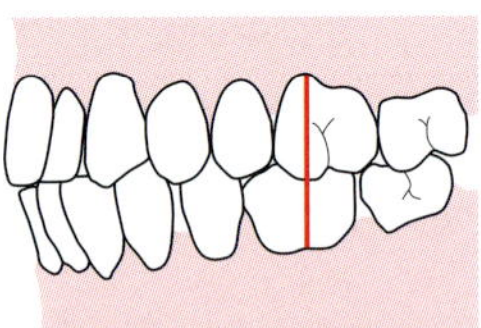

Figuur 14.11 Angle-klasse I.

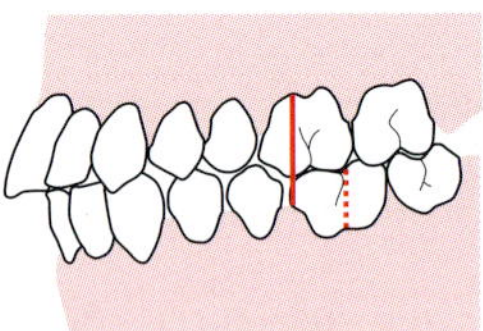

Figuur 14.12 Angle-klasse II/1.

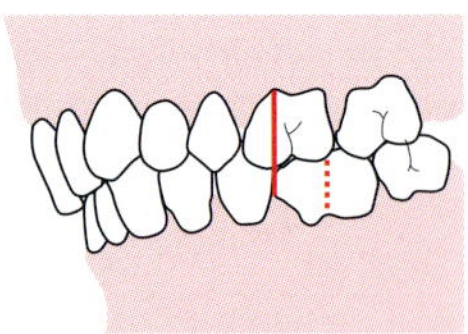

Figuur 14.13 Angle-klasse II/2.

Angle-klasse II (disto-occlusie)

Bij Angle-klasse II staan de gebitselementen in de onderkaak, ten opzichte van de gebitselementen in de bovenkaak, een halve of een hele plaats naar distaal. De afstand tot neutro-occlusie wordt in premolaarbreedte (Pb) aangegeven. Bij een disto-occlusie van een halve Pb heeft elke (pre)molaar slechts één antagonist: dit heet singulair antagonisme.

- Angle-klasse II/1: het bovenfront staat naar labiaal gekanteld, protrusie (figuur 14.12).
- Angle-klasse II/2: het bovenfront staat naar palatinaal gekanteld, afgevlakt front (figuur 14.13).

Tabel 14.3 Enkele symptomen van Angle-klasse II/1.

extraoraal	intraoraal
• convex aangezichtsprofiel (kin ligt relatief ver dorsaal) • sterk negatieve liptrap • verkorte onderste gelaatsproportie • (potentieel) incompetente lippen, vaak droog	• smalle bovenkaak, hoog palatum, protrusie frontelementen in de bovenkaak • kleine sagittale apicale basis in de bovenkaak

Tabel 14.4 Enkele symptomen van Angle-klasse II/2.

extraoraal	intraoraal

• convex aangezichtsprofiel (kin ligt relatief ver dorsaal)
• verkorte onderste gelaatsproportie
• sterk negatieve liptrap
• dominante neus
• duidelijke mentolabiale plooi en prominente kin
• kleine kaakhoek
• sterk ontwikkelde musculus masseter
	• grote sagittale en transversale apicale basis in de bovenkaak
	• coronale crowding in de bovenkaak
	• in de bovenkaak:
	  ○ steile stand van de centrale incisieven, terwijl de laterale incisieven normaal of labiaal staan
	  ○ de vier incisieven staan steil en de cuspidaten palatinaal
	  ○ alle frontelementen staan steil
	• omgekeerde curve van Spee in de bovenkaak en duidelijke curve van Spee in de onderkaak = diepe beet/dekbeet

Angle-klasse III (mesio-occlusie)

Bij Angle-klasse III staan de gebitselementen in de onderkaak ten opzichte van de gebitselementen in de bovenkaak meer naar mesiaal. De afstand tot neutro-occlusie wordt ook hier in Pb aangegeven (figuur 14.14).

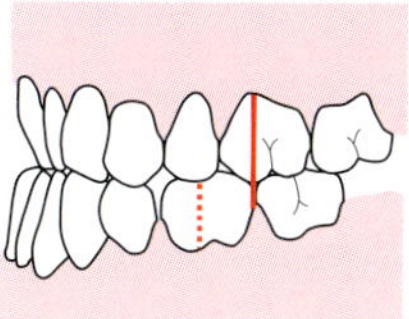

Figuur 14.14 Angle-klasse III.

Tabel 14.5 Enkele symptomen van Angle-klasse III.

extraoraal	intraoraal
• concaaf aangezichtsprofiel (kin ligt relatief ver ventraal) • positieve liptrap	• kruisbeet van afzonderlijke of groepen gebitselementen

14.5.6 Afwijkende gewoonten

Slikbeweging, slikpatroon

Persistentie van de viscerale slikdaad na het 4e levensjaar wordt als orofaciale afwijking beoordeeld.

Tabel 14.6 Criteria voor een normale en atypische slikbeweging.

normaal: somatische manier van slikken	atypisch: viscerale manier van slikken
• geen contractie van de mimische musculatuur	• contractie van de lipmusculatuur; bij belemmering van de lipsluiting is slikken bijna onmogelijk
• bij palpatie te constateren contractie van de musculus masseter tijdens het slikken	• bij palpatie geen contractie te constateren van de musculus masseter tijdens het slikken
• gebitselementen zijn in contact	• geen contact tussen de gebitselementen
• tongmassa blijft binnen de mond	• protrusie van de tongpunt tussen de incisieven van de boven- en de onderkaak tijdens slikken

Tongpersen

Tabel 14.7 Etiologie van tongpersen.

tongpersen	primair	secundair
gevolg	veroorzaakt afwijking	adaptief bij aanwezige afwijking
doet zich voor	als de tonsillen vergroot zijn	bij verlies van gebitselementen en diasteemvorming
basistherapie	opheffing van de malfunctie: functioneel, eliminatie van druk	opheffing van de morfologische afwijking: actief mechanisch, apparatuur

Tabel 14.8 Classificatie van tongpersen.

type I	niet deformerend persen	
type II	frontaal deformerend persen	frontale open beet: • met overjet • met kruisbeet
type III	lateraal deformerend persen	laterale open beet: • kruisbeet • diepe beet
type IV	frontaal en lateraal deformerend persen	frontale en laterale open beet: • met overjet • met kruisbeet

Lipanomalieën

Tabel 14.9 Indeling lipconfiguraties.

competente lippen	• lippen raken elkaar licht bij ontspannen musculatuur
incompetente lippen (lipinsufficiëntie)	• anatomisch te korte lippen die elkaar bij ontspannen musculatuur niet raken • lipsluiting alleen bij actieve contractie van de musculus orbicularis oris
potentieel incompetente lippen	• labiale stand van de bovenincisieven belemmert normale lipsluiting; lippen normaal ontwikkeld; interpositie onderlip
omgekrulde lippen	• te sterk ontwikkelde lippen bij te zwakke spiertonus

Tabel 14.10 Malfunctie van de lippen.

lipzuigen/lipbijten met mogelijke gevolgen	onderlip wordt achter de bovenincisieven gezogen: • protrusie van de incisieven in de bovenkaak • remming van de sagittale ontwikkeling van het frontale deel van de processus alveolaris in de onderkaak
lippersen met mogelijke gevolgen	persen van de onderlip: • hypervalentie van de musculus mentalis • steile stand van de frontelementen

Zuiggewoonten

Tot afwijkende zuiggewoonten behoren zuigen op fopspenen, duimzuigen, vingerzuigen, gebruik van andere zuigobjecten (bijvoorbeeld punt van een laken, servet of zakdoek). Bijna 70-80% van alle kinderen heeft een afwijkende zuiggewoonte. De prevalentie van duimzuigen vertoont langzaam een daling. Van de schoolkinderen van 8-11 jaar is nog 8-15% duimzuiger.

De gevolgen van afwijkende zuiggewoonten hangen af van:

- intensiteit en duur van de afwijkende zuiggewoonte;
- ontwikkeling van secundaire afwijkende gewoonten, bijvoorbeeld tongpersen;
- soort zuiggewoonte en positie van het zuigobject (zie tabel 14.11):

Tabel 14.11 Oorzaken en gevolgen van afwijkende zuiggewoonten.

oorzaak	gevolgen
duimtrekken of wangcompressie	• protrusie frontelementen in de bovenkaak • compressie van de bovenkaak
duimzuigen met persen van de duim tegen de bovenkaak	• labiale kipping van de frontelementen in de bovenkaak • ante-inclinatie van de bovenkaak, open beet • ontwikkeling van distorelatie, vaak asymmetrisch
vingerzuigen met persen van zuigvinger tegen de onderkaak	• labiale kipping van de frontelementen in de boven- en de onderkaak • ontwikkeling van frontale kopbeet of kruisbeet

Mondademhaling
In figuur 14.15 zijn de relevante aspecten van mondademhaling in een schema weergegeven.

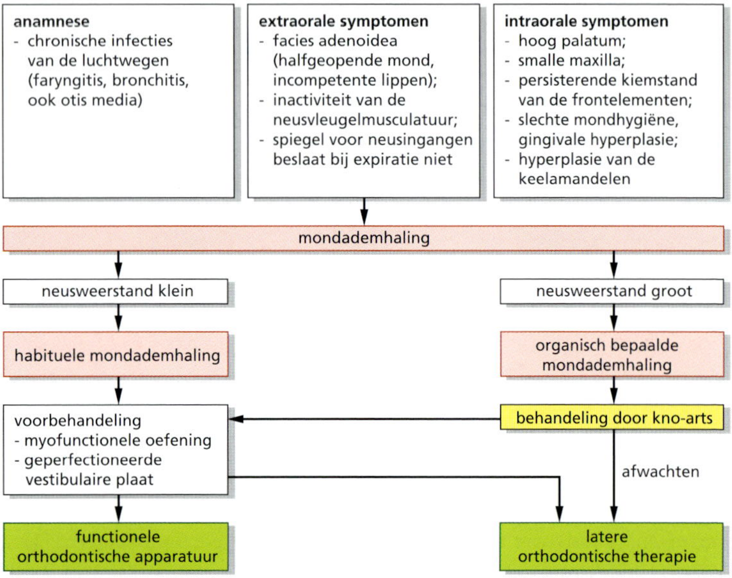

Figuur 14.15 Schematisch overzicht van de anamnese, de extra-orale symptomen, de intra-orale symptomen, de differentiële diagnostiek en de behandeling van mondademhaling.

Spraakstoornissen
Bij spraakstoornissen, bijvoorbeeld slissen, is overleg met een kinderarts, een orthodontist en/of een logopedist aan te bevelen.

14.6 Diagnostiek van schedel en aangezicht

Voor de diagnostiek van schedel en aangezicht zijn diverse methoden van analyse beschikbaar.

14.6.1 Morfologische gezichtsindex en lengte-breedte-index van het schedeldak

Morfologische gezichtsindex

$$I = \frac{\text{morfologische gezichtshoogte} \times 100}{\text{afstand tussen de zygoma's}}$$

gezichtshoogte: nasion - gnathion
afstand tussen de zygoma's: zygion - zygion
waarde:

< 78,9	hypereuryprosoop
79,0-83,9	euryprosoop
84,0-87,9	mesoprosoop
88,0-92,9	leptoprosoop
≥ 93,0	hyperleptoprosoop

Lengte-breedte-index van het schedeldak

$$I = \frac{\text{grootste schedelbreedte}}{\text{grootste schedellengte}} \times 100$$

schedelbreedte: euryon – euryon
schedellengte: opisthocranion – glabella
waarde:

< 75, 9	dolichocefaal
76,0-80,9	mesocefaal
81,0-85,4	brachycefaal (korte schedel)
≥ 85,5	hyperbrachycefaal

14.6.2 Harmonische aangezichtsopbouw; indeling van Kollmann

Bovenste gelaatshoogte = afstand trichion - glabella
Middelste gelaatshoogte = afstand glabella - subnasale
Onderste gelaatshoogte = afstand subnasale - gnathion

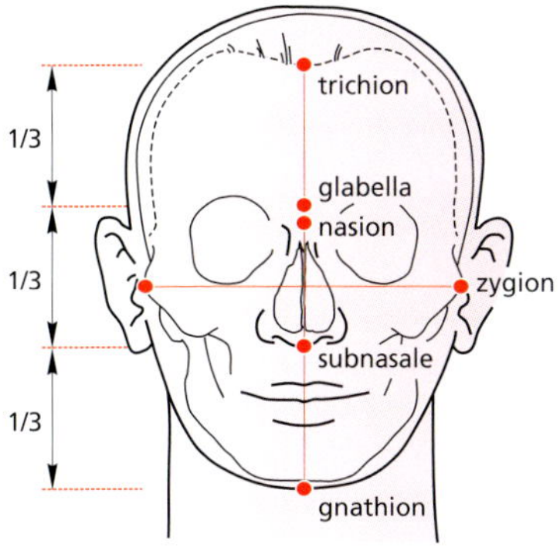

Figuur 14.16 Schematische weergave van de referentiepunten in het aangezicht voor harmonische aangezichtsopbouw.

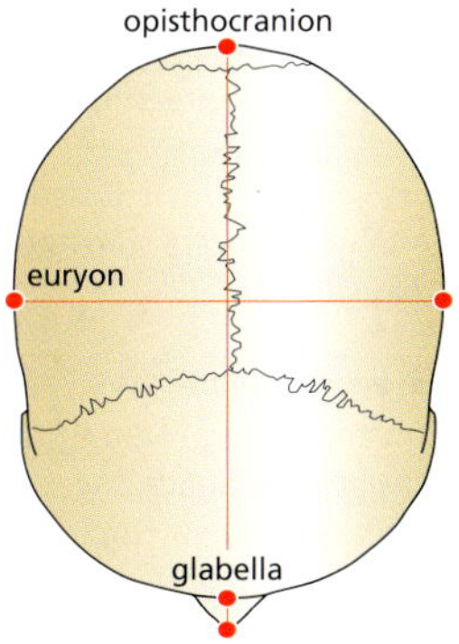

Figuur 14.17 Schematische weergave van de referentiepunten op de schedel voor harmonische aangezichtsopbouw.

14.6.3 Lippenprofiel (liptrap)

Het lippenprofiel kent globaal drie verschijningsvormen (figuur 14.18).

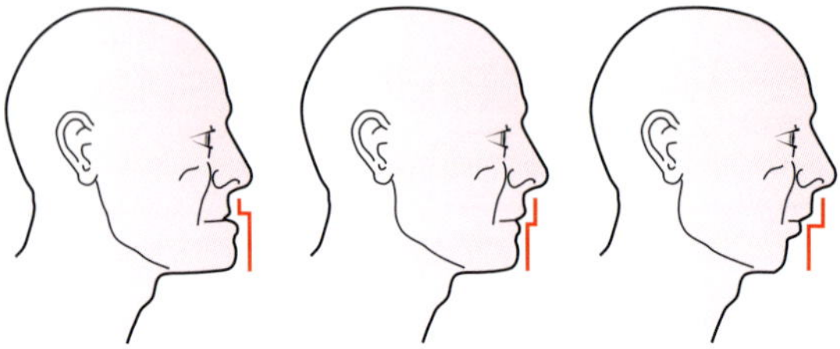

aanwijzing voor afwijking klasse III — normaal — aanwijzing voor afwijking klasse II

Figuur 14.18 De drie verschijningsvormen van het lippenprofiel.

14.7 Diagnostiek en behandelplan

In het huidige elektronische tijdperk worden steeds meer handmatige technieken vervangen door computergestuurde. Via een computerscherm kunnen digitale portret- en mondfoto's worden beoordeeld en röntgenfoto's worden geanalyseerd. Ook is het mogelijk modellen van de boven- en de onderkaak op een computerscherm te beoordelen, zonder dat tastbare gipsmodellen aanwezig zijn.

14.7.1 Röntgendiagnostiek

Voor een goede diagnostiek kunnen diverse röntgenopnamen worden gebruikt:

- panoramische röntgenopname: standaardopname voor algemeen overzicht;
- röntgenschedelprofielopname: standaardopname voor algemeen overzicht en cefalometrie;
- röntgenopname van een hand: bepaling van de skeletleeftijd ten behoeve van bijvoorbeeld een correctie van de maxillomandibulaire relatie;
- antero-posterieure röntgenopname: bij laterognathie of congenitale afwijking;
- cone-beam-CT-opname (driedimensionaal, bij schisis, impactie of osteotomie);
- conventionele intraorale solo-opname en occlusale opname: bij impactie of sutuurexpansie.

14.7.2 Portret- en mondfoto's

Met behulp van computerprogramma's zijn voorspelbare voorbeelden op te roepen om het effect van behandelingen te simuleren, bijvoorbeeld extractie- versus non-extractietherapie of een chirurgische orthognathische behandeling.

14.7.3 Cefalometrische analyse

Cefalometrische analyse van een röntgenschedelprofielopname is een belangrijke diagnostische methode die informatie kan verschaffen over de lokalisatie van een dysgnathie in de aangezichtsschedel, over de opbouw van de aangezichtsschedel en de relatie van de maxillomandibulaire kaakbases en over de groeitendens en de groeirichting. Daarvoor is een groot aantal cefalometrische analyses beschikbaar.

14.7.4 Modelanalyse

Op een computerscherm kan een digitaal gebitsmodel van veel kanten worden bekeken en geanalyseerd.

14.7.5 Bepaling skeletleeftijd met röntgenopname hand

Voor bepaling van de skeletleeftijd wordt een röntgenfoto van de hand gebruikt waarop het ontwikkelingstadium kan worden beoordeeld (figuur 14.19).

PP1
epifyse van de proximale phalanx van de duim
PP2
epifyse van de proximale phalanx van de wijsvinger
PP3
epifyse van de proximale phalanx van de middelvinger
MP3
epifyse van de middelste phalanx van de middelvinger
DP3
epifyse van de distale phalanx van de middelfinger
S
sesambeen van de m. adductor brevis van de duim
R
distale epifyse van de radius (spaakbeen)
H
Hamalus ossis hamati (haakbeentje)
Pisi
os pisiforme (erwtbeentje)

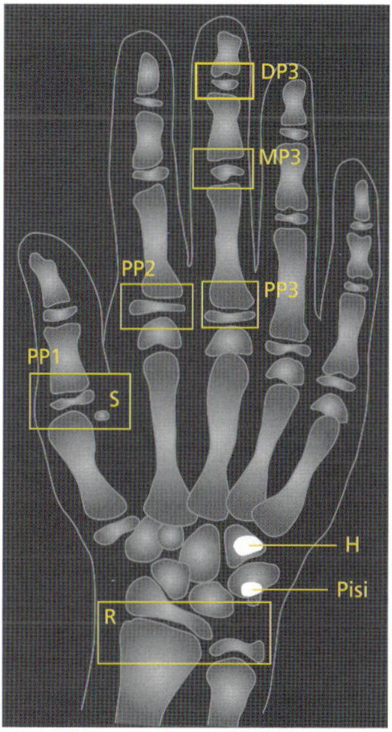

Figuur 14.19 Röntgenfoto van een hand.

Tabel 14.12 De negen ontwikkelingsstadia van het handskelet.

1	**PP2**	gelijke breedte van epi- en diafyse van de proximale falanx van de wijsvinger
2	**MP3**	gelijke breedte van epi- en diafyse van de middelste falanx van de middelvinger
3	**Pisi**	zichtbare verkalking van het os pisiforme
	H1	beginnende verbening van de hamulus van het os hamatum
	R	gelijke breedte van epi- en diafyse van de radius
4	**S**	zichtbare mineralisatie van het os sesamoidea bij de duim

	H2	gevorderde verbening van de hamulus van het os hamatum
5	$MP3_{cap}$	diafyse van de middelste falanx van de middelvinger wordt door de epifyse omvat
	$PP1_{cap}$	diafyse van de proximale falanx van de duim wordt door de epifyse omvat
	R_{cap}	diafyse van de radius wordt door de epifyse omvat
6	$DP3_{u}$	verbening van de epifyselijn bij de distale falanx van de middelvinger
7	$PP3_{u}$	verbening van de epifyselijn bij de proximale falanx van de middelvinger
8	$MP3_{u}$	verbening van de epifyselijn bij de middelste falanx van de middelvinger
9	Ru_{u}	verbening van de epifyselijn bij de radius

Bij de diverse ontwikkelingsstadia behoort een gemiddelde leeftijd, die is weergegeven in tabel 14.13, apart voor jongens en meisjes.

Tabel 14.13 Gemiddelde leeftijd waarop de ontwikkelingsstadia worden bereikt.

ontwikkingsstadium	1	2	3	4	5	6	7	8	9
leeftijd jongens	10,6	12,0	12,6	13,0	14,0	15,0	15,9	15,9	18,5
leeftijd meisjes	8,1	8,1	9,6	10,6	11,0	13,0	13,3	13,9	16,0

De ontwikkelingsstadia kunnen worden weergegeven in de gemiddelde groeicurven (cm/jaar) van jongens en meisjes (figuur 14.20). In de groeicurven is de groeispurt rond de puberteit duidelijk waarneembaar. Deze is, zoals is te zien, afhankelijk van het geslacht. Als vuistregel kan worden gehanteerd dat de groeispurt bij meisjes begint tussen 10 en 12 jaar en bij jongens tussen 12 en 14 jaar.

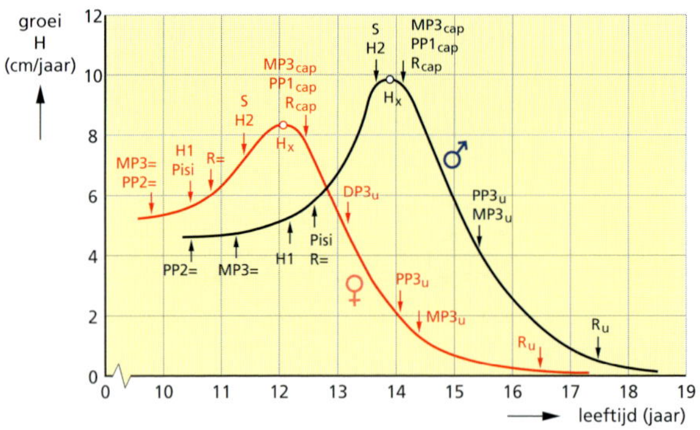

Figuur 14.20 Groeicurven van jongens en meisjes.

Indicaties voor het maken van een röntgenopname van de hand zijn:

- het expanderen van de mediane sutuur van de bovenkaak;
- sagittale en transversale relatieveranderingen, zoals bij progenie, distorelatie en skeletale open beet;
- een grote discrepantie tussen dentale en chronologische leeftijd;
- late start van een orthodontische behandeling.

14.7.6 Cefalometrie

Tabel 14.14 Technische radiologische gegevens van de röntgenschedelprofielopname.

belangrijke belichtingsfactoren	belangrijke projectiefactoren
• afstand focus-film: 150-400 cm • geeft afmetingen goed weer, zonder veel vergroting of vertekening • film: standaardgegevens; wigvormig profielfilter • geeft het wekedelenprofiel weer	• hoofdstand: de patiënt zit of staat, afhankelijk van het toestel; mediaanvlak parallel aan de cassette; verdere hoofdstand bepaald door instelmogelijkheden • filmgrootte: 18 × 24 cm • richting van de centrale straal: loodrecht op het mediaanvlak door een punt 1 cm voor de porus acusticus externus, ongeveer op het zygoma

14.7.7 Overtrekken ('tracen') laterale schedelröntgenfoto

Benodigd: lichtbak, acetaatpapier, plakband voor de fixatie van de röntgenschedelprofielopname, scherp geslepen potlood, gradenboog, afdeksjablonen (bijvoorbeeld zwart karton). De röntgenschedelprofielopname wordt met het profiel naar rechts op de lichtbak gelegd. Verduisteren van de ruimte kan helpen bij het zoeken naar cefalometrische oriëntatiepunten.

Oriëntatiepunten kunnen worden onderscheiden in:

- unilaterale punten; punten die in het mediane schedelvlak liggen (methode met grote precisie);
- bilaterale punten; bijvoorbeeld alle punten op de opstijgende tak van de mandibula (methode met vertekening);
- anatomische punten; op of binnen botcontouren lokaliseerbare punten (bijvoorbeeld nasion, punt A, spina nasalis anterior);
- röntgenologische punten; punten op het snijpunt van twee röntgencontouren (bijvoorbeeld articulare);
- geconstrueerde punten; bijvoorbeeld het midden van sella of gonion.

Mogelijke fouten in het bepalen van de oriëntatiepunten en hoe deze zijn te voorkomen:

- bilaterale punten; veroorzaakt door de lichte vergroting zijn er vaak twee contouren van de mandibula zichtbaar; om het oriëntatiepunt gonion te bepalen, is het nodig beide contouren over te trekken en het relatiepunt te middelen;
- moeilijke punten: orbitaalpunt, punt A, spina nasalis posterior; vaak is het nuttig om het overige gebied van de laterale schedelröntgenopname af te schermen;
- overtrekfouten; deze liggen bij goede technische uitvoering bij ongeveer 0,5°, respectievelijk 0,5 mm; geringe verschillen bij het vergelijken van laterale schedelröntgenopnamen moeten daarom met voorzichtigheid worden geïnterpreteerd;
- alle gevonden waarden moeten steeds tegen de achtergrond van een totale diagnose worden beoordeeld.

Oriëntatiepunten

De belangrijkste oriëntatiepunten zijn weergegeven in figuur 14.21.

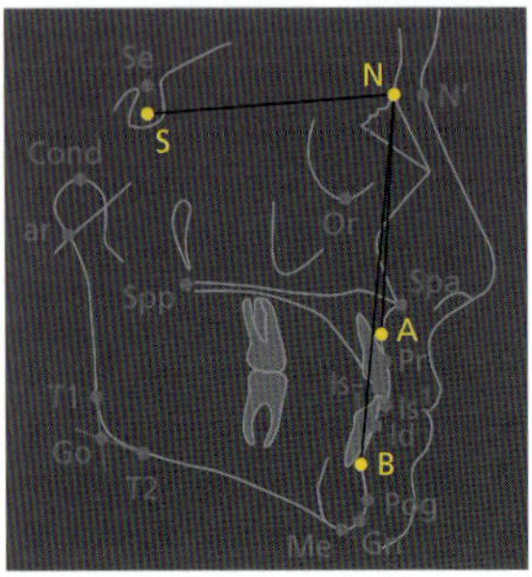

Figuur 14.21 Belangrijkste oriëntatiepunten voor het analyseren van een röntgenschedelprofielopname.

afkorting	naam	aanduiding
N	nasion	voorste punt van de sutura nasofrontalis
S	sella	middelpunt van de sella turcica
Si	ingang sella	midden van de ingang van de sella
Or	orbitale	meest caudale punt van de benige orbita
Cond	condylion	meest dorsocraniale punt van de condylus
ar	articulare	snijpunt van de dorsale rand van de opstijgende tak van de mandibula met de onderste buitenschaduw van de schedelbasis
Spp	spina nasalis posterior	snijpunt van de verlenging van de voorste wand van de fossa pterygopalatina met de neusbodem
Spa	spina nasalis anterior	punt van de spina nasalis anterior
Pr	prosthion	voorste onderste punt van de processus alveolaris ter hoogte van de incisieven in de bovenkaak
A	punt A (subspinale)	diepste punt tussen Spa en Pr
I^1	incision superius	snijrand van de meest protrale centrale incisief in de bovenkaak
I_1	incision inferius	snijrand van de meest protrale centrale incisief in de onderkaak
Id	infradentale	voorste bovenste punt bij de processus alveolaris bij de onderincisieven
B	punt B (supramentale)	diepste punt van de voorste begrenzing van de processus alveolaris van de onderkaak
Pog	pogonion	voorste punt van de benige kin
Me	menton	onderste punt van de benige kin
Gn	gnathion	voorste onderste punt van de benige kin; snijpunt van de loodlijn op de lijn Pog-Me met de benige kincontour
Go	gonion	snijpunt van de raaklijn ar-T1 (achterste ramuslijn) met de raaklijn T2-Me (mandibulalijn)
N'	huidnasion	meest retrale (huid)punt van de wekedelenconvexiteit tussen voorhoofd en neus

Sagittale verhoudingen kaakbases

Relatiepunten voor analyse van de verhoudingen van de kaakbases zijn (figuur 14.22):

- A = meest dorsal punt van de voorrand van de maxilla
- B = meest dorsal punt van de voorrand van de mandibula
- N = nasion
- S = midden sella.

De belangrijkste hoeken voor analyse van de verhoudingen van de kaakbases zijn (figuur 14.22):

- S-N-A
- S-N-B
- A-N-B

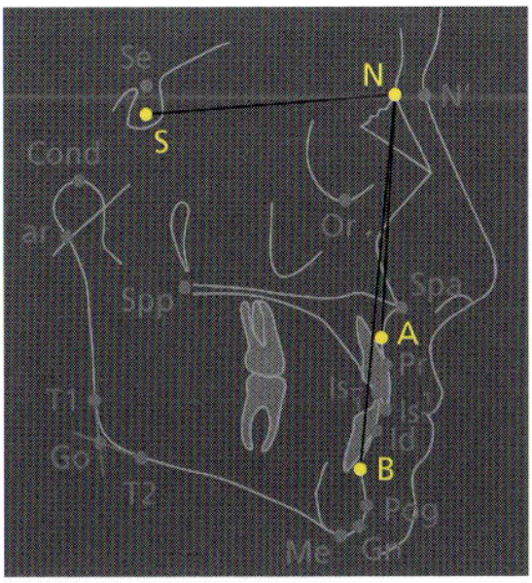

Figuur 14.22 Relatiepunten en hoeken voor analyse van de verhoudingen van de kaakbases.

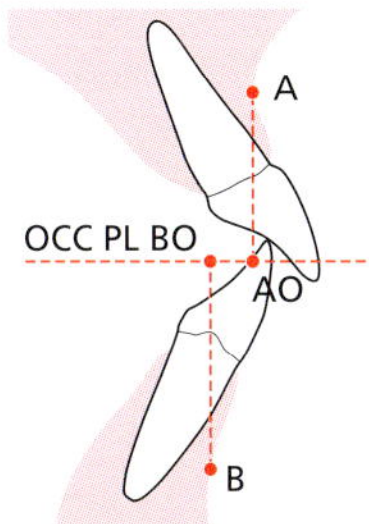

Figuur 14.23 Lijnen van de WITS-appraisal.

De consequenties van de normgrootte van deze hoeken en de afwijkingen daarvan staan weergegeven in tabel 14.15.

Tabel 14.15 Consequenties van normgrootte van de hoeken en afwijkingen daarvan.

hoek	norm	vergroot	verkleind	opmerkingen
S-N-A	81°	prognathie bovenkaak	retrognathie bovenkaak	
S-N-B	79°	prognathie onderkaak	retrognathie onderkaak	
A-N-B	2°	skelettale Angle-klasse II	skelettale Angle-klasse III	afhankelijk van SN-Me-Go

WITS-appraisal

De WITS-appraisal is een analysemethode voor de sagittale maxillomandibulaire relaties, genoemd naar de universiteit van Witwatersrand in Johannesburg. Orientatielijnen zijn (figuur 14.23):

AO = loodlijn van het punt A naar het occlusievlak.

BO = loodlijn van het punt B naar het occlusievlak

OCC PL = occlusievlak.

Het relatievlak is het occlusievlak en gemeten wordt de afstand tussen de punten BO en AO. Bij een Angle-klasse II is deze afstand vergroot en bij een Angle-klasse III verkleind, respectievelijk negatief.

14.7.8 Analyse van de stand van de incisieven

Voor analyse van de stand van de incisieven bestaan de volgende relatiepunten (figuur 14.24):

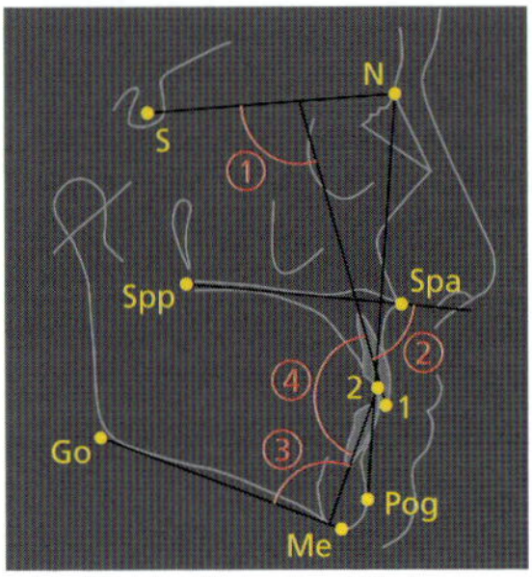

Go = gonion
Is[1] = incision superius
Is_1 = incision inferius
Me = menton
N = nasion
Pog = pogonion
S = midden sella
Spa = spina nasalis anterior
Spp = spina nasalis posterior

Figuur 14.24 Relatiepunten voor analyse van de stand van de incisieven.

Met behulp van deze relatiepunten kunnen de volgende metingen worden verricht, om vervolgens aan de hand van de normwaarden de consequenties van de gemeten waarden te kunnen bepalen.

Tabel 14.16 Normwaarden voor de stand van de incisieven.

meting	norm	vergroot	verkleind	gebitselement
① Is¹-S-N	102°	labiale kipping	palatinale kipping	centrale incisief bovenkaak
② Is¹-Spp	70°±_5°	palatinale kipping	labiale kipping	centrale incisief bovenkaak
③ Is_1-Me-Go	90°±_3°	labiale kipping	linguale kipping	centrale incisief onderbovenkaak
④ interincisale hoek	135°			
❶ Is¹-Pog	2-4 mm	antepositie	retropositie	centrale incisief bovenkaak
❷ Is_1-Pog	-2-2 mm	antepositie	retropositie	centrale incisief onderkaak

14.7.9 Analyse weke delen

Met behulp van de volgende lijnen kan een analyse van de weke delen worden uitgevoerd (figuur 14.25):

- *Holdaway-lijn (H-lijn):* De holdaway-lijn is de lijn van de voorste kinpunt (wekedelen-pogonion) via de rand van de bovenlip (labrale superius) door de neus. De neuscontour voor deze rechte lijn en de curvatuur van de bovenlip erachter moet een in hoge mate symmetrische S vormen. Het punt van de

curve onder de neus dat het meest dorsaal ligt, moet idealiter 5 ± 2 mm achter deze lijn liggen.
- *Bovenlip-raaklijn:* De bovenlipraaklijn is de verbinding tussen subnasale en labrale superius.
- *Columella-raaklijn:* De columella-raaklijn is de raaklijn tussen subnasale en neusseptum. Deze vormt met de bovenlipraaklijn de nasolabiale hoek.
- *Esthetieklijn volgens Ricketts:* De esthetieklijn is de raaklijn aan de neuspunt en de kin. Gemeten wordt naar de afstand van de lippen tot de esthetieklijn. Normwaarden hiervoor zijn:
  - labrale superius -1 tot -4 mm;
  - labrale inferius 0 tot 2 mm.

Als de lippen ver achter de esthetieklijn liggen, is dit een contra-indicatie voor extractietherapie.

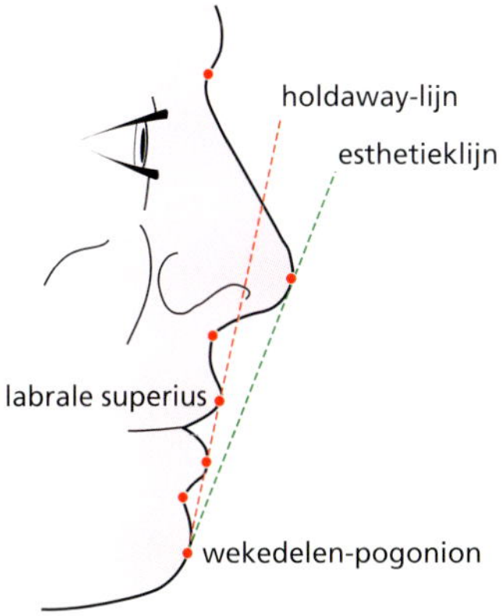

Figuur 14.25 Lijnen voor analyse van de weke delen.

14.7.10 Modelanalyse

Analyse van gebitsmodellen biedt de volgende mogelijkheden:
- maxillomandibulaire sagittale en transversale symmetrische vergelijking en vergelijking van de (in)congruentie tussen het midden van de tandboog en het midden van de kaak;
- beoordeling van de breedte en lengte van de tandboog naar normcijfers;
- in kaart brengen van standsafwijkingen van (groepen) gebitselementen;
- beoordeling van de verhouding tussen de benodigde en de aanwezige ruimte in de tandboog;
- analyse van discrepanties in de lengte van de tandboog (Arch Length Discrepancy; ALD) en in de breedte van de gebitselementen (Tooth Size Discrepancy; TSD);
- diagnostiek van de occlusie.

Voor deze analyse zijn veel methoden beschikbaar. De belangrijkste passeren hierna de revue.

Som van de incisieven
Met de methode 'som van de incisieven' wordt de mesiodistale breedteafstand van de incisieven in de boven- en in de onderkaak gemeten, respectievelijk afgekort als SIBK en SIOK.

Steunzone
De steunzone is gedefinieerd als de ruimte die de melkcuspidaten en -molaren in de breedte innemen, metrisch bepaald door de afstand van de distale rand van de laterale melkincisief tot de mesiale rand van de eerste blijvende melkmolaar (figuur 14.26).

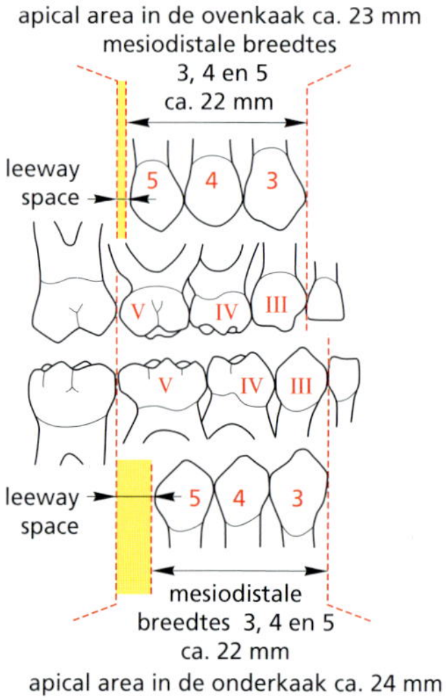

Figuur 14.26 Schematische weergave van de steunzone.

Gemiddeld is de apicale basis in de bovenkaak 0,9 mm en in de onderkaak 1,7 mm groter dan de som van de mesiodistale breedten van de opvolgende blijvende gebitselementen. Het verschil is de zogenoemde *leeway space*. De apicale basis kan worden verkort:

- vanaf distaal door approximale cariës in de melkmolaren;
- door voortijdig verlies van de eerste melkmolaar en mesiale verplaatsing van de eerste blijvende molaar;
- vanaf mesiaal door ondermijnende resorptie van de melkcuspidaat.

Verkorting van de apicale basis leidt tot plaatsgebrek voor de blijvende gebitselementen: secundaire crowding. Behoud van de apicale bases is een van de belangrijkste orthodontisch-profylactische taken van een tandarts.

Arch Length Discrepancy
Arch Length Discrepancy (ALD) is een maatstaf voor de beoordeling van de ruimteverhoudingen in het wisselgebit. De methode bestaat uit vijf fasen (figuur 14.27):

1. Bepaling van de SIOK.
2. Per kwadrant meten van de respectievelijke breedtesom van de incisieven met behulp van een passer, uitgaand van het contactpunt van de centrale incisieven; als er crowding is in het front, stuit de markering op het labiale vlak van de cuspidaat.
3. Meten van de afstand tussen markering en het mesiale vlak van de eerste blijvende molaar (aanwezige plaatsruimte).
4. Aflezen van de waarschijnlijk benodigde plaatsruimte voor de blijvende cuspidaat en premolaren in de kolom van de gemeten breedtesom in tabel 14.17 (benodigde plaatsruimte).
5. Het verschil tussen de aanwezige en de benodigde plaatsruimte geeft bij een negatieve indicatie het aantal millimeters plaatsgebrek en bij een positieve indicatie het aantal millimeters plaatsoverschot.

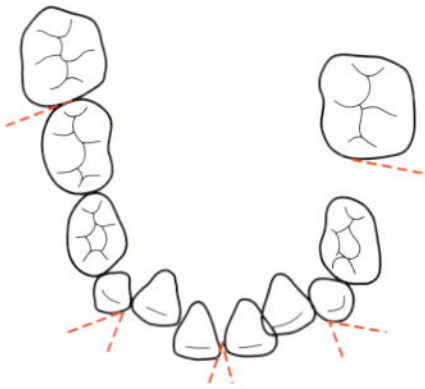

Figuur 14.27 Beoordeling van de ALD in het wisselgebit.

Tabel 14.17 De 75%-waarschijnlijkheid van de breedtesommen van de blijvende cuspidaat en premolaren in de onderkaak (OK) en in de bovenkaak (BK).

SIOK	OK 345	BK 345
19,5	20,1	20,6
20,0	20,4	20,9
20,55	20,7	21,2
21,0	21,0	21,5
21,5	21,3	21,8
22,0	21,6	22,0
22,5	21,9	22,3
23,0	22,2	22,6
23,5	22,5	22,9
24,0	22,8	23,1
24,5	23,1	23,4
25,0	23,4	23,7
25,5	23,7	24,0
26,0	24,0	24,2
26,5	24,3	24,5
27,0	24,6	24,8

Tabel 14.18 Normen voor de steunzones in de bovenkaak (BK) en in de onderkaak (OK). Deze zijn afhankelijk van de som van de incisieven (SI).

SIBK	28	29	30	31	32	33	34	35	36
steunzone	20,7	21,2	21,8	22,2	22,7	23,1	23,5	23,8	24
SIOK	20,6	21,4	22,1	22,9	23,6	24,4	25,1	25,9	26,6
steunzone	20	20,6	21,1	21,8	22,3	22,7	23	23,4	23,6

Tooth Size Discrepancy
Met de Tooth Size Discrepancy (TSD) wordt een mogelijke discrepantie in de breedte van de gebitselementen bepaald. Meestal wordt de TSD ter hoogte van de incisieven gemeten. De norm is de laterale incisief in de onderkaak, waarvan de breedte meestal gelijk is aan die van de laterale incisief in de bovenkaak.

Bolton-analyse
De bolton-analyse maakt gebruik van de zogenoemde overall- en anteriorratio. De overallratio is een index voor de bepaling van de maxillomandibulaire congruentie in breedte van eerste molaar tot eerste molaar in de bovenkaak (16-26; Σ BK 12) en van eerste molaar tot eerste molaar in de onderkaak (36-46; Σ OK 12). Daarbij wordt gebruikgemaakt van de volgende standaardformule:

$$\Sigma \text{ OK } 12 \div \Sigma \text{ BK } 12 = 1 \div 0{,}93 \Rightarrow \frac{\Sigma \text{ OK} \cdot 100}{\Sigma \text{ BK } 12} = 91{,}3\ \%\ (\pm 1{,}9\%)$$

Tabel 14.19 Mogelijke breedtesommen van de gebitselementen in de boven- en de onderkaak die deze verhouding vertonen.

BK 12	OK 12	BK 12	OK 12	BK 12	OK 12
85	77,6	93	84,9	102	93,1
86	78,5	94	85,8	103	94
87	79,4	95	86,7	104	95
88	80,3	96	87,6	105	95,9
89	81,3	97	88,6	106	96,8
90	82,1	99	90,4	108	98,6
91	83,1	100	91,3	109	99,5
92	84,0	101	92,2	110	100,4

De anteriorratio is een index voor de bepaling van de maxillomandibulaire congruentie in breedte van de gebitselementen in het front (13-23; Σ BK 6 en 33-43; Σ OK 6). Daarbij wordt gebruikgemaakt van de volgende standaardformule:

$$\Sigma \text{ OK } 6 \div \Sigma \text{ BK } 6 = 1 \div 0{,}77 \Rightarrow \frac{\Sigma \text{ OK } 6 \cdot 100}{\Sigma \text{ BK } 6} = 77{,}2\ \%\ (\pm 1{,}6\%)$$

Tabel 14.20 Mogelijke breedtesommen van de gebitselementen in de boven- en de onderkaak die deze verhouding vertonen.

BK 6	OK 6	BK 6	OK 6	BK 6	OK 6
40	30,9	45,5	35,1	51	39,4
40,5	31,3	46	35,5	51,5	39,8
41	31,7	46,5	35,9	52	40,1
41,5	32	47	36,3	52,5	40,5
42	32,4	47,5	36,71	53	40,9
42,5	32,8	48	37,1	53,5	41,3
43	33,2	48,5	37,4	54	41,7
43,5	33,6	49	37,8	54,5	42,1
44	34	49,5	38,2	55	42,5
44,5	34,4	50	38,6		
45	34,7	50,5	39		

Tabel 14.21 Beoordeling van zowel de overall- als de anteriorratio.

overallratio	< 91,3%	> 91,3%
anteriorratio	< 77,2%	> 77,2%
	breedtesom in de bovenkaak relatief te groot	breedtesom in de onderkaak relatief te groot

Na bepaling van de individuele waarde wordt in de tabel de werkelijke waarde van de kaak met de relatief kleinere breedtesom opgezocht en de bijbehorende norm vastgesteld. Het verschil tussen deze waarden geeft het overschot aan elementbreedte in de desbetreffende kaak aan.

14.8 Ruimtehouders

14.8.1 Inleiding

Het principe van de toepassing van een ruimtehouder ('space maintainer') is het voorkómen van verkleining van de apicale basis en van het uitgroeien van het antagonistische gebitselement door reconstructie van het diasteem, in het ideale geval in alle drie de dimensies, en overdracht van functionele prikkels op de processus alveolaris.

Tabel 14.22 Indicaties voor de toepassing van ruimtehouders.

indicatie	geen indicatie
• behoud apicale basis in zijdelingse delen • bij juist voldoende ruimte, als doorbraak blijvende opvolger niet binnen zes maanden te verwachten is • bij ruimtegebrek	• na verlies van melkelementen om esthetische redenen • opvolger voor de doorbraak • ruimteoverschot in gebied apicale basis • als het in het kader van een geplande orthodontische behandeling niet zinvol is (extractietherapie, sluiten van diasteem)

14.8.2 Basistypen

De basistypen ruimtehouders zijn vaste en uitneembare.

Vaste ruimtehouders

Vaste ruimtehouders worden vooral toegepast bij verlies van afzonderlijke melkelementen in de vorm van:

- molaarband met staafje respectievelijk geprefabriceerde onderdelen (figuur 14.28);
- confectiekroon voor melkelementen met brug;
- banden op eerste blijvende molaren met bijbehorende bogen;
- geplakte ruimtehouder; draad: 0,7-0,8 rond, 0,8 mm vijfvoudig gewonden speciaal draad (twistflex) (figuur 14.29).

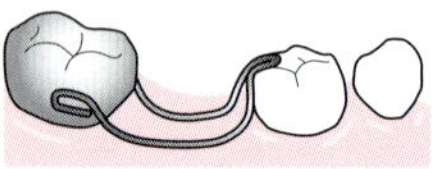

Figuur 14.28 Ruimtehouder in de vorm van een molaarband met staafje.

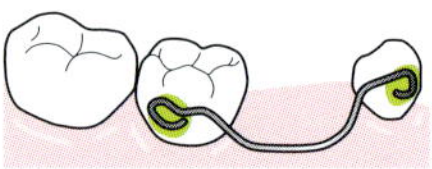

Figuur 14.29 Ruimtehouder in de vorm van een twistflex.

Het voordeel van het aanbrengen van een vaste ten opzichte van een uitneembare ruimtehouder is dat zekerheid bestaat dat deze altijd wordt gedragen. Als nadelen gelden dat de antagonist kan extruderen, dat plaqueretentie kan optreden en dat de ruimtehouder de doorbraak van het blijvende gebitselement kan blokkeren.

Uitneembare ruimtehouders

Uitneembare ruimtehouders worden vooral toegepast bij verlies van meerdere melkelementen om de ruimte te behouden. De apparatuur mag de ontwikkeling van de afstand tussen de cuspidaten niet belemmeren. Daarom: geen anker om een melkcuspidaat, melkcuspidaat vrij slijpen, de kunststof niet uitbreiden naar buccaal in het gebied van de processus alveolaris.

Voordelen van uitneembare ten opzichte van vaste ruimtehouders zijn dat de mesiodistale en verticale afstand behouden blijft, dat overdracht van functionele prikkels op de processus alveolaris plaatsvindt en dat de reiniging relatief eenvoudig is. Nadeel is dat het dragen van de ruimtehouder afhankelijk is van de medewerking van de patiënt.

14.9 Behandelmogelijkheden

14.9.1 Inleiding

Het merendeel van de orthodontische afwijkingen wordt actief behandeld met behulp van vaste apparatuur. Voorgevormde brackets en een grote verscheidenheid aan boogmaterialen en -vormen geven een behandelaar binnen de anatomische beperkingen de beste mogelijkheden om afwijkende standen van gebitselementen te corrigeren. Volledige behandeling met uitneembare (plaat) apparatuur is daarom sterk naar de achtergrond gedrongen. Desondanks blijft uitneembare apparatuur een belangrijk onderdeel van het orthodontische arsenaal, bijvoorbeeld bij voorbehandelingen, expansie van de bovenkaak, correctie

van de maxillomandibulaire relatie of als retentieplaat. De meeste behandelingen geschieden met een combinatie van vaste en uitneembare apparatuur.
Voor mensen die een zo onopvallend mogelijke behandeling wensen, bestaat de mogelijkheid van 'lingual orthodontics'. De orthodontische brackets worden daarbij aan de linguale en palatinale zijden van de gebitselementen geplaatst. Een andere moderne methode is 'Invisalign'. Deze methode maakt gebruik van een serie doorzichtige hoesjes op de gebitselementen. Een elkaar opvolgende serie hoesjes wordt gemaakt op basis van een computerprogramma en zo ontstaat geleidelijk een verbetering van de stand van de gebitselementen.

14.9.2 Correcties van afwijkingen in de drie oriëntatievlakken

Naast correctie van afwijkende asrichtingen en rotaties van gebitselementen, richt de orthodontische behandeling zich op correcties van afwijkingen in de drie oriëntatievlakken (transversaal, sagittaal en verticaal) met de volgende orthodontische apparatuur.
Transversaal: Expansieplaat met schroef, lipbumper, Quad helix, sutuurexpansie, 'surgical assisted rapid maxillary expansion' (SARME), distractieosteogenese, expansieboog.
Sagittaal: Cervical headgear, face mask, plaatapparatuur, Twin Block, activatoren, Herbst-appliance, distractieosteogenese, Angle-klasse-II- of -III-elastiektractie, mini-implantaten als extra botverankering.
Verticaal: Occipital headgear, opbeetplaat, Nance-appliance, bite-turbo's, verticale elastiektractie.

Plaatapparatuur

Een actieve plaat is een doorlopende plaat die door middel van ankers aan de gebitselementen wordt bevestigd en met behulp van veren zorgt voor de gewenste verplaatsing van de gebitselementen. De veren bestaan uit harde of verende draden. De zogenoemde expansieplaat bevat als belangrijk te activeren onderdeel een expansieschroef.

Tabel 14.23 Indicaties en contra-indicaties voor plaatapparatuur.

indicaties	contra-indicaties
• transversale vergroting tandboog bij coronale crowding • horizontale verplaatsing afzonderlijke gebitselementen of meerdere kleine verplaatsingen • correctie kruisbeet • protrusie en retrusie incisieven • afscherming tong (tonghek)	• ontoereikende retentiemogelijkheden • sterk geroteerde gebitselementen • zuiver parallelle bewegingen • apicale crowding • bijzondere technische problemen door anatomische afwijkingen

Functionele apparatuur

Apparaten in de functionele orthodontie benutten, elimineren of sturen:
- de natuurlijke krachten van de musculaire functie;
- de doorbraak van gebitselementen;
- de groei; de bedoeling hiervan is morfologische afwijkingen te neutraliseren.

Vanuit deze basale toepassingen wordt het gebruik van functionele apparatuur in principe beperkt tot de behandeling van skelettale problemen tijdens de groei. Het klassieke functionele apparaat is sinds de jaren dertig van de vorige eeuw de activator, die inmiddels een veelvoud aan modificaties kent. Tot deze groep behoren ook de Gebissformer, de Kinetor, de bionator, de open activator, de Funktionsregler, alle met hun modificaties, en tot slot de Van Beek-activator. Enkele gemodificeerde activators kunnen tijdens een behandeling met vaste apparatuur worden gedragen. Voor het vervaardigen van een functioneel apparaat is een zogenoemde constructiebeet nodig die over de rusttonus van de musculatuur heen tot de nagestreefde kaakrelatie leidt.

Tabel 14.24 Te bereiken veranderingen.

skeletaal	dentoalveolair
• afremmen groei bovenkaak in ventrale richting • versterken of optimaliseren groei onderkaak • ventraliseren onderkaak en fossa glenoidea • toename onderste derde deel aangezichtshoogte	• labiaal kippen onderincisieven • mesiaal bewegen gebitselementen in zijdelingse delen onderkaak • afremmen fysiologische mesiale verplaatsing gebitselementen in zijdelingse delen bovenkaak

De voorwaarden voor een succesvolle behandeling zijn:
- coöperatie van de patiënt;
- groei; groeispurten in de puberteit benutten (meisjes 11-13, jongens 13-15);
- een overtuigde behandelaar die de patiënt kan motiveren om zich aan een voldoende draagtijd van de apparatuur te houden.

Extraorale apparatuur

Tot de extraorale apparatuur behoren de hoofd-kinkap, het delaire-masker en in het bijzonder de *headgear*.

Een headgear bereikt door extraorale ondersteuning aan het hoofd of in de nek een verplaatsing van de molaren in de bovenkaak zonder reactiekrachten op andere gebitselementen.

Basisbestanddelen van een headgear zijn (figuur 14.30):
- banden met buccaal aangelaste buisjes op de blijvende eerste molaren;
- binnenboog met stops mesiaal van de buisjes;
- buitenboog met binnenboog gesoldeerd ter hoogte van de lippen;
- nekband met elastiek.

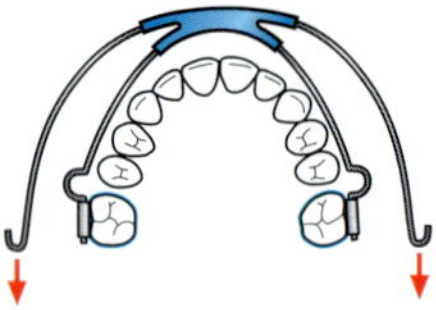

Figuur 14.30 Schematische weergave van de onderdelen van een headgear.

Voor de functie van een headgear kan onderscheid worden gemaakt naar:

- de trekrichting van het elastiek: *vertical pull, high pull, occipital pull, horizontal pull, cervical pull*;
- de hoek waaronder de armen van de buitenboog staan ten opzichte van de binnenboog: craniaal, parallel, caudaal;
- de lengte van de armen van de buitenboog: lang, kort;

Afhankelijk van de richting en grootte van de uitgeoefende kracht zijn met een headgear twee acties mogelijk:

- een distaal gerichte actie en een extrusie of intrusie van de molaren in de bovenkaak (orthodontische headgear);
- afremming van de groei van de bovenkaak (orthopedische headgear).

Tabel 14.25 Voor- en nadelen van behandeling met een headgear.

voordelen	nadelen
• toepasbaar in het wisselgebit • combineerbaar met andere apparatuur, zoals activatoren, platen en vaste apparatuur • eenvoudig toepasbaar • goede krachtdosering bij adequate draagtijd	• goede medewerking van de patiënt vereist • geringe acceptatie door de patiënt • esthetische bezwaren

Vaste apparatuur

Vereenvoudigd is het basisidee van de vaste orthodontische apparatuur aan te duiden als het door middel van kleine krachten in de ideale vorm van de tandbogen brengen van de gebitselementen.

Basisbestanddelen

Basisbestanddelen van vaste apparatuur zijn:

- banden: metalen ringen met een daarop vastgelast slot; normaalgesproken worden ze op molaren gecementeerd;
- brackets: worden met de etstechniek op de labiale vlakken van de gebitselementen geplakt; er zijn verschillende vormen voor verschillende behandelmethoden (figuur 14.31);
- bogen: door de sleuven van brackets lopende draden die kunnen verschillen naar dikte, vorm (rond, vierhoekig, gevlochten) en metaallegering; in de beginfase van de behandeling worden in de regel dunne, zeer elastische bogen gebruikt en in de eindfase meer stabiele, precies passende boogdraden;
- ligaturen: van dun, week draad gemaakt en dienend ter bevestiging van een boog in de brackets;
- alastics: rubberen ringetjes ter bevestiging van een boog in de brackets;
- elastieken: elastieken van verschillende sterkte worden gebruikt voor intramaxillaire, intramandibulaire en maxillomandibulaire tractie en voor verankering; naar de tractierichting worden maxillomandibulaire elastieken toegepast voor Angle-klasse-II- en Angle-klasse-III-tractie (figuur 14.32 en 14.33);
- drukveren: worden gebruikt voor reciproke intramaxillaire en intramandibulaire verplaatsing van gebitselementen, bijvoorbeeld voor vergroting of verkleining van een diasteem.

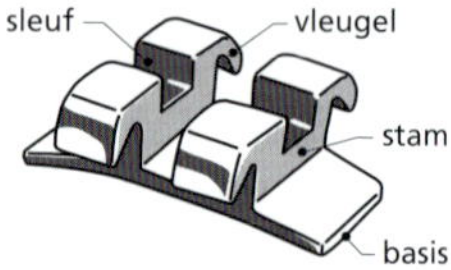

Figuur 14.31 Tweelingbrackets voor de edgewise-techniek.

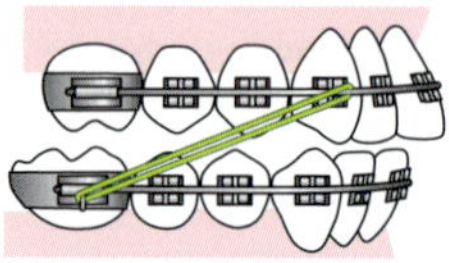

Figuur 14.32 Elastieken voor Angle-klasse-II-tractie.

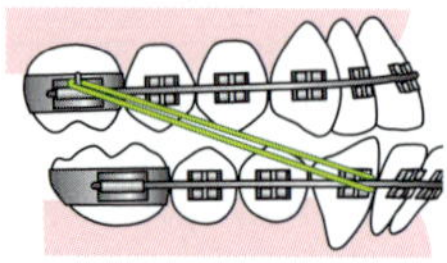

Figuur 14.33 Elastieken voor Angle-klasse-III-tractie.

Indicaties

Indicaties voor het gebruik van vaste apparatuur zijn:

- parallelle verplaatsing;
- rotatie;
- aanpassing van de tandbogen;
- in- en extrusie;
- torque;
- dentoalveolaire occlusiecompensatie bij behandeling van volwassenen.

Behandeltechnieken

Edgewise-techniek. De klassieke methode, die door middel van vierkante bogen ('edgewise arch') en bijbehorende brackets een gecontroleerde verplaatsing van gebitselementen in elke gewenste richting mogelijk maakt. Daarbij zijn bepaalde buigingen van de boog noodzakelijk:

- buiging van de eerste orde: zijwaartse buigingen; beweging in horizontale vlak;
- buiging van de tweede orde: kantelbuigingen; controleren angulatie gebitselementen in mesiodistale richting en deels ook verticaal;
- buiging van de derde orde: torque (torsie om de lengteas van de draad) voor het instellen van de radix;
- in het frontgebied in het sagittale vlak en in de molaarstreek in het transversale vlak.

Straight-wire-techniek. Deze techniek werkt met een rechte draad ('straight wire') zonder aanpassingen als bij de edgewise-techniek, omdat de vereiste buigingen in voor elk gebitselement individuele brackets zijn voorgeprogrammeerd. De buigingen van de eerste orde worden verregaand vervangen door ongelijke dikte van de bracketbasis; de buigingen van de tweede orde door gedefinieerde angulatie van de bracketsleuven tot de as van het gebitselement; de buigingen van de derde orde door ongelijke buiging van de bracketsleuven naar de bracketbasis. Daardoor is 'bracketing', het precies positioneren van de brackets, voor deze techniek essentieel.

Light-wire-techniek. Deze techniek maakt gebruik van uniforme brackets die door een eenpuntscontact met de dunne ronde draad ('light wire') van superveerkrachtig staal (Australian wire) kippingen in mesiodistale en buccolinguale richting mogelijk maken. In principe worden eerst alle klinische kronen naar de juiste positie in de tandboog gekanteld, waarna de wortels door individuele hulpveertjes worden opgericht. Dit in tegenstelling tot de edgewise- en straight-wire-techniek, die voornamelijk 'bodily movements' kunnen bewerkstelligen.

Tip-edge-techniek. Dit is een vervolg op de light-wire-techniek waarbij de kippende beweging is gehandhaafd. Tijdens het finishen wordt echter gebruikgemaakt van de boogtypen van de edgewise- en straight-wire-techniek, die vierkant of rechthoekig in plaats van rond zijn.

Selflocking brackets. Inmiddels zijn er behandeltechnieken gemodificeerd waarbij de brackets zijn voorzien van een slotsysteem ('selflocking brackets'). Daardoor is het niet meer nodig de bogen met staalligaturen, alastics of lockpins vast te zetten (onder andere Speed® en Damon®).

Noodhulp door tandartsen

In het kader van weekend- en avonddiensten worden tandartsen soms geconfronteerd met verwondingen van lippen en wangen door uitstekende draaduiteinden of andere onderdelen van vaste orthodontische apparatuur. Opheffen van de klacht is het primaire doel. Daarna moet een patiënt altijd zo spoedig mogelijk zijn behandelaar consulteren.

Tabel 14.26 Noodgevallen met orthodontische apparatuur en hun behandeling.

mogelijk noodgeval	therapie
verwondingen van de zachte weefsels door uitstekende booguiteinden, ligaturen of na draadbreuk	ombuigen of afknippen van de draaduiteinden; bij afknippen het afgeknipte uiteinde opvangen met een arterieklem of een wattenrol om aspiratie te voorkomen; daarna protectiewas aanbrengen
verwondingen of drukplaatsen door scherpe randen van banden of brackets	scherpe punten afronden en/of aanbrengen respectievelijk meegeven van protectiewas
losgeraakte band	opnieuw cementeren met inachtneming van de oorspronkelijke plaatsing of verwijdering van de band
losgeraakte bracket	verwijdering van de bracket
pijn na inzetten van een nieuwe boog	verwijdering van de boogdelen, eventueel met doorknippen op een andere plaats
ontsporing van draaddelen, zoals linguale bogen, palatinale bogen en quadhelix, in de gingiva	correctie van de ligging (indien mogelijk) of niets doen; verwijdering is te problematisch
verlies van elastische ringen, elastieken, ligaturen	nieuwe aanbrengen

14.9.3 Chirurgische behandelingen

Chirurgische correctie van ernstige orthodontische afwijkingen (orthognatische chirurgie) wordt uitgevoerd door samenwerking tussen een orthodontist en een mond-, kaak- en aangezichtschirurg. Vaak bestaan daartoe op lokaal of regionaal niveau op gezette tijden overlegmomenten, bijvoorbeeld een maandelijks spreekuur. Van dit soort overlegmomenten wordt ook gebruikgemaakt om over algemene chirurgische behandelingen te overleggen, zoals doorbraakbevorderende behandelingen, verwijdering van (geïmpacteerde) gebitselementen, autotransplantaties van de kiemen van gebitselementen en het plaatsen van botankers.

Schisis

Schisis behoort tot de meest frequente aangeboren afwijkingen in het gebied van het hoofd. Er bestaat een aantal classificaties van schisis, maar globaal zijn er twee groepen te onderscheiden: cheilognatho(palato)schisis en geïsoleerde palatoschisis.

Tabel 14.27 Kenmerken van de twee groepen schisis.

	cheilognatho(palato)schisis	**geïsoleerde palatoschisis**
tijdstip van ontstaan	tussen 36e en 42e dag van embryonale ontwikkeling	in de 3e embryonale maand
stoornis	ontwikkeling primaire palatum: gestoorde vorming van de primaire neus met palatoschisis als mechanisch gevolg	ontwikkeling secundaire palatum: uitblijven van de vergroeiing tussen beide palatumdelen en het neusseptum
erfelijkheid	erfelijk 15-33%	erfelijk 16-19%
	multifactoriële overerving met drempelwaarde-effect	
geslachtsvoorkeur	meer mannen dan vrouwen	meer vrouwen dan mannen
frequentie	circa 1 : 500 geboorten	circa 1 : 2000 geboorten
vormen: • een- en dubbelzijdig • volledig en onvolledig	• cheiloschisis: in gebied filtrumrand; indien eenzijdig meer links dan rechts; microvorm: lipgleuf • cheilognathoschisis: verloopt tot foramen incisivum; indien eenzijdig meer links dan rechts • cheilognathopalatoschisis: verloopt in gebied lippen en ruimte tussen de kaken lateraal, in palatum durum paramediaan en in palatum molle en velum mediaan	• schisis palatum durum; paramediaan • schisis palatum molle en uvula; mediaan; een microvorm is uvula bifida

Voor het behandelen van patiënten met schisis is goed gecoördineerde samenwerking nodig tussen een kinderarts, een orthodontist, een mond-, kaak- en aangezichtschirurg, een plastisch chirurg, een kno-arts, een tandarts, een foniater, een logopedist en een maatschappelijk werker. Behandeling van schisis is mogelijk in een schisiscentrum. Het overzicht in tabel 14.28 toont een voorbeeld van een op interdisciplinaire behandeling gebaseerd behandeltraject.

Tabel 14.28 Op interdisciplinaire behandeling gebaseerd behandeltraject bij schisis.

leeftijd	kinderarts	orthodontist	mond-, kaak- en aangezichtschirurg en/of plastisch chirurg	kno-arts	diversen
geboorte		overleg met ouders: door allen			
		drinkplaat			
3 maanden			lipsluiting		
			velumsluiting		
1-1,5 jaar				regelmatige gehoortest tot volwassenheid	
2,5 jaar			kaak- en palatumsluiting		logopedist
4-5 jaar					spraak-oefeningen
			benodigde correcties		spraak-behandeling
			spraakverbeterende chirurgische therapie		
7-10 jaar		behandeling wisselgebit			
12-14 jaar		behandeling blijvende gebit	benodigde correcties		
16-18 jaar			neuscorrectie		

15 Speeksel en speekselklieren

Speeksel is onmisbaar voor een goede mondgezondheid. Een tekort aan of een verandering in de samenstelling van speeksel kan leiden tot orale complicaties. Speeksel is afkomstig van de (figuur 15.1):

1 glandula parotidea (sereus speeksel);
2 glandula submandibularis (seromuceus speeksel);
3 glandula sublingualis (muceus speeksel);
4 accessoire speekselklieren in de mucosa van het palatum, de wangen en de lippen (muceus speeksel).

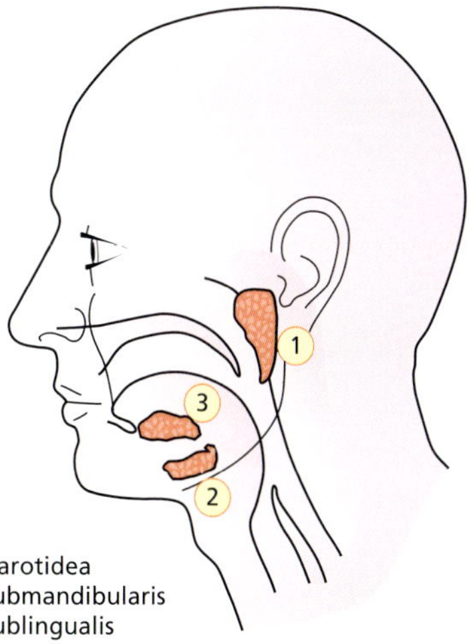

Figuur 15.1 Lokalisatie speekselklieren.

15.1 Indeling van de speekselklieren

De speekselklieren kunnen worden ingedeeld op basis van de visco-elasticiteit van het gesecerneerde speeksel en de procentuele bijdrage aan de totale hoeveelheid gesecerneerd speeksel.

Tabel 15.1 Indeling speekselklieren.

speekselklieren	sereus; waterig, eiwitarm	seromuceus	muceus; stroperig, eiwitrijk	bijdrage aan totaal speeksel	
				in rust	na stimulering
glandula parotidea	×			≤ 25%	50-70%
glandula submandibularis		×		70%	35-50%
glandula sublingualis			×	7-8%	7-8%
accessoire speekselklieren		×		7-8%	7-8%

15.2 Speekselsecretie

Speeksel wordt gesecerneerd in rust, maar vooral na stimulering van de speekselklieren. Onderscheid kan worden gemaakt in rust-, kauwgestimuleerd en zuurgestimuleerd speeksel.
De hoeveelheid gesecerneerd speeksel is meetbaar door de secretiesnelheid te bepalen, dat wil zeggen dat het gesecerneerde speeksel gedurende een bepaalde tijd wordt opgevangen. De secretiesnelheid is een parameter voor het gewicht van het opgevangen speeksel (1 gram = 1 ml) gedeeld door het aantal minuten dat het speeksel is opgevangen. Voordat de speekselsecretiesnelheid wordt bepaald, mag de proefpersoon gedurende een uur niet eten, drinken, roken en tandenpoetsen. Direct voor aanvang van de meting dient de proefpersoon het dan aanwezige speeksel in te slikken.

Rustspeeksel. Gedurende 5 minuten elke 30 seconden het verzamelde speeksel laten uitspugen.

Kauwgestimuleerd speeksel. Gedurende 5 minuten laten kauwen op parafilm (5×5 cm) of een stukje was en elke 30 seconden het geproduceerde speeksel laten uitspugen.

Zuurgestimuleerd speeksel. Gedurende 2 minuten de zijkanten van de tong insmeren met een wattenstaafje gedrenkt in een oplossing van 4% citroenzuur. Geproduceerd speeksel elke 20 seconden laten uitspugen.

15.3 Functies

Speeksel heeft een aantal functies, die zijn in te delen in drie hoofdterreinen: voeding, bescherming van de orale weefsels en afweer tegen micro-organismen (figuur 15.2).

Voeding

- Bolusvorming (mucinen);
- Smaak (in oplossing brengen van smaakstoffen);
- Vertering (amylase).

Orale weefsels

- Buffering van zuur;
- Lubricatie en smering van slijmvliezen en gebitselementen;
- Remineralisatie van beginnende carieuze laesies.

Afweer

- Antibacterieel door aggregatie van bacteriën onder invloed van mucinen;
- Antischimmel door vermindering van de virulentie;
- Antiviraal door inactivering van virussen.

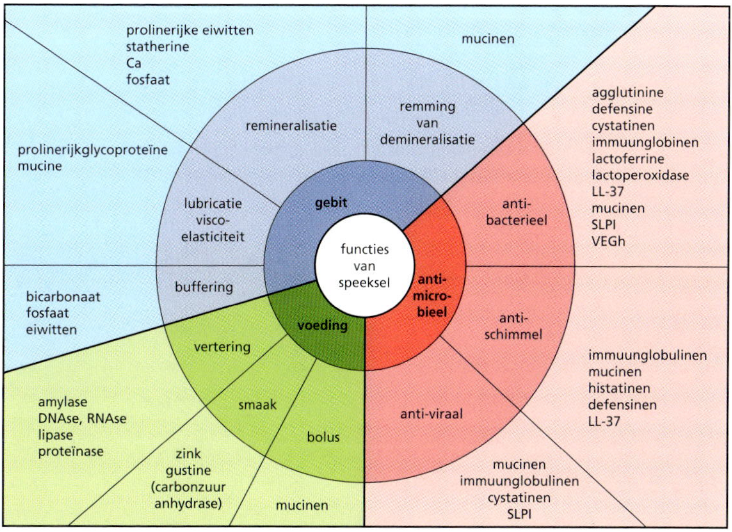

Figuur 15.2 Overzicht van de functies van speeksel.

15.4 Zuurgraad

Een belangrijke parameter voor de eigenschappen van speeksel is de zuurgraad (tabel 15.2).

Tabel 15.2 Referentiewaarden van de zuurgraad (pH) van rust-, kauwgestimuleerd en zuurgestimuleerd speeksel.

soort speeksel	zuurgraad	pH
rust	abnormaal basisch	> 7,5
	normaal	6,8-7,4
	ondergrens	6,5-6,7
	abnormaal zuur	< 6,5
kauwgestimuleerd	abnormaal basisch	> 8,0
	normaal	7,0-8,0
	ondergrens	6,5-6,9
	abnormaal zuur	< 6,5
zuurgestimuleerd	abnormaal basisch	> 7,0
	normaal	5,5-6,9
	ondergrens	5,0-5,4
	abnormaal zuur	< 5,0

15.5 Xerostomie

Xerostomie is de subjectieve beleving van een droge mond. Dit is meetbaar met een vragenlijst, bijvoorbeeld de Xerostomia Inventory (tabel 15.3).

Tabel 15.3 Xerostomia Inventory.

	nooit	bijna nooit	soms	nogal eens	erg vaak
Ik gebruik vloeistof als hulpmiddel bij het doorslikken van voedsel.	1	2	3	4	5
Mijn mond voelt droog aan wanneer ik eet.	1	2	3	4	5
's Nachts sta ik op om te drinken.	1	2	3	4	5
Mijn mond voelt droog aan.	1	2	3	4	5
Het kost me moeite om droog voedsel te eten.	1	2	3	4	5
Ik zuig op snoepjes of lolly's om mijn mond minder droog te laten zijn.	1	2	3	4	5
Ik heb moeite met het doorslikken van bepaalde voedingsmiddelen.	1	2	3	4	5
De huid van mijn gezicht voelt droog aan.	1	2	3	4	5
Mijn ogen voelen droog aan.	1	2	3	4	5
Mijn lippen voelen droog aan.	1	2	3	4	5
De binnenkant van mijn neus voelt droog aan.	1	2	3	4	5
Totaalscore:					

Interpretatie totaalscore:

11-23: geen tot weinig last van xerostomie

24-39: matig tot veel last van xerostomie

40-55: extreem veel last van xerostomie.

15.6 Hyposialie

Hyposialie is een objectief vastgesteld tekort aan speeksel. Het kan worden vastgesteld door de speekselsecretiesnelheid te bepalen.

15.6.1 Speekselecretiesnelheid

Referentiewaarden van de speekselsecretiesnelheid (ml/min) van rust- en kauwgestimuleerd- en zuurgestimuleerd speeksel staan in tabel 15.4.

Tabel 15.4 Referentiewaarden speekselsecretiesnelheid.

soort speeksel	speekselsecretiesnelheid	ml/min
rust	hypersialie	> 0,5
	normaal	0,2-0,5
	ondergrens	0,1-0,2
	hyposalie	< 0,1
kauwgestimuleerd	hypersialie	> 2,0
	normaal	0,7-2,0
	ondergrens	0,5-0,7
	hyposialie	< 0,5
zuurgestimuleerd	hypersialie	> 2,0
	normaal	0,7-2,0
	ondergrens	0,5-0,7
	hyposialie	< 0,5

15.6.2 Klinische symptomen

Klinische symptomen van hyposialie kunnen zijn:

- droge mond en lippen in rust en na stimulatie van de speekselklieren;
- wit, schuimig speeksel op de tong;
- plakken van mondspiegel aan de wang bij intraorale inspectie;
- verminderde smaak;
- problemen met kauwen, slikken, spreken;
- brandend mondslijmvlies ('burning mouth syndrome');
- progressieve cariës;
- retentieproblemen gebitsprothese;
- orale ontstekingen;
- dorst;
- halitose.

15.6.3 Hoofdoorzaken

De drie hoofdoorzaken van hyposialie zijn:

1 medicatie;
2 auto-immuunziekten, bijvoorbeeld het syndroom van Sjögren, dat wordt gekenmerkt door graduele achteruitgang van de functie van de speekselklieren;
3 radiotherapie in het hoofd-halsgebied die acute en veelal irreversibele beschadiging van de speekselklieren veroorzaakt met weinig tot geen herstel.

15.6.4 Medicatie

De speekselsecretie wordt via het parasympathische en sympathische autonome zenuwstelsel gereguleerd. Potentiële orale invloeden van geneesmiddelen zijn:

- verstoring van de zenuwprikkeling;
- wijziging van de functies van de acinaire en ductale structuren in speekselklieren;
- pijn;
- verandering van smaak;
- halitose.

(Para)sympathicomimetica zoals isoproterenol, pilocarpine en cevimeline kunnen de secretiesnelheid en het sereuze aspect van het speeksel vergroten. Veelal leidt het overgrote deel van de medicamenten zoals parasympathicolytica, anticholinergica of anti-adrenergica echter tot een reductie van de speekselsecretiesnelheid. De speekselkieren zijn nog wel te stimuleren door smaakprikkels en/of kauwen. Op http://www.fk.cvz.nl/ zijn de (orale) bijwerkingen van geneesmiddelen eenvoudig digitaal op te zoeken.

Tabel 15.5 Groepen geneesmiddelen die xerostomie en hyposialie kunnen veroorzaken.

ACE-remmers	antidepressiva	bronchodilatatoren
analgetica	antidiarrhoica	calciumblokkers
anorexiantia	antihistaminica	cytostatica
anti-acida	antihypertensiva	decongestiva
anti-acnemiddelen	antinauseantia	diuretica
anti-adrenergica	antiparkinsonmiddelen	narcotica
anti-allergiemiddelen	antipsychotica	NSAIDS'S
anti-arrhythmica	antirookmedicatie	sedativa, tranquillizers
anticholinergica	antispasmodica	spierverslappers
anticonvulsiva	anxiolytica	

15.7 Therapie van xerostomie en hyposialie

Om voor xerostomie en/of hyposialie de juiste therapie te kunnen instellen, is een zorgvuldige diagnostiek nodig (figuur 15.3). Elke diagnose heeft zijn eigen therapeutische mogelijkheden. In grote lijnen zijn er twee therapeutische trajecten: stimulering en verlichting.

Stimulering. Stimuleren van de speekselsecretie is mogelijk bij geringe of matige xerostomie en hyposialie. Dit kan mechanisch, door smaak-/zuurprikkels en medicamenteus. Ook acupunctuur kan een stimulerend effect bewerkstelligen.

Mechanisch

- Kauwgom: waterig speeksel, groot volume eerste tien minuten.
- Groente kauwen: komkommer.

Uitkomst speekseltest	Diagnose	Therapie: Cariësinactief	Therapie: Cariësactief
	Geen droge mondproblematiek	Therapietrouw bevorderen	Therapietrouw bevorderen Eventueel 3de of 4de F-moment Voedingsadvies Tijdelijk professioneel F*
Ongestimuleerd + Kauwgestimuleerd + en/of Zuurgestimuleerd +	Xerostomie Hyposalivatie van de kleine mucosale klieren	Therapietrouw bevorderen Alert op snoepgedrag ivm verlichting xerostomie en hyposalivatie	
Ongestimuleerd - Kauwgestimuleerd + en/of Zuugestimuleerd +	Hyposalivatie Beeld behorend bij hyposalivatie tgv stress of geneesmiddelen	Therapietrouw bevorderen Alert op snoepgedrag ivm verlichting de hyposalivatie Stressreductie Overleg arts medicatie	Therapietrouw bevorderen 3de of 4de F-moment Voedingsadvies Tijdelijk professioneel F* Speeksel stimuleren Stressreductie Overleg art medicatie
Ongestimuleerd - Kauwgestimuleerd + en/of Zuurgestimuleerd +	Hyposalivatie Beeld behorend bij hyposalivatie tgv systemische ziekten	Therapietrouw bevorderen Speeksel stimuleren Alert op snoepgedrag ivm verlichting de hyposalivatie Alert op erosieve slijtage**	Therapietrouw bevorderen 3de of 4de F-moment 1/wk F-gel Voedingsadvies Speeksel stimuleren Alert op erosieve slijtage* Antimicrobieel spoelmiddel
Ongestimuleerd - Kauwgestimuleerd - en/of Zuurgestimuleerd -	Hyposalivatie Beeld behorend bij hyposalivatie na bestraling	Therapietrouw bevorderen Speekselsubstituut Alert op erosieve slijtage**	Therapietrouw bevorderen 3de of 4de F-moment 1/dg of 1/2 F-gel Voedingsadvies Speekselsubstituut Alert op erosieve slijtage** Antimicrobieel spoelmiddel

*Zie Het Ivoren Kruis Fluorideadvies
**Zie Het Ivoren Kruis advies: Erosive gebitsslijtage

Figuur 15.3 Overzicht en interpretatie van de uitkomst van speekseldiagnostiek.

Smaak-/zuurprikkels

- Zuur kan een groot volume sereus speeksel induceren; bijwerking kan een eroderend effect zijn.
- Zoet induceert muceus speeksel.
- Menthol induceert muceus speeksel; soms is deze prikkel te sterk.

Medicamenteus

- Pilocarpine
- carbamylcholine
- bethanechol
- cevimeline
- yohimbine.

Verlichting

Verlichting wordt toegepast als stimulering niet meer mogelijk is. Dit doet zich voor bij ernstige hyposialie door irreversibele beschadiging van de speekselklieren. In sommige gevallen kunnen speekselsubstituten in de vorm van een spray of een gel enig soelaas bieden.

Spray
- Saliva Orthana®
- Xialine®
- Glandosane.®
- BioXtra®
- Dentaid Xeros®

Gel
- Oral Balance® (Biotène)
- Dry mouth gel®
- Multi-oral gel®
- BioXtra®
- Dentaid Xeros®

15.8 Hypersialie

Hypersialie of siallorroe is overmatige productie van speeksel. Dit kan leiden tot ongewenst verlies van speeksel in de vorm van kwijlen. Karakteristieke verschijnselen van hypersialie zijn:
- rustsecretiesnelheid > 0,75 ml/min;
- kauwgestimuleerde secretiesnelheid > 2,00 ml/min;
- pH > 7,0.

Mogelijke oorzaken
- Medicatie;
- hormonale veranderingen;
- langdurige spanning;
- nieuwe gebitsprothese;
- psychosociale omstandigheden.

Mogelijke oorzaken kwijlen
- Vorm en functie van de lippen en/of de tong;
- verminderde slikfunctie.

Behandeling
- Fysiotherapie;
- logopedie;
- medicatie: antrenyl, atropine, benzhexol, benzatropine, deptropine, dispal, glycopyrrolaat, scopalamine;
- botuline A: driemaandelijks botoxinjectie in desbetreffende speekselklier;
- radiotherapie: in lage dosis op speekselklieren;
- chirurgische behandeling: omleggen uitvoergang glandulae in de richting van de keel;
- acupunctuur.

15.9 Aandoeningen van de speekselklieren

De meest voorkomende aandoeningen van de speekselklieren zijn sialolithiasis, cyste, sialoadenitis en sialose.

15.9.1 Sialolithiasis

Van sialolithiasis is sprake als zich ergens in een klier een speekselsteen bevindt die de afvoer van het speeksel belemmert.
Presentatie: Heftige pijn en zwelling voor of tijdens eten op locatie van de speekselklier.
Oorzaak: Onbekend.
Behandeling: Chirurgische verwijdering en/of ultrasone vergruizing.

15.9.2 Cyste

De twee meest voorkomende speekselkliercysten zijn de mucokèle en de ranula.

Mucokèle
Presentatie: Slijmcyste vanuit accessoire speekselklieren in de onderlip; blauw doorschemerend en muceus slijm bevattend.
Oorzaak: Onbekend.
Behandeling: Chirurgische verwijdering.

Ranula
Presentatie: Vochtblaas; 2-3 cm in doorsnede; geen ontstekingsverschijnselen; lokalisatie paramediaan in de mondbodem.
Oorzaak: Beschadiging mondbodem.
Behandeling: Chirurgische marsupialisatie.

15.9.3 Sialoadenitis

Sialoadenitis is een ontsteking van een speekselklier die een acuut of chronisch karakter kan hebben.

Acuut
Locatie: Glandula parotidea.
Presentatie: Pijn; gladde, gespannen elastische zwelling voor en onder het oor; soms pusafvloed; vaak droog; geen speekselafvloed.
Oorzaak: Parotitis epidemica (bof); exacerbatie parotitis en/of sialolithiasis; bacteriële parotitis; postoperatieve parotitis.
Behandeling: Afwachtend; eventueel stimulering met zuur en/of door massage van de speekselklier in de richting van de uitvoergang; antibioticum niet geïndiceerd.

Chronisch
Locatie: Glandula parotidea.
Presentatie: Komt voor bij kinderen (3-6 jaar) en ouderen; meestal eenzijdig; in glandula submandibularis zichtbaar als elastisch duivenei; weinig pijn; veelal

geen speekselafvloed.
Oorzaak: Veelal speekselsteen.
Behandeling: Afwachtend; eventueel stimulering met zuur en/of door massage van de speekselklier in de richting van de uitvoergang; antibioticum soms geïndiceerd als snelle genezing uitblijft.

15.9.4 Sialose

Sialose is een pijnloze zwelling die niet berust op een ontsteking of een neoplasma.
Locatie: Glandulae parotideae.
Oorzaak: Mogelijke samenhang met endocriene stoornis, stofwisselingsstoornis en/of ziekte van het autonome zenuwstelsel.
Behandeling: Geen.

Relevante websites
www.speekselcentrum.nl
www.ivorenkruis.nl
www.drymouth.info
xerostomia.researchtoday.net

16 Dento-alveolaire chirurgie

Dit hoofdstuk over dento-alveolaire chirurgie beoogt niet een totaaloverzicht van dit onderwerp te geven. Aan de orde komen slechts de meest relevante onderwerpen voor de praktijk van alledag: de röntgendiagnostiek, de anesthesie en de extractie van reguliere, geïmpacteerde en geretineerde gebitselementen, inclusief de daarbij mogelijk optredende complicaties, het hechten van extractiewonden en de behandeling van odontogene ontstekingen.

16.1 Röntgendiagnostiek

In principe is het niet verantwoord een dento-alveolaire (chirurgische) behandeling uit te voeren zonder adequate röntgendiagnostiek. De meest gebruikte röntgenopnamen zijn:

- panoramische röntgenopname: alle kaakgebieden worden afgebeeld en dit biedt een uitstekend overzicht zonder alles tot in detail waarneembaar te maken;
- intraorale röntgenopname, ook wel solo-opname genoemd: uitstekend geschikt om lokaal alle benodigde details van de harde weefsels af te beelden;
- occlusale röntgenopname, ook wel opbeetopname genoemd: geschikt voor inzicht in de omstandigheden in het frontale gebied, bezien vanaf occlusaal.

16.2 Anesthesie

Het toepassen van lokale anesthesie is het aanbrengen van een reversibele blokkade van de prikkelgeleiding van perifere zenuwen. Anesthetica interfereren reversibel met de totstandkoming en geleiding van de actiepotentiaal door een blokkade van de natriumkanalen in de celmembraan. Hierdoor ontstaat tijdelijk een lokale ongevoeligheid voor prikkels.

Tabel 16.1 De diverse typen lokaal toe te passen anesthesie.

type anesthesie	toepassing
oppervlakteanesthesie	• voorafgaand aan andere vorm van anesthesie ter vermindering van de pijn bij het toedienen van de anesthesie • verwijdering van aan de oppervlakte liggende corpora aliena of resten van gebitselementen • incisie oppervlakkig abces
intraligamentaire anesthesie	extractie tijdelijke gebitselementen

type anesthesie	toepassing
infiltratieanesthesie	• extractie, andere chirurgische en restauratieve behandeling in de bovenkaak • extractie, chirurgische en restauratieve behandeling in front en premolaarstreek in de onderkaak
geleidingsanesthesie van de nervus infraorbitalis	chirurgische behandeling in het bovenfront waarbij infiltratie-anesthesie ontoereikend is
geleidingsanesthesie van de nervus palatinus major	extractie en andere chirurgische behandeling in de palatinale (pre) molaarstreek
geleidingsanesthesie van de nervus nasopalatinus	extractie en andere chirurgische behandeling in het palatinale frontgebied
geleidingsanesthesie van de nervus mandibularis	extractie, andere chirurgische en restauratieve behandeling in de onderkaak
geleidingsanesthesie van de nervus mentalis	chirurgische behandeling onderlip
geleidingsanesthesie van de nervus buccalis	extractie en andere chirurgische behandeling in het buccale deel van de (pre)molaarstreek in de onderkaak

16.2.1 Geleidingsanesthesie van de nervus mandibularis

Het toedienen van geleidingsanesthesie van de nervus mandibularis kan soms lastig zijn en er kunnen daarbij diverse fouten worden gemaakt.

Tabel 16.2 Mogelijke fouten bij de toediening van geleidingsanesthesie.

fout	mogelijke gevolgen
injectie te ver mediaal	depot in de musculus pterygoideus medialis: geen anesthesie, hematoom in de spier, trismus
injectie te ver lateraal	depot lateraal van de linea obliqua interna: geen anesthesie, eventueel napijn
injectie te ver craniaal	depot in de musculus pterygoideus medialis, in de buurt van het temporomandibulaire gewricht of in de plexus venosus pterygoideus: geen anesthesie, hematoom in de spier, trismus
injectie te ver caudaal	depot in musculus pterygoideus medialis: geen anesthesie, hematoom in de spier, trismus
injectie te diep	depot in de parotisloge: hematoom, intravasale injectie in de vena facialis posterior, reversibele parese van de nervus facialis

16.2.2 Anesthetica

Lokale anesthetica bezitten een lipofiele groep die de vetoplosbaarheid bepaalt en een hydrofiele groep die bepalend is voor de mate van wateroplosbaarheid. Beide delen, die zich aan de uiteinden van het molecuul bevinden, zijn via een tussenketen met elkaar verbonden. Op basis van deze tussenketen worden lokale anesthetica onderverdeeld in twee klassen: de ester-anesthetica, bijvoorbeeld procaïne, en de amide-anesthetica, waaronder articaïne, bupivacaïne, lidocaïne, mepivacaïne en prilocaïne (figuur 16.1).

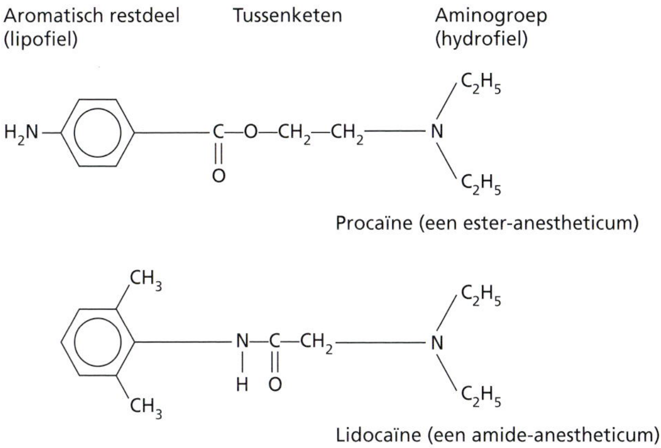

Figuur 16.1 Chemische formules van ester- en amide-anesthetica.

De meest toegepaste anesthetica voor lokale anesthesie zijn lidocaïne, articaïne en prilocaïne. Naast het anestheticum bevatten de meeste carpules met anesthesievloeistof onder andere een vasoconstrictor om de werkingsduur te verlengen. De meest gebruikte vasoconstrictor is adrenaline, soms wordt felypressine gebruikt. Anesthetica zonder vasoconstrictor hebben een werkingsduur van een half tot anderhalf uur. Met toevoeging van een vasoconstrictor varieert de werking van drie kwartier tot drie uur. Tabel 16.3 verstrekt de belangrijkste gegevens.

Tabel 16.3 Anesthetica voor lokale anesthesie en hun toepassing.

	lidocaïne Xylocaine®	articaïne Ultracain® ds	articaïne Ultracain® ds forte	prilocaïne Citanest® octapressine
concentratie (%; mg/ml)	2; 20	4; 40	4; 40	3; 30
inhoud carpule (ml)	1,8	1,7	1,7	1,8
maximale dosering zonder vasoconstrictor (mg/70 kg lichaamsgewicht)	300	300	300	400
maximale dosering met vasoconstrictor (mg/70 kg lichaamsgewicht)	500	500	500	600
vasoconstrictor (concentratie)	adrenaline 1:80.000	adrenaline 1:200.000	adrenaline 1:100.000	felypressine 1:2.000.000

16.2.3 Maximale dosering

Kinderen
In tabel 16.4 is de maximale dosering van lokale anesthetica weergegeven voor gezonde kinderen. Dit maximum is afhankelijk van individuele verschillen, de wijze van toediening van het anestheticum en de mate van doorbloeding van het weefsel. Het aangegeven aantal carpules is gebaseerd op carpules met een volume van 1.8 ml.

Tabel 16.4 Maximale dosering van lokale anesthetica bij gezonde kinderen.

gewicht (kg)	articaïne 4% mg (aantal carpules)	lidocaïne 2% mg (aantal carpules)	prilocaïne mg (aantal carpules)
5-10	25 (0,3)	22 (0,6)	30 (0,5)
11-15	50 (0,7)	44 (1,2)	60 (1,1)
16-20	75 (1,0)	66 (1,8)	90 (1,6)
21-25	100 (1,3)	88 (2,4)	120 (2,2)
26-30	125 (1,7)	110 (3,0)	150 (2,7)
31-35	150 (2,0)	132 (3,6)	180 (3,3)
36-40	175 (2,4)	154 (4,2)	210 (3,8)
41-45	200 (2,7)	176 (4,8)	240 (4,4)

Volwassenen
In tabel 16.5 is de maximale dosering van lokale anesthetica zonder en met epinefrine voor een gezonde volwassene van 70 kg weergegeven. Dit maximum is afhankelijk van individuele verschillen, de wijze van toediening van het anestheticum en de mate van doorbloeding van het weefsel.

Tabel 16.5 Maximale dosering van lokale anesthetica zonder en met epinefrine voor een gezonde volwassene van 70 kg.

anestheticum	zonder epinefrine (mg)	met epinefrine (mg)
articaïne	400	500
bupivacaïne	75	150
lidocaïne	300	500
mepivacaïne	375	400
prilocaïne	400	600

16.2.4 Afbraak anesthetica

Ester-anesthetica worden in het bloedplasma door het enzym pseudocholine-esterase afgebroken, waarbij aminoalcohol en para-aminobenzoëzuur-(PABA)-analogen ontstaan. Deze PABA-analogen zijn verantwoordelijk voor de allergische reacties die frequent ontstaan na gebruik van ester-anesthetica.
Amide-anesthetica worden in de lever eerst door het cytochroom P_{450}- systeem gemetaboliseerd en vervolgens geconjugeerd. Hierdoor ontstaan goed in water

oplosbare verbindingen die door de nieren worden uitgescheiden. Bij afbraak van prilocaïne kan orthotoluïdine ontstaan. Dit afbraakproduct verhoogt in erytrocyten het gehalte aan methomoglobine, een afwijkende hemoglobinevorm die niet in staat is zuurstof te transporteren.

16.3 Extractie van gebitselementen

Extracties zijn ongetwijfeld de meest voorkomende chirurgische behandelingen in de mond. Voor elke extractie dient een röntgenfoto beschikbaar te zijn om vooraf eventuele anatomische bijzonderheden te kennen. Bijvoorbeeld kromme wortels en een geringe afstand van de wortels tot het canalis mandibulae kunnen tot complicaties leiden die beter zijn te voorkomen als ze bekend zijn. Desalniettemin brengt elke extractie risico's met zich mee.

16.3.1 Indicaties en risico's

Indicaties
Er bestaan de volgende indicaties:

- cariës profunda;
- ernstige parodontitis;
- impactie;
- retentie;
- ontsteking;
- ruimtegebrek;
- belemmering orale functies;
- belemmering restauratieve behandeling;
- kroonfractuur;
- wortelfractuur.

Risico's
Er bestaan de volgende risico's:

- fractuur van het gebitselement tijdens de extractie;
- (na)bloeding;
- zwelling;
- pijn;
- wondinfectie;
- factoren die genezing van de wond belemmeren;
- in de (pre)molaarstreek in de bovenkaak: perforatie van de sinus maxillaris (antrumperforatie);
- in het molaargebied, vooral de derde molaar, in de onderkaak: laesie van de nervus alveolaris inferior.

16.3.2 Extractietangen

Het type en de ligging van een gebitselement bepalen de te gebruiken extractietang (forceps). De bek van een extractietang is zo goed mogelijk aangepast aan de anatomie van een gebitselement juist apicaal van de glazuur-cementgrens.

Bovenkaak

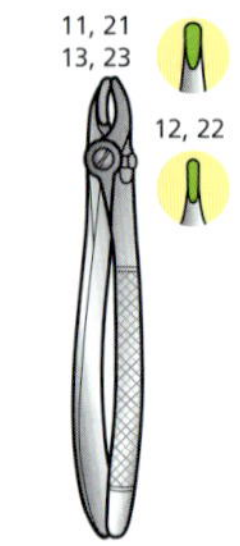

Figuur 16.2 Incisief- en cuspidaattang.

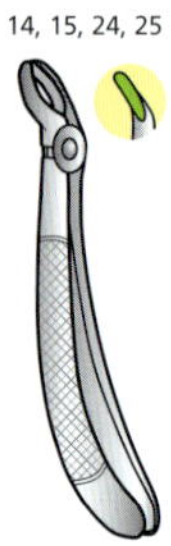

Figuur 16.3 Premolaartang.

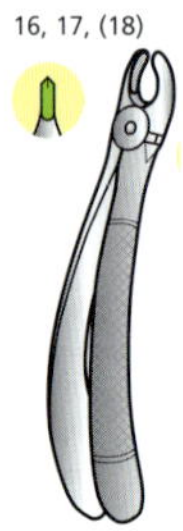

Figuur 16.4 Molaartang rechts.

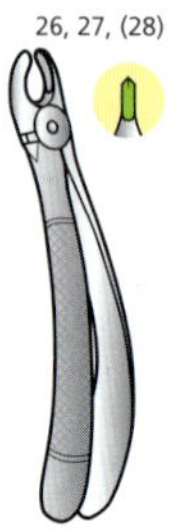

Figuur 16.5 Molaartang links.

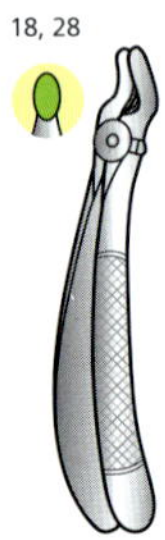

Figuur 16.6 Derde molaartang.

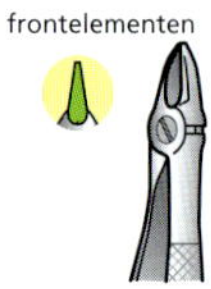

Figuur 16.7 Rechte worteltang.

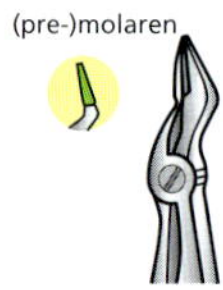

Figuur 16.8 Bajonet-vormige worteltang.

Onderkaak

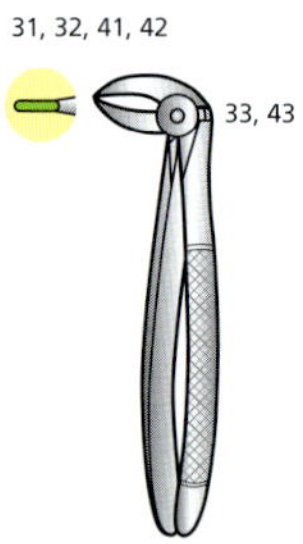

Figuur 16.9 Incisief- en cuspidaattang.

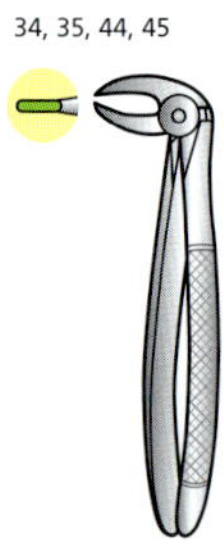

Figuur 16.10 Premolaartang.

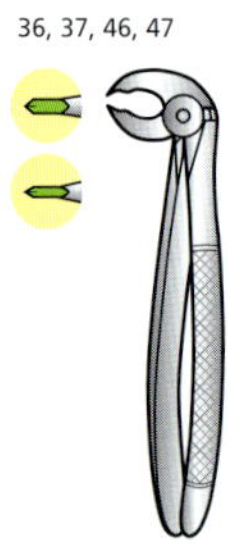

Figuur 16.11 Molaartang.

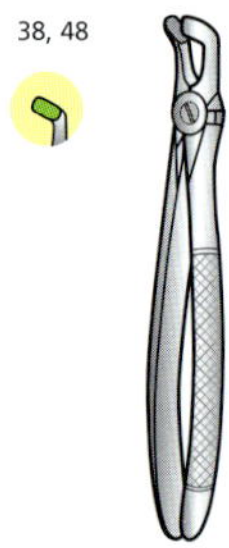

Figuur 16.12 Derde molaartang.

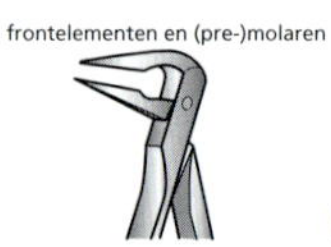

Figuur 16.13 Worteltang.

16.3.3 Hevels

Hevels of elevatoria zijn bedoeld voor het maken van wrikkende bewegingen. Als steunpunt fungeert het omringende bot. Er zijn rechte hevels (figuur 16.14) en driehoekshevels (figuur 16.15), ook wel vlaghevels genoemd, in diverse maten.

Rechte hevel

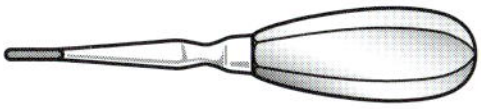

Figuur 16.14 Rechte hevel.

Een rechte hevel kan worden gebruikt voor het loswrikken van een willekeurig gebitselement (figuur 16.15), een wortelrest (figuur 16.16), of voor het splitsen van de wortels van een gefractureerde molaar of premolaar (figuur 16.17).

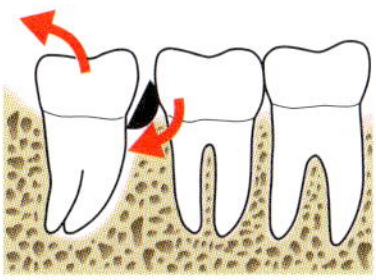

Figuur 16.15 Loswrikken van een gebitselement met een rechte hevel.

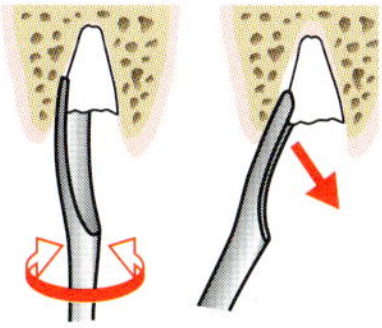

Figuur 16.16 Loswrikken van een wortelrest met een rechte hevel.

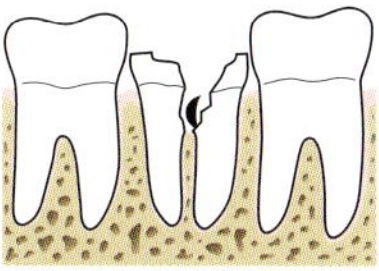

Figuur 16.17 Splitsen van een gefractureerde molaar of premolaar met een rechte hevel.

Driehoekshevel

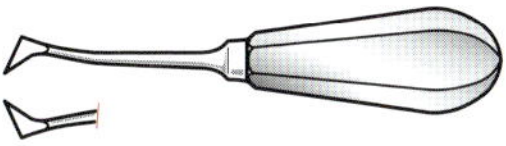

Figuur 16.18 Driehoekshevel.

Een driehoekshevel, ook wel vlag- of cryer-hevel genoemd, kan worden gebruikt voor het loswrikken van een wortelrest (figuur 16.19 en 16.20). Van driehoeks- of vlaghevels kan de punt naar rechts of naar links wijzen.

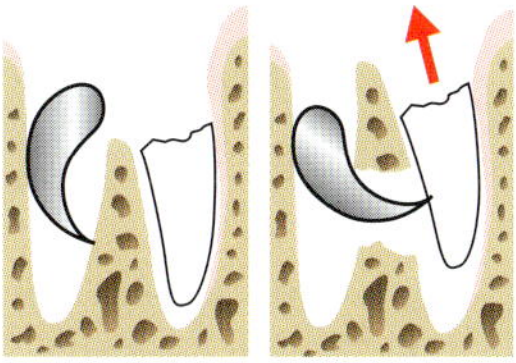

Figuur 16.19 Toepassing van een driehoekshevel bij het loswrikken van een wortelrest van een molaar in de onderkaak door het plaatsen van de hevel in een lege alveole, het perforeren van het interradiculaire bot en het loswrikken en omhoog wippen van de wortelrest.

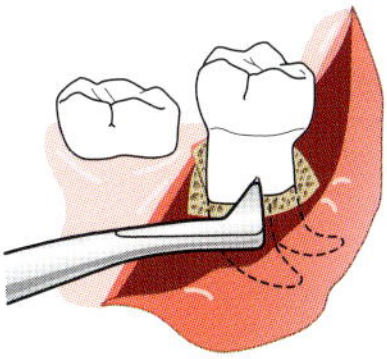

Figuur 16.20 Toepassing van een driehoekshevel bij het loswrikken van een wortelrest van een derde molaar in de onderkaak door de punt interradiculair te plaatsen en af te steunen op de bovenrand van de processus alveolaris.

7.3.4 Techniek van extraheren

Een tang moet goed in de hand worden gefixeerd door de handgrepen stevig in de handpalm te nemen (figuur 16.21). Bij het positioneren van de tang op het worteloppervlak van het gebitselement moet de lengteas van de bladen van de bek van de tang parallel lopen aan de lengteas van het gebitselement en vaak reiken tot onder de gingiva, die opzij moet worden gedrukt (figuur 16.22). De tang mag geen bot of slijmvlies omvatten (figuur 16.23).

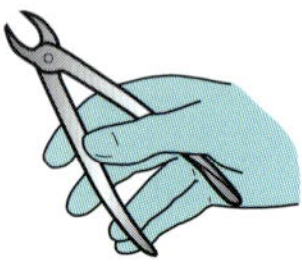

Figuur 16.21 Positie van de tang in de hand.

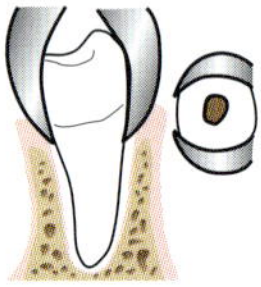

Figuur 16.22 Positioneren van de tang op een gebitselement.

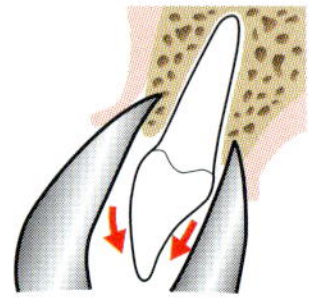

Figuur 16.23 Onjuiste positie van de tang.

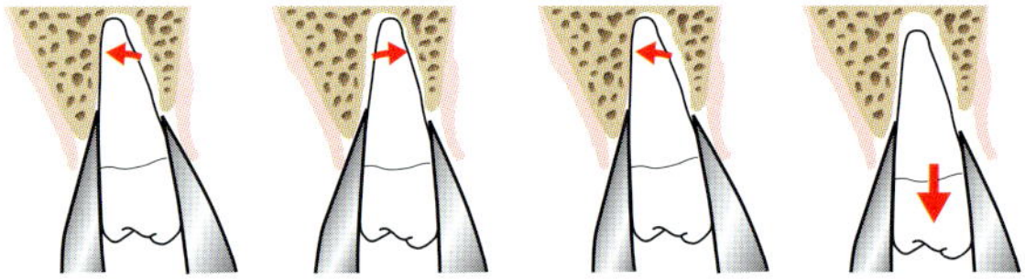

Figuur 16.24 Als de tang goed is gepositioneerd, kan het gebitselement worden geluxeerd door de tang eerst naar buccaal (a), dan naar de palatinale of linguale zijde (b) en daarna nog een keer naar buccaal te bewegen (c) en het tot slot uit de alveole te lichten (d).

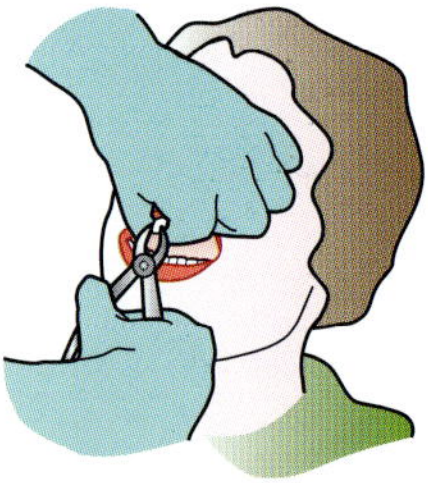

Figuur 16.25 Luxatie van een incisief in de bovenkaak.

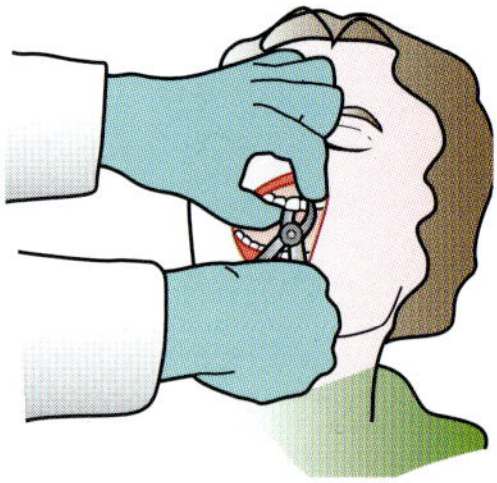

Figuur 16.26 Positie van de behandelaar bij extractie in de bovenkaak.

Bovenkaak

Bij de extractie van een gebitselement in de bovenkaak is de positie van de behandelaar ten opzichte van de zittende patiënt in principe schuin frontaal zittend of staand, met het hoofd van de patiënt op handhoogte van de behandelaar (figuur 16.26). Soms is het gemakkelijker een positie recht achter de patiënt in te nemen. Voor de patiënt is dit iets minder comfortabel omdat hij het hoofd meer achterover moet buigen. Met de vrije hand dienen het te extraheren gebitselement en de lokale processus alveolaris goed te worden gefixeerd.

Tabel 16.6 Toe te passen kracht en luxatiebewegingen voor de verschillende gebitselementen.

incisief en cuspidaat	voorzichtig luxeren, roteren, dan extraheren
eerste premolaar	voorzichtig in buccopalatinale richting luxeren, bij voldoende beweging naar buccaal en caudaal extraheren
tweede premolaar	voorzichtig luxeren, iets roteren, bij voldoende beweging naar buccaal en caudaal extraheren
molaar	voorzichtig luxeren in de richting van de minste weerstand (meestal in buccale richting), bij voldoende beweging naar buccaal en caudaal extraheren

Onderkaak

Bij de extractie van een gebitselement in het derde kwadrant is de positie van een rechtshandige behandelaar ten opzichte van de zittende patiënt in principe schuin frontaal zittend of staand, met het hoofd van de patiënt op handhoogte van de behandelaar (figuur 16.27). Bij de extractie van een gebitselement in het vierde kwadrant is de positie van een rechtshandige behandelaar achter de patient (figuur 16.28). Met de vrije hand dient het te extraheren gebitselement goed te worden gefixeerd.

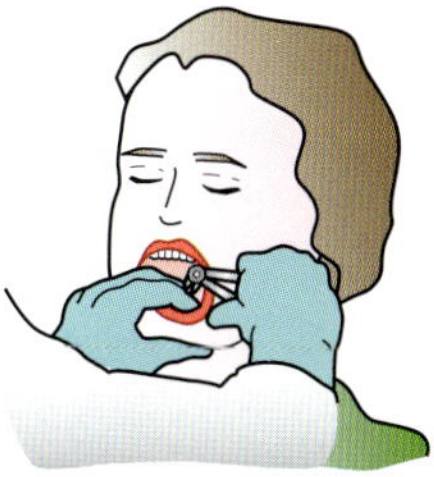

Figuur 16.27 Positie van een rechtshandige behandelaar bij extractie in het derde kwadrant.

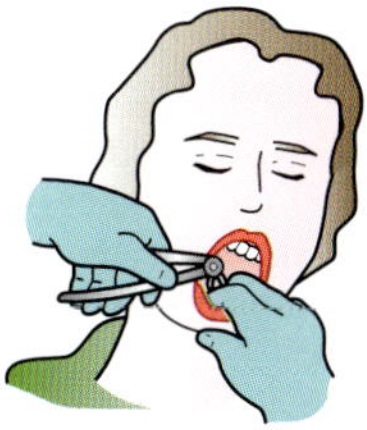

Figuur 16.28 Positie van een rechtshandige behandelaar bij extractie in het vierde kwadrant.

Tabel 16.7 Toe te passen kracht en luxatiebewegingen voor de verschillende gebitselementen.

incisief en cuspidaat	voorzichtig luxeren in labio-linguale richting, dan naar labiaal en craniaal extraheren
premolaar	voorzichtig luxeren in de richting van de minste weerstand, voorzichtig roteren, bij voldoende beweging naar buccaal en craniaal extraheren
eerste molaar	voorzichtig luxeren in de richting van de minste weerstand (meestal in buccale richting), bij voldoende beweging naar buccaal en craniaal extraheren
tweede en derde molaar	voorzichtig luxeren in de richting van de minste weerstand (meestal in linguale richting), bij voldoende beweging naar linguaal en craniaal extraheren

Nazorg
De nazorg bestaat uit:
- inspectie alveole en eventueel verwijderen ontstekingsweefsel;
- scherpe botranden wegnemen, bijvoorbeeld met knabbeltang;
- wondranden samendrukken;
- op gaasje laten bijten;
- in de zijdelingse delen van de bovenkaak de blaas-snuitproef doen;
- instructie patiënt: geen warme koffie of thee, geen alcohol, niet roken, eventueel koeling van het wondgebied, niet de mond spoelen.

16.4 Verwijdering geïmpacteerde en geretineerde gebitselementen

Geïmpacteerd betekent dat een volgroeid gebitselement geheel door kaakbot is omgeven en geen neiging tot eruptie vertoont. Geretineerd is een gebitselement als de eruptie wordt belemmerd door een ander gebitselement of een andere anatomische structuur. Impactie en retentie van gebitselementen komen voor bij ongeveer 20% van alle mensen. Het betreft vooral derde molaren in de boven- en de onderkaak en cuspidaten in de bovenkaak.

16.4.1 Symptomen en indicaties

Symptomen:
- uitblijven van eruptie, stoornis in eruptie, onvolledige eruptie;
- persisterend melkelement (vaak een cuspidaat in de bovenkaak);
- verdringing van buurelementen;
- bolling van het slijmvlies in het gebied waar een geretineerd gebitselement zich bevindt;
- fistel in het gebied van een geretineerd gebitselement;
- lokale pocketvorming zonder tekenen van parodontitis;
- pijn, zwelling, vieze smaak.

Indicaties:
- ontsteking; bijvoorbeeld pericoronitis, parodontitis buurelement, cariës, parodontitis apicalis;
- cyste, tumoren;
- risico op kaakfractuur;
- ruimtegebrek;
- belemmering voor andere behandeling, bijvoorbeeld plaatsen implantaat of kroon op buurelement.

16.4.2 Derde molaar in de bovenkaak

Risico's:
- perforatie van de sinus maxillaris;
- luxatie van de derde molaar in de sinus maxillaris;
- fractuur van de tuber maxillaris.

Techniek van verwijdering:
- incisie occlusaal in distomesiale richting en van mesiaal naar vestibulair tot de derde molaar goed zichtbaar is (figuur 16.29);
- rechte hevel mesiaal tussen bot en gebitselement voor luxatie in distocaudale richting;
- blaas-snuitproef;
- wond hechten.

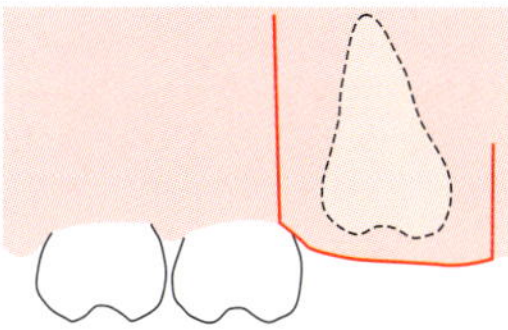

Figuur 16.29 Schematische weergave incisie.

Tabel 16.8 Behandeling van complicaties.

complicatie	behandeling
perforatie sinus maxillaris	• bij kleine perforatie alveole laten vullen met bloed, wond volledig afsluiten door overhechten, patiënt instrueren geen luchtdruk op de perforatie uit te oefenen, na 2-3 weken sluiting perforatie verifiëren • bij grotere perforatie verwijzen naar kaakchirurg
luxatie derde molaar in de sinus maxillaris	verwijzen naar kaakchirurg
fractuur tuber maxillaris	fragment bot en weke delen terugplaatsen in oorspronkelijke positie en fixeren; na genezing fractuur derde molaar chirurgisch verwijderen

16.4.3 Cuspidaat in de bovenkaak

Het vrijleggen van een geïmpacteerde of geretineerde cuspidaat in de bovenkaak is niet altijd eenvoudig. Bij de geringste twijfel of dit eenvoudig mogelijk is, is verwijzing naar een kaakchirurg aan te bevelen. Bij een palatinale ligging van de cuspidaat is dit sowieso verstandig.

Risico's:
- perforatie van de sinus maxillaris;
- perforatie van de neus;
- beschadiging van buurelementen.

Techniek van verwijdering:
Incisie juist onder de marginale gingiva met beiderzijds een incisie in vestibulaire richting zodat een trapeziumvorm ontstaat. De trapeziumvormige mucoperiostlap afschuiven (figuur 16.30). Zo nodig het buccaal bedekkende bot verwijderen zonder de cuspidaat te beschadigen. In de meeste gevallen zal op de cupidaat een bracket worden aangebracht met een orthodontische draad om de eruptie orthodontisch te bewerkstelligen (figuur 16.31). Wond hechten.

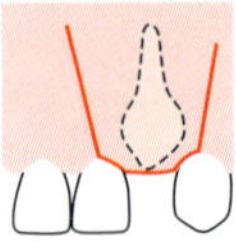

Figuur 16.30 Schematische weergave trapeziumvormige incisie.

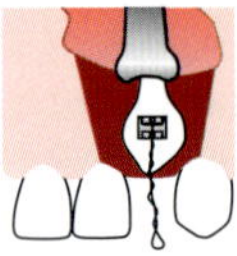

Figuur 16.31 Orthodontische bracket en draad aangebracht.

16.4.4 Derde molaar in de onderkaak

De vormen van retentie en impactie worden gewoonlijk beschreven door vergelijking van de positie van de lengteas van de derde molaar met de lengteas van een correct in de kaak gepositioneerd gebitselement, bijvoorbeeld de tweede molaar. Daarbij wordt onderscheid gemaakt tussen transversaal, sagittaal en verticaal afwijkende posities. Alle vormen zijn weer te geven in een schema (figuur 16.32). Mesiale kipping is verreweg de meest voorkomende vorm, namelijk in ongeveer 70% van alle gevallen. Samen met de andere vormen van kipping, de linguale, de mesiale en de distale, is dit de vorm van retentie die bij geen of weinig occlusale botbedekking vrij eenvoudig kan worden verwijderd.

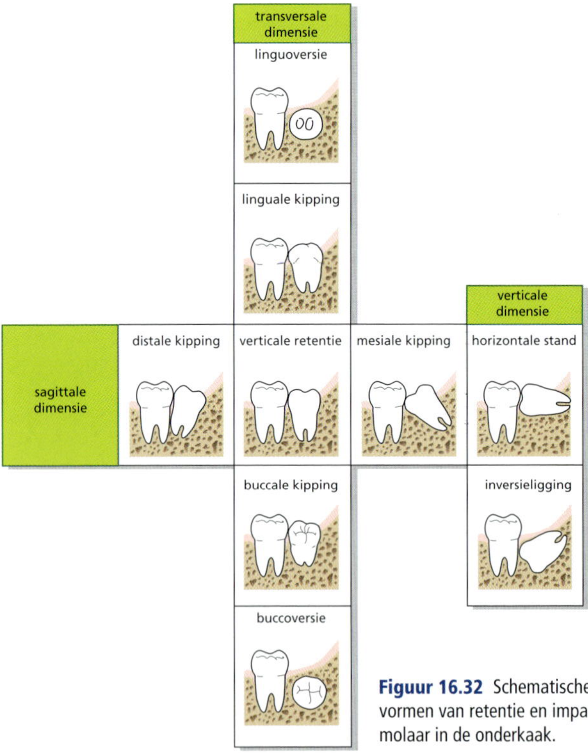

Figuur 16.32 Schematische weergave van alle vormen van retentie en impactie van een derde molaar in de onderkaak.

Risico's:

- beschadiging van de nervus alveolaris inferior met als gevolg een sensibiliteitsstoornis;
- beschadiging van de nervus lingualis met als gevolg een sensibiliteitsstoornis;
- iatrogene mandibulafractuur;
- pijn, oedeem, hematoom, trismus.

Techniek van verwijdering:
Positioneren van een rechte hevel tussen bot en gebitselement voor luxatie of positioneren van een derdemolaartang en voorzichtig luxeren en roteren. Zonodig enig bot- of gebitsweefsel wegnemen (figuur 16.33 en 16.34). Bij voldoende bewegingsvrijheid extraheren in occlusale richting. Wond hechten.

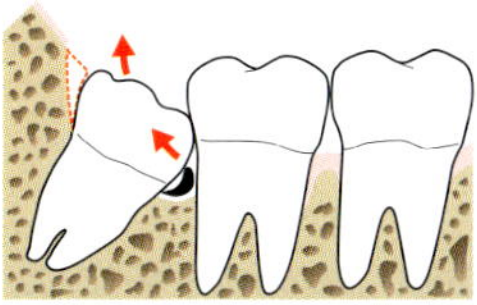

Figuur 16.33 Schematische weergave van het wegnemen van enig gebits- en botweefsel bij mesiale kipping.

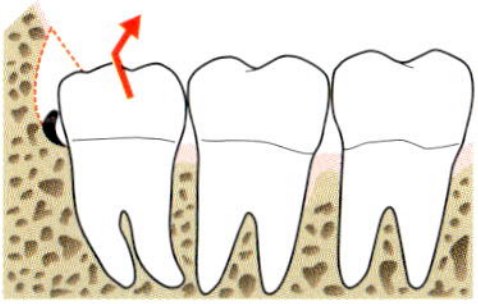

Figuur 16.34 Schematische weergave van het wegnemen van enig gebits- en botweefsel bij distale kipping.

16.5 Complicaties tijdens of na extractie of chirurgische verwijdering van gebitselementen

16.5.1 Complicaties tijdens extractie of chirurgische verwijdering

Tabel 16.9 Complicaties en hun mogelijke oorzaak.

complicatie	mogelijke oorzaak
pijn	• ontoereikende anesthesie • ernstige lokale ontsteking
bloeding	beschadiging groter bloedvat
fractuur gebitselement	zwak gebitselement of te forse extractiebewegingen
fractuur processus alveolaris	• dunne botlamellen • te forse extractiebewegingen
perforatie sinus maxillaris	• dunne botlamel tussen wortels gebitselement • te forse extractiebewegingen

Tabel 16.10 Behandeling van complicaties.

complicatie	behandeling
bloeding	• adequaat hechten • op gaasjes laten bijten
fractuur gebitselement	• bij meerwortelig gebitselement wortels splitsen en apart verwijderen • zo nodig enig bot wegnemen om houvast te creëren voor een rechte hevel • zo nodig mucoperiost wegklappen en een botlamel verwijderen
botfractuur	• klein botfragment wegnemen • groot botfragment terugplaatsen en wond adequaat hechten
perforatie sinus maxillaris	• bij kleine perforatie de alveole laten vullen met bloed, wond volledig afsluiten door overhechten, patiënt instrueren geen luchtdruk op de perforatie uit te oefenen, na 2-3 weken sluiting perforatie verifiëren • bij grotere perforatie verwijzen naar kaakchirurg

16.5.2 Complicaties na extractie of chirurgische verwijdering

Complicaties die *na* extractie of chirurgische verwijdering van een gebitselement kunnen optreden zijn nabloeding, alveolitis en trismus.

Nabloeding

Een nabloeding kan snel na de behandeling optreden, of pas een paar uur later. De oorzaak is meestal onvoldoende vorming of aantasting van het coagulum in de alveole.

Behandeling

Verwijderen van het onvoldoende gecoaguleerde bloed door afzuigen en deppen met een steriel gaas. Als de oorzaak van de bloeding in de gingiva of het omringende slijmvlies is gelegen, kan elektrocoagulatie worden overwogen. Bij bloeding uit een alveolewand dient de wond beter te worden gehecht en compressie met een steriel gaas te worden uitgevoerd door de patiënt een half uur op het gaas te laten bijten. De patiënt mag pas vertrekken als het zeker is dat de bloeding is gestopt. Eventueel kan de alveole voor de hechting worden getamponneerd met een resorbeerbare tampon die de coagulatie van het bloed stimuleert, of met een gaas dat bacitracine/neomycine bevat en van vaseline is voorzien en dat na drie dagen moet worden verwijderd.

Alveolitis

De mogelijke oorzaken, symptomen en behandeling van alveolitis staan weergegeven in tabel 16.11.

Tabel 16.11 Schema alveolitis.

mogelijke oorzaken	• trauma tijdens extractie • infectie tijdens extractie • parodontitis of parodontitis apicalis vóór de extractie • manipulatie van de extractiewond door de patiënt • roken na de extractie
symptomen	• 3-4 dagen na de extractie beginnende hevige pijn • lege alveole of alveole gevuld met afbraakproducten • halitose • soms regionale lymfadenitis
therapie	• lokale anesthesie bij veel pijn • reinigen alveole door irrigatie met waterstofperoxide • tamponneren met gaas dat bacitracine/neomycine en/of lidocaïne bevat en van vaseline is voorzien • analgeticum • reiniging en tamponneren dagelijks herhalen tot pijn is verdwenen

Trismus

Door oedeem- of hematoomvorming in de kauwspieren of het gewricht kan trismus ontstaan. De therapie bestaat uit openingsoefeningen en eventueel warmteapplicatie.

16.6 Hechten

16.6.1 Hechtmaterialen

Tabel 16.12 Soorten hechtmaterialen.

	resorbeerbaar	niet-resorbeerbaar
natuurlijk	catgut (schapendarm)	zijde
synthetisch	Vicryl® (polyglactine)	Ethilon® (polyamide)

Voor de aanduiding van de sterkte van hechtmateriaal wordt het metrisch stelsel gebruikt. De dikte van de draad wordt in tiende millimeters aangegeven (tabel 16.13).

Tabel 16.13 Sterkte en dikte van hechtdraad.

maat		dikte	
resorbeerbaar	niet-resorbeerbaar	minimaal	maximaal
6.0	5.0	0,1	0,149
5.0	4.0	0,15	0,199
4.0	3.0	0,2	0,249
3.0	2.0	0,25	0,299
3.0	2.0	0,3	0,349
2.0	0	0,35	0,399

Combinaties van naald en draad

Tegenwoordig wordt vrijwel uitsluitend gebruikgemaakt van een naald waaraan, aan het stompe eind, de hechtdraad machinaal is bevestigd. Dit wordt ‘atraumatisch’ hechtmateriaal genoemd (tabel 16.14).

Tabel 16.14 Atraumatisch hechtmateriaal.

soort en vorm naald	afbeelding	materiaal draad	maat
recht en rond	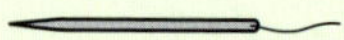	• zijde • polyester	4.0 4.0 3.0
halve cirkel en rond	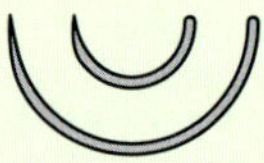	• zijde • polyglactine	3.0 4.0
halve cirkel, rond en snijdend	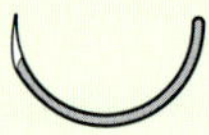	• zijde	2.0
halve cirkel en snijdend	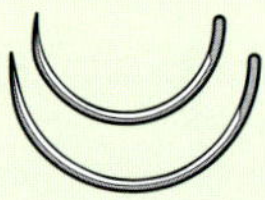	• zijde • polyglactine • catgut	2.0 3.0 2.0 3.0 3.0
3/8 kromming en snijdend	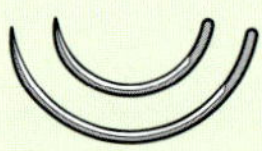	• zijde • polyamide • polyglactine	4.0 5.0 4.0

16.6.2 Hechtknopen

Tabel 16.15 Hechtknopen.

enkele knoop	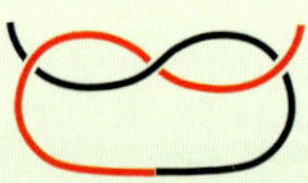
oudewijvenknoop: twee enkele knopen in dezelfde richting	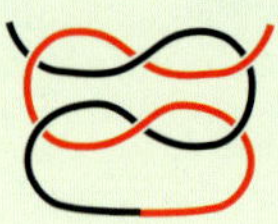

platte knoop: een enkele knoop in tegengestelde richting

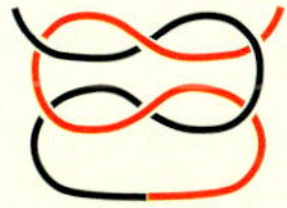

dubbele knoop

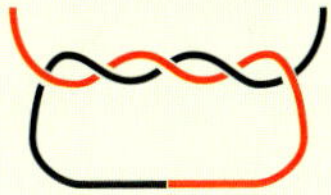

chirurgische knoop: dubbele knoop met daarop een enkele knoop in tegengestelde richting

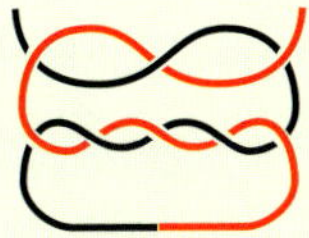

achtknoop: een dubbele knoop in tegengestelde richting

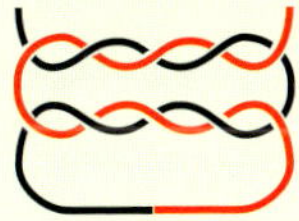

16.6.3 Hechten met behulp van een naaldvoerder

Als de hechtnaald met de hechtdraad geklemd in de naaldvoerder en met behulp van een chirurgisch pincet door de beide mucosadelen ter weerszijden van de incisiewond is gebracht, wordt de hechtnaald uit de naaldvoerder verwijderd. Het lange deel van de hechtdraad, met aan het uiteinde de hechtnaald, wordt één of twee keer om de bek van de naaldvoerder gewikkeld en vastgehouden met de andere hand (figuur 16.35a). Dan wordt met de naaldvoerder het andere uiteinde van de hechtdraad vastgepakt en vastgehouden, terwijl ook met de andere hand het draaddeel in de hand blijft gevat (figuur 16.35b). Door de naaldvoerder en de vrije hand met de draaddelen van elkaar af te bewegen, wordt de eerste knoop gelegd (figuur 16.35c). Daarna wordt de procedure van figuur 16.35b herhaald, met dien verstande dat het uiteinde in tegengestelde richting om de bek van de naaldvoerder wordt gewikkeld (figuur 16.35d). Tot slot worden opnieuw de naaldvoerder en de vrije hand met de draaddelen van elkaar af bewogen om de tweede knoop te leggen (figuur 16.35e).

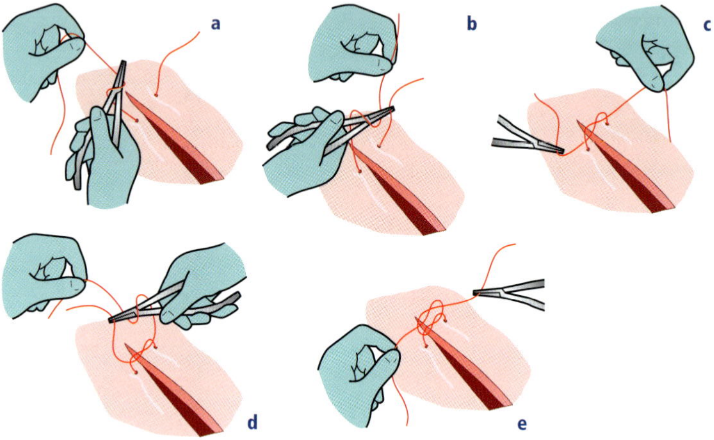

Figuur 16.35a-e De procedure van hechten met een naaldvoerder.

16.7 Behandeling odontogene ontstekingen

16.7.1 Inleiding

Meer dan 90% van alle ontstekingen in het orofaciale systeem is odontogeen. De meest voorkomende oorzaak is parodontitis apicalis. Andere oorzaken zijn parodontitis, pericoronitis, wondinfectie, een geïnfecteerde cyste, of een geïnfecteerde odontogene tumor. Het spectrum van micro-organismen is complex en niet-specifiek: ongeveer 60% zijn aerobe-anaerobe menginfecties, ongeveer 30% zijn zuiver anaerobe infecties en ongeveer 10% zijn zuiver aerobe infecties.

Tabel 16.16 Ontstekingen, symptomen en therapie.

ontsteking	belangrijke symptomen	therapie
chronische parodontitis apicalis	• avitaal gebitselement • periapicale radiolucentie op röntgenopname	• endodontische behandeling • chirurgische endodontische behandeling • extractie
acute parodontitis apicalis	• hevige pijn • percussiepijn • avitaal gebitselement • gebitselement 'te hoog' • periapicale radiolucentie op röntgenopname	• endodontische behandeling • chirurgische endodontische behandeling • extractie • eventueel antibioticum
ontstekingsinfiltraat	• weke zwelling • koorts	• endodontische behandeling • eventueel antibioticum
acute periostitis	• uitstralende pijn • oedeem wang of lip • nauwelijks lokale zwelling • palpatiepijn apicaal • periapicale radiolucentie op röntgenopname	• endodontische behandeling • chirurgische endodontische behandeling • extractie • eventueel antibioticum

ontsteking	belangrijke symptomen	therapie
chronische periostitis	• week-elastische of beenharde apicale zwelling • periapicale radiolucentie of radio-opaciteit op röntgen-opname	• endodontische behandeling • chirurgische endodontische behandeling • extractie
subperiostaal abces	• zeer pijnlijk • zwelling • palpatie zwelling zeer pijnlijk	• incideren tot pusafvloed (eventueel extractie) • spoelen met fysiologische zout-oplossing • aanbrengen drain
submuceus abces 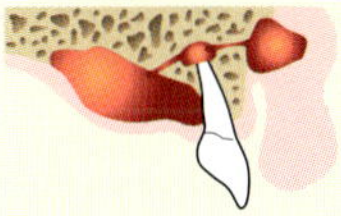	• week-elastische, fluctuerende forse zwelling • nauwelijks pijnlijk • omslagplooi verstrekken • doorschemering pus	• incideren tot pusafvloed (eventueel extractie) • spoelen met fysiologische zout-oplossing • aanbrengen drain
acute pericoronitis 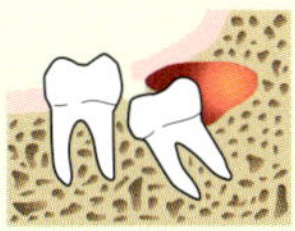	• pijn • rood operculum • trismus • vieze smaak • elastische zwelling • halitose • lokale lymfadenitis	• reinigen onder operculum door irrigatie met waterstofperoxide • eventueel operculotomie • antibioticum bij neiging tot uitbreiding
parodontaal abces 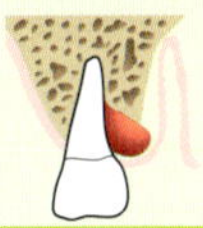	• pijn • percussiepijn • gebitselement mobiel • secretie uit parodontale pockets	• pocket reinigen • extractie indien parodontium hopeloos

16.7.2 Complicaties

Ernstige complicaties van odontogene ontstekingen zijn cellulitis, flegmone en uitbreiding van de ontsteking naar de diverse loges in het hoofd-halsgebied.

Cellulitis

Cellulitis ontstaat in twee tot drie dagen doordat een ontsteking zich diffuus uitbreidt in het losmazige bindweefsel met een neiging tot afgrenzing. Daarbij volgt het proces van uitbreiding zich in de richting waarin de minste weerstand wordt ondervonden. De pus verspreidt zich, zonder dat ophoping ontstaat, tot een zwelling over een relatief groot maar beperkt gebied. Bij palpatie is de zwelling pijnlijk. De patiënt kan zich erg ziek voelen. Onmiddellijke verwijzing naar een kaakchirurg is de enige juiste actie.

Flegmone

Ook een flegmone ontstaat in twee tot drie dagen, volgens hetzelfde mechanisme als bij cellulitis, met als verschil dat er geen neiging is tot afgrenzing. Een flegmone is nog riskanter dan cellulitis. Onmiddellijke verwijzing naar een kaakchirurg is de enige juiste actie.

Uitbreiding in loges

Ook bij uitbreiding van een ontsteking door losmazig bindweefsel en vet langs spieren, fasciën en bloedvaten naar de diverse loges in het hoofd-halsgebied volgt het proces de weg van de minste weerstand. Algemene en lokale symptomen van uitbreiding zijn pijn, zwelling, verhoogde temperatuur, algemene malaise en lymfadenitis. Ook een patiënt met een logeabces moet direct worden verwezen naar een kaakchirurg om alle mogelijke risico uit te sluiten.

Logeabcessen

Tabel 16.17 Logeabcessen en hun belangrijkste symptomen.

logeabces	belangrijkste symptomen
abces van de fossa canina	• zwelling in de plica nasolabialis • infiltratie neusvleugel, onderooglid en bovenlip
retromaxillair abces	• zwelling regio zygoma, oog en wang • trismus
submandibulair abces	• zwelling mesiosubmandibulair • uitbreiding zwelling tot hyoid en musculus sternocleidomastoideus trismus
perimandibulair abces	• zwelling perimandibulair in wangregio • onderrand mandibula niet palpabel • trismus • slikproblemen
kinabces	• zwelling kinregio • lokaal roodglanzende huid • sulcus mentolabialis verplaatst naar craniaal • onderrand mandibula in kinregio niet palpabel
submentaal abces	• zwelling mediaal van de kin • palpatiepijn • 'dubbele kin' • mondbodem naar craniaal verplaatst • slikproblemen • spraakproblemen
pterygomandibulair abces	• pijn en zwelling in regio angulus mandibulae en retromandibulair gebied • welving van de farynxbogen • slikproblemen
masseterico-mandibulair abces	• trismus • slikproblemen • zwelling musculus masseter • palpatiepijn musculus masseter • roodheid en zwelling dorsale wangslijmvlies
wangabces	• zwelling wang • glazige zwelling wangslijmvlies

logeabces	belangrijkste symptomen
parafaryngeaal abces	• trismus • palpatiepijn retromandibulair • welving farynxbogen • verplaatsing uvula naar gezonde zijde • slikproblemen • spraakproblemen
retrofaryngeaal abces	• roodheid en zwelling van de farynxwand • trismus • palpatiepijn retromandibulair • welving farynxbogen • verplaatsing uvula naar gezonde zijde • slikproblemen • spraakproblemen als bij parafaryngeaal abces
abces van de fossa infratemporalis	• collateraal oedeem boven het zygoma • verharding en pijn in regio os temporale
abces van de fossa pterygopalatina	• oedeem orbita • zwelling ooglid • protrusie oogbol
tongabces	• zwelling tong • zwelling mondbodem • spraakproblemen • collateraal glottisoedeem

17 Orale geneeskunde

De orale geneeskunde, het meest aangeduid met de Engelse term 'oral medicine', houdt zich bezig met het raakvlak tussen de mondgezondheid en systemische ziekten. Systemische ziekten kunnen symptomen in de mond geven en omgekeerd kunnen afwijkingen in de mond invloed hebben op systemische ziekten. In dit hoofdstuk wordt in het kader van de orale geneeskunde aandacht besteed aan groepen van afwijkingen of veranderingen van het orale slijmvlies, de tong, de speekselklieren en de speekselsecretie.

Tabel 17.1 Indeling van myceten.

groepen	typische ziekten	lokalisatie	klinisch/symptomen	therapie
dermatofyten: • *Epidermofyton* • *Microsporum* • *Trichofyton* meest voorkomend: • *Trichofyton rubrum* (60%) • *Trichofyton mentagrophytes* (35%) • *Epidermophyton* (5%)	epidermomycosen: • tinea pedis trichomycosen: • *Trichofytia superficialis* • *Trichofytia profunda* (tinea barbae) • favus (*Trichofytia schoenleinii*) • microsporie onychomycosen (maar ook door *Candida*)	• interdigitale plooien • ruimte tussen de tenen • (onbehaarde) huid • baardgebied van de man • kinderhoofd • behaarde hoofd • vinger- of teennagel	• jeuk, schilfering, ragadenvorming erythematopapuleuze, kringvormige haarden • diepe, knoopvormige infiltraties • oppervlakkige kleine puistjes • speciale schilfervorming • kringvormige haaruitval • dof of ruw worden van de nagel of vervorming ervan	verwijzen dermatoloog: • imidazolderivaten • griseofulvine • allylamine
• gisten (sporen) • candida (vooral *Candida albicans)* • *Pityrosporon (vooral Malassezia furfur)*	• orale candidiasis (spruw) ○ pseudomembraneus ○ erythemateus (atropisch) ○ chronisch-hyperplastisch • candidiasis pasgeborene • andere manifestaties: oesofagitis, vulvovaginitis, balanitis, orgaancandidosen • Pityriasis versicolor	• vooral palatum • mondhoek en tongrug • palatum pasgeborene tot de tweede week • oesofagus • geslachtsdeel • longen • nieren • ogen • bovenste deel van de romp • schouders • hals	• witachtige, afschraapbare plaque op rode, geërodeerde ondergrond • erytheem (vaak bij gebitsprothesen), stevig, plaqueachtig • frequent bij diabetes mellitus en ziekte van Cushing • mondhoeken, vooral bij te lage beet gebitsprothesen • plotseling opkomende witte plaque ('thrush') kan aanwijzing zijn voor immunodepressie • roodachtig-bruine vlekken van circa 4 mm doorsnede (landkaartachtig), houtkrulfenomeen	lokaal, topisch: • nystatine • amfotericine B • miconazol overleg huisarts overleg kinderarts verwijzen dermatoloog • imidazolderivaten
schimmels • *Aspergillus* (vooral *Aspergillus fumigatus*)	sinusaspergillose van de sinus maxillaris andere manifestaties: • aspergilloom • otitis, endo-oftalmitis	• sinus maxillaris • bronchopulmonaal • oor • oog	• röntgenologisch: concrementen • wordt wel gezien na overvulling van zinkoxidebevattende cementen	verwijzen voor verwijdering van het lichaamsvreemde materiaal

Tabel 17.2 Indeling van witte slijmvliesveranderingen.

klinisch	lokalisatie/leeftijd/geslacht	diagnose	etiologie	therapie	differentiële diagnose
melkachtige, grijswitte wangmucosa; een transparante, opake film lijkt op de mucosa aanwezig; vaak symmetrisch	• wang(en) • alle leeftijden • prevalentie bij mannen en vrouwen is gelijk	leukodeem	onduidelijk, niet premaligne (geen voorstadium van leukoplakie)	geen	• *white sponge naevus* • heriditaire benigne intraepitheliale dyskeratosis
beschadiging van de mucosa van lippen en/of wangen gekenmerkt door afschilfering met witte en rode gebieden	• lippen • wangen • adolescenten • jonge vrouwen • vaker bij vrouwen dan bij mannen	morsicatio	bijten op lip en/of wang, vaak als teken van nervositas	• voorlichting • afleren bijtgewoonte	• leukoplakie • lichen planus • candidiasis
bleke, atrofische mucosa, vaak met korstvorming en schilfering	• lippen • ouderen • vaker bij mannen dan bij vrouwen	solar cheilitis (actinische cheilitis, seniele elastosis)	langdurige blootstelling aan zonlicht (buitenwerkers)	• vet houden van de lippen • vermijden van zonlicht • zo nodig biopsie • eventueel lipshave of CO_2-laserverdamping	• leukoplakie • planocellulair carcinoom
witachtige, niet afschrapbare, fijne lijnvormige, ook netvormige epitheelverandering (striae van Wickham)	• wangen (80%) • tong • lippen • gewoonlijk bilateraal • alle leeftijden, maar vooral 4e -5e decennium • vaker bij vrouwen dan bij mannen extraoraal: • roodachtige papels op buigzijden van armen, polsen, onderbenen	lichen (ruber) planus	onduidelijk (virusinfectie?, auto-immuunproces?, psychogeen?)	• opheffen van weefselirriterende lokale factoren • zo nodig (lokale) corticosteroïden • regelmatige controle • eventueel verwijzen dermatoloog	• leukoplakie • candidiasis

klinisch	lokalisatie/leeftijd/geslacht	diagnose	etiologie	therapie	differentiële diagnose
witte, afschrapbare, fluweelachtige plaque; daaronder rood, licht bloedend slijmvlies	• wangen • palatum • tong • alle leeftijden • prevalentie orale vorm is bij mannen en vrouwen gelijk extraoraal: • oesofagus • spijsverteringsorganen • geslachtsorganen • vingers • nagels	candidiasis (spruw)	• 40-50% van de bevolking is drager van *Candida albicans* • vaak gerelateerd aan een veranderd oraal milieu (antibioticum, gebitsprothese) • secundaire infectie mogelijk (lichen planus, leukoplakie, planocellulair carcinoom) • verhoogd risico bij gecompromitteerde algemene conditie (diabetes mellitus, immunodeficiëntie, aids)	• gewoonlijk voldoende effect van lokale antimycotica (nystatine, miconazol, amfotericine B) • zo nodig systemische antimycotica • chloorhexidine (0,1%; voor desinfectie gebitsprothese)	• leukoplakie • lichen (ruber) planus
witachtige, linzengrote, soms gestreepte verhoornende veranderingen (extraoraal: verhoornende papels)	• wangen • tong • gingiva • palatum • vooral volwassenen • prevalentie bij mannen en vrouwen is gelijk • (extraoraal: nasolabiaal, hals)	keratosis follicularis (*warty dyskeratoma, ziekte van Darier-White*)	verhoorningsanomalie met onregelmatige overerving (zeldzaam)	• verwijzen dermatoloog • eventueel lokaal vitamine a	• leukoplakie • lichen (ruber) planus
schijfvormig verheven erytheem met daarin een kuiltje, witte radiaire strepen, kleine ulcera die in witte littekens kunnen genezen	• lippen • wangen • tong • palatum • middelbare leeftijd (20-40) • vaker bij vrouwen dan bij mannen • (extraoraal: vooral aan licht blootgesteld middengezicht;	discoïde lupus erythematodes (DLE), systemische lupus erythematodes (SLE)	auto-immuunziekte (extreem verhoogde B-celactiviteit, immunovasculitis) prognose: • DLE goed • SLE goed tot lethaal	• onderkennen • verwijzen dermatoloog of internist-immunoloog of internist-reumatoloog	• lichen (ruber) planus • leukoplakie • plaques opalines (syfilis = lues)

klinisch	lokalisatie/leeftijd/geslacht	diagnose	etiologie	therapie	differentiële diagnose
witte, niet afschrapbare plek, nauwelijks verheven	• wangen • lippen • volwassenen • vaker bij mannen dan bij vrouwen	door mechanische irritatie veroorzaakte, op leukoplakie lijkende afwijking (pachydermie)	belastingshyperkeratose (scherpe randen gebitselementen, mechanische overbelasting)	• wegnemen van de irriterende factor • regelmatige controle	candidiasis
witachtig slijmvlies met plaveiselstructuur en centrale rode puisten binnen de vlakken	• palatum • volwassenen (rokers, vooral pijprokers) • vaker bij mannen dan bij vrouwen	stomatitis nicotina	thermische (?) en chemische irriterende stoffen in tabakcondensaten	beperking van tabakconsumptie	candidiasis discoïde lupus erythematodes (DLE)
witachtige, niet afschrapbare, enigszins verheven, soms geribbelde ('harige'), onscherp begrensde epitheelverandering	• tongrand • jongvolwassenen • vaker bij mannen dan bij vrouwen	hairy leukoplakie (niet verwarren met haartong)	infectie met epstein-barr-virus bij verworven immunodepressie (vroeg symptoom van aids; binnen 2 jaar ontwikkelt 80% aids)	verwijzen kaakchirurg	candidiasis lichen (ruber) planus leukoplakie

klinisch	lokalisatie/leeftijd/geslacht	diagnose	etiologie	therapie	differentiële diagnose
vlakke, licht verheven witte, niet afschrapbare plek/gebied die/dat scherp begrensd en homogeen is en een glad oppervlak heeft	• vooral wangen (achter mondhoek) • lippen • mondbodem • laterale zijde tong processus alveolaris • meestal na 40e levensjaar • vaker bij mannen dan bij vrouwen	homogene leukoplakie	idiopathisch	• onderkenning • controle	• palmair-plantiaire keratose • keratosis follicularis • discoïde lupus erythematodes (DLE) • lichen (ruber) planus • plaques opalines (syfilis = lues) • candidiasis • naevus
witte, gevlekte of gespikkelde, niet afschrapbare plek/gebied met onregelmatig oppervlak		niet-homogene (verrukeuze) leukoplakie, premaligne	cofactoren: tabak, alcohol, syfilis, vitaminegebrek, galvanisme(?), chronische candidiasis (vooral de erytroleukoplakie gaat vaak gepaard met secundaire infecties) mechanische irritatie	verwijzing naar kaakchirurg voor controle en/of therapie (CO_2-laserverdamping, excisie)	
witte, gevlekte of gespikkelde, niet afschrapbare plek/gebied met een ruw, onscherp begrensd oppervlak; naast witte komen ook rode (erytroplakische) gebieden voor		erytroleukoplakie premaligne		risicofactoren van de maligne transformatie van een leukoplakie: 1. gevlekt type leukoplakie 2. doorsnede > 3,5 cm risicoplaatsen: tongranden, lippen, mondbodem	

Tabel 17.3 Indeling van gepigmenteerde slijmvliesveranderingen.

klinisch	lokalisatie/leeftijd/geslacht	diagnose	etiologie	therapie	differentiële diagnose
omschreven, vlakke bruinachtig tot donkere plekken	• lippenrood • alle leeftijden • vaker bij vrouwen dan bij mannen	efelis (vergelijkbaar met sproet op huid)	door melanine veroorzaakte pigmentvlekken (vooral aan de zon blootgestelde lichaamsdelen)	geen	syndroom van Peutz-Jeghers
omschreven, vlakke bruinachtig tot donkere plekken, soms bandvormig, asymptomatisch	• wangen • lippenrood • gingiva (niet marginaal) • alle leeftijden • vaker bij vrouwen dan bij mannen	melanotische macula	door melanine veroorzaakte pigmentvlekken fysiologisch, raciaal bepaald	geen	• amalgaamtatoeage • syndroom van Peutz-Jeghers • ziekte van Addison
diffuse, bruinachtige verkleuring van een plek/gebied	• wangen • tongrug • middelbare leeftijd • vaker bij vrouwen dan bij mannen	ziekte van Addison	vermeerderde secretie adrenocorticotroop-/ melanocytstimulerend hormoon door beschadiging bijnierschors	verwijzen internist	melanotische macula
licht verheven, scherp begrensde, bruine tot grauwe plek	• palatum durum, maar ook elders op de orale mucosa • 10 tot 40 jaar • vaker bij vrouwen dan bij mannen • (extraoraal: lip)	• naevus • premaligne (vooral de junctionele)	melaninevormende naevuscellen	excisie	• melanotische macula • amalgaamtatoeage • veneuze varix • angioom • premelanoom • maligne melanoom
blauwe, tot 0,5 cm grote, licht verheven, stevige, geen klachten veroorzakende knobbel	• lippen • zelden orale mucosa (palatum durum) • kinderen en jongeren • prevalentie bij mannen en vrouwen is gelijk	blauwe naevus	benigne tumor van melanocyten	geen	• melanotische macula • amalgaamtatoeage • veneuze varix • angioom • premelanoom • maligne melanoom

klinisch	lokalisatie/leeftijd/geslacht	diagnose	etiologie	therapie	differentiële diagnose
kleine, vaak iets verheven pigmentstipjes die soms samenvloeien tot grotere pigmentgebieden	• palatum durum of molle, maar ook elders op de orale mucosa • > 20 jaar, voornamelijk > 50 jaar • vaker bij mannen dan bij vrouwen	• premelanoom (lentigo maligna van Dubreuilh) • premaligne	• genetische dispositie • (UV-expositie bij extraorale lokalisatie)	onmiddellijk verwijzen kaakchirurg	• naevi • exogene pigmentatie • karposi-sarcoom • angioom
donkere, bruinachtige tot blauwzwarte, knobbelvormige verhevenheid, soms bloedend en geülcereerd	• processus alveolaris maxillae • palatum • 20 jaar, voornamelijk > 50 jaar • vaker bij mannen dan bij vrouwen	melanoom (1% van de melanomen komt in de mond voor)	genetische dispositie (UV-expositie bij extraorale lokalisatie)	onmiddellijk verwijzen kaakchirurg	• naevi • exogene pigmentatie • karposi-sarcoom • angioom
blauwgrijze tot blauwzwarte omzoomde verkleuring bij bestaande gingivitis	• marginale gingiva	manifestatie van intoxicatie met zware metalen	afzetting van metaalsulfiden in histiocyten en basale membranen	• verwijzen huisarts • bij beroepsmatige expositie melding van beroepsziekte	concrementen (schijnen door gingivarand)
leigrijze tot grijsblauwe, blauwzwarte verkleuring	gingiva ter plaatse van (pre) molaren (eventueel voorzien van kroon)	amalgaamtatoeage	achterblijven van amalgaampartikels bij aanbrengen of verwijderen restauratie	geen (eventueel röntgenonderzoek om diagnose te bevestigen)	• naevi • melanoom

Tabel 17.4 Indeling van vesiculaire slijmvliesveranderingen.

klinisch	lokalisatie/leeftijd/ geslacht	diagnose	etiologie	therapie	differentiële diagnose
erytheem met dicht opeenstaande blaasjes, later erosie	• vooral lippen • wangen • palatum • vanaf 3e levensjaar • prevalentie bij mannen en vrouwen is gelijk	primaire herpessimplexinfectie	herpessimplexvirus type 1, (terugkerend) vaak na trauma of stress	• geen • aciclovir-zalf bij immuungecompromitteerden	• aften • herpes zoster
erytheem met dicht opeenstaande blaasjes, later erosie prodromie enkele uren per dag	• vooral lippen • volwassenen • prevalentie bij mannen en vrouwen is gelijk	secundaire herpessimplexinfectie	reactivering herpessimplexvirus type 1, vaak na trauma of stress	• geen • eventueel aciclovir-zalf in prodromaal stadium • aciclovir-zalf bij immunocompromitteerden	• aften • herpes zoster
prodromie (dagen-weken; koorts en dergelijke), brandende pijn en gebiedsgewijs dieprood erytheem met gegroepeerde blaasjes die snel ulcereren genezing met littekenweefsel	• innervatiegebied van trigeminusstak, gewoonlijk strikt halfzijdig • hogere leeftijd • vaker bij mannen dan bij vrouwen (extaoraal: bandvormig exantheem gebonden aan een dermatoom)	herpes zoster (gordelroos)	varicellazostervirus (herhaald ziek worden bij patiënten die gedeeltelijk geïmmuniseerd zijn of immunodepressie hebben)	• verwijzen huisarts • bij betrokkenheid van de zenuwen die de visus of de motoriek van het oog aansturen onmiddellijk verwijzen oogarts	herpessimplexinfectie
roodachtige, glazige zwelling, vermengd met blaasjes met deels vlakke epitheeltekening	• gingiva • 40-60 jaar • vaker bij vrouwen dan bij mannen	desquamatieve gingivitis	onbekend	• vermijden van prikkelende voeding • zonodig spoelmiddel met corticosteroïd	• pemphigus vulgaris • erythema multiforme • systemische lupus erythematodes (SLE) • lichen planus • cicatricieel pemfigoïd • benigne slijmvliespemfigoïd

klinisch	lokalisatie/leeftijd/ geslacht	diagnose	etiologie	therapie	differentiële diagnose
slappe blaasjes op onveranderde mucosa, pijnlijke erosies verschijnsel van Nikolsky i en ii intra-epitheliale blaarvorming	• orale mucosa • 30-60 jaar • prevalentie bij mannen en vrouwen is gelijk • (extraoraal: huid)	pemphigus vulgaris	autoantilichamen tegen bestanddelen van de intercellulaire substantie van de epitheelcellen (pemphigus-antilichamen)	• verwijzen kaakchirurg • verwijzen dermatoloog bij huidbetrokkenheid • corticosteriod (zalf of systemisch) • azathioprine • plasmaferese	• bulleus pemfigoïd dermatitis herpetiformis • erythema multiforme • systemische lupus erythematodes (SLE)
polymorfe, bolle, erwt- tot hazelnootgrote blaasjes op erythemateuze huid (zelden in de mond), die eroderen (subepitheliale blaas)	• orale mucosa slechts in 20% betrokken • > 50 jaar • veel vaker bij vrouwen dan bij mannen (extraoraal: laterale hals)	bulleus pemfigoïd	autoantilichamen tegen bestanddelen van de basale membraan; vaak paraneoplastisch (pemfigoïd-antilichamen)	• verwijzen kaakchirurg of dermatoloog • *cave* tumor • corticosteroïd • azathioprine	• pemfigus vulgaris • dermatitis herpetiformis • erythema multiforme • systemische lupus erythematodes (SLE)
kleine, bolle blaasjes die zonder littekenvorming genezen op de orale mucosa, maar met littekenvorming op de conjunctiva	• 90% orale mucosa (palatum molle, wangen, mondbodem) • conjunctivae • > 60 jaar • vaker bij vrouwen dan bij mannen	cicatrieel pemfigoïd (benigne slijmvliespemfigoïd; oculair pemfigoïd)	variant van bulleus pemfigoïd	• verwijzen kaakchirurg of dermatoloog, zo nodig oogarts • systemisch corticosteroïden	• pemphigus vulgaris • dermatitits herpetiformis • erythema multiforme • systemische lupus erythematodes (SLE)
2-3 cm grote laesies met rode striae ('schietschijflaesies') op de huid. uitgebreide ulceraties orale mucosa	• vooral wangen en lippen • jongvolwassenen • vaker bij mannen dan bij vrouwen	erythema multiforme (syndroom van Stephens-Johnson: tevens oculaire laesies)	onbekend, mogelijk immuunstoornis	• verwijzen kaakchirurg of dermatoloog • lokaal corticosteroïd	• pemphigus vulgaris • dermatitits herpetiformis • erythema multiforme • systemische lupus erythematodes (SLE)
kleine, gegroepeerde, bol gevulde blaasjes op erythemateuze basis brandende jeuk door jodium provoceerbaar	• zelden orale mucosa • 20-50 jaar • vaker bij mannen dan bij vrouwen	dermatitis herpetiforme	immuunstoornis? vaker bij glutensensitieve enteropathie	verwijzen dermatoloog	• pemphigus vulgaris • bulleus pemfigoïd

17.5 Ulceraties van het slijmvlies

Tabel 17.5 Indeling van ulceraties van het slijmvlies.

klinisch	lokalisatie/leeftijd/geslacht	diagnose	etiologie	therapie	differentiële diagnose
• ronde tot ovale, scherp begrensde, pijnlijke fibrineuze ulceratie met een hoogrode rand • meestal tot 1 cm doorsnede (minor type), zelden 1-3 cm doorsnede (major type). • genezing: minor type binnen 10-14 dagen zonder litteken; major type binnen 6-12 weken met littekenvorming	• niet-gekeratiniseerde mucosa (lippen, wangen) • jongere tot middelbare leeftijd • vaker bij vrouwen dan bij mannen	• chronisch recidiverende afte • minor type (mikulicz-afte) • major type (sutton-afte)	• onduidelijk (genetisch?, psychogeen?, viraal?, immunologisch?)	• geen, tenzij frequent recidiverend of aften van major type • diverse huismiddelen als bosbessensap mondspoelmiddel, zonodig met tetracycline lokaal/systemisch corticosteroïd	• herpessimplexinfectie • traumatisch ulcus • primaire syfilis
• recidiverende aften (meer dan 5), malaise (gewichtsverlies) • ook ogen aangedaan • ook vagina aangedaan • maag-darmklachten	• mucosa, ring van Waldeyer • vaak bij Aziaten, in het bijzonder Turkse aziaten • middelbare leeftijd • vaker bij vrouwen dan bij mannen	• ziekte van Behçet	• onduidelijk (viraal?, immunologisch?)	• verwijzen huisarts	• herpessimplexinfectie • traumatisch ulcus • primaire syfilis
• scherp begrensde, stevige, roze papel, dan wel glad, hard, pijnloos ulcus (ulcus durum) • na 1 week regionale lymfeklierzwelling	• lippen en tong (5-10%) • volwassenen • prevalentie bij mannen en vrouwen is gelijk • (extraoraal: genitale, anorectale regio)	• syfilis (lues) stadium i	• *Treponema pallidum* (venerische ziekte)	• verwijzen huisarts • meldplicht • penicilline G (parenteraal) • het ulcus is infectieus	• carcinoom • sutton-afte
• vlekvormig, rood exantheem, witachtige grijze papels (plaques opalines), dan wel erosies en verheven plaques muqueuses ('suikerglazuur') tonsillitis met grijswitte aanslag (angina specifica) gegeneraliseerde lymfeklierzwelling (polyscleradenitis) • extraoraal: papuleuze exanthemen (roseola syphilitica) en papillomen (condylomata lata)	• orale mucosa (palatum, tongrug, wangen) • tonsillen • mondhoek • volwassenen • prevalentie bij mannen en vrouwen is gelijk • (extraoraal: genitale en anale gebied, 2-3 maanden na primaire infectie)	• syfilis (lues), stadium ii	• *Treponema pallidum* (venerische ziekte)	• verwijzen huisarts • meldplicht • *plaques muqueuses* zijn infectieus	• leukoplakie • cheilitis angularis

klinisch	lokalisatie/leeftijd/geslacht	diagnose	etiologie	therapie	differentiële diagnose
• scherp begrensde granulomen met centrale versmelting dan wel diepe zweren, uitgeponste gebitselementen (gummuta)	• palatum • palatumboog • 2-10 jaar na primaire infectie • volwassenen • prevalentie bij mannen en vrouwen is gelijk	• syfilis (lues), stadium iii	• Treponema pallidum (venerische ziekte)	• verwijzen huisarts • meldplicht • gumma zijn niet infectieus	• perforatie palatum, bijvoorbeeld door zuignap gebitsprothese • carcinoom • gangreneus granuloom
• kleine, fibrineuze, pijnlijke ulceratie	• alle lokalisaties • alle leeftijden • prevalentie bij mannen en vrouwen is gelijk	• traumatische ulcus	• mechanische irritatie	• wegnemen oorzaak	• afte • carcinoom
• necrotische, diepe ulceraties zonder rode rand (angina agranulocytotica) • koude rillingen, koorts • geen anemie • geen purpura	• vooral mucosa ter plaatse van farynx, tonsillen en gingiva • middelbare leeftijd • vaker bij vrouwen dan bij mannen	• agranulocytose	• allergie	• onmiddellijk verwijzen huisarts	• leukemie
• necrotiserende, uiteenvallende ulcera met ondermijnde randen • zwelling gingiva halitose • zware malaise • anemie bloedingsneiging	• gingiva • tong • tonsillen • zowel op kinderleeftijd als bij volwassenen (verschillende vormen) • prevalentie bij mannen en vrouwen is gelijk	• (acute) leukemie	• maligne, kwalitatieve en kwantitatieve stoornis van de rijping en/of differentie van leukocyten	• onmiddellijk verwijzen huisarts	• agranulocytose

klinisch	lokalisatie/leeftijd/geslacht	diagnose	etiologie	therapie	differentiële diagnose
• vlakke, zachte ulcera met ondermijnende randen en gegranuleerde ondergrond	• tongbodem • palatum • lippen • middelbare en oudere leeftijd • vaker bij mannen dan bij vrouwen	• orale tuberculose	• Mycobacterium tuberculosis (epidemische tuberculose)	• onmiddellijk verwijzen huisarts • meldplicht	• syfilis (lues) • decubitus
• grijsglazige knobbels op rood verkleurde ondergrond • ze breken open tot vlakke ulceraties bestrooid met witte korreltjes • (extraoraal: bruinrode papels, perifere uitbreiding met typische 'appelgelei'-kleur onder glasspateldruk	• palatum • wangen • lippen • alle leeftijden (vooral oudere) • vaker bij vrouwen dan bij mannen • (extraoraal: wangen, neus, voorhoofd)	• tuberculosis cutis luposa (lupus vulgaris)	• Mycobacterium tuberculosis • chronisch verlopende tuberculose van de huid	• verwijzen huisarts	• syfilis (lues) II • syfilis (lues) III • sarcoïdose • basalioom • pyodermie • systemische lupus erythematodes (SLE)
• indolente, stevige zwelling • later gebiedsgewijs ulcera • voortgaande weefselnecrose (ook bot) • halitose • etterige, bloedige verkoudheid	• palatum durum • middelbare leeftijd • vaker bij mannen dan bij vrouwen	• gangreneus granuloom (lethal midline granuloma; (zeer zeldzaam)	• onbekend (non-hodgkinlymfomen?)	• verwijzen kaakchirurg (prognose: meestal lethaal)	• non-hodgkinlymfoom • carcinoom • wegener-granulomatosis • syfilis (lues) III
• necrotische, hardnekkige ulcera • rinitis • sinusitis (chronisch) (extraoraal: glomerulonefritis, longen aangedaan)	• orale mucosa • jongvolwassenen • prevalentie bij mannen en vrouwen is gelijk	• wegener-granulomatosis	• onbekend (gelijkend op polyarteriitis nodosa)	• verwijzen huisarts	• gangreneus granuloom

17.6 Aandoeningen van de lippen

Tabel 17.6 Differentiële diagnostiek bij symptomen van de lip.

cheilitis angularis (scheurmond, perlèche)	bloeding	blaasjes	schilfering/ korstvorming
• candidiasis (ook prothesestomatitis) • infectie door stafylokokken, streptokokken of menginfecties • riboflavinegebrek • ijzergebrek • foliumzuurgebrek • gebrek vitamine B12 • ziekte van Crohn • anemie	• trauma • erythema multiforme • angiomen • hemorragische diathese • cheilofagie	• herpes simplex • verbrandingen • herpes zoster • erythema multiforme • pemphigus vulgaris • pemfigoïd • epidermolysis bullosa • mucokèle • impetigo • allergische cheilitis	• dehydratatie • hete, droge wind • koortsachtige aandoening • chemische of allergische cheilitis • mondademhaling • cheilitis actinica • cheilitis exfoliativa • candida-cheilitis • erythema • cheilofagie
zwelling			
diffuus	**gelokaliseerd**	**ulceratie**	**witte verandering**

• oedeem (trauma, insectensteek, infectie)
• angio-oedeem (allergisch of hereditair)
• ziekte van Crohn
• cheilitis granulomatosa
• cheilitis glandularis
• syndroom van Melkersson-Rosenthal
• lymfangioom
• hemangioom
• sarcoïdose
• syndroom van Ascher
	• mucokèle
	• granuloma teleangiectaticum
	• lymfogranuloma venereum
	• ulcus durum
	• speekselklieradenoom
	• plaveiselcelcarcinoom
	• basalioom
	• keratoacanthoom
	• hemangioom
	• cyste
	• abces
	• insectensteek
		• afte
		• infectieuze ulceratie
		  ○ herpes labialis
		  ○ herpes zoster
		  ○ syfilis
		• leishmaniose
		• tumor
		  ○ plaveiselcelcarcinoom
		  ○ basalioom
		  ○ keratoacanthoom
		• verbranding
		• systemische lupus erythematodes (SLE)
		• lichen planus
		• trauma
			• hyperkeratose
			• leukoplakie
			• carcinoom
			• lichen planus
			• systemische lupus erythematodes (SLE)
			• *fordyce-spots*
			• actinische keratose
			• litteken

17.7 Aandoeningen van het palatum

Tabel 17.7 Differentiële diagnostiek bij symptomen van het palatum.

zwelling	rode verkleuring	ulceratie	witte verandering

• ontwikkelingsbepaald:
• niet doorgebroken gebitselementen
  ◦ torus palatinus
  ◦ cyste
  ◦ abces
  ◦ papillaire hyperplasie
• neoplastisch:
  ◦ carcinoom
  ◦ speekselkliertumor
  ◦ fibroom
  ◦ kaposi-sarcoom
  ◦ papilloom
• andere
	• verbranding ('pizza burn')
	• candidiasis (prothesestomatitis)
	• erytroplakie
	• kaposi-sarcoom
		• afte
		• infectieus:
		  ◦ syfilis (lues)
		  ◦ lupus vulgaris
		  ◦ herpes zoster
		• gangreneus:
		  ◦ granuloom
		• neoplastisch:
		  ◦ carcincoom
		  ◦ kaposi-sarcoom
			• stomatitis nicotina
			• candidiasis
			• systemische lupus erythematodes (SLE)

17.8 Aandoeningen van de gingiva

Tabel 17.8 Differentiële diagnostiek bij symptomen van de gingiva.

rode verkleuring	bloeding	gepigmenteerde verandering	witte verandering
• chronische gingivitis • mechanische irritatie • parodontitis • gingivostomatitis herpetica • desquamatieve gingivitis • erosieve lichen planus	• parodontale aandoening • hemorragische diathese • leukemie • epulis granulomatosa	• amalgaamtatoeage • idiotypische melanine-pigmentering • lentigo maligna • intoxicatie door zware metalen (bismut, lood)	• lichen planus • dyskeratosis follicularis • leukoplakie
zwelling			
gegeneraliseerd	**gelokaliseerd**	**ulceratie**	**blaasje**
• hyperplastische gingivitis • fibromatosis gingivae • leukemie • mucopolysaccharidosis • wegener-granulomatosis • scheurbuik • ziekte van Crohn • sarcoïdose	• abces • cyste • epulis • reuzencelgranuloom • corpus alienum • neoplasma • wegener-granulomatosis • amyloïdose • ziekte van Crohn • congenitale granulaire celtumor	• acute necrotiserende gingivitis • hiv-gingivitis • hiv-parodontitis • agranulocytose • gingivostomatitis herpetica • leukemie • neoplasma	• bulleus pemfigoïd • benigne slijmvliespemfigoïd • gingivostomatitis herpetica • epidermolysis bullosa hereditaria

17.9 Neurologie en afwijkingen van de tong

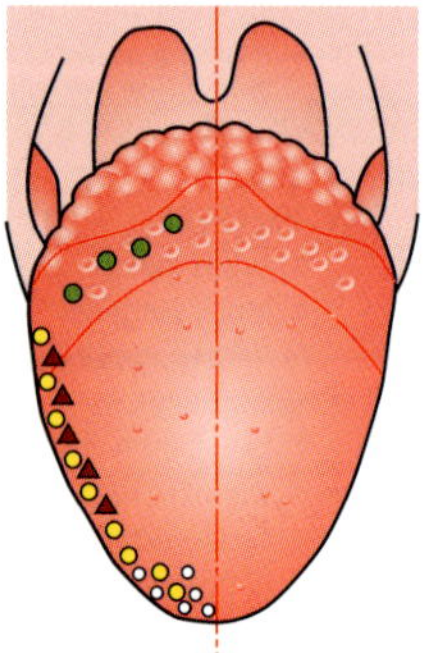

Figuur 17.1 Innervatie en smaakgewaarwording van de tong. In principe kunnen alle smaken op elk gebied van de tong worden waargenomen. Sommige smaken worden echter beter waargenomen in bepaalde regio's van de tong.

17.9.1 Differentiële diagnostiek van tongsymptomen

Tabel 17.9 Differentiële diagnostiek bij symptomen van de tong.

branden/pijn	rode verkleuring	ulceratie/erosie	witte veranderingen
• exfoliatio areata linguae • glossitis rhombica mediana • deficiëntie huntertong • syndroom van Plummer-Vinson • xerostomie • syndroom van Sjögren • diabetes mellitus • psychogeen	• exfoliatio areata lingua • glossitis rhombica mediana • deficiëntie huntertong • syndroom van Plummer-Vinson • candidiasis • roodvonk ('frambozentong')	• traumatisch ulcus • lingua plicata • glossitis rhombica mediana • afte • syfilis (lues) • tuberculose • neoplasma	• tongbeslag • leukoplakie • lichen ruber planus • candidiasis • syfilis (lues) • *hairy* leukoplakie • ziekte van Heck

17.9.2 Veranderingen van het tongoppervlak

Tabel 17.10 Veranderingen van het tongoppervlak.

diagnose/synoniem	etiologie (E)/presentatie (P)	opmerkingen en differentiële diagnose (DD)
lingua villosa nigra (zwarte haartong)	• E: epitheliale hyperplasie papillae filiformes • P: mediaan in het middelste derde deel exogeen verkleurde filiforme papillen; beeld van nat gras; vaak bij mannen van middelbare leeftijd	vaak bij langer gebruik van antibiotica of chloorhexidine-oplossingen

diagnose/synoniem	etiologie (E)/presentatie (P)	opmerkingen en differentiële diagnose (DD)
• lingua plicata • lingua fissurata (gegroefde tong)	• E: anatomische variant, dominant erfelijk? • P: groeven in voorste derde deel; beeld van hersenwindingen, bandenprofiel, bladnerven; vaak gecombineerd met exfoliatio areata linguae	onderdeel van het syndroom van Melkersson-Rosenthal; uitval nervus VII; cheilitis granulomatosis; deze fenomenen behoeven niet gelijktijdig aanwezig te zijn
• exfoliatio areata linguae • lingua geografica • glossitis migrans (landkaarttong)	• E: onduidelijk, vaker familiair voorkomend? • P: roze tot dieprode plekken met afgegrensde heldere zoom; confluerend; snel veranderend; beeld van landkaart	vaak pijn bij scherp eten; vaak gecombineerd met lingua plicata • dd: hunter-tong
• glossitis rhombica mediana • lingua Brocq-Pautrier	• E: persistentie van het tuberculum impar • P: mediaan bij de overgang van het middelste naar het achterste derde deel grijsrood tot rood; papillenvrij romboïde gebied van 1-3 cm lengte	• DD: tongtumor, actinomycose
glossitis bij deficiëntie (vitamine, ijzer)	• E: diverse ziekten met in de regel negatieve stofwisselingsbalans • P: atrofisch-gladde, rood verkleurd; beeld van lak- of vernislaag	waarneembaar bij: • leverfunctiestoornissen • alcoholisme • maag-darmziekten • hypovitaminose • maligniteiten
hunter-tong	• E: tekort vitamine B12 • P: bleke tot loodgrijze, atrofische tong met hoogrode, scherp begrensde plekken; Arnd-tekens (anemische golven lopen dwars over tong)	• symptoom van pernicieuze anemie • DD: deficiëntietong, exfoliatio areata linguae
syndroom van Plummer-Vinson	• E: ijzertekort • P: vuurrode atrofische tong; ook aangedaan: mond, keelholte, oesofagus, maag; dysfagie; mondhoekragaden; vaak bij vrouwen tussen 40 en 60 jaar	• precancereus • symptomen verdwijnen na ijzertoediening • DD: deficiëntietong
glossitis interstitialis luica	• E: late syfilis (lues) • P: onregelmatig gelobde tongrug; heuvelachtig; plaveiselachtig; omschreven papillenloze welving naar ventraal; witachtig troebel epitheel; induratie; gummata palatum en/of neusvleugel (malum perforans); beeld porseleintong	• precancereus • DD: lingua plicata, bij vermoeden altijd serologisch onderzoek laten uitvoeren
• syndroom van Sjögren • sicca-syndroom	• E: auto-immuunziekte • P: hyposialie; droge ogen; droge, vaak gefissureerde tong	• komt vooral voor bij vrouwen • DD: deficiëntietong

17.9.3 Veranderingen van de grootte van de tong

Macroglossie

Macroglossie houdt in dat de tong een groter volume heeft dan normaal. Door het grote volume kan de tong impressies van de gebitselementen vertonen. Er zijn verschillende oorzaken (tabel 17.11).

Tabel 17.11 Oorzaken van macroglossie.

aangeboren	• zeldzaam, bij pasgeborenen (spierhypertrofie; syndroom van Wiedeman-Beckwith)
stofwisselingsstoornissen	• mucopolysacharidose (myxoedeem, cretinisme) • amyloïdose • glycogeenstapelingsziekten • acromegalie
neoplasma	• hemangioom • lymfangioom • neurofibromatose (ziekte van Van Recklinghausen)
trauma	• hematoom
allergie	• oedeem (insectsteek)
andere	• chronische bloedstuwing bij hartfalen polycytemie • cyste

Microglossie

Microglossie betekent een tong die kleiner is dan normaal. In veel gevallen gaat dit gepaard met ankyloglossie. Mogelijke oorzaken staan vermeld in tabel 17.12.

Tabel 17.12 Oorzaken van macroglossie.

aangeboren	hypoplasie (syndroom van Robin)
andere	progressieve diffuse sclerodermie (collagenose, auto-immuunziekte); • vroeg symptoom: verdikt, verkort, pezig wit tongfrenulum, beperkte tongmotiliteit, kleine tong met stevig, papilloos oppervlak; • verdere symptomen: xerostomie, retractie van de gingiva, mobiele gebitselementen, verlies van gebitselementen

Ankyloglossie

Ankyloglossie is een 'vergroeiing' van de tong met de mondbodem bij een verkort tongfrenulum. Het doet zich voor als een littekenstreng na trauma of als onderdeel van progressieve diffuse sclerodermie.

17.10 Veranderingen van de speekselklieren en de speekselsecretiesnelheid

In tabel 17.13 wordt van vier aandoeningen van de speekselklieren (zwelling, pijn, hyposialie en sialorroe) de differentiële diagnostiek weergegeven. Tabel 17.14 behandelt de diagnostiek van een aantal belangrijke aandoeningen van de speekselklieren.

Tabel 17.13 Differentiële diagnoses van veranderingen van de speekselklieren en de speekselsecretiesnelheid.

zwelling	ontstekingen	• parotitis epidemica • recidiverende parotitis • sialoadenitis • sarcoïdose • actinomycose
	andere aandoeningen	• sialadenose • sialolithiasis • obstructie uitvoergang • syndroom van Mikulicz • syndroom van Sjögren
	medicamenten	• isoproterenol • insuline • jodiumverbindingen • methyldopa • fenothiazinen • fenylbutazon • thiouracil • catecholamine • sulfonamide
	neoplasma	
	hyper- of hypotensie (vooral indien niet goed gereguleerd)	
	andere aandoeningen	• diabetes mellitus • anorexia nervosa • boulimia
pijn	ontstekingen	• parotitis epidemica • acute sialoadenitis • recidiverende sialoadenitis
	neoplasma	• maligne speekselkliertumoren • andere aandoeningen: sialolithiasis, afsluiting uitvoergang, syndroom van Sjögren
	medicamenten	• antihypertensiva (clonidine) • methyldopa • vinca-alkaloïden • cytostatica

hyposialie	dehydratie	• diabetes mellitus • diabetes inspidus • diarree • vomeren • overmatige transpiratie • aanhoudende hoge koorts • bloedverlies
	speekselklieraandoeningen	• chronische sialoadenitis • tekort aan vitamine A of B • radiotherapie in het hoofd-halsgebied • syndroom van Sjögren • sarcoïdose
	psychogeen	• angst • depressie
	medicamenten	• anticholinergica: atropine en analoge substanties, tricyclische antidepressiva, antihistaminica, anti-emetica, tranquillizers • sympathicomimetica: amfetamine, eetlustremmers, bronchodilatantia • overige: antiparkinsonmiddelen, disopyramide, diuretica, lithium
sialorroe (ptyalisme)	psychogeen	• beperkte reflexen (voedingsmiddelen)
	pijnlijke orale mucosa	• gingivostomatitis herpetica • angina van Plaut-Vincent • acute necrotiserende gingivitis • parodontitis
	corpus alienum	• nieuwe gebitsprothese
	stoornis neuromusculaire coördinatie of sensibiliteit	• ziekte van Parkinson • cerebrovasculair accident • paralyse nervus facialis • verstandelijke beperking • infantiel slikgedrag
	medicamenten	• cholinesteraseremmers • parasympathicomimetica • buprenorfine • bromide • jodide
	rabiës	
	intoxicatie door zware metalen	• kwik • lood

Tabel 17.14 Diagnostiek van belangrijke aandoeningen van de speekselklieren.

	sialoadenitis, acuut of exacerbatie	sialoadenitis, chronisch recidiverend	sialolithiasis	natriumretentiesyndroom	sialadenose	syndroom van Sjögren	speekselkliercyste	speekselkliertumoren
zwelling	eenmalig of recidiverend, gegeneraliseerd of diffuus	meestal recidiverend gegeneraliseerd	meestal recidiverend gegeneraliseerd; vaak op te wekken door nuttigen van of denken aan voedsel	kortdurend (half uur tot enkele uren), gegeneraliseerd diffuus	langzaam toenemend, soms stationair, kan jaren bestaan	langzaam toenemend, soms stationair, kan jaren bestaan	langzaam toenemend, soms stationair, soms fluctuatie op te wekken	langzaam toenemend, soms wisselend in grootte (whartin-tumor)
pijn	spontaan of bij palpatie; huid kan warm en rood zijn	zeurende pijn, gevoelig bij palpatie, huid kan warm zijn	Spontaan, gevoelig bij palpatie	geen	geen	geen	geen	kan pijnlijk zijn bij maligne tumoren
excretie	bacterieel: troebelig tot etterig viraal: vaak geen secreet	bacterieel: troebelig tot etterig	normaal; indien tevens sialadenitis: troebel tot etterig secreet	normaal, soms melkachtig	normaal, soms melkachtig	normaal, soms troebelig	normaal	normaal
sondering van de uitvoergang	soms stenose	soms stenose	obstructie door speekselsteen	soms stenose	geen bijzonderheden	geen bijzonderheden	geen bijzonderheden	geen bijzonderheden
sialometrie	↓ - ↓↓↓↓	↓ - ↓↓↓↓	↓↓ - ↓↓↓↓	normaal - ↓↓	normaal - ↓↓	↓ - ↓↓↓↓	normaal	normaal
sialochemie	Na, Cl en totaaleiwit ↑ fosfohexoisomerase en kallikreïne ↑	Na, Cl, totaaleiwit ↑ fosfohexoïsomerase en kallikreïne ↑	geen bijzonderheden of Na, Cl en totaaleiwit ↑ fosfohexoïsomerase en kallikreïne ↑	Na ↓	K en totaaleiwit ↑	Na, Cl en totaaleiwit ↑ fosfohexoisomerase, amylase en kallikreïne ↑	normaal	eiwitpatroon kan afwijkend zijn
echografie	vergroting binnentextuur: • acuut: echo-arm • bij abces: echoleeg/complex	vergroting binnentextuur: heterogeen	aantonen van speekselsteen binnentextuur: homogeen	geen bijzonderheden	vergroting binnentextuur: heterogeen en echo-arm	vergroting binnentextuur: heterogeen en echo-arm	afgegrensde ruimte echoleeg, dorsale geluidsversterking	• benigne: glad begrensd, echo-arm/echorijk • maligne: grens onscherp, heterogeen

	sialoadenitis, acuut of exacerbatie	sialoadenitis, chronisch recidiverend	sialolithiasis	natriumretentiesyndroom	sialadenose	syndroom van Sjögren	speekselkliercyste	speekselkliertumoren
röntgenonderzoek	geen bijzonderheden	geen bijzonderheden	opaciteit, stenen zijn niet altijd (voldoende) verkalkt	geen bijzonderheden	geen bijzonderheden	MRI bij verdenking op *mucosa-associated lymphoid tissue* (MALT) of non-hodgkinlymfoom	zo nodig MRI of CT	MRI of CT
sialografie	te pijnlijk	ectasiëen (apfelblüten), snowflakes	vullingsdefecten, prestenotische dilatatie	'boom zonder loof', soms ijl klierbuispatroon	'boom zonder loof', soms ijl klierbuispatroon	ectasiëen (apfelblüten), snowflakes	verdringing van klierbuizen (ruimte-innemend proces)	verdringing van klierbuizen (ruimte-innemend proces), soms aantasting van klierbuizen
naaldbiopsie	niet geïndiceerd	niet geïndiceerd	niet geïndiceerd	niet geïndiceerd	niet geïndiceerd	geïndiceerd bij verdenking op *mucosa-associated lymphoid tissue* (MALT) of non-hodgkinlymfoom	geïndiceerd	geïndiceerd
microbiologisch onderzoek	aantonen van ziekteverwekker, gevoeligheid voor antibiotica	aantonen van ziekteverwekker, gevoeligheid voor antibiotica	niet geïndiceerd	geen bijzonderheden	geen bijzonderheden	geen bijzonderheden	geen bijzonderheden	geen bijzonderheden

Hoeveelheid speeksel gering ↓ tot sterk ↓↓↓ verminderd; ↑ hoeveelheid meer dan normaal; ↓ hoeveelheid minder dan normaal. (Gewoonlijk is bij een bacteriële sialadenitis en een sialolithiasis slechts 1 klier aangedaan en is het effect hiervoor op de secretie van totaalspeeksel gering)

18 Cysten en tumoren in het hoofd-halsgebied

Cysten en tumoren in het hoofd-halsgebied kunnen als volgt worden ingedeeld:

- cysten, benigne tumoren en maligne tumoren van het slijmvlies;
- dentogene ontwikkelings- en ontstekingscysten;
- benigne en maligne dentogene tumoren;
- cysten, tumoren en tumorachtige afwijkingen van het kaakbot;
- cysten en tumoren van de speekselklieren.

18.1 Cysten van het slijmvlies

18.1.1 (Epi)dermoïdcyste

De epidermoïd- en dermoïdcysten ontstaan uit epitheelresten die zijn ingesloten tijdens de embryonale ontwikkeling. Deze cysten manifesteren zich soms al op jeugdige leeftijd. Wanneer in de cystewand talgklieren, haarfollikels of zweetklieren worden aangetroffen, wordt gesproken van een dermoïdcyste. Zijn voornoemde huidadnexen afwezig, dan spreekt men van epidermoïdcyste. De behandeling bestaat uit enucleatie.

18.1.2 Heterotopische gastro-intestinale cyste

Heterotopisch gelegen maagslijmvlies kan onder andere worden aangetroffen in de slokdarm, de dunne darm, de pancreas en de galblaas. Bij hoge uitzondering kan maagslijmvlies ook in de mond voorkomen, voornamelijk in de mondbodem, en aanleiding geven tot cystevorming. De cyste is meestal al bij de geboorte aanwezig als een zwelling in de mondbodem. De behandeling bestaat uit enucleatie.

18.1.3 Lymfo-epitheliale cyste

Een lymfo-epitheliale cyste ontstaat vermoedelijk door cysteuze veranderingen van in lymfeklierweefsel ingesloten epitheel. De cyste wordt meestal bij kinderen gediagnosticeerd als een zwelling in de hals. Daarnaast kan een lymfo-epitheliale cyste zich in de mondbodem en soms ook elders in de mond presenteren ('oral tonsils') als een enkele millimeters groot, vrij verschuifbaar, wit-geel bolletje. Als de cyste in de hals voorkomt, bestaat de behandeling uit chirurgische verwijdering. Behandeling van de kleine intraorale cysten is niet nodig. Wanneer wordt getwijfeld aan de klinische diagnose, dient verwijdering plaats te vinden om histologisch onderzoek mogelijk te maken.

18.1.4 Nasolabiale cyste

De nasolabiale cyste ontwikkelt zich vanuit het onderste deel van de ductus nasolacrimalis. De cyste kan zich uiten als een zwelling paramediaan in de omslagplooi van de bovenkaak, maar ook als een zwelling van de neusbodem. De plica nasolabialis is vaak iets verstreken en ook de neusvleugel wordt meestal iets opgeduwd. De behandeling bestaat uit intraorale chirurgische verwijdering.

18.1.5 Cyste van de ductus thyreoglossus

In het verloop van de tractus thyreoglossus, waarvan het foramen caecum achter op de tongrug een restaanduiding is, kan een cyste tot ontwikkeling komen vanuit epitheelresten van de schildklier. Het is een vrij zeldzame cyste die meestal op jonge leeftijd wordt gediagnosticeerd.

Afhankelijk van de lokalisatie kan de cyste zich als een zwelling achter op de tong of in de hals presenteren, meestal in de mediaanlijn. Er kunnen slikklachten optreden. De behandeling bestaat uit chirurgische verwijdering.

18.2 Benigne tumoren van het slijmvlies

18.2.1 Fibroom

Een fibroom van het mondslijmvlies is een reactieve verdikking van het bindweefsel (fibreuze hyperplasie). Voorkeurslokalisaties zijn plaatsen waar mechanische irritatie kan optreden, te weten het wangslijmvlies, de tong en bijvoorbeeld ook ter plaatse van de randen van een slecht passende gebitsprothese (prothesefibroom). De kleur van een fibroom lijkt meestal op die van het omgevende weefsel. De afwijking is vaak gesteeld en is meestal goed begrensd ten opzichte van de omgeving. Na eliminatie van de vermoede oorzakelijke factor mag enige regressie worden verwacht. Meestal is echter toch excisie nodig. Daarbij kan dan ook de klinische diagnose histologisch worden geverifieerd. Soms wordt daarbij een beeld gezien dat past bij een pyogeen granuloom. In de mond komt zelden een fibrosarcoom voor.

18.2.2 Granulairceltumor

Een granulairceltumor dankt zijn naam aan het korrelige aspect van het cytoplasma van de cellen dat bij histopathologisch onderzoek wordt gezien. Een bijzonderheid is dat het bedekkende epitheel vaak pseudocarcinomateuze hyperplasie toont. Dit kan leiden tot de onjuiste diagnose plaveiselcelcarcinoom. Vermoedelijk ontstaat de afwijking uit zenuwweefsel. Het is niet zeker of het wel een echt gezwel is. Een granulairceltumor komt vooral op de tong voor en uit zich meestal als een klein, gelig, niet-pijnlijk, submuceus knobbeltje. De behandeling bestaat uit excisie.

18.2.3 Hemangioom en hemangioomachtige afwijkingen

Het merendeel van de hemangiomen betreft een meestal al bij de geboorte aanwezige vasculaire malformatie. Een dergelijke malformatie blijft meestal levenslang aanwezig en volgt de normale groei van het individu. Maligne hemangiomen, angiosarcomen, zijn in de mond zeldzaam. Op oudere leeftijd komen op de lippen en in het mondslijmvlies vaak verwijdingen van kleine venen voor, ook wel flebectasieën genoemd. Een aparte entiteit is de bloedblaar, vooral voorkomend op het palatum. Het kaposi-sarcoom is een bijzondere vasculaire afwijking, die vrijwel uitsluitend voorkomt bij ernstige immuundeficiënties, in het bijzonder bij patiënten die hiv-seropositief zijn.

18.2.4 Lipoom
Lipomen komen betrekkelijk zelden in de mond voor. Klinisch presenteert het lipoom zich als een langzaam groeiende, goed begrensde zwelling zonder uitgesproken voorkeurslokalisaties. De afwijking voelt week aan bij palpatie en schijnt soms gelig door. De behandeling van een lipoom bestaat uit excisie. Een liposarcoom, de maligne variant van het lipoom, is een uiterst zeldzame tumor in het hoofd-halsgebied.

18.2.5 Neurofibroom en schwannoom
Het nogal zeldzame neurofibroom is afkomstig van de schede van Schwann. De klinische presentatie lijkt veel op die van een fibroom. Bij multipel voorkomen van neurofibromen is sprake van neurofibromatose of de ziekte van Von Recklinghausen. Bij ongeveer 15% van de patiënten met de ziekte van Von Recklinghausen kunnen maligne veranderingen optreden in de vorm van een fibrosarcoom of een neurogeen sarcoom. Het schwannoom, ook wel neurilemmoom genoemd, is een in de mond zelden voorkomende tumor, die net als het neurofibroom afkomstig is van de cellen van Schwann. Klinisch manifesteert de tumor zich als een langzaam groeiende zwelling. De tumor is niet pijnlijk. Bij voorkomen in de mond betreft het meestal de tong. De behandeling bestaat uit chirurgische verwijdering.

18.2.6 Osseus (chondromateus) choristoom
Een enkele keer wordt in het mondslijmvlies bot of kraakbeen aangetroffen. Dit is een voorbeeld van een choristie, dat wil zeggen een ontwikkelingsstoornis van weefsel dat op die plaats in normale omstandigheden niet aanwezig is (in tegenstelling tot een hamartie). Voorkeurslokalisatie is de tong, vooral het achterste deel ter hoogte van het foramen caecum. Over het algemeen zijn er geen klachten. Behandeling is op zichzelf niet vereist, maar is veelal de enige mogelijkheid om de diagnose met zekerheid te stellen.

18.2.7 Struma van de tong
Een deel van de schildklier wordt aangelegd vanuit de ductus thyreoglossus. Een enkele maal treedt proliferatie op van in de tongbasis achtergebleven embryonale resten schildklierweefsel. Dit geeft aanleiding tot een zwelling van de tongrug ('tongstruma'), meestal juist dorsaal van het foramen caecum.

18.3 Maligne tumoren van het slijmvlies

18.3.1 Maligne lymfoom
Maligne lymfomen worden onderverdeeld in het hodgkinlymfoom en het non-hodgkinlymfoom. Het hodgkinlymfoom kan zich in de hals presenteren als een lymfeklierzwelling. Er wordt onderscheid gemaakt tussen afwijkingen voorko-

mend in de lymfeklier (nodaal) en buiten de lymfeklier (extranodaal). Bij voorkomen in de mond betreft het uitsluitend het non-hodgkinlymfoom. De kans op het ontwikkelen van een non-hodgkinlymfoom is verhoogd bij mensen met een aangeboren of verworven immunodeficiëntie (aids, orgaantransplantatie, auto-immuunziekten). Non-hodgkinlymfomen komen vooral op volwassen leeftijd voor. Ze kunnen zich in de mond uiten als een submuceuze zwelling van het mondslijmvlies, soms dubbelzijdig, vooral op de overgang van het palatum durum naar het palatum molle. Evenals bij het hodgkinlymfoom vindt ook bij het non-hodgkinlymfoom klinische stadiëring plaats om de uitgebreidheid van de ziekte te bepalen en de behandeling te kunnen plannen. De stadiëring omvat naast de anamnese en het lichamelijk onderzoek ten minste MRI/ct-scans van de bovenbuik, een longfunctieonderzoek en meestal ook een beenmergpunctie. De behandeling bestaat meestal uit een combinatie van chemotherapie en radiotherapie, afhankelijk van het type non-hodgkinlymfoom. De prognose wordt mede bepaald door het histologische type en de uitgebreidheid van het proces.

18.3.2 Melanoom

Een melanoom is een woekering van melanocyten. Ongeveer 1% van alle melanomen van het lichaam ontstaat in de mond. De leeftijd kan sterk variëren, maar is gemiddeld 50 jaar. De oorzaak is onbekend. Een melanoom van het mondslijmvlies kan ontstaan vanuit een vele jaren bestaande pigmentatie (melanosis), of *de novo* uit tevoren ogenschijnlijk normaal slijmvlies. Het melanoom uit zich meestal als een bruin-zwart gepigmenteerde zwelling. Het komt bij voorkeur voor op het palatum of de gingiva. De tumor kan gepaard gaan met bloedingen, pijn en eventueel losstaan van gebitselementen. Er kan metastasering optreden, zowel lymfogeen als hematogeen, naar respectievelijk de regionale lymfeklieren en de longen, de hersenen, de wervelkolom, de huid, de lever en de ingewanden. De behandeling van een melanoom bestaat uit chirurgische verwijdering. De 5-jaarsoverleving bedraagt ongeveer 20%. De belangrijkste oorzaak bij falen van de behandeling is het lokale recidief.

18.3.3 Metastasen van elders in het lichaam gelegen tumoren

Metastasen in de weke delen van de mond, afkomstig van elders in het lichaam gelegen tumoren, zijn zeldzaam. Dergelijke metastasen kunnen op alle plaatsen in de mond voorkomen, onder andere in de gingiva. Bij de meeste patiënten met een mondholtemetastase is de primaire tumor bekend. De primaire tumor bevindt zich, in afnemende frequentie, in de long, de mamma, de nier, de schildklier, de prostaat of de maag, overeenkomstig de frequentie van voorkomen van deze tumoren. Met andere woorden: het is niet zo dat een speciaal type tumor bij voorkeur naar de mond metastaseert.

18.3.4 Plaveiselcelcarcinoom

Ongeveer 2% van alle maligne aandoeningen die in het lichaam kunnen voorkomen, ontstaat in de mond. Ongeveer 90% hiervan betreft een plaveiselcelcarcinoom. In Nederland en België bedraagt de incidentie ongeveer 3 nieuwe patiënten per 100.000 personen per jaar. De tumor komt voornamelijk voor bij mensen van middelbare en hoge leeftijd. In vele delen van de wereld komt het plaveiselcelcarcinoom veel vaker bij mannen dan bij vrouwen voor, maar in Europa is dit verschil minder groot. De belangrijkste etiologische factoren zijn roken en alcoholgebruik.

Klinische aspecten en diagnostiek

Het plaveiselcelcarcinoom presenteert zich meestal als een geïndureerd, al of niet scherp begrensd ulcus. Soms uit de tumor zich als een submuceus proces met een ogenschijnlijk intact epitheel of als een wratachtige laesie. Voorkeurslokalisaties zijn de onderlip, de tongranden en de mondbodem. Een enkele maal komen in de mond meerdere plaveiselcelcarcinomen gelijktijdig of kort na elkaar voor in verschillende anatomische regio's, of op andere plaatsen in de bovenste tractus digestivus en respiratorius. De aard van eventuele klachten van een plaveiselcelcarcinoom is onder andere afhankelijk van de lokalisatie. Soms klaagt een patiënt over spontane bloedingen of pijn, of heeft deze zelf een verdikking van het slijmvlies opgemerkt. Bij de diagnostiek van een plaveiselcelcarcinoom van het mondslijmvlies geldt het histologisch onderzoek door middel van een proefexcisie als de gouden standaard.

Lymfekliermetastasen, classificatie en stadiëring

Carcinomen kunnen via de lymfebanen (lymfogeen) metastaseren. Bij een patiënt met een plaveiselcelcarcinoom van de mond vormt de beoordeling van de hals dan ook een essentieel onderdeel van het klinische onderzoek. Wanneer bij de klinische beoordeling van een vergrote lymfeklier twijfel bestaat, kan een al of niet onder echogeleide uitgevoerde cytologische punctie in de meeste gevallen uitkomst bieden. Metastasen op afstand, dat wil zeggen buiten de regionale lymfeklieren van de hals, treden bij mondcarcinomen meestal pas in een laat stadium op. Bij de classificatie van het plaveiselcelcarcinoom wordt gebruikgemaakt van het internationale tnm-systeem. Vervolgens kunnen met behulp van de TNM-classificatie diverse stadia worden aangegeven.

Tabel 18.1 Vereenvoudigde TNM-classificatie.

T	primaire tumor
T1	tumor kleiner dan 2 cm
T2	tumor groter dan 2 cm, maar kleiner dan 4 cm
T3	tumor groter dan 4 cm
T4	tumor met uitbreiding in bot, spierweefsel, huid, sinus maxillaris, ongeacht grootte
N	regionale lymfeklieren
N0	geen aanwijzingen voor lymfekliermetastasen
N1	aanwijzingen voor een homolaterale lymfekliermetastase kleiner dan 3 cm
N2	aanwijzingen voor homolaterale lymfekliermetastase groter dan 3 cm, maar kleiner dan 6 cm (a) of meerdere homolaterale lymfekliermetastasen kleiner dan 6 cm (b) of contralaterale/bilaterale lymfekliermetastasen kleiner dan 6 cm (c)

N3	lymfekliermetastase(n) groter dan 6 cm
M	metastasen op afstand
M0	geen aanwijzingen voor metastasering op afstand
M1	aanwijzingen voor metastasering op afstand
stadiumindeling	
stadium I	T1N0M0
stadium II	T2N0M0
stadium III	T3N0M0 alsook T1, T2, T3, N1, M0
stadium IVA	T4N0, N1M0 alsook elke T, N2, M0
stadium IVB	elke T, N3, M0
stadium IVC	elke T, elke N, M1

Elimineren van dentogene foci voorafgaand aan de (bestralings)behandeling

Voorafgaande aan de tumorbehandeling, in het bijzonder bij radiotherapie, dienen eventuele dentogene foci zoals periapicale ontstekingen en parodontale aandoeningen te worden behandeld. Wortelresten en geïmpacteerde gebitselementen moeten worden verwijderd. Het risico op osteoradionecrose van het kaakbot bij na de radiotherapie uit te voeren extracties wordt zodoende beperkt. Tijdens en ook na de radiotherapie dient extra aandacht aan de dentitie te worden besteed om de gevolgen van de vaak blijvende hyposialie op te vangen en zogenoemde bestralingscariës te voorkomen. Hiervoor worden meestal wekelijks fluorideapplicaties gegeven en instructies voor optimale mondhygiëne. Voor patiënten die radiotherapie in het hoofd-halsgebied hebben ondergaan en bij wie de kaken in het bestralingsveld hebben gelegen, is antibioticaprofylaxe noodzakelijk bij elke, ook jaren later uit te voeren, extractie om osteoradionecrose te voorkomen.

Behandeling en prognose

Behandeling van een plaveiselcelcarcinoom van de mondholte en eventueel aanwezige lymfekliermetastasen in de hals bestaat uit chirurgische verwijdering of radiotherapie of uit een combinatie van deze behandelmethoden. Bij combinatiebehandelingen wordt soms ook van chemotherapie gebruikgemaakt. Reconstructies van bij de operatie ontstane defecten kunnen veelal in dezelfde operatie (primair) worden uitgevoerd, of in tweede instantie (secundair). De kans op succesvolle behandeling wordt voornamelijk bepaald door de grootte van de tumor, de exacte lokalisatie in de mond en het al of niet reeds opgetreden zijn van halskliermetastasen. Een patiënt met een kleine tumor op de tongrand heeft bijvoorbeeld een minder gunstige prognose dan een patiënt met een tumor van gelijke grootte op de onderlip. Als gemiddelde voor de gezamenlijke lokalisaties in de mond wordt uitgegaan van een 5-jaarsoverleving van ongeveer 55%. Bij tumoren met een doorsnede die kleiner is dan 2 cm is de genezingskans ongeveer 75%. Met ander woorden: de genezingskansen van een patiënt met een plaveiselcelcarcinoom van de mond worden in belangrijke mate bepaald door de grootte van de tumor op het moment van ontdekking. Ook na ruime excisie van een plaveiselcelcarcinoom kan zich een lokaal recidief voordoen. Wanneer dit binnen de enigszins arbitrair gestelde termijn van twee jaar na de eerste behandeling optreedt, wordt gesproken van een echt recidief. Wanneer het recidief later optreedt, wordt gesproken van een tweede primaire tumor. Een tweede primaire tumor kan in de mondholte voorkomen maar ook in de slokdarm, de bovenste luchtweg, de longen of elders in het lichaam.

18.4 Dentogene ontwikkelingscysten

Er is een groot aantal verschillende dentogene cysten, onderverdeeld in ontwikkelings- en ontstekingscysten. Van de dentogene cysten zijn weinig of geen epidemiologische gegevens bekend over frequentie van voorkomen, eventuele verschillen in voorkomen bij de beide geslachten of raciale verschillen. Op een enkele uitzondering na komen dentogene cysten alleen in de blijvende dentitie voor. In het algemeen bestaat de behandeling van een cyste uit marsupialisatie of enucleatie.

Tabel 18.2 Classificatie van dentogene cysten.

ontwikkelingscysten	tandlijstcyste bij pasgeborene
	gingivacyste bij volwassene
	primordiale cyste
	eruptiecyste
	folliculaire cyste
	laterale parodontale cyste
	keratocyste
	sialodentogene cyste
ontstekingscysten	radiculaire cyste
	residuale (radiculaire) cyste
	paradentaire cyste

18.4.1 Tandlijstcyste bij pasgeborene

Bij de tandlijstcyste gaat het om de vorming van kleine cysten in het slijmvlies van de processus alveolaris van pasgeborenen. De cysten ontstaan uit resten van de tandlijst. Klinisch manifesteren tandlijstcysten zich als multipele, wit-gele, speldenknopgrote zwellinkjes. Ze veroorzaken geen pijn. Op grond van het klinische aspect en de lokalisatie is het bijna altijd verantwoord de diagnose zonder proefexcisie te stellen. Behandeling is niet vereist. De cysten verdwijnen meestal spontaan binnen enkele weken tot maanden.

18.4.2 Gingivacyste bij volwassene

Een enkele maal ontwikkelt zich een cyste in de gingiva van een volwassene. Klinisch betreft het een meestal slechts enkele millimeters grote cysteuze zwelling van de gingiva, buccaal in boven- of onderfront. Behandeling bestaat uit chirurgische verwijdering.

18.4.3 Primordiale cyste

De primordiale cyste is een weinig voorkomende, in het kaakbot gelegen cyste. Het ontstaan van een primordiale cyste wordt verklaard door cysteuze veranderingen in een zich ontwikkelende kiem van een gebitselement, nog voordat er dentine- en glazuurmatrix is gevormd. Bij histopathologisch onderzoek blijkt het meestal te gaan om een keratocyste (zie 18.4.7).

18.4.4 Eruptiecyste

De eruptiecyste komt voornamelijk voor in het tijdelijke gebit. De cyste presenteert zich klinisch als een blauwe, soms meer dan een centimeter grote zwelling op de processus alveolaris op de plaats van doorbraak van een gebitselement. De eruptiecyste lijkt zelden met pijn gepaard te gaan. De diagnose kan doorgaans met voldoende zekerheid worden gesteld op grond van alleen het klinische beeld, zonder röntgenfoto. Het is niet nodig de cyste te behandelen. Het desbetreffende gebitselement zal, soms met enige vertraging, normaal doorbreken.

18.4.5 Folliculaire cyste

Bij een folliculaire cyste treedt cystevorming op in gereduceerd glazuurepitheel als de vorming van de kroon van het nog in de kaak gelegen gebitselement is voltooid. Een folliculaire cyste komt vrijwel uitsluitend voor bij blijvende gebitselementen. Voorkeurselementen zijn derde molaren in de onderkaak en cuspidaten in de bovenkaak. Klinisch kan de cyste zich uiten door verbreding van de kaak en verplaatsing van gebitselementen, maar in de meeste gevallen betreft het een toevalsbevinding op de röntgenfoto. Door secundaire infectie van de cyste kan abcesvorming optreden. Het röntgenbeeld van een folliculaire cyste wordt gekenmerkt door een scherp begrensde lucentie rondom de kroon van een niet doorgebroken gebitselement. Wanneer de breedte van de radiolucentie rondom de kroon kleiner is dan 2-3 mm, wordt deze beschouwd als passend bij een normale follikel. De folliculaire cyste is meestal unilobulair, maar kan ook multilobulair zijn. Hoe groter een zich klinisch-röntgenologisch als folliculaire cyste presenterende afwijking is, des te groter is de kans dat het om een keratocyste of een ameloblastoom gaat. De behandeling van een folliculaire cyste bestaat uit enucleatie of eventueel marsupialisatie en verwijdering van het bijbehorende gebitselement.

18.4.6 Laterale parodontale cyste

De laterale parodontale cyste is een vrij zeldzame ontwikkelingscyste die ontstaat in het ligamentum parodontale van een normaal doorgebroken, vitaal gebitselement, meestal in de cuspidaat-premolaarstreek van de onderkaak. Er is een kenmerkend histologisch aspect van de epitheelbekleding. Klinisch geeft deze cyste zelden aanleiding tot klachten en het is bijna altijd een toevalsbevinding op een röntgenfoto. De behandeling bestaat uit chirurgische verwijdering.

18.4.7 Keratocyste (keratocysteuze dentogene tumor)

De keratocyste is berucht om de grote kans op recidief na onvolledige verwijdering. De diagnose berust uitsluitend op histologische kenmerken. De cyste ontstaat uit resten van de tandlijst of het glazuurorgaan. In de classificatie van de Wereldgezondheidsorganisatie uit 2005 wordt gesproken over een 'keratocystic odontogenic tumour', vanuit de opvatting dat de afwijking als een benigne gezwel moet worden beschouwd. In de huidige tekst is gekozen voor de benaming keratocyste. Wanneer multipele keratocysten in een kaak voorkomen, blijkt er meestal sprake te zijn van het basaalcelnaevussyndroom. Het röntgenbeeld van een keratocyste is niet kenmerkend. Een keratocyste veroorzaakt zelden wortelresorptie, in tegenstelling tot bijvoorbeeld een ameloblastoom. Toch kan op grond van alleen het röntgenbeeld geen onderscheid tussen deze twee aandoeningen worden gemaakt. Bij grote keratocysten wordt soms marsupialisatie toegepast, meestal in tweede instantie gevolgd door enucleatie. Sommigen maken bij de behandeling van een keratocyste gebruik van de techniek van 'fixatie voor en/of na enucleatie'. Daarbij wordt, als een opening is gemaakt in het dak van de cyste, de cystewand eerst gefixeerd met een speciale vloeistof gedurende een periode van ongeveer vijf minuten. Daarna wordt overgegaan tot enucleatie van de cyste. De belangrijkste voordelen van deze methode zijn dat de keratocyste donker wordt gekleurd, krimpt en een steviger consistentie krijgt, waardoor hij vrij gemakkelijk kan worden geënucleëerd. Aangezien de epitheelresten van de moedercyste, alsmede dochtercysten en epitheeleilandjes in de cystewand reeds gefixeerd zijn, kunnen deze theoretisch geen aanleiding geven tot een recidief. Om de vorming van nieuwe keratocysten uit epitheliale uitlopers van de basale laag van het epitheel te voorkomen, verdient het tevens aanbeveling de bedekkende mucosa – vooral waar de cyste door het bot is geperforeerd – te excideren, zo mogelijk en bloc met de gefixeerde keratocyste. In principe worden patiënten die zijn behandeld voor een keratocyste eenmaal per jaar voor controle gezien. Vermoedelijk berust het grote risico op een recidief van een keratocyste op het vaak vliesdun en geplooid zijn van de cystewand, waardoor het veelal niet lukt de cyste in toto te verwijderen.

18.4.8 Sialodentogene cyste

Een sialodentogene cyste is een zeldzame cyste die eigenlijk alleen van de onderkaak is beschreven. Histologisch worden kenmerken aangetroffen van zowel speekselklier- als dentogene origine.

18.5 Dentogene ontstekingscysten

Dentogene ontstekingscysten kunnen op grond van klinisch-röntgenologische criteria worden onderverdeeld in de radiculaire cyste, de residuale cyste en de paradentaire cyste.

18.5.1 Radiculaire cyste

Een radiculaire cyste ontstaat door een ontsteking aan de apex van een avitaal gebitselement. Bij aanwezigheid van een periapicale radiolucentie van een gebitselement dat positief reageert op de gebruikelijke vitaliteitstests, moet worden gedacht aan een (begin)stadium van periapicale cementeuze dysplasie. Klinisch kan een radiculaire cyste zich presenteren als een beenharde zwelling ter hoogte van de apex van het desbetreffende gebitselement. Veelal is een radiculaire cyste asymptomatisch. In sommige gevallen geeft exacerbatie van een radiculaire cyste aanleiding tot een subperiostaal, een submuceus of een subcutaan abces. Tevens kan bij exacerbatie een verhoogde mobiliteit van het gebitselement optreden. Bij een eenwortelig gebitselement zal een vitaliteitstest altijd negatief uitvallen. Het röntgenbeeld bestaat uit een meestal goed begrensde lucentie aan de apex. Strikt genomen mag op grond van alleen de röntgenfoto niet de diagnose radiculaire cyste worden gesteld. Deze diagnose staat namelijk pas vast als bij histologisch onderzoek een lumen met een epitheelbekleding is aangetoond. Wanneer alleen granulatieweefsel wordt aangetroffen, is sprake van een periapicaal granuloom. De behandeling van een radiculaire cyste kan bestaan uit extractie van het gebitselement en enucleatie van de cyste, uit enucleatie van de cyste met een gelijktijdig uitgevoerde chirurgische apicale endodontische behandeling, of uit alleen een wortelkanaalbehandeling.

18.5.2 Residuale (radiculaire) cyste

Wanneer bij extractie van een gebitselement waaraan zich een radiculaire cyste bevindt, de cyste in de kaak achterblijft, gaat deze vermoedelijk in de meeste gevallen te gronde. Het is echter mogelijk dat de cyste onveranderd achterblijft of zelfs in grootte toeneemt. Een dergelijke achtergebleven radiculaire cyste wordt een residuale cyste genoemd. Een residuale cyste kan zich uiten als een zwelling van een edentaat gedeelte van de processus alveolaris. In veel gevallen is er echter sprake van een toevalsbevinding op een röntgenfoto. Een residuale cyste presenteert zich röntgenologisch als een uni- of multilobulaire lucentie in een edentaat gedeelte van de boven- of de onderkaak. De behandeling bestaat uit enucleatie of eventueel marsupialisatie.

18.5.3 Paradentaire cyste

De paradentaire cyste ligt meestal buccaal tegen het worteloppervlak van een gedeeltelijk of soms zelfs volledig doorgebroken molaar in de onderkaak. Meestal betreft het de derde molaar, maar de cyste kan zich ook rond de eerste of tweede molaar voordoen. Als synoniem wordt de term mandibulaire geïnfecteerde buccale cyste gebruikt. Het gaat om een ontsteking in bij de doorbraak niet opgeruimd follikelweefsel. De behandeling bestaat uit enucleatie. Het desbetreffende gebitselement behoeft niet te worden verwijderd.

18.6 Benigne dentogene tumoren

In deze classificatie is de keuze gemaakt om de keratocysteuze dentogene tumor te rangschikken onder de dentogene cysten onder de benaming keratocyste. Dentogene tumoren zijn opgebouwd uit een of meer gebitsweefselcomponenten. Sommige van deze tumoren moeten als ontwikkelingsstoornissen worden beschouwd, andere hebben echter wel degelijk neoplastische eigenschappen. Bij de verdere bespreking wordt de classificatie van de Wereldgezondheidsorganisatie (2005) in enigszins gemodificeerde vorm gevolgd.

Tabel 18.3 Classificatie van dentogene tumoren.

benigne tumoren	benigne ameloblastoom
	plaveiselcellige dentogene tumor
	verkalkende epitheliale dentogene tumor (pindborg-tumor)
	ameloblastisch fibroom, ameloblastisch fibrodentinoom en ameloblastisch fibro-odontoom
	odonto-ameloblastoom
	adenomatoïde dentogene tumor
	verkalkende dentogene cyste (gorlin-cyste)
	odontoom
	dentogeen fibroom
	myxoom (dentogeen myxoom, myxofibroom)
	cementoblastoom
maligne tumoren	dentogene carcinomen
	dentogene sarcomen

18.6.1 Benigne ameloblastoom

Een ameloblastoom ontwikkelt zich in de meeste gevallen in het kaakbot; een centraal ameloblastoom. De incidentie bedraagt ongeveer 1 per miljoen inwoners per jaar. Het merendeel van de ameloblastomen komt in het bot van de onderkaak voor, vooral in de molaarstreken. De tumor kan zich presenteren als een zwelling. Er treden zelden pijnklachten op. Zelfs bij zeer grote, in de onderkaak gelegen ameloblastomen blijft de nervus alveolaris inferior intact. Er kan wortelresorptie van gebitselementen optreden. Röntgenologisch kan er sprake zijn van een uni- of multilobulaire goed begrensde lucentie, al of niet in samenhang met een geretineerd gebitselement. Er treedt soms resorptie op van de wortels van nabijgelegen gebitselementen. Bij de röntgenologische differentiële diagnose moet worden gedacht aan andere dentogene en niet-dentogene cysten en tumoren. Op grond van het histologische beeld kunnen verschillende onderverdelingen worden gemaakt. Daarnaast wordt nog een unicysteus ameloblastoom onderscheiden. Hierbij is macroscopisch sprake van een cystebalg en wordt bij histologisch onderzoek een ameloblastomateus aspect van de epitheelbekleding aangetroffen. De behandeling van een ameloblastoom bestaat uit ruime chirurgische verwijdering met zo mogelijk een marge van ten minste 1 cm klinisch gezond uitziend bot. Een patiënt die voor een ameloblastoom is behandeld, dient langdurig te worden gecontroleerd in verband met het risico op recidief.

18.6.2 Plaveiselcellige dentogene tumor

De plaveiselcellige dentogene tumor is een zeldzame, benigne dentogene tumor. Er zijn in de literatuur minder dan honderd gevallen beschreven.

18.6.3 Verkalkende epitheliale dentogene tumor (pindborg-tumor)

De verkalkende epitheliale dentogene tumor of pindborg-tumor is een zeldzame dentogene tumor. In de literatuur zijn tot op heden slechts enkele honderden patiënten beschreven.

18.6.4 Ameloblastisch fibroom, ameloblastisch fibrodentinoom en ameloblastisch fibro-odontoom

Het ameloblastisch fibroom kenmerkt zich door een gelijktijdige proliferatie van epitheliaal en mesenchymaal gebitsweefsel, zonder vorming van glazuur of dentine. Het is een vrij zeldzame tumor. Klinisch en röntgenologisch is de tumor niet te onderscheiden van een ameloblastoom. Het histologisch beeld wordt gekenmerkt door eilandjes van dentogeen epitheel in diverse configuraties, sterk lijkend op een ameloblastoom. Als bijzonderheid – dit is het belangrijkste onderscheid met het ameloblastoom – heeft het bindweefsel de structuur van jong pulpaweefsel. Volgens sommigen wijst dit erop dat het ameloblastische fibroom, het ameloblastische fibrodentinoom en het ameloblastische fibro-odontoom fasen zijn in de ontwikkeling van een odontoom en daarom eerder als een hamartoom dan als een echt gezwel moeten worden beschouwd. Slechts een enkele keer is maligne verandering in een ameloblastisch fibrosarcoom beschreven.

18.6.5 Odonto-ameloblastoom

Bij het zeldzame odonto-ameloblastoom komen gelijktijdig een odontoom en een ameloblastoom voor. De aandoening blijkt zich te gedragen als een ameloblastoom.

18.6.6 Adenomatoïde dentogene tumor

De adenomatoïde dentogene tumor werd vroeger adeno-ameloblastoom genoemd. Deze benaming is inmiddels verlaten omdat gebleken is dat de afwijking zich niet gedraagt als een ameloblastoom. In het merendeel van de gevallen is er samenhang met een geretineerd gebitselement, veelal een cuspidaat. De behandeling bestaat uit conservatieve chirurgische verwijdering. Recidieven zijn zeldzaam.

18.6.7 Verkalkende dentogene cyste (gorlin-cyste)

In de classificatie van de Wereldgezondheidsorganisatie is de verkalkende dentogene cyste, ook wel gorlin-cyste genoemd, gerangschikt onder de dentogene tumoren. Sommige auteurs maken op grond van het histologisch onderzoek onderscheid tussen een cysteus en een solide type. De meeste van deze cysten zijn in het kaakbot gelegen.

18.6.8 Odontoom

Bij een odontoom gaat het om een ontwikkelingsstoornis en niet om een echt gezwel. Mogelijk speelt trauma een rol. Een odontoom is eigenlijk altijd in het kaakbot gelegen en kan zowel in de boven- als in de onderkaak voorkomen. Een odontoom veroorzaakt zelden klachten en wordt vrijwel zonder uitzondering bij toeval op een röntgenfoto ontdekt. Ook is het mogelijk dat een odontoom de oorzaak is van het niet doorbreken van een gebitselement. De röntgenfoto toont meestal opake, onregelmatig begrensde structuren waarin soms contouren van gebitselementjes te herkennen zijn. Alleen wanneer een odontoom de doorbraak van een gebitselement verhindert, is verwijdering noodzakelijk. Het gebitselement breekt daarna meestal spontaan door.

18.6.9 Dentogeen fibroom

Een dentogeen fibroom is een zeldzaam fibroblastair gezwel waarin als secundair verschijnsel inactief dentogeen epitheel kan voorkomen. Een dentogeen fibroom kan zowel in (centraal) als buiten (perifeer) het kaakbot voorkomen.

18.6.10 Myxoom (dentogeen myxoom, myxofibroom)

Het dentogene myxoom ontstaat vanuit het mesenchymale deel van de kiem van een gebitselement. Het is een vrij zeldzame, vrijwel altijd intraossaal gelegen tumor. Er kan expansie optreden van het bot. De tumor groeit over het algemeen langzaam. Röntgenologisch presenteert het myxoom zich als een uni- of multilobulaire lucentie. De behandeling bestaat uit chirurgische verwijdering. In diverse publicaties is een recidiefpercentage van circa 35 genoemd. Sommigen geven er dan ook de voorkeur aan een dentogeen myxoom op dezelfde wijze te behandelen als een ameloblastoom.

18.6.11 Cementoblastoom

Het cementoblastoom is een weinig voorkomende afwijking, die meestal vóór het 25e levensjaar wordt gediagnosticeerd. Het gaat meestal om de premolaar- of molaarstreek van de onderkaak. Het desbetreffende gebitselement behoudt zijn vitaliteit. Het cementoblastoom groeit langzaam en kan op den duur expansie van het kaakbot veroorzaken en ook wortelresorptie. Op de röntgenfoto is een goed begrensde, radio-opake structuur te zien die vast verbonden is met de radix van het gebitselement. Als behandeling van een cementoblastoom wordt extractie van het desbetreffende gebitselement aanbevolen. De afwijking komt bijna altijd als volledig aan het gebitselement verbonden mee uit de kaak.

18.7 Maligne dentogene tumoren

18.7.1 Dentogeen carcinoom

Sommigen spreken pas van een maligne ameloblastoom als er metastasen zijn opgetreden, terwijl anderen uitsluitend histologische criteria hanteren, zoals cel- en kernpolymorfie en mitoseactiviteit. Wanneer metastasen optreden, betreft het meestal de longen. Het maligne ameloblastoom is uiterst zeldzaam. Er zijn minder dan vijftig gevallen gepubliceerd. Bij het ameloblastische carcinoom gaat het om een ameloblastoom waarin maligne verandering van de epitheliale component is opgetreden en waarbij de metastasen niet meer lijken op een ameloblastoom maar op een carcinoom, meestal een plaveiselcelcarcinoom. Maligne varianten van andere epitheliale dentogene tumoren zijn zeldzaam. Een primair intraossaal carcinoom is een zeldzame tumor. Het gaat om een carcinoom dat in het bot ontstaat uit vermoedelijk dentogene epitheliale cellen die zijn ingesloten tijdens de embryonale ontwikkeling. Meestal is er pijn, zwelling en mobiliteit van de gebitselementen. Röntgenologisch zijn er geen bijzondere kenmerken. De behandeling bestaat uit chirurgische verwijdering. Maligne veranderingen in het epitheel van dentogene cysten zijn zeldzaam. Het is bij een in het kaakbot voorkomend carcinoom soms moeilijk te bewijzen dat er een pre-existente cyste aanwezig was.

18.7.2 Dentogeen sarcoom

Bij dentogene sarcomen kan het gaan om een ameloblastisch fibrosarcoom (ameloblastisch sarcoom), ameloblastisch fibrodentinosarcoom en ameloblastisch fibro-odontosarcoom. Het zijn zeldzame tumoren, waarvan in de literatuur ongeveer 25 gevallen beschreven zijn.

18.8 Cysten van het kaakbot

18.8.1 Aneurysmatische beencyste

De aneurysmatische beencyste is een in het kaakbot zeldzame – er zijn minder dan honderd gevallen in de literatuur beschreven – en enigszins omstreden aandoening. De afwijking is meestal in de onderkaak gelegen en presenteert zich als een zwelling. De röntgenfoto kan een uni- of multilobulaire, circumscripte, lucente afwijking laten zien. De behandeling bestaat uit grondige curettage.

18.8.2 Latente beencyste (cyste van Stafne)

Als synoniem voor de latente beencyste worden ook wel de termen cyste van Stafne en 'lingual mandibular salivary gland depression cyst' gebruikt. Het gaat om een circumscripte lucentie in de onderkaak, vrijwel altijd ter hoogte van de angulus mandibulae. De lucentie berust op een concaviteit van de kaak, zonder dat er sprake is van een afwijking in het bot zelf. In feite is het een anatomische variatie en is de term cyste onjuist. Het voorkomen wordt geschat op circa 0,1%. De afwijking komt vaker voor bij mannen dan bij vrouwen en zelden bij kinderen. Het röntgenbeeld is een over het algemeen scherp omschreven ronde of ovale lucentie juist voor de angulus mandibulae, onder het niveau van de canalis mandibularis. Het ontbreken van klachten, de lokalisatie en het aspect van de röntgenfoto zijn meestal voldoende voor het stellen van de diagnose, zonder dat aanvullend onderzoek of exploratie noodzakelijk is.

18.8.3 Simpele beencyste

De simpele beencyste kan zowel in de kaak als elders in het skelet voorkomen. Het betreft een lege botholte zonder epitheelbekleding. De benaming cyste is derhalve feitelijk onjuist. De etiologie is onbekend. De cyste komt meestal voor bij jonge mensen en is bijna altijd in de onderkaak gelokaliseerd, een enkele maal dubbelzijdig. Vermoedelijk genezen veel simpele beencysten spontaan en blijven de meeste onopgemerkt, aangezien de diagnose zelden boven het 30e jaar wordt gesteld. De cyste veroorzaakt zelden of nooit zwelling en geeft ook zelden aanleiding tot klachten. Vrijwel altijd wordt de cyste bij toeval op een röntgenfoto ontdekt. De gebitselementen in het desbetreffende kaakgedeelte blijven vitaal. De röntgenfoto toont gewoonlijk een goed begrensde lucentie met mogelijk een gelobde contour. Om de diagnose met zekerheid te kunnen stellen, is exploratie noodzakelijk. Deze exploratie houdt tevens de behandeling in. Door voorzichtig schrapen vanuit het omringende bot worden bloedinkjes geprovoceerd, wat de genezing bevordert. Er is geen reden de cyste op te vullen met bot of botvervangende materialen aangezien de genezing vrijwel altijd ongestoord verloopt. Recidieven zijn zeldzaam.

18.8.4 Cyste van de ductus nasopalatinus

Beiderzijds van het neusseptum bevindt zich in het bot een kanaal dat bij de mens zowel aan de neus- als aan de mondzijde vrijwel altijd gesloten is. In deze kanaaltjes bevinden zich naast zenuwbundels en bloedvaten ook epitheliale resten van de ductus nasopalatinus, een bij de mens rudimentair reukorgaan. Uit deze epitheelresten kan zich om onbekende redenen een cyste ontwikkelen. Deze kan in het bot gelegen zijn maar ook in het slijmvlies, namelijk in de papilla incisiva. Is dit laatste het geval, dan spreekt men van een cyste van de papilla incisiva. Bij de veel vaker in het bot gelegen cyste wordt de term cyste van de ductus nasopalatinus gehanteerd.

Een cyste van de ductus nasopalatinus kan op elke leeftijd voorkomen, maar wordt vooral tussen het 30e en 50e levensjaar gediagnosticeerd. Meestal betreft het een toevalsbevinding op een röntgenfoto. Een enkele maal uit de cyste zich als een zwelling palatinaal van de centrale incisieven in de bovenkaak of, in een edentate kaak, op het palatinale aspect van de processus alveolaris in de mediaanlijn. De cyste gaat zelden met pijn gepaard. Op de röntgenfoto wordt een ronde, ovale of hartvormige, meestal symmetrische en goed begrensde lucente verandering gezien, vrijwel altijd precies in de mediaanlijn. Op grond van alleen de röntgenfoto is het niet altijd goed mogelijk deze cyste te onderscheiden van een radiculaire cyste van een incisief in de bovenkaak. In een dergelijke situatie kan de vitaliteitstest van de desbetreffende gebitselementen de doorslag geven. Wanneer de gebitselementen niet meer aanwezig zijn, kan het beeld van de röntgenfoto lijken op dat van een residuale cyste. De noodzaak voor behandeling hangt onder andere af van de grootte van de afwijking en de zekerheid waarmee de diagnose wordt vermoed. Vrijwel altijd kan de cyste op betrekkelijk eenvoudige wijze worden geënucleëerd.

18.9 Tumoren van het kaakbot

18.9.1 Osteoom

Het osteoom is een goedaardig gezwel van bot. De oorzaak is onbekend. Klinisch betreft het een langzaam in omvang toenemende beenharde zwelling. Soms is er sprake van pijn, vermoedelijk ten gevolge van secundaire ontsteking. Het röntgenbeeld van een osteoom bestaat uit een vrij circumscripte, opake structuur. Bij histologisch onderzoek wordt vitaal, compact beenweefsel gezien. Behandeling bestaat uit chirurgische verwijdering.

18.9.1 Benigne osteoblastoom

Het benigne osteoblastoom is een in het kaakbot zelden voorkomende tumor. De behandeling ervan bestaat uit curettage of lokale excisie.

18.9.3 Cemento-ossificerend of ossificerend fibroom

Het cemento-ossificerend of ossificerend fibroom is een goed begrensde tumor bestaande uit bindweefsel waarin wisselende hoeveelheden verkalkt materiaal voorkomen. Dit materiaal lijkt op bot en/of cement. De oorzaak van het ontstaan is onbekend. Mogelijk ontwikkelt de tumor zich vanuit het ligamentum parodontale. De afwijking kan zich uiten door een meestal niet pijnlijke zwelling. Soms gaat deze gepaard met verplaatsing van gebitselementen. Het röntgenbeeld wordt bepaald door het stadium waarin de afwijking zich bevindt. In de beginfase is het een goed begrensde lucente afwijking, terwijl in een later stadium radio-opake veranderingen kunnen optreden. Het histologisch beeld kan sterk lijken op dat van fibreuze dysplasie. Er is een scherpe begrenzing ten opzichte van het omgevende bot, dit in tegenstelling tot fibreuze dysplasie. Sommige cemento-ossificerende fibromen gedragen zich agressief. De behandeling bestaat uit chirurgische verwijdering. Een enkele maal treedt recidief op.

18.9.4 Osteosarcoom

Het osteosarcoom is een maligne gezwel van beenweefsel dat vooral bij jonge mensen voorkomt tussen het 10e en 25e levensjaar. De afwijking komt vaker voor bij mannen dan bij vrouwen, bij voorkeur in de pijpbeenderen, vooral in het femur en de tibia. Het betreft meestal een pijnlijke zwelling, soms ontstaan in aansluiting op een trauma. Ongeveer 5% van alle osteosarcomen ontstaat in het kaakbot. De incidentie van het osteosarcoom van het kaakbot is ongeveer 1 per miljoen inwoners per jaar. Een osteosarcoom kan zwelling, losstaande gebitselementen, an- of paresthesieën, kiespijn of neusobstructie veroorzaken. Het osteosarcoom komt vaker in de onderkaak voor dan in de bovenkaak. Op de röntgenfoto wordt vaak een opake tekening gezien met een naar buiten gerichte balkjesstructuur, waardoor een zonnestraal-aspect ontstaat. Bij aanwezigheid van gebitselementen wordt vaak een onregelmatige verbreding van de parodontaalspleet gezien, of deze kan zelfs geheel ontbreken. De behandeling bestaat uit radicale lokale chirurgische verwijdering, eventueel gevolgd of voorafgegaan door chemotherapie. In ongeveer de helft van de gevallen van een osteosarcoom in de kaak treedt metastasering op, meestal naar de longen.

18.9.5 Chondroom en chondrosarcoom

Een chondroom is een goedaardig gezwel van kraakbeen. De afwijking komt zelden in het kaakbot voor. Dat geldt ook voor de maligne variant, het chondrosarcoom.

18.9.6 Ewing-sarcoom

Het ewing-sarcoom is een maligne tumor waarvan niet precies bekend is uit welk celtype hij zich ontwikkelt. Mogelijk is de tumor van neuro-ectodermale oorsprong. Bij voorkomen in de kaak betreft het meestal de onderkaak. De tumor wordt gekenmerkt door pijn. De afwijking is op een röntgenfoto soms niet erg imponerend omdat het proces zich voornamelijk in de spongiosa afspeelt. Behandeling bestaat uit een combinatie van chirurgie, radiotherapie en chemotherapie. De prognose is ongunstig.

18.10 Overige tumoren en tumorachtige afwijkingen van het kaakbot

18.10.1 Exostosen

Een torus palatinus is een botuitwas of exostose in de mediaanlijn van het palatum. De etiologie is onbekend. De afwijking komt bij circa 10% van de bevolking voor. De torus palatinus wordt meestal gediagnosticeerd na het 30e levensjaar. De grootte kan variëren van enkele millimeters tot enkele centimeters. Soms is de afwijking gelobd. De afwijking veroorzaakt zelden of nooit klachten. De diagnose kan vrijwel altijd op grond van het klinische beeld worden gesteld. Het belangrijkste aspect daarbij is de beenharde consistentie. Chirurgische correctie is alleen geïndiceerd wanneer de torus bij het vervaardigen van een gebitsprothese problemen oplevert.
De torus mandibularis is een botuitwas of exostose aan de linguale zijde van de onderkaak, meestal dubbelzijdig voorkomend in de premolaarstreek. Net als bij de torus palatinus is ook hier de etiologie onbekend en betreft het vermoedelijk een ontwikkelingsstoornis. De afwijking komt bij circa 5% van de bevolking voor en wordt, net als de torus palatinus, meestal pas na het 30e levensjaar gediagnosticeerd. Behandeling is zelden geïndiceerd.
Vooral aan de buccale zijde van de boven- en onderkaak komen nogal eens multipele exostosen voor. De etiologie is niet duidelijk. Mogelijk worden de zwellingen veroorzaakt door een chronische prikkel vanuit het parodontium. Het is een onschuldige afwijking die alleen soms correctie behoeft bij vervaardiging van een volledige gebitsprothese.

18.10.2 Fibreuze dysplasie

Bij fibreuze dysplasie is er een verstoring van de normale opbouw en afbraak van het bot. De etiologie is onbekend. Fibreuze dysplasie kan overal in het skelet voorkomen, hetzij in één enkel botstuk (mono-ostotische vorm), hetzij in meer botstukken tegelijk (polyostotische vorm). Periapicale fibreuze dysplasie (periapicaal cementoom) is een tamelijk zeldzame afwijking die vooral in het onderfront voorkomt, meestal aan meerdere gebitselementen tegelijk. Fibreuze dysplasie komt vooral voor bij kinderen en jonge volwassenen. Bijna altijd komt fibreuze dysplasie spontaan tot stilstand voor het 20e-25e levensjaar. Spontane overgang in een maligne aandoening is bij de mono-ostotische vorm zeldzaam. Het eerste symptoom van fibreuze dysplasie is een niet-pijnlijke zwelling, meestal aan de buccale zijde van de boven- en/of onderkaak. De consistentie van de zwelling kan variëren van vast-elastisch tot beenhard. Bij eventuele exploratie toont het corticale oppervlak een zogenoemd sinaasappelschilaspect. Het beeld van de röntgenfoto kan zeer uiteenlopend zijn. Het kan gaan om een kleine unilobulaire, of om een grote multilobulaire lucente afwijking met veelal een onduidelijke begrenzing. De afwijking kan ook overheersend opaak zijn en een matglasaspect hebben. Fibreuze dysplasie van het kaakbot kan vanwege de diffuse begrenzing eigenlijk nooit *in toto* worden verwijderd. Wanneer om esthetische redenen behandeling wordt gevraagd, wordt volstaan met een modellerende correctie.

18.10.3 Langerhanscelhistiocytose

Langerhanscelhistiocytose is een onbegrepen woekering van een bepaald celtype van het beenmerg (langerhanscellen). De afwijking kan overal in het skelet voorkomen, hetzij in een unifocale, hetzij in een multifocale vorm. Voorkeursplaatsen zijn de schedel, de onderkaak, de ribben, het femur, de wervels en de platte beenderen. De ziekte komt vooral voor bij kinderen en jonge volwassenen. De aandoening kan zich uiten door een langzaam in grootte toenemende zwelling die al of niet met pijn gepaard gaat. De afwijking kan zich als eerste in de mond manifesteren. De botlaesies zijn radiolucent en veelal onregelmatig begrensd. De afwijkingen kunnen ook circumscript zijn en op een cyste of granuloom lijken. Ook in het kaakbot kan de aandoening zich in uni- of multifocale vorm presenteren. Bij de behandeling van de unifocale vorm kan meestal worden volstaan met curettage. Ook kan wel eens met succes gebruik worden gemaakt van intralaesionale injecties met corticosteroïden. De multifocale vorm is moeilijker te behandelen.

18.10.4 Lymforeticulaire maligniteiten in het kaakbot

Het voorkomen van een non-hodgkinlymfoom of een multipel myeloom (ziekte van Kahler) in het kaakbot is tamelijk zeldzaam. Vrijwel altijd betreft het de onderkaak. Het eerste symptoom is meestal een halfzijdige sensibiliteitsstoornis van de onderlip. Het klinische en röntgenbeeld zijn niet kenmerkend.

18.10.5 Metastasen in het kaakbot

Metastasen in het kaakbot, afkomstig van elders in het lichaam gelegen tumoren, zijn betrekkelijk zeldzaam. De primaire tumor bevindt zich meestal, in afnemende frequentie, in de long, de mamma, de nier, de schildklier, de prostaat of de maag, overeenkomstig de frequentie van voorkomen van deze tumoren. Met andere woorden: het is niet zo dat een speciaal type tumor bij voorkeur naar het kaakbot metastaseert. Meestal betreft het de onderkaak, vooral de angulus mandibulae. Metastasen in de onderkaak veroorzaken meestal an- of paresthesie van de onderlip. Een enkele keer uit een metastase zich door het los gaan staan van gebitselementen. Röntgenologisch kan er zowel sprake zijn van een lucente als een opake afwijking. Bij het merendeel van de patiënten zijn er multipele metastasen waardoor de behandeling meestal slechts gericht kan zijn op palliatie.

18.10.6 Ziekte van Paget

De ziekte van Paget, voor het eerst in 1877 door Paget beschreven, is een chronische ontstekingsachtige botaandoening met onbekende, mogelijk virale etiologie. De afwijking komt zelden in de kaak voor. Wanneer de kaak bij de aandoening is betrokken, gaat het meestal om de bovenkaak. Er treedt expansie van de kaak op en afplatting van het palatum waardoor de gebitselementen uit elkaar komen te staan of de gebitsprothese niet meer past. Bij extractie van gebitselementen in een aangetast botstuk verloopt de genezing over het algemeen slecht.

18.10.7 Reuscelgranuloom

Hoewel de benaming granuloom duidt op een reactieve aandoening, is over de werkelijke aard van deze aandoening weinig bekend. Ook de oorsprong van de

reuscellen is onduidelijk. Min of meer empirisch is gebleken dat deze tamelijk zeldzame afwijking van het kaakbot (centraal reuscelgranuloom) zich niet als een echt gezwel gedraagt in de zin van uitzaaiingen.
Met centraal wordt hier bedoeld een in het kaakbot gelegen proces, terwijl met perifeer wordt bedoeld een in de gingiva gelegen, perifeer reuscelgranuloom. Het centrale reuscelgranuloom komt voornamelijk voor bij jonge mensen. De onderkaak wordt vaker aangedaan dan de bovenkaak. Bij dubbelzijdig voorkomen in de onderkaak, op jeugdige leeftijd, moet aan cherubisme worden gedacht. De röntgenfoto toont meestal een goed begrensd lucent beeld waarin soms een vage trabeculaire structuur herkenbaar is. Er kan migratie en ook resorptie van gebitselementen optreden. Het histologische beeld kan niet zonder meer worden onderscheiden van dat van een skeletafwijking ten gevolge van hyperparathyreoïdie. Behandeling van het centrale reuscelgranuloom bestaat uit grondige chirurgische verwijdering. Niet zelden treden daarbij forse bloedingen op. Ook bij grote, uitgebreide processen is het vrijwel altijd mogelijk de continuïteit van de kaak intact te laten. Een enkele maal treedt recidief op, soms pas vele jaren later.

18.10.8 Vasculaire malformatie (hemangioom)

Een centraal in het kaakbot voorkomende vasculaire malformatie is een betrekkelijk zeldzame bevinding. Het betreft meestal de onderkaak. De eerste klacht kan een gingivabloeding zijn. Soms is er een beenharde, langzaam ontstane en niet-pijnlijke zwelling van het kaakbot. In de literatuur zijn verschillende voorbeelden gemeld van een fatale afloop van extractie van een gebitselement dat zich met zijn wortel(s) in een centraal hemangioom bleek te bevinden.
Het röntgenbeeld is niet kenmerkend en kan een al of niet begrensde lucente afwijking tonen. Soms is een honingraatstructuur aanwezig, waardoor bij de differentiële diagnose onder andere moet worden gedacht aan een reuscelgranuloom en aan een ameloblastoom. Bij het vermoeden op een in het kaakbot gelegen vasculaire malformatie dient mri- of arteriografisch onderzoek te worden verricht. Bij de behandeling wordt soms gebruikgemaakt van injecties met scleroserende vloeistoffen. Daarnaast wordt soms artificiële embolisatie gebruikt als preoperatieve maatregel voor chirurgische behandeling.

18.11 Cysten van de speekselklieren

Een slijmcyste uit zich meestal als een solitaire zwelling van de accessorische speekselkliertjes, vooral in de onderlip (mucokèle) en de mondbodem (ranula). De oorzaak van de speekselophoping is vermoedelijk een traumatische beschadiging van de afvoergang van de desbetreffende speekselkliertjes. Cystevorming in de grote speekselklieren is zeldzaam.
Bij een mucokèle gaat het om een enigszins blauw doorschemerende, week aanvoelende zwelling met een afmeting van enkele millimeters tot soms meer dan 1 cm. De behandeling bestaat uit excisie. Een ranula is een cyste in een van de vele uitvoergangetjes van de glandula sublingualis en bevindt zich gewoonlijk boven het niveau van de musculus mylohyoideus. Een enkele maal ligt de afwijking onder het niveau van de musculus mylohyoideus en kan zich dan presen-

teren als een submentale zwelling (plunging ranula). Bij een ranula is volledige excisie meestal niet zonder meer uitvoerbaar aangezien de cystewand bijzonder dun is en bij manipuleren snel perforeert. Men is daarom meestal aangewezen op marsupialisatie. Bij recidivering dient de gehele glandula sublingualis te worden verwijderd. Bij behandeling van een plunging ranula kan in principe worden volstaan met intraorale verwijdering van alleen de bijbehorende glandula sublingualis. De ranula gaat daarna in regressie.

18.12 Tumoren van de speekselklieren

Bij tumoren van de speekselklieren gaat het voornamelijk om epitheliale tumoren van het speekselklierparenchym. Een enkele maal komt in een speekselklier een tumor van bindweefselstructuren voor of een metastase van een elders in het lichaam gelegen primaire tumor. De oorzaak voor het ontstaan van tumoren van de speekselklieren is onbekend.
Per jaar worden per 100.000 inwoners ongeveer twee nieuwe tumoren van de speekselklieren gediagnosticeerd. Speekselkliertumoren kunnen op elke leeftijd voorkomen. Hiervoor gelden de volgende verhoudingen: parotidea : submandibularis : sublingualis : accessorische speekselkliertjes = 100 : 10 : 1: 10. Wat betreft het karakter van de tumor geldt dat in de glandula parotidea ongeveer 25%, in de glandula submandibularis ongeveer 35%, in de glandula sublingualis bijna 100% en in de kleine, accessorische speekselklieren ongeveer 50% van de tumoren maligne is. De ontstaansduur kan variëren van enkele maanden tot jaren, waarbij zwelling de enige klacht van de patiënt kan zijn. Snelle groei en pijn duiden meestal op maligniteit. Ter nadere informatie over de aard van een zwelling in de streek van de glandula parotidea of het gebied van de glandula submandibularis levert aspiratiecytologie meestal waardevolle informatie op. Soms is aanvullend onderzoek gewenst met echografie, ct- of mri-onderzoek. De glandulae palatinae vormen, vooral op de overgang van het palatum durum en het palatum molle, een predilectieplaats voor zowel benigne als maligne speekselkliertumoren. De resterende tumoren van de accessorische speekselkliertjes zijn verdeeld over bovenlip, wangen, mondbodem en tong. In de onderlip komen, anders dan in de bovenlip, slechts bij uitzondering speekselkliertumoren voor. Klinisch manifesteert een intraorale speekselkliertumor zich meestal als een pijnloze, goed begrensde, langzaam groeiende zwelling zonder ulceratie. In de histologische classificatie van de Wereldgezondheidsorganisatie (who 2005) worden twee hoofdgroepen onderscheiden, de adenomen (benigne) en de carcinomen (maligne). In beide groepen kunnen weer diverse subtypen worden onderscheiden, zoals blijkt uit het volgende, enigszins gemodificeerde overzicht. De behandeling van een speekselkliertumor bestaat vrijwel altijd uit chirurgische verwijdering, soms gevolgd door radiotherapie.

Tabel 18.4 Beknopte histologische classificatie van speekselkliertumoren volgens de Wereldgezondheidsorganisatie.

adenomen	pleomorf adenoom whartin-tumor andere typen
carcinomen	acinuscelcarcinoom muco-epidermoïdcarcinoom adenoïd cysteus carcinoom adenocarcinoom carcinoom in pleomorf adenoom plaveiselcelcarcinoom ongedifferentieerd carcinoom
niet-epitheliale tumoren	

19 Medische noodgevallen

De Inspectie voor de Gezondheidszorg stelt dat een mondzorgverlener in medische noodsituaties zodanig moet kunnen handelen dat de patiënt in een stabiele toestand komt – en blijft – tot adequate hulp beschikbaar is. Doordat acute medische situaties in een mondzorgpraktijk zeldzaam zijn, is het spreekwoord 'een gewaarschuwd mens telt voor twee' zeker van toepassing.

19.1 Frequentie in de mondzorgpraktijk

In een onderzoek in het Verenigd Koninkrijk werd de in tabel 19.1 weergegeven frequentie van medische noodgevallen per jaar vastgesteld (Girdler NM, Smith DG. Prevalence of emergency events in British dental practice and emergency management skills of British dentists. Resuscitation. 1999;41:159-67).

Tabel 19.1 Jaarlijkse frequentie medische noodgevallen (Girdler & Smith 1999).

medisch noodgeval	frequentie per jaar
vasovagale collaps	1,9
hypoglykemie	0,17
angina pectoris	0,17
epileptisch insult	0,09
astma-aanval	0,06
anafylactische reactie	0,013
myocardinfarct	0,003
hartstilstand	0,002

19.2 Voorbereiding

19.2.1 Inleiding

Een mondzorgverlener kan zich voorbereiden op medische noodgevallen door:

- bij alle patiënten zorgvuldig een medische anamnese af te nemen;
- jaarlijks een reanimatiecursus te volgen;
- een noodpakket beschikbaar te hebben met medische hulpmiddelen en geneesmiddelen; aandachtspunten daarbij zijn dat het noodpakket op een vaste plaats ligt en dat regelmatig wordt gecontroleerd hoe de inhoud moet worden gebruikt en of de houdbaarheidsdatum van de aanwezige geneesmiddelen nog niet is verstreken;

- kritisch de praktijk te inspecteren met betrekking tot de toegankelijkheid voor een brancard en een geschikte ruimte om te reanimeren;
- een klok beschikbaar te hebben om het begintijdstip van een noodgeval onmiddellijk te kunnen registreren;
- regelmatig met de praktijkmedewerkers als team te oefenen hoe te handelen als zich een acute medische noodsituatie zou voordoen.

19.2.2 Noodpakket

Een noodpakket dient te bestaan uit:

- afzuigapparatuur;
- beademingsmasker met eenrichtingsventiel: 1×;
- bloeddrukmeter: 1×;
- druivensuiker: 1 rol;
- injectienaalden 21G (wegwerp): 10×;
- injectiespuiten van 2 ml (wegwerp): 10×;
- McKesson-mouth prop: 2×;
- tracheotomiepakket: 1×;
- plastic zakje: 1×;
- pleisters: 1 rol of diverse maten voorverpakte;
- schaar: 1×;
- zuurstofcilinder met bijbehorend(e) neusbril of mondkapje: 1×;
- geneesmiddelen:
  - acetylsalicylzuur (tabletvorm): 10 tabletten Aspirine® à 500 mg;
  - adrenaline (injectievloeistof): 2 ampullen van 1 ml à 0,5 mg/ml of 2 exemplaren auto-injector Epipen®;
  - salbutamol (inhaler): 1 dosisaërosol Ventolin® à 100 μg/dosis;
  - antihistaminicum (tabletvorm): 10 tabletten van 10 mg cetirizine (Zyrtec®);
  - antihistaminicum (injectievloeistof): 2 ampullen van 2 ml clemastine (Tavegil®);
  - corticosteroïde (injectievloeistof): 2 ampullen van 2 ml à 25 mg/ml prednisolon (Di-adreson-F®) of 2 ampullen van 1 ml à 5 mg/ml dexamethason (Oradexon®);
  - glucagon (poeder voor injectievloeistof met 1 ml oplosmiddel in wegwerpspuit): 1 pakket GlucaGen® (Novo Nordisk Farma);
  - nitroglycerine (spray): 1 pompspray 0,4 mg/dosis.

Eventueel kan het noodpakket nog worden uitgebreid met een automatische externe defibrillator (AED).

19.3 Reanimatie

Reanimatie bestaat uit uitwendige hartmassage en mond-op-mondbeademing. Uitwendige hartmassages en beademingen moeten worden toegepast in de verhouding 30 : 2. Indien aanwezig, de automatische externe defibrillator door iemand laten pakken en deze aansluiten volgens voorschrift.

19.3.1 Uitwendige hartmassage

De handelswijze bij uitwendige hartmassage is als volgt:

- knielen naast het slachtoffer;
- de overgang van hand naar pols midden op het borstbeen van de patiënt plaatsen;
- de andere hand bovenop de eerste hand plaatsen en de vingers in elkaar haken (figuur 19.1) met gestrekte armen het borstbeen 5-6 cm naar beneden drukken;
- deze actie 30 maal herhalen met een snelheid van 100-120 per minuut.

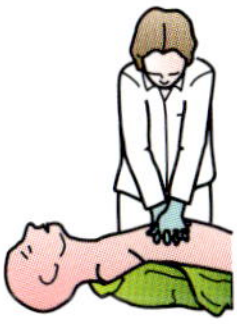

Figuur 19.1 Uitwendige hartmassage.

19.3.2 Mond-op-mondbeademing

De handelswijze bij uitwendige hartmassage is als volgt:

- De luchtweg bij de patiënt openen door het hoofd achterover te kantelen en de kin op te tillen (figuur 19.2).
- De neus van de patiënt dichtknijpen en eigen lippen rond de mond van de patiënt plaatsen (figuur 19.3).
- In één seconde 500-600 ml lucht in de mond van de patiënt blazen en ondertussen kijken of de borstkas van de patiënt omhoog komt (figuur 19.4).
- Terwijl het hoofd van de patiënt achterovergekanteld blijft de mond wegnemen en kijken of de borstkas weer daalt.
- Deze handelingen één keer herhalen.

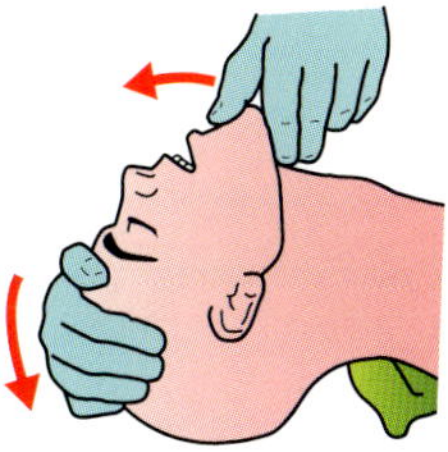

Figuur 19.2 Het hoofd van de patiënt achterover kantelen en de kin optillen.

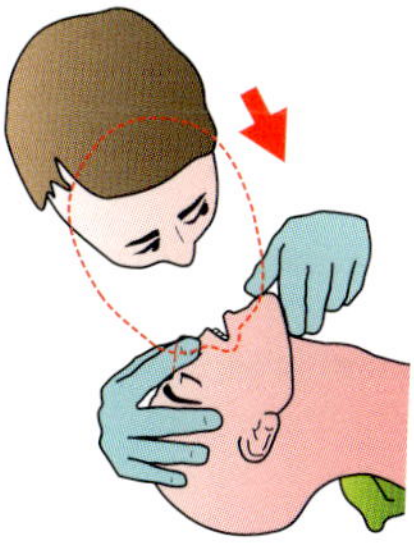

Figuur 19.3 De neus van de patiënt dichtknijpen en de lippen rond de mond van de patiënt plaatsen.

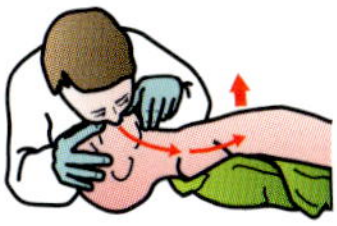

Figuur 19.4 Lucht inblazen en controleren of de borstkas omhoog komt.

Als de borstkas tijdens de beademing niet normaal omhoog komt:
- de mondholte van de patiënt controleren en eventuele obstructies verwijderen;
- controleren of het hoofd voldoende naar achteren is gekanteld.

De reanimatie wordt voortgezet totdat:
- professionele zorgverleners ter plaatse zijn;
- het slachtoffer normaal begint te ademen;
- de reanimator lichamelijk uitgeput raakt.

19.4 Noodgevallen

19.4.1 Vasovagale collaps

Een vasovagale collaps (syncope, flauwvallen) wordt uitgelokt door pijn of emoties. Deze activeren het parasympatische zenuwstelsel en remmen het orthosympatische, met als gevolg dat een tijdelijk tekort ontstaat aan bloedperfusie van de hersenen.

Symptomen:
- duizeligheid, licht gevoel in het hoofd;
- gapen;
- bleke gelaatskleur;
- transpireren;
- langzame, rustige polsslag;
- lage bloeddruk;
- bewustzijnsverlies treedt frequent op; dit kan gepaard gaan met spierschokken.

Behandeling:
- Bij dreigend bewustzijnsverlies de patiënt met het hoofd tussen de knieën laten zitten.
- Bij bewustzijnsverlies de patiënt plat neerleggen met het hoofd als laagste punt (trendelenburg-houding).
- Knellende kleding losmaken.
- De ventilatie in de (behandel)ruimte verbeteren.

Als het bewustzijn van de patiënt is teruggekeerd, is het zaak de patiënt gerust te stellen en hem na enige minuten langzaam overeind te helpen. Daarna dient nog overleg plaats te vinden over de mogelijke oorzaak. Het kan nodig zijn het afgesproken zorgplan aan te passen aan de omstandigheid van collapsgevaar. Mocht het bewustzijn niet binnen enkele minuten terugkeren, dan dient een alternatieve diagnose te worden overwogen.

19.4.2 Hyperventilatie

Door emotie of spanning kan een patiënt (onbewust) geforceerd gaan ademhalen, waardoor hij meer koolstofdioxide uitademt dan gebruikelijk.

Symptomen:
- versneld en oppervlakkig ademhalingspatroon;
- klachten over duizeligheid, 'licht gevoel' in het hoofd, drukkend gevoel op de borst, hartkloppingen, tintelingen beiderzijds in vingers en tenen;
- spiertrekkingen rond de mond;
- normale huidskleur.

Aanhoudende hyperventilatie kan leiden tot bewustzijnsverlies. Bij het stellen van de diagnose kan het helpen even met de patiënt mee te ademen, waardoor de hyperventilatie zelf wordt ervaren.

Behandeling:
- De patiënt geruststellen.
- De patiënt rustig laten meeademen met het normale ademhalingpatroon van de zorgverlener.
- De patiënt zijn handen voor zijn gezicht laten plaatsen waardoor uitademingslucht die rijk is aan koolstofdioxide wordt ingeademd; een andere methode is de patiënt in een plastic zakje te laten ademen.

Als de ademhaling is genormaliseerd, is het zaak de mogelijke oorzaak van de aanval van hyperventilatie te bespreken. Het kan nodig zijn om de voor dat moment geplande uitvoering van (een deel van) het zorgplan aan te passen. In principe kan de zorg gewoon worden uitgevoerd.

Onjuiste behandeling: Aangezien er bij hyperventilatie sprake is van een tekort aan koolstofdioxide en een overschot aan zuurstof, is het toedienen van zuurstof een kunstfout.

19.4.3 Astma-aanval

Een astma-aanval berust op een allergie of een overgevoeligheid voor aspecifieke prikkels zoals tabaksrook, lichamelijke inspanning en emoties. Tijdens een aanval treedt een kramptoestand op van het gladde spierweefsel rond de bronchiolen. Ook ontstaan slijmvorming en oedeem in de kleine luchtwegen.

Symptomen:
- vrij plotseling optredende kortademigheid;
- 'gierende' inademing;
- piepende uitademing, soms gepaard met hoesten;
- in één ademteug uitspreken van lange zinnen lukt niet;
- gebruik van hulpademhalingsspieren;
- hogere ademfrequentie;
- hogere hartfrequentie;
- bij levensbedreigende astma-aanval: verwardheid, verminderd bewustzijn, lagere hartfrequentie, lagere ademfrequentie, cyanose.

Behandeling:
- De patiënt in een comfortabele houding brengen, meestal zitten.
- De eigen bronchodilatator van de patiënt toedienen met twee pufjes tijdens de inademing; indien geen bronchodilatator beschikbaar is, vier pufjes salbutamol uit het noodpakket toedienen van 100 µg per pufje.
- Via een neusbril of mondkapje kan tevens 100% zuurstof worden toegediend.
- Bij onvoldoend resultaat of verergering medische noodhulp alarmeren via telefoonnummer 112.

19.4.4 Anafylactische reactie

Individuen met een allergie reageren vaak op blootstelling aan allergenen met de vorming van IgE-antilichamen die zich hechten aan mestcellen. Wanneer het individu opnieuw met hetzelfde allergeen in contact komt, wordt dit onmiddellijk gebonden aan de IgE-antilichamen op de mestcellen. Als reactie barsten de mestcellen waardoor histamine vrijkomt. Massale afgifte van histamine veroorzaakt bloedvatdilatatie, bloeddrukdaling en bronchusconstrictie. Binnen enkele seconden tot minuten kunnen zich symptomen voordoen.

Symptomen:
- jeuk;
- urticaria (galbulten);
- loopneus;
- gezwollen, rode ogen;
- rozerode huidskleur;
- bemoeilijkte, piepende ademhaling;
- misselijkheid;
- daling van de bloeddruk; ernstige bloeddrukdaling kan leiden tot duizeligheid, hartkloppingen, bewustzijnsverlies, shock en stilstand van de bloedcirculatie.

Behandeling: Eventuele werkzaamheden staken en onmiddellijk de bloeddruk en de hartfrequentie meten.

Bij beperkte verschijnselen, dat wil zeggen huidreacties zonder problemen van de luchtweg of de bloedcirculatie:
- 1 tablet antihistaminicum toedienen;
- verwijzen naar de huisarts voor allergologisch onderzoek;
- de patiënt instrueren om zich bij verergering van de klachten met spoed te wenden tot de huisarts of een afdeling spoedeisende hulp van een ziekenhuis.

Bij luchtweg- of circulatieproblemen:
- medische noodhulp alarmeren via telefoonnummer 112;
- de patiënt achterover leggen met het hoofd lager dan de benen (trendelenburg-houding);
- 1 ampul adrenaline intramusculair injecteren of Epipen® geven, eventueel herhalen na 5 minuten;

- 1 ampul antihistaminicum intramusculair injecteren;
- 1 ampul corticosteroïd intramusculair injecteren;
- 100% zuurstof toedienen via neusbril of mondkapje (5 l/min);
- voortdurend de ademhaling controleren.

19.4.5 Aspiratie

Tijdens behandelingen in de mond kunnen materialen of (delen van) gebitselementen in de keelholte terechtkomen, met het risico van aspiratie. Geaspireerde voorwerpen kunnen een milde of ernstige luchtwegobstructie veroorzaken.

Symptomen: Algemene symptomen zijn een plotselinge verminderde of veranderde ademhaling en een angstig reagerende patiënt die veelal een grijpende beweging naar de keel maakt.

Als de luchtweg gedeeltelijk is afgesloten:
- hoorbaar hoesten;
- moeilijk ademen en spreken;
- normaal bewustzijn.

Als de luchtweg volledig is afgesloten:
- niet kunnen ademhalen, hoesten en/of spreken;
- cyanose;
- uiteindelijk bewustzijnsverlies.

Behandeling: Als de patiënt nog ademt en kan hoesten, aanmoedigen te hoesten en afwachten.

Als de patiënt niet (meer) hoest, maar nog wel bij bewustzijn is:
- schuin achter de patiënt gaan staan;
- de borstkas met één hand ondersteunen;
- de patiënt voorover laten buigen;
- met een vlakke hand maximaal vijf slagen tussen de schouderbladen geven en na elke slag controleren of het voorwerp is verwijderd.

Indien de vijf slagen op de rug niet succesvol zijn:
- achter de patiënt gaan staan;
- beide armen om het bovenste deel van de buik van de patiënt leggen;
- patiënt voorover laten buigen;
- met één hand een vuist maken en deze plaatsen tussen de navel en de onderste punt van het borstbeen;
- de vuist met de andere hand omsluiten;
- buikcompressie uitoefenen (heimlich-manoeuvre) door de handen met een snelle beweging schuin omhoog te trekken (figuur 19.5);
- buikcompressies maximaal vijf keer herhalen.

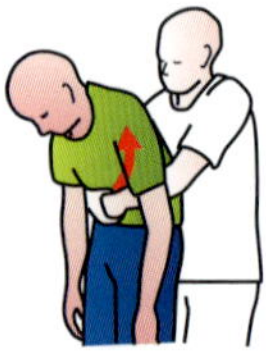

Figuur 19.5 Het toepassen van de heimlich-manoeuvre.

Indien dit alles niet succesvol is, blijven doorgaan met afwisselend vijf slagen tussen de schouderbladen te geven en vijf buikcompressies uit te oefenen tot het obstruerende voorwerp is verwijderd of de patiënt het bewustzijn verliest.

Als de patiënt bewusteloos raakt:

- de patiënt voorzichtig op de grond leggen;
- medische noodhulp alarmeren via telefoonnummer 112;
- tracheotomiepakket uit het noodpakket gebruiken om een opening te maken in het strottenhoofd tussen cartilago cricoidea en cartilago thyreoidea.

Als ook hierna de spontane ademhaling niet terugkeert de patiënt beademen met behulp van een in de via de tracheotomie gemaakte opening ingebracht buisje.

Advies
Na toepassing van buikcompressies moet een patiënt altijd door een arts worden gecontroleerd op inwendige bloedingen.

19.4.6 Angina pectoris

Bij angina pectoris is er een vernauwing van de kransslagaders van de hartspier, meestal ten gevolge van atherosclerose. Als er een extra inspanning van de hartspier wordt gevraagd, door lichamelijke arbeid of stress, neemt de zuurstofbehoefte van de hartspier toe. Zodra de zuurstofbehoefte groter is dan het aanbod, ontstaat een drukkende pijn op de borst. Deze vermindert zodra de inspanning van de hartspier afneemt.

Symptomen:

- drukkende pijn midden op de borst die ontstaat bij inspanning;
- de pijn op de borst kan uitstralen naar de linker schouder, arm en kaak;
- kortademigheid;
- versnelde ademhaling;
- lage bloeddruk.

Behandeling:

- De patiënt in een comfortabele houding brengen, zitten of liggen.
- Twee pufjes nitroglycerinespray onder de tong geven; indien nodig na 5 minuten herhalen.
- Via neusbril of mondkapje 100% zuurstof toedienen (5 l/min).
- Voortdurend de ademhaling controleren.

Indien de pijn in ernst toeneemt of niet binnen vijftien minuten geheel verdwenen is:

- medische noodhulp alarmeren via telefoonnummer 112;
- patiënt in een comfortabele houding brengen, meestal zittend;
- als patiënt bij bewustzijn is één tablet acetylsalicylzuur toedienen;
- via neusbril of mondkapje 100% zuurstof toedienen (5 l/min);
- voortdurend de ademhaling controleren;
- als de patiënt niet meer ademt reanimatie starten.

19.4.7 Myocardinfarct

Bij een myocardinfarct sluit een trombus een kransslagader van de hartspier af waardoor een deel van de hartspier blijvend van zuurstof verstoken is. De grootte en plaats van het afgesloten bloedvat bepalen de ernst van de klachten.

Symptomen:

- pijn midden op de borst;
- de pijn op de borst straalt uit naar de linker schouder, arm, hals en kaakhoek;
- misselijkheid, braken;
- bleekheid;
- transpireren;
- meestal snelle, moeilijk palpeerbare hartslag;
- lage bloeddruk;
- toediening van nitroglycerine geeft geen verlichting van de klachten.

In ernstige gevallen:

- bewustzijnsverlies;
- cyanose;
- totale stilstand van de bloedcirculatie (hartstilstand).

Behandeling:

- Medische noodhulp alarmeren via telefoonnummer 112.
- De patiënt in een comfortabele houding brengen, meestal zittend.
- Als de patiënt bij bewustzijn is één tablet acetylsalicylzuur toedienen.
- Via neusbril of mondkapje 100% zuurstof toedienen (5 l/min).
- Voortdurend de ademhaling controleren.
- Als de patiënt niet meer ademt reanimatie starten.

19.4.8 Circulatiestilstand

Een stilstand van de bloedcirculatie ontstaat frequent als een myocardinfarct ventrikelfibrilleren veroorzaakt. Hierbij trekken de ventrikels van het hart dusdanig ongecoördineerd samen dat er geen pompfunctie meer is. Een hartstilstand kan ontstaan door een hartblok, als eindstadium van een anafylactische reactie, door langdurige verstikking of door overdosering van drugs.

Symptomen:

- binnen enkele seconden diepe bewusteloosheid;
- ontbreken polsslag;

- vaal, wasbleek uiterlijk;
- ademstilstand;
- soms gedurende de eerste minuut epilepsieachtige krampen.

Bij achterwege blijven van reanimatie:
- cyanose;
- pupilverwijding;
- pupilvernauwing als reactie op licht ontbreekt.

Behandeling:
- Medische noodhulp alarmeren via telefoonnummer 112.
- De patiënt op de rug op een vlakke ondergrond leggen en reanimatie starten.

19.4.9 Hypoglykemie

Hypoglykemie is een te laag glucosegehalte van het bloed bij een patiënt met diabetes mellitus die insuline gebruikt. Als een patiënt niet of te laat gaat eten, doet de eerder geïnjecteerde insuline het glucosegehalte van het bloed sterk dalen. Dit probleem kan ook ontstaan bij lichamelijke inspanning. Veel patiënten beschikken over een apparaatje waarmee met een druppel bloed uit een vinger het glucosegehalte van het bloed kan worden bepaald.

Symptomen:
- hongergevoel;
- transpireren;
- bleekheid;
- trillende handen;
- sufheid, verwardheid;
- onrustig, geïrriteerd, agressief gedrag ('dronkemansgedrag');
- bloeddruk en polsslag normaal;
- verwijde pupillen;
- bewustzijnsverlies, soms met epilepsieachtige krampen.

Behandeling:
Als de patiënt bij bewustzijn is:
- een tablet druivensuiker of een glucosebevattende vloeistof toedienen, gevolgd door koolhydraatrijke voedingsmiddelen;
- de patiënt het glucosegehalte van zijn bloed laten bepalen.

Als de patiënt niet bij bewustzijn is:
- glucagonpoeder in injectievloeistof oplossen;
- deze oplossing intramusculair injecteren.

Als de patiënt na toediening van glucagon weer bij bewustzijn komt:
- glucose en koolhydraten per os toedienen;
- patiënt verwijzen naar (huis)arts.

Als de patiënt na toediening van glucagon niet binnen vijf minuten bij bewustzijn komt:

- medische noodhulp alarmeren via telefoonnummer 112;
- voortdurend de ademhaling controleren.

19.4.10 Epileptisch insult

Een epileptische aanval (insult), ook wel grand mal genoemd, ontstaat door een ongebreidelde elektrische activiteit in de hersenschors. De oorzaak is vaak aangeboren, maar kan ook het gevolg zijn van hersenbeschadiging door een tumor, een infectie of een cerebrovasculair accident. Factoren als extreme vermoeidheid en/of slaapgebrek kunnen een aanval uitlokken. Bij een patiënt die frequent een epileptisch insult krijgt, kan preventief een 'McKesson-mouth prop' worden geplaatst om tongbijten tijdens een insult te voorkomen.

Symptomen:

- soms heeft een patiënt voortekenen zoals het zien van lichtflitsen en het ruiken van een specifieke geur.

In de tonische fase, die minder dan 1 minuut duurt:

- plotseling bewustzijnsverlies;
- aanspannen van alle lichaamsspieren (krampen);
- kreet slaken;
- verwijde pupillen.

In de klonische fase, die 5-10 minuten duurt:

- symmetrisch strekken en schokken van de ledematen;
- de krampen doven binnen enkele minuten geleidelijk uit;
- cyanose;
- incontinentie voor urine en faeces.

Na uitdoven klonische fase:

- snurkende slaap;
- geleidelijke terugkeer van het bewustzijn;
- nog enige tijd verwardheid, slaperigheid en hoofdpijn.

Behandeling:

- niet proberen de lichaamsbewegingen tegen te houden;
- niets in de mond brengen;
- scherpe voorwerpen buiten bereik van de patiënt brengen;
- aanvangstijdstip registreren.

Indien een epileptische aanval langer dan 30 minuten duurt, of direct wordt gevolgd door een nieuwe aanval zonder dat de patiënt tussendoor bij bewustzijn is gekomen, is er sprake van een status epilepticus. In dat geval:

- medische noodhulp alarmeren via telefoonnummer 112;
- via neusbril of mondkapje 100% zuurstof toedienen (5 l/min);

- voortdurend de ademhaling controleren en reanimatie starten zodra de ademhaling ontbreekt.

19.4.11 Cerebrovasculair accident

Het begrip cerebrovasculair accident (beroerte, attaque, CVA) omvat zowel de hersenbloeding als het herseninfarct. Een hersenbloeding ontstaat meestal door het openbarsten van een zwakke plek in een bloedvat in de hersenen, waarna het vrijkomende bloed leidt tot verdrukking van het hersenweefsel. Een herseninfarct ontstaat door de afsluiting van een bloedvat in de hersenen door een bloedstolsel waarbij het hersengedeelte dat via dit bloedvat wordt bediend, onvoldoende zuurstof en glucose krijgt.

Symptomen:

- taal- en spraakproblemen;
- halfzijdige verlamming van het gezicht;
- halfzijdige verlamming van een arm en/of been aan dezelfde zijde;
- dwangstand van de ogen;
- plotselinge blindheid van een oog;
- patiënt is bij bewustzijn, maar reageert niet;
- bewusteloosheid, soms voorafgegaan door hevige hoofdpijn.

Behandeling:

- medische noodhulp alarmeren via telefoonnummer 112;
- tegen de patiënt blijven praten, ook al reageert deze niet;
- frequent de ademhaling controleren en reanimatie starten zodra de ademhaling ontbreekt.

Register

alginaat 214, 228, 230, 239, 274, 276

D

S